W0262694

M. Georgieff/U. Schirmer (Hrsg.) · Klinische Anästhesiologie

Springer-Verlag Berlin Heidelberg GmbH

Michael Georgieff · Uwe Schirmer (Hrsg.)

Klinische Anästhesiologie

**Praxisorientierter Leitfaden
unter besonderer Berücksichtigung
des operativen Vorgehens**

Unter Mitarbeit von
A. Brinkmann, I. Brückel, B. Dirks, B. Eifert, H. Ensinger,
A. Gauß, A. Goertz, J. Hähnel, C. Kling, F. Konrad, K. H. Lindner,
T. Marx, G. Menger, T. Mutzbauer, U. Pfeiffer, E. Pfenninger,
S. Rapp, A. Reith, M. Rockemann, M. Schreiber, W. Schürmann,
W. Schütz, B. Schwalbe, B. Schwilk, W. Seeling, E. Traub,
N. Vogt, T. Weichel

Lektorat
U. K. Lindner, Heidelberg

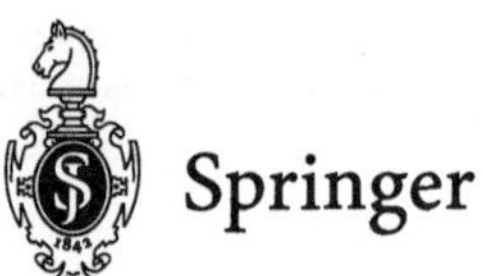

Springer

Professor Dr. Michael Georgieff
Ärztlicher Direktor der Universitätsklinik für Anästhesiologie
Klinikum der Universität Ulm
Steinhövelstraße 9, D-89075 Ulm

Dr. Uwe Schirmer
Oberarzt der Universitätsklinik für Anästhesiologie
Klinikum der Universität Ulm
Steinhövelstraße 9, D-89075 Ulm

ISBN 978-3-540-57355-5   ISBN 978-3-642-57867-0 (eBook)
DOI 10.1007/978-3-642-57867-0

Die Deutsche Bibliothek – CIP Einheitsaufnahme
Klinische Anästhesiologie: praxisorientierter Leitfaden unter besonderer Berücksichtigung des operati-
ven Vorgehens/M. Georgieff unter Mitarbeit von A. Brinkmann. Zsstellung und Red. U. Schirmer. – Berlin;
Heidelberg; New York: Springer, 1995
  ISBN 978-3-540-57355-5
NE: Georgieff, Michael; Schirmer, Uwe (Hrsg.)

Dieses Werk ist urheberrechtlich geschützt. Die dadurch begründeten Rechte, insbesondere die der
Übersetzung, des Nachdrucks, des Vortrags, der Entnahme von Abbildungen und Tabellen, der
Funksendung, der Mikroverfilmung oder der Vervielfältigung auf anderen Wegen und der Speicherung
in Datenverarbeitungsanlagen, bleiben, auch bei nur auszugsweiser Verwertung, vorbehalten. Eine
Vervielfältigung dieses Werkes oder von Teilen dieses Werkes ist auch im Einzelfall nur in den Grenzen
der gesetzlichen Bestimmungen des Urheberrechtsgesetzes der Bundesrepublik Deutschland vom
9. September 1965 in der jeweils geltenden Fassung zulässig. Sie ist grundsätzlich vergütungspflichtig.
Zuwiderhandlungen unterliegen den Strafbestimmungen des Urheberrechtsgesetzes.

© Springer-Verlag Berlin Heidelberg 1995
Ursprünglich erschienen bei Springer-Verlag Berlin Heidelberg New York 1995

Die Wiedergabe von Gebrauchsnamen, Handelsnamen, Warenbezeichnungen usw. in diesem Werk
berechtigt auch ohne besondere Kennzeichnung nicht zu der Annahmen, daß solche Namen im Sinne
der Warenzeichen- und Markenschutz-Gesetzgebung als frei zu betrachten wären und daher von jeder-
mann benutzt werden dürften.

Produkthaftung: Für Angaben über Dosierungsanweisungen und Applikationsformen kann vom Verlag
keine Gewähr übernommen werden. Derartige Angaben müssen vom jeweiligen Anwender im
Einzelfall anhand anderer Literaturstellen auf ihre Richtigkeit überprüft werden.

Herstellung: PRO EDIT GmbH, D-69126 Heidelberg
Satz: Mitterweger Werksatz GmbH, D-68723 Plankstadt

SPIN: 10561579   19/3111 -5 4 3 2 1 - Gedruckt auf säurefreiem Papier

Vorwort

Im Rahmen der anästhesiologischen Weiterbildung zum Facharzt für Anästhesiologie und während der Tätigkeit als Facharzt wird man immer wieder mit einer Fülle von Informationen konfrontiert, die man beherrschen muß, um Patienten adäquat zu versorgen.

Das Handbuch Klinische Anästhesiologie wurde derart konzipiert, daß es eine rasche situations- und problemorientierte Patientenbetreuung ermöglicht. Die dargelegten Vorgehensweisen bei den verschiedenen, alltäglichen, klinischen Problemen sollen ein allzeit berechenbares, abgestimmtes Handeln von Arzt und Pflegepersonal ermöglichen. Nur auf diese Weise lassen sich die tägliche Routine sowie außergewöhnliche Situationen mit optimaler Sicherheit für den Patienten bewältigen.

In diesem Handbuch wurden auch operative Techniken und Risiken mit besonderer Relevanz für das anästhesiologische Vorgehen bei den jeweiligen operativen Spezialitäten ausgearbeitet. Diese zusätzliche Informationsquelle hat sich während der klinischen Praxis als besonders nützlich und allseits geschätzt erwiesen.

Allen Beteiligten, die zum Entstehen dieses Handbuches für Klinische Anästhesiologie beigetragen haben, sei an dieser Stelle ausdrücklich gedankt.

Ulm, im Mai 1995 M. Georgieff

Mitarbeiter

aus der Universitätsklinik für Anästhesiologie der Universität Ulm

Brinkmann Alexander, Dr. med.
Brückel Isolde, Dr. med.
Dirks Burkhard, Dr. Dr. med., Oberarzt, Leiter der Sektion Notfallmedizin
Eifert Bernd, Dr. med.
Ensinger Hermann, Priv.-Doz., Dr. med., Oberarzt
Gauß Albrecht, Dr. med., Oberarzt
Goertz Axel, Priv.-Doz., Dr. med., Oberarzt
Kling Christoph, Dr. med., Oberarzt
Lindner Karl Heinz, Prof. Dr. med., Geschäftsführender Oberarzt
Marx Thomas, Dr. med.
Menger Gerhard, Dr. med., Oberarzt
Mutzbauer Till, Dr. Dr. med.
Pfeiffer Uta, Dr. med.
Pfenninger Ernst, Prof. Dr. med., Oberarzt
Rockemann Michael, Dr. med., Oberarzt
Schreiber Markus, Dr. med., Oberarzt
Schütz Wolfram, Dr. med., Oberarzt
Schwalbe Brigitte, Dr. med.
Schwilk Bernhard, Dr. med., Oberarzt
Seeling Wulf, Prof. Dr. med., Oberarzt, Leiter der Sektion Schmerztherapie
Traub Edeltrude, Dr. med., Oberärztin
Vogt Norbert, Dr. med., Oberarzt
Weichel Thomas, Dr. med.

Ehemalige Mitarbeiter

aus der Universitätsklinik für Anästhesiologie der Universität Ulm

Hähnel Jonas, Dr. med., Anästhesiepraxis
Konrad Franz, Priv.-Doz. Dr. med., Chefarzt,
    Kreiskrankenhaus Sigmaringen
Rapp Stephan, Dr. med., Oberarzt, Kreiskrankenhaus Ansbach
Reith Andreas, Dr. med., Anästhesiepraxis
Schürmann Winfrid, Dr. med., Chefarzt, Kreiskrankenhaus Herrenberg

Mitarbeiter anderer Abteilungen

Bei den folgenden Kollegen der verschiedenen operativen Abteilungen unserer Klinik dürfen wir uns für die konstruktive Zusammenarbeit und die freundliche Unterstützung bei der Erstellung der Abschnitte über Indikationen und operative Techniken herzlich bedanken:

Priv.-Doz. Dr. med. Florian Liewald
    Oberarzt der Abteilung Thorax- und Gefäßchirurgie, Chirurgische
    Universitätsklinik und Poliklinik der Universität Ulm
Dr. med. Gebhard Sugar
    Oberarzt der Abteilung für Unfall-, Extremitäten-, Plastische und
    Wiederherstellungschirurgie, Chirurgische Universitätsklinik und
    Poliklinik der Universität Ulm
Dr. med. Bertram Poch
    Oberarzt der Abteilung Allgemeine Chirurgie,
    Chirurgische Universitätsklinik und Poliklinik der Universität Ulm
Dr. med. Hans Werner Gottfried
    Oberarzt der Urologischen Universitätsklinik und Poliklinik
Dr. med. Dieter Grab
    Oberarzt der Universitäts-Frauenklinik und Poliklinik

Priv.-Doz. Dr. med. Heinrich Lenders
  Oberarzt der Universitätsklinik für Hals-Nasen-Ohrenheilkunde und
  Poliklinik
Dr. med. Peter Wagner
  Oberarzt der Universitäts-Augenklinik und Poliklinik
Dr. Dr. med. Thomas Thein
  Oberfeldarzt, Oberarzt der Abteilung für Mund-, Kiefer- und
  Gesichtschirurgie, Bundeswehrkrankenhaus Ulm

Für die Beratung bei den forensischen Problemen, insbesondere für Kapitel 2.6, dürfen wir dem Justitiar der Universität Ulm, Herrn Dr. Hans-Dieter Lippert herzlich danken.

Inhaltsverzeichnis

Wichtiger Hinweis

Klinische Erfahrungen und neue Erkenntnisse aus der Forschung führen zu einem ständigen Wandel des pharmakotherapeutischen Wissenstandes und zu Veränderungen in der medizinischen Behandlung unserer Patienten. Bei der Zusammenstellung der Beiträge dieses Bandes wurde sehr große Sorgfalt darauf verwandt, die Angaben zu Indikation, Dosierung, Wirkung und Nebenwirkung der einzelnen Pharmaka dem heutigen Stand des Wissens entsprechend zu aktualisieren. Der Leser dieses Werkes bleibt jedoch verpflichtet, seine Verordnungen in eigener Verantwortung zu treffen und anhand der Beipackzettel der zu verordnenden Präparate zu überprüfen, ob die in diesem Werk gemachten Angaben von den aktuellen Angaben der Hersteller abweichen.

Als Beispiel sei darauf hingewiesen, daß zur Zeit der Drucklegung dieses Buches eine Diskussion über die Indikation bzw. die Kontraindikationen des Einsatzes von Succinylcholin im Kindes- und Jugendalter eingesetzt hat. Eine Neubewertung dieses bewährten Relaxans zur Intubation hätte nicht nur forensische Konsequenzen, sondern würde ohne Zweifel auch Veränderungen bei der Narkoseeinleitung in diesen Altersklassen mit sich bringen müssen.

Hinweise zum Gebrauch dieses Buches

Notizen

Am Ende eines jeden Kapitels sind ein bis zwei Seiten leer gelassen worden. Da operative Techniken, Vorgehensweisen und zu beachtende Probleme klinikspezifische Besonderheiten aufweisen können, ist der Gebrauch dieser Seiten für individuelle handschriftliche Ergänzungen zwingend erwünscht.

Mit diesem Symbol sind Textpassagen gekennzeichnet, die auf operative oder anästhesiologische Komplikationsmöglichkeiten oder Besonderheiten des jeweiligen Eingriffes hinweisen.

Mit dieser Markierung sind Textpassagen gekennzeichnet, die Handlungsanweisungen für die Durchführung der Anästhesie geben und andere wesentliche Fakten für die anästhesiologische Betreuung enthalten.

Aktualisierung

Aus dem oben Gesagten ergibt sich, daß das vorliegende Buch ständig aktualisiert und überarbeitet werden muß. Wir dürfen alle Leser daher bitten, etwaige Fehler und Verbesserungsvorschläge an die Herausgeber weiterzugeben.

GRUNDLAGEN

Kapitel 1

Aufgabenbereich des Anästhesisten

Der Anästhesist hat die Aufgabe, den Patienten vor dem Operationsschmerz zu schützen sowie perioperativ dessen Vitalfunktionen zu überwachen und zu sichern. Damit hat er auch die Pflicht, sich selbst, den Arbeitsplatz sowie den Patienten so vorzubereiten, daß er dieser Aufgabe gerecht werden kann. Als Grundlage dienen die Vereinbarungen zwischen dem Berufsverband Deutscher Anästhesisten und den jeweiligen Fachgesellschaften der operativen Fächer. Dabei ist vom Grundsatz der strikten Arbeitsteilung und des gegenseitigen Vertrauens auszugehen.

1 Zeitpunkt des operativen Eingriffs

Den Zeitpunkt des Eingriffs legt der Operateur fest. Bestehen aus der Sicht des Anästhesisten gegen den Eingriff oder gegen den Operationstermin Bedenken, wird zunächst der zuständige Oberarzt informiert. Der Operateur muß entsprechend eindringlich auf das erhöhte Risiko hingewiesen werden. Entscheidet er sich nach Prüfung der Einwände dennoch für den Eingriff, muß der Anästhesist bei Planung, Vorbereitung und Durchführung des Narkoseverfahrens alles tun, um trotz des erkennbar erhöhten Risikos den Operationserfolg zu ermöglichen. Der Operateur trägt die Verantwortung für diese Entscheidung. Ein schriftlicher Vermerk auf dem Anästhesieprotokoll ist notwendig. In Situationen, wo das Anästhesierisiko durch vertretbaren Aufwand und in angemessener Zeit deutlich minimiert werden kann, sollten sich weder Patient noch Anästhesist zum Eingriff drängen lassen!

2 Voruntersuchung

Die aus anästhesiologischer Sicht notwendigen Voruntersuchungen richten sich nach
- grundsätzlichen Vorgaben (perioperative Routineprogramme)
- speziellen Risiken des Eingriffs bzw. der chirurgischen Erkrankung
- speziellen Risiken der anästhesiologischen Maßnahmen bzw. der relevanten Vorerkrankungen des Patienten
- der angesichts der Dringlichkeitsstufe des Eingriffs verbleibenden Zeit

3 Aufklärung des Patienten

Im Rahmen der strikten Arbeitsteilung ist es Aufgabe von Anästhesist und Operateur, den Patienten jeweils über den Teil des operativen Gesamtgeschehens aufzuklären, der sein Aufgabengebiet betrifft. Der Anästhesist sollte mit dem Patienten die konkreten Risiken besprechen, die sich aus dem Anästhesieverfahren, ergänzenden Maßnahmen, aus Vor- und Begleiterkrankungen, einem reduzierten Allgemeinzustand oder einem hohen Lebensalter ergeben.

4 Methodenfreiheit

Das Anästhesieverfahren und alle damit verbundenen Maßnahmen sowie die anästhesiologische Nachbehandlung liegen in der Hand des Anästhesisten.

5 Postoperative Überwachung

Der Anästhesist trägt die Verantwortung dafür, daß sich postoperativ aus dem Anästhesieverfahren und allen begleitenden Maßnahmen keine vermeidbaren Gefahren für den Patienten ergeben. Vor Übergabe an die Weiterbehandelnden überzeugt sich der Anästhesist davon, daß Bewußtsein und Reflexe in ausreichendem Maße vorhanden und die vitalen Funktionen stabil sind. Dies wird dokumentiert. Die Verantwortung geht mit der Übergabe des Patienten auf den Weiterbehandelnden über.

Eine Überwachung in der unmittelbar postoperativen Phase kann nur durch geschultes Personal, das mit den Problemen der Aufwachphase vertraut ist, gewährleistet werden. Große Wahleingriffe dürfen nur begonnen werden, wenn die absehbar notwendige postoperative Betreuung (Aufwachraum, Wach- oder Intensivstation) technisch und personell gesichert ist.

6 Information und Dokumentation

Die zeitliche, räumliche und personelle Trennung der perioperativen anästhesiologischen Betreuung erfordert eine weitgehend standardisierte Dokumentation und Informationsübermittlung. Neben der Erfassung klinischer Patientendaten dient die Dokumentation medikolegalen Zwecken sowie der Leistungserfassung und Qualitätssicherung. Nach den Empfehlungen der DGAI sind alle diese Aspekte in ein einheitliches Anästhesiedokument zu integrieren. In Baden-Württemberg und in anderen Bundesländern sind diese Empfehlungen in einem landeseinheitlichen Protokoll umgesetzt. In einem maschinenlesbaren Strichcode werden Datensätze über die Prämedikation, die Narkoseführung und die postoperative Betreuung im Aufwachraum erhoben.

Notizen:

Notizen:

Notizen:

Kapitel 2
Präoperative Anästhesievisite

1 Aufgabe der präoperativen Anästhesievisite

Die Prämedikationsvisite ist ein wichtiger Teil der anästhesiologischen Versorgung. Sie sollte, so weit möglich, von dem Anästhesisten vorgenommen werden, der die Narkose durchführen wird. Dies gilt nicht bei Patienten, die sich in der Anästhesieambulanz vorstellen.

Aufgaben
- Kontaktaufnahme zum Patienten, Erhebung der Anamnese
- klinische Untersuchung und Sichtung der Befunde
- Anordnung von Diagnostik und Therapie zur Anästhesievorbereitung
- Aufklärung und Einholen der Einverständniserklärung des Patienten

Der Anästhesist muß diese Maßnahmen zeitgerecht durchführen können (s. S. 16). Es hat sich bewährt, zu diesem Zweck eine eigene Sprechstunde in einer Anästhesieambulanz einzurichten.

2 Anamnese und klinischer Befund

In der Anamneseerhebung sollten sowohl allgemeine Fragen nach Vorerkrankungen als auch fachspezifische Fragen beantwortet werden. Die Ausfüllung eines vorgedruckten Aufklärungs- und Anamnesebogens (empfohlen vom Berufsverband Deutscher Anästhesisten und der Deutschen Gesellschaft für Anästhesiologie und Intensivmedizin; Perimed Compliance Verlag, Erlangen) durch den Patienten (oder eine Hilfsperson) ist obligat und bildet die Grundlage für die Besprechung spezifischer Risiken (Dokumentation auf der Rückseite des Bogens).

Bei der Anamneseerhebung besonders zu beachten
- Allergien (Art der Manifestation, Grad der Gefährdung)
- Unverträglichkeiten (z.B. Fruktoseintoleranz)
- frühere Operationen / Narkosen mit eventuellen Problemen
- frühere Krankenhausaufenthalte
- aktuelle Änderungen im Gesundheitszustand, v.a. Infekte der Atemwege
- Belastbarkeitsgrenzen im Alltag

Eine sorgfältige klinische Untersuchung schließt sich der Anamnese an
- orientierende Überprüfung von Sensorik und Motorik
- Sichtung der Intubationsbedingungen (Zähne, Physiognomie, HWS-Beweglichkeit, Mallampati-Status)
- thorakale Inspektion, Perkussion und Auskultation
- Inspektion und Palpation der lokalen Gegebenheiten im Hinblick auf Gefäßzugänge oder eine geplante Regionalanästhesie

Anamnesedaten und klinische Befunde werden dokumentiert (Prämedikationsprotokoll). Bei Unklarheiten über begleitende Vorerkrankungen müssen weitere Informationen eingeholt werden. Im Zweifelsfall kann ein kurzes Telefongespräch mit dem Hausarzt wertvoll sein.

Akten aus früheren Aufenthalten in der eigenen Klinik sollten bei der Prämedikation vorliegen.

3 Präoperative Routineuntersuchungen

Unter der Voraussetzung einer eingehenden Anamneseerhebung und einer gründlichen körperlichen Untersuchung richten sich die für Wahleingriffe notwendigen technischen und Laboruntersuchungen nach der Risikozuordnung des Patienten nach der ASA-Klassifikation (American Society of Anesthesiologists) und der geplanten Operation. Das Routinevorgehen ist in Tabelle 2.1 zusammengefaßt. Bei allen Prämedikationen ist weiterhin folgendes zu beachten

Sauerstoffsättigung. Messung mit dem Pulsoximeter
- bei Prämedikation in der Anästhesieambulanz obligat
- bei Prämedikation auf Station und klinischem Anhalt für eine Lungenfunktionsstörung Patienten für die Pulsoximetrie in Anästhesieambulanz schicken

– Für rückenmarksnahe Leitungsanästhesien ist bei anamnestischem und
 klinischem Ausschluß einer Gerinnungsstörung bei ASA I keine laborchemische Untersuchung der Gerinnungsparameter erforderlich. (z.B:
 PDA in der Geburtshilfe, Ausnahme EPH-Gestose; PDA in der Unfallchirurgie beim ASA I-Patienten) (s. S. 287 und 436)

Raucheranamnese. Ohne Vorliegen einer chronischen Bronchitis läßt eine
Raucheranamnese die Einstufung in die Risikogruppe ASA I zu, sie macht
als solches keine Einstufung in die Risikogruppe ASA II notwendig.

Eine Raucheranamnese mit zusätzlicher chronischer Bronchitis oder
zusätzlichem Übergewicht ergibt mindestens eine Einstufung in die Risikogruppe ASA II.

Prämedikationsprotokoll. Unabhängig von einer in der Anästhesieambulanz bereits erfolgten Aufklärung ist bei Patienten, die nicht am selben Tag
in der Anästhesieambulanz prämediziert wurden, am Tag vor der OP im
Rahmen der Prämedikationsvisite nochmals eine kurze Notiz durch den
visitierenden Arzt auf dem Prämedikationsprotokoll vorzunehmen
(Datum, Unterschrift und z.B.: „keine weiteren Fragen/keine neuen
Aspekte"). Dabei ist insbesondere auf nunmehr vorliegende Zusatzbefunde
und evtl. Veränderungen im gesundheitlichen Befinden seit der Untersuchung in der Anästhesieambulanz zu achten. Die Befunde der nachgefor-
derten Zusatzuntersuchungen (Labor, Röntgen-Thorax etc.) müssen in das
Prämedikationsprotokoll eingetragen werden.

Über Änderungen in der Risikoeinschätzung und/oder des anästhesiologischen Vorgehens ist der Patient aufzuklären, dies muß erneut dokumentiert werden (Unterschrift).

Vor Eingriffen mit wahrscheinlich hohem Blutverlust muß auch bei
ASA I-Patienten unter 40 Jahren eine Hämatokrit-Bestimmung durchgeführt werden.

Röntgenbild/EKG. Ein Röntgenbild des Thorax und ein EKG aus den letzten sechs Monaten werden akzeptiert, sie werden nur bei neuen klinisch-
anamnestischen Aspekten wiederholt. Aktuelle Befunde des Hausarztes
werden bei der Patientenbeurteilung herangezogen (Wiederholung nur bei
zwischenzeitlicher Erkrankung).

Der Umfang der präoperativen Befunderhebung bei dringlichen Eingriffen richtet sich nach der klinischen Situation des Patienten. In allen
Zweifelsfällen medizinischer oder organisatorischer Art ist der dienstha-
bende Oberarzt zu benachrichtigen.

Tab. 2.1 Die für Wahleingriffe notwendigen Voruntersuchungen werden vom Alter, vom ASA-Status und Begleiterkrankungen des Patienten sowie vom Umfang der anstehenden Operation bestimmt

Status	Präoperative Untersuchungen				
	Labor	BGA	EKG	Rö Thorax	Lungen-funktion
ASA I < 40 J. a) OP ohne relevanten Blutverlust	–		–	–	–
b) OP mit relevantem Blutverlust	Hkt		–	–	–
ASA I > 40J. ASA II/III/IV	Routine-labor*	Lungenerkran-kung oder große OP mit potentieller Nachbeatmung Bei pathologischer Lungenfunktion	x	Indikation je nach Anamnese und klinischer Unter-suchung	Lungenerkran-kung oder große OP mit potentieller Nach-beatmung
Alter ≥ 60 J	Routine-labor*	Lungenerkran-kung oder große OP mit potentieller Nachbeatmung Bei pathologischer Lungenfunktion	x	x	Lungenerkran-kung oder große OP mit potentieller Nach-beatmung

x = obligat
** = Routinelabor:* – Hb/Hkt, Thrombozyten
                         – Kalium, Kreatinin
                         – SGPT, Blutzucker
                         – Quick, PTT

(Für Besonderheiten im Vorgehen bei Risikofaktoren siehe Kapitel 8 Risikopatient)

4 Einteilung in Risikoklassen

International üblich ist die Einteilung in Risikogruppen nach der American Society of Anesthesiologists (ASA)

ASA I:
Keine organische, physiologische, biochemische oder psychiatrische Störung.
ASA II:
Leichte bis mäßige Beeinträchtigung des Allgemeinzustandes entweder durch die zu operierende Grunderkrankung oder durch andere pathophysiologische Prozesse.
ASA III:
Schwere Beeinträchtigung des Allgemeinzustandes oder schwere Erkrankungen verschiedener Ursache, mit oder ohne Zusammenhang mit dem zu operierenden Grundleiden.
ASA IV:
Schwere und lebensbedrohliche Allgemeinerkrankung mit oder ohne Zusammenhang mit dem zu operierenden Grundleiden.
ASA V:
Moribunder Patient mit nur geringen Überlebenschancen; die Operation ist ultima ratio.

Die Operationsindikation bei einem Notfallpatienten ändert an der ASA-Klassifikation nichts. Achtung: Diese Klassifikation erfaßt manche speziellen anästhesiologischen Risiken nicht sicher!

Beispiele aus unserer eigenen Klinik
- Eine 22-jährige Sportlerin stellt sich zur Metallentfernung am Oberarm vor. Sie ist gesund, hat keine Allergien und ist kardiopulmonal extrem belastungsfähig. Erst bei entsprechender Untersuchung und gezielter Anamnese ergibt sich, daß sie seit ihrem Unfall (mit Unterkieferfraktur) den Mund nur noch 2,5 cm öffnen kann. Damit wird sie zur Risikopatientin! (s. S. 141)
- Ein gesunder 30-Jähriger konnte beim Ausfüllen des Aufklärungsbogens nichts über „Besonderheiten bei Anästhesie von Blutsverwandten" berichten. Zufällig ergab sich dann noch, daß sein Onkel kurz nach einer Zehenoperation in den 60er Jahren extrem hohes Fieber bekam und verstarb (s. S. 193).

5 Nahrungskarenz

Entleerungszeit des Magens

Physiologisch: 4–6 Stunden
Mit einer Verlängerung der Entleerungszeit ist zu rechnen bei Schmerz, Streß, Trauma, intraabdominaler Druckerhöhung (z.B. bei Aszites), diabetischer Polyneuropathie, bei Hypothyreose und durch Medikamente (s. S. 211)

Richtlinien zur präoperativen Nahrungskarenz und zum Rauchen

Bei Wahleingriffen im Erwachsenenalter werden 6 Stunden Nüchternheit gefordert. Je nach Dringlichkeit des Eingriffs kann davon abgewichen werden (Vermerk auf dem Narkoseprotokoll mit dem Namen des Operateurs, der die dringliche Indikation stellt). Nichtfachärzte informieren den Oberarzt. Eine orale Prämedikation widerspricht diesen Richtlinien nicht.

Prinzipiell sollte das Rauchen so früh wie möglich, spätestens am Vorabend ab 22 Uhr eingestellt werden. Hat ein Patient, der zu einer elektiven Operation ansteht, am Operationsmorgen geraucht, sollte zur Narkoseeinleitung ein Abstand von mindestens zwei Stunden eingehalten werden.

Patienten nach einem Trauma oder mit einer Erkrankung, die mit einer verlängerten Magenentleerungszeit einhergeht, werden als nicht nüchterne Patienten behandelt.

6 Aufklärung des Patienten

Allgemeine Hinweise

Die Rechtsprechung sieht im Heileingriff den äußeren Tatbestand der Körperverletzung und fordert deshalb zur Rechtfertigung die Einwilligung des Patienten, die nur wirksam ist, wenn er sie in Kenntnis der für ihn wesentlichen Umstände erteilt. Der Patient muß spontan über Besonderheiten, etwa über die Erhöhung des Narkoserisikos aufgeklärt werden. Bei der Anästhesie für einen Notfalleingriff kann sich die Aufklärung auf Null reduzieren.

Der Anästhesist kann davon ausgehen, daß der Patient weiß, daß eine Operation in einer Anästhesie durchgeführt wird. Die Art des Anästhesieverfahrens muß dem Patient erläutert werden (Allgemein- oder Regionalanästhesie). Er muß darüber hinaus sowohl über allgemeine als auch über typische Anästhesierisiken aufgeklärt werden. Dies gilt auch für seltene Komplikationen, wenn sie für den Patienten von erheblicher Bedeutung sind (z.B. Stimmbandläsion bei Sängern). Der Aufklärungswunsch des Patienten muß respektiert werden, d.h. der Patient kann die Totalaufklärung fordern, auf jede Aufklärung verzichten oder sich mit einer Teilaufklärung zufriedengeben.

In der Regel wird eine *Stufenaufklärung* erfolgen
1. Stufe: Anamnese- und Aufklärungsbogen
- Er enthält so viele Informationen, wie der verständige Patient vor einem Eingriff wünscht. Der Hinweis im Aufklärungsbogen auf seltene Komplikationen gibt dem Patienten die Möglichkeit, danach zu fragen.
2. Stufe: Individuelles Gespräch mit dem Anästhesisten
- Voraussetzung ist die vorherige Beschäftigung mit dem Aufklärungsbogen und die allgemeine mündliche Aufklärung. Stellt der Patient keine Fragen, so verzichtet er damit auf eine weitere Aufklärung.

Um die Aufklärung und die schriftliche Einwilligung des Patienten rechtswirksam werden zu lassen, muß der Anästhesist einen Vermerk über das Aufklärungsgespräch auf dem Aufklärungsbogen eintragen. Dabei wird auch die Aufklärung über zusätzliche Maßnahmen (arterielle Kanüle, zentraler Venenkatheter, Pulmonaliskatheter etc.) dokumentiert.

Häufig ergibt sich aus der Organisation des klinischen Alltags, daß spezielle Untersuchungsergebnise noch ausstehen, wenn die Aufklärung und Einholung der Einwilligung bereits erfolgt sind.

Dazu gilt
- Auf dem Prämedikationsprotokoll muß deutlich gemacht werden, welche Befunde noch ausstehen.
- Zwischen Arzt und Patient muß ausgesprochen sein, daß die Einwilligung gilt – vorbehaltlich neuer Aspekte, die ausstehende Untersuchungen noch zeigen.
- Sind von ausstehenden Untersuchungen die Einteilung in eine Risikoklasse oder die Entscheidung für ein Narkoseverfahren abhängig, so darf die Einwilligung für einen Wahleingriff noch nicht eingeholt werden.

- Ergeben sich zwischen Einwilligung und geplantem Operationsbeginn noch neue Erkenntnisse bzw. Ergebnisse von Untersuchungen (Labor, Röntgen), so sind diese in jedem Fall mit dem Patienten zu besprechen. Bestätigen diese Erkenntnisse die Zugehörigkeit des Patienten zu der bereits zugeordneten Risikoklasse und ergeben sich daraus keine neuen Risiken oder Änderungen in der Anästhesietechnik, so gilt die ursprünglich gegebene Einwilligung.
- Ergeben sich aus neuen Erkenntnissen unerwartet eine Änderung der Risikoklasse, ein neues bisher nicht wahrgenommenes Risiko oder eine Änderung im anästhesiologischen Vorgehen gegenüber der Situation, in der die Einwilligung eingeholt wurde, so ist der zuständige Oberarzt zu benachrichtigen. Die Rechtsgültigkeit der Einwilligung könnte dann im Zweifel stehen, woraus sich der Bedarf für eine besondere Rücksprache mit dem Patient (und evtl. dem Operateur) ergeben kann. Eventuell muß ein Wahleingriff verschoben werden.
- Kann eine Einwilligung wegen eines akuten Ereignisses (z.B. Unfall) nicht gegeben werden, handelt der Arzt als Geschäftsführender ohne Auftrag, wobei er vom mutmaßlichen Einverständnis des Patienten ausgehen kann.

Rechtswirksame Einwilligung

Für jeden medizinischen Eingriff bedarf es der rechtswirksamen Einwilligung des Patienten. Vorbedingungen dazu sind
- Der Patient muß einwilligungsfähig sein; dies ist nicht an die gesetzliche Volljährigkeit gebunden. Jugendliche zwischen 14 und 18 können selbst einwilligen, wenn sich der Arzt davon überzeugt hat, daß sie die Umstände und Tragweite der Entscheidung erkennen können. Unter 14 Jahren ist die Einwilligung der Eltern erforderlich.
- Der Patient muß die Bedeutung des Eingriffs erkennen (ärztliche Aufklärung!).
- Es dürfen keine Willensmängel bestehen (Täuschung, Zwang, Irrtum).
- Die Aufklärung hat in der Regel so früh wie möglich zu erfolgen; für geplante Eingriffe gilt der Vorabend der Operation als ausreichend für eine Aufklärung über normale Narkoserisiken und die Wahl des Narkoseverfahrens.
- Falls Aufklärung und Einwilligung längere Zeit zurückliegen (Aufklärung in Anästhesieambulanz!), sollte sich der prämedizierende Anästhe-

sist im Rahmen der vorabendlichen Prämedikation nochmals vergewissern, daß die Einwilligung noch gegeben ist.
- Der Patient oder ggf. seine gesetzlichen Vertreter dokumentieren ihr Einverständnis mit der Unterschrift auf dem Aufklärungsbogen.
- Der Arzt darf nur Maßnahmen ergreifen, für die eine Einwilligung vorliegt.

Ausnahmen davon sind
- Behandlung eines Suizidversuchs
- Widerrufung der Einwilligung bei bereits eingeleitetem Eingriff
- Bestellung eines Betreuers aus Zeitmangel nicht möglich (z.B. Eltern verweigern die Transfusion bei ihrem Kind)

▶ *Merke:*
Aufklärung und Einwilligung sind nicht rechtswirksam, wenn der Patient unter dem Einfluß von Medikamenten steht (Prämedikation!) oder sich bereits auf dem Operationstisch befindet.

Nicht einwilligungsfähiger Patient

Beim nicht einwilligungsfähigen Patienten ist zu unterscheiden, ob diese Situation neu aufgetreten ist (wie im Rahmen einer akuten Erkrankung bei massiver Veschlechterung des Allgemeinzustandes der häufigere Fall), oder ob bereits eine Betreuung (früher Pflegschaft/Vormund) besteht.

Neu aufgetretene (akute) Einwilligungsunfähigkeit

- sofortige Operation notwendig (Notfallindikation)
    - keine Bemühungen um Bestellung eines Betreuers notwendig (Geschäftsführung ohne Auftrag)
    - in diesen Fällen kann es vorteilhaft sein, die Angehörigen über den geplanten Eingriff aufzuklären
- Operationen ohne Notfallindikation
    - Antrag auf Bestellung eines Betreuers am *Wohnsitz* des Patienten (beim *Amtsnotar bzw. beim Amtsgericht des Wohnsitzes*)

Anamnestisch vorbestehende Einwilligungsunfähigkeit

- Prüfung, ob bereits ein Betreuer mit diesem Aufgabenkreis bestellt ist
- Prüfung, ob Betreuung auch Entscheidungen zu ärztlichen Maßnahmen einschließt (oder z.B. nur für Entscheidungen zu Vermögensfragen gilt)
- sonst Betreuung für geplante ärztliche Maßnahme beantragen
  - beim *Amtsnotar bzw. beim Amtsgericht des Wohnsitzes* des Patienten
  - unter Einbeziehung des vorhandenen Betreuers (mit Erweiterung seiner Kompetenz)
- bei Notfalleingriffen Geschäftsführung ohne Auftrag (s.oben)

Besonderheiten bei Zeugen Jehovas

Mitglieder der Zeugen Jehovas lehnen die Transfusion von Blut und Blutbestandteilen grundsätzlich ab, auch dann, wenn damit eine Gefahr für ihr Leben verbunden ist. Eine Anästhesie bei einem Zeugen Jehovas muß – auch bei Ablehnung einer Bluttransfusion – durchgeführt werden, wenn von der Art des Eingriffs her (z.B. Cholezystektomie) Chancen bestehen, daß keine Transfusion nötig wird.

Bei einem nicht vital indizierten Eingriff kann das Risiko intra- oder postoperativer Blutungen, denen nach dem Willen des Patienten nicht mit einer Bluttransfusion begegnet werden darf, eine Kontraindikation für den Eingriff darstellen.

Ein vital indizierter Eingriff ist dann nicht ablehnbar, wenn bei Ausschöpfung aller prä- und intraoperativen Möglichkeiten eine Bluttransfusion vermieden werden kann. Tritt hierbei eine Blutung ein, die eine Transfusion zum Überleben erforderlich macht, ist es rechtlich korrekt, kein Blut zu geben und somit den Tod des Patienten in Kauf zu nehmen. Bei bedrohlichen Situationen oder Gewissenskonflikten soll der Oberarzt hinzugezogen werden.

Eltern können eine notwendige Bluttransfusion bei ihrem Kind nicht untersagen. Der Arzt ist ggf. verpflichtet, sich an das Vormundschaftsgericht (auch fernmündlich) zu wenden. Kann eine Entscheidung nicht rechtzeitig herbeigeführt werden, ist der Arzt berechtigt, eine medizinisch zwingend erforderliche Bluttransfusion auch gegen den Willen der Eltern durchzuführen. In jedem Fall ist eine schriftliche Dokumentation der Aufklärung über die schweren Risiken, die sich aus der Verweigerung der Transfusion ergeben, erforderlich.

7 Anästhesie und Schutzimpfungen

Operation und Narkose können – je nach Ausmaß des Eingriffs – die Immunantwort des Organismus schwächen.

Praktisches Vorgehen
- nach einer Operation keine Impfung bis Abschluß der Wundheilung
- zeitlicher Abstand zwischen Impfung und *Wahleingriffen*
    - **3 Tage bei Totimpfstoffen**
      Diphterie, Tetanus, Influenza, Polio, Pneumokokken, Pertussis, Hepatitis, Tollwut, FSME und Cholera
    - **14 Tage bei Lebendimpfstoffen**
      Masern, Mumps, Röteln, Polio, Varizellen, BCG, Gelbfieber und Typhus
    - Impfkomplikationen müssen völlig abgeklungen sein
- bei Erkrankungen im Umfeld des Patienten Inkubationszeiten beachten (s. S. 521)

Zwischen Erwachsenen und Kindern besteht hierbei kein Unterschied (s. S. 521).

8 Medikamentöse Prämedikation

Ziele der medikamentösen Prämedikation sind
- Angst und Aufregung des Patienten zu vermindern
- die Einleitung der Narkose zu erleichtern
- die Gesamtmenge an Anästhetika zu reduzieren
- eine Dauermedikation nicht zu unterbrechen

Die im folgenden angegebenen Dosen sind nach Allgemeinzustand und Begleiterkrankungen des Patienten ggf. zu modifizieren.

Vorabend der Operation

Am Abend erhält ein normalgewichtiger Erwachsener als Sedativum und Anxiolytikum Dikaliumclorazepat (Tranxilium®) 20–40 mg p.o.

Morgens vor der Operation

Alle Patienten mit Wahleingriffen und ohne Kontraindikationen gegen die orale Gabe oder Benzodiazepine erhalten gegen 6 Uhr Tranxilium® 20–40 mg p.o. plus 75µg Clonidin (Catapresan®) p.o.

Die Gabe sollte mindestens 90 Minuten vor Narkoseeinleitung erfolgen.

Sonderfälle

- ambulante Patienten: in der Regel keine Prämedikation (s. S. 350)
- Kinder: s. S. 522
- Sectio: keine Sedativa und Analgetika
- Notfälle (Schmerzen): Analgesie je nach Situation mit Piritramid (Dipidolor®) i.v. oder mit anderen Analgetika
- Kontraindikation gegen orale Prämedikation: Midazolam (Dormicum®) 3–5 mg i.v. oder Triflupromazin (Psyquil®) 10 mg i.v. bzw. Pethidin (Dolantin®) 25 (- 50) mg + Promethazin (Atosil®) 25 (- 50) mg im.

9 Spezielle Hinweise für präoperative Anordnungen

Weiterführen einer Dauermedikation

Hilfreicher als eine schematische Zusammenstellung der Medikamente, die weitergegeben werden sollen und solchen, die abgesetzt werden müssen, ist die Beachtung der Umstände
- Ist die Erkrankung, die zur Einnahme des Medikaments geführt hat, befriedigend behandelt (s.Kap.8) ?
- Sind typische Nebenwirkungen des Medikaments bekannt bzw. kontrolliert (Elektrolyte, EKG-Veränderungen) ?
- Wird es adäquat dosiert (ggf. Plasmaspiegel) ?

Wenn diese Voraussetzungen vorliegen (ggf. Kontakt mit Hausarzt, Facharzt), sollte eine Dauermedikation fortgeführt werden, ggf. inclusive der „Morgendosis" bei
- Antiarrhythmika
- Antihypertensiva
- Antiepileptika

- Augentropfen bei Glaukom
- Bronchodilatatoren
- Beta-Blocker
- Kalziumantagonisten
- Nitropräparaten
- Insulin, Glukokortikoide, Thyreostatika
- Herzglykoside

Besonderheiten
- **ACE-Inhibitoren** (s. S. 129)

  in der Regel letztmalige Gabe des ACE-Hemmers am Vortag der Operation, Gabe mit der morgendlichen Prämedikation bei schlecht eingestellter Hypertonie oder voraussichtlichem OP- Termin erst nachmittags
- **gerinnungshemmende Therapie**

  bei gerinnungshemmender Therapie (ASS,Kumarine) Einschränkungen für eine Regionalanästhesie beachten (s. S. 287 u. 313)

  Azetylsalizylsäure
  - Thrombozytenaggregationshemmung bis zu einer Woche; präoperativ entsprechend früh absetzen, wenn notwendig und ohne Patientengefährdung möglich

  Kumarine
  - Gerinnungsstörung (Quick) beachten, eventuelle perioperative Umstellung auf Heparin mit operativem Fach besprechen (s. S. 25)
- **trizyklische Antidepressiva**

  werden bis zum Vortag gegeben: Wirkungsverstärkung endogener und therapeutischer Katecholamine beachten
- **L-Dopa**

  letztmalige Gabe am Vortag: Interaktion mit Inhalationsanästhetika beachten
- **Lithium**

  (Spiegel max. 1,2 mmol/l) auf ausreichende Na^+- und K^+-Spiegel achten, Schwächung der Sympathikomimetikawirkung und Intoxikationsgefahr bei Hyponaträmie
- **MAO – Hemmer**

  da das Risiko einer perioperativen Hypertension erhöht ist, ist das Absetzen der Therapie problematisch

- Moclobemid (Aurorix®) neuer, reversibler MAO-Hemmer, wirkt kürzer und ist insgesamt weniger problematisch als das traditionelle Tranylcypromin (Parnate®, Iatrosom®)
- Vorgehen
  - ausreichende Prämedikation mit Benzodiazepinen
  - Narkoseeinleitung und -führung möglich mit Barbiturat, Etomidat, Propofol, Succinylcholin, Vecuronium, Fentanyl, Lachgas, Enflurane
  - Pethidin und indirekte Sympathikomimetika (z.B.Akrinor®) sind streng kontraindiziert! Im Bedarfsfall kann Adrenalin vorsichtig titriert werden !

Endokarditisprophylaxe

Die perioperative antibiotische Endokarditisprophylaxe richtet sich nach dem Ort des Eingriffes und dem damit verbundenen Keimspektrum, sowie nach dem Endokarditisrisiko des Patienten. Die Empfehlungen für Risiko- und Hochrisikopatienten sind in Tabelle 2.2 und 2.3 zusammengefaßt.

▶ *Beachte:*
Die Indikation für eine perioperative Endokarditisprophylaxe ist gegeben, wenn es sich um einen Risikopatienten mit einem Risikoeingriff handelt.

Applikationszeitpunkt präoperativ
oral : jeweils 1 Stunde vor dem Eingriff
i.v. : jeweils 30 min vor dem Eingriff, d.h. in der Regel bei Narkoseeinleitung

Perioperative Endokarditisprophylaxe bei Risikopatienten

Als Risikopatienten gelten Patienten mit
- angeborenen Herzfehlern (Ausnahme: Vorhofseptumdefekt vom Secundum-Typ)
- erworbenen Vitien
- Mitralklappenprolaps *mit Insuffizienz*
- Hypertrophische obstruktive Kardiomyopathie

Tab. 2.2 Perioperative Endokarditisprophylaxe bei Risikopatienten

Indikationen	orale	parenteral	bei Penicillinallergie
zahnärztliche Eingriffe mit Gingivablutung; Tonsillektomie / Adenotomie, Bronchoskopie mit starrem Instrument	AMOXICILLIN (Amoxypen®) 3 g **plus** 1,5 g nach 6 h	AMPICILLIN (Binotal®) 2 g i.v. **plus** halbe Dosis nach 6 Stunden	ERYTHROMYCIN 1 g p.o. oder CLINDAMYCIN (Sobelin®) 600 mg p.o. (300 mg i.v.) **plus** jeweils halbe Dosis nach 6 Stunden
Dünndarm- und Kolonchirurgie Gallenwegchirurgie, Zystoskopie, vaginale Hysterektomie, Prostatachirurgie, ERCP	AMOXICILLIN 3 g **plus** 1,5 g nach 6 h	AMPICILLIN 2 g i.v. **plus** GENTAMICIN (Refobacin®) 80 mg i.v. Wiederholung nach 6–8 h	VANCOMYCIN 1 g i.v. **plus** GENTAMICIN 80 mg i.v.
Eingriffe an infektiösen Herden (Abszeßspaltung, etc.)	FLUCLOXA-CILLIN (Staphylex®) 2 g	FLUCLOXA-CILLIN 2 g i.v.	CLINDAMYCIN 600 mg p.o. oder i.v.

Perioperative Endokarditisprophylaxe bei Hochrisikopatienten

Als Hochrisikopatienten gelten Patienten mit
- Zustand nach Endokarditis
- Klappenersatz

Tab. 2.3 Perioperative Endokarditisprophylaxe bei Hochrisikopatienten

Indikationen	orale	parenteral	bei Penicillinallergie
zahnärztliche Eingriffe mit Gingivablutung; Tonsillektomie / Adenotomie, Bronchoskopie mit starrem Instrument	AMOXICILLIN 3 g p.o. **plus** 1,5 g nach 6 Stunden	AMPICILLIN 2 g i.v. **plus** halbe Dosis nach 6 Stunden	VANCOMYCIN 1 g i.v.
Dünndarm- und Kolonchirurgie, Gallenwegchirurgie, Zystoskopie, vaginale Hysterektomie, Prostatachirurgie, ERCP plus Endoskopie des unteren Darmtrakts, Kürettagen, IUP-Einlagen oder -Entfernung		AMPICILLIN 2 g i.v. **plus** GENTAMICIN 80 mg i.v. Wiederholung nach 6 Stunden	VANCOMYCIN 1 g i.v. **plus** GENTAMICIN 80 mg i.v. Wiederholung nach 8 Stunden
Eingriffe an infektiösen Herden (Abszeßspaltung, etc.)		FLUCLOXACILLIN 2 g i.v. **plus** 4 × 1 g i.v. (im Abstand von 6 h)	VANCOMYCIN 1 g i.v., Wiederholung nach 8 -12 Stunden oder CLINDAMYCIN 600 mg i.v. **plus** 3 × 600 mg i.v. (im Abstand von 6h)

10 Perioperativer Wechsel Cumarin / Heparin

Zweck: Das schlecht steuerbare und nicht kurzfristig antagonisierbare Cumarin (Marcumar®) (Zielparameter: Quick ca. 20 %) soll ersetzt werden mit dem besser steuerbaren und antagonisierbaren Heparin (Zielparameter: PTT ca. 60–80 sec.) unter Erhalt einer Antikoagulation (z.B. bei Trägern von Klappenersatz).

Praktisches Vorgehen

- stationäre Aufnahme 3 Tage präoperativ und Absetzen des Cumarins (Marcumar®)
- unmittelbar ab stationärer Aufnahme Gerinnungskontrolle 2 mal täglich
- ab einem Quick >30 % Beginn mit Heparinperfusor 20.000 IE/50 ml mit 2 ml/h, nach Gerinnungskontrolle ggf. Steigerung in Schritten von 0,5 bis 1,0 ml/h bis PTT bei ca. 60–80 sec
- Operation bei einem Quick von 50–70 % (Rücksprache mit Operateur!)
- Heparinperfusor 8 Std. vor OP stoppen
- wenn mit dem Operateur nicht anders besprochen ab 12 bis 24 h postoperativ Beginn einer üblichen low dose Heparinisierung
- ab einem mit dem Operateur zu besprechendem Tag wieder Vollheparinisierung (PTT ca. 60–80 sec)
- Nach Erreichen dieses PTT-Wertes Beginn der Marcumarisierung mit 4–3 – 2–1 Tabletten Marcumar® in den ersten 4 Tagen.
- Heparin weiter bis zum Erreichen des therapeutischen Quickwertes (ca.20 %)

Möglichkeiten zur Beschleunigung des Quick-Anstieges je nach Dringlichkeit

FFP: pro Transfusionseinheit steigt der Quick um ca. 5–10 %

cave: – Volumenbelastung
      – Gefahr der Infektiosität abwägen!

PPSB: da durch 1 IE/kg der Quickwert um ca. 1 % steigt, müssen beim Erwachsenen i. d. R. mindestens 1200 IE eingeplant werden, meist mehr. Bsp.: zur Anhebung des Quickwertes von 25 % auf 55 % bei einem Patienten mit 70 kg braucht man ungefähr 2.100 IE (s. S. 91)

cave: – Gefahr der Infektiosität abwägen

Konakion: 1–2 Amp. s.c. oder in 100 ml NaCl 0,9 % als Kurzinfusion

> cave: – allergische Reaktionen bei i.v. Gabe
> – wird von Hämostaseologen auch als relativ kontraindiziert gesehen, da die Thrombogenität massiv erhöht wird

11 Präoperative Anforderung von Blutkomponenten

Grundsätzlich ist der Operateur dafür zuständig, den durch den Eingriff voraussichtlich eintretenden Blutverlust abzuschätzen und die Vorbereitungen zu treffen, die erforderlich sind, damit eine bedarfsgerechte Transfusion stattfinden kann. Andererseits wird bei Patienten mit Wahleingriffen, die sich in der Anästhesieambulanz vorstellen, ein Vermerk über die zu bestellenden Erythrozytenkonzentrate ins Prämedikationsprotokoll geschrieben. Bewährt hat sich hierbei eine Zusammenstellung von Eingriffen und der dabei in der Regel benötigte Fremdblutbedarf, die in der Anästhesieambulanz ausliegt und in regelmäßigen Abständen mit allen operativen Fächern aktualisiert wird. In Notfallsituationen empfiehlt sich eine kurzfristige Absprache mit dem Operateur bzw. der Station.

Präoperative Eigenblutspende (s. S. 92)

Grundsätzlich kommen Wahl-Eingriffe mit wahrscheinlich hohem Blutverlust für eine Eigenblutspende in Frage. Ob ein hoher Blutverlust und damit eine Transfusion wahrscheinlich sind, hängt wesentlich von den entsprechenden Ergebnissen der eigenen Klinik und des Operateurs ab. Es empfiehlt sich daher, mit den operativen Abteilungen abzusprechen, bei welchen Eingriffen dies der Fall ist und gemeinsam festzulegen, wann eine Eigenblutspende routinemäßig angestrebt werden soll.

Ausschlußkriterien für eine Eigenblutspende (vgl. S. 94)

- Anästhesierisiko $\geq$ASA III
- Hb unter 11.5 g/dl
- Hämostasestörung
- symptomatische zerebrale Durchblutungsstörung (Z.n. Apoplex bzw. TIA)
- Epilepsie
- Suchterkrankungen
- pychiatrische Erkrankungen
- Ruhedyspnoe oder FEV_1 unter 0.8 l
- symptomatisches Asthma bronchiale, Herzinsuffizienz oder Angina pectoris mit Schweregrad höher als NYHA II
- instabile Angina pectoris
- Myokardinfarkt jünger als 1 Jahr
- ventrikuläre Rhythmusstörungen (VES) bei bestehender KHK
- Mitral- und Aortenvitium, zyanotische Herzvitien
- maligne Hypertonie
- dekompensierte Niereninsuffizienz
- dekompensierte Leberzirrhose
- bekannte HBs-Ag-Positivität
- bestehende Lues- oder HIV-Infektion

Ablauf

- Patient kommt in die Anästhesieambulanz mit einem OP-Termin, der ca. 6 Wochen Vorlauf zuläßt
- übliche Prämedikation; zusätzlich füllt der Patient das Merkblatt „Entnahme von Eigenblut" aus
- Ausschlußkriterien beachten
- Aufklärung (auch über Zahl der geplanten Spendetermine) und Einholen der Einverständniserklärung
- Terminvereinbarung für den ersten Spendetermin
- Am Tag der ersten Eigenblutspende kommt der Patient vor der Blutspende in der Anästhesie-Ambulanz vorbei und nimmt die entsprechend vorbereiteten Unterlagen mit zur Blutspendezentrale
- Auch andere fremdblutsparende Maßnahmen sind in Betracht zu ziehen und mit den dafür in Frage kommenden Patienten zu besprechen (nicht nur bei Eigenblutspendern!) (s. S. 93).

Notizen:

Notizen:

Notizen:

Kapitel 3

Medikamente in der Anästhesie

Der sichere Gebrauch hochwirksamer Pharmaka erfordert detaillierte Kenntnisse der Pharmakologie. Bei älteren polymorbiden Patienten weisen Verteilung, Biotransformation und Elimination von Pharmaka eine große interindividuelle Streuung auf. Dosis und Halbwertszeit (HWZ) können von den folgenden Angaben abweichen, die Kenntnis des Haupteliminationsweges kann dabei wegweisend sein. (Eine weiterführende umfangreiche Medikamentenbesprechung erfolgt in Dirks, Burkhard Pharmaka in der Intensiv- und Notfallmedizin. Springer, Berlin Heidelberg New York, 1995)

Arzneimittel-Inkompatibilitäten, d.h. physikalische Veränderungen oder chemische Reaktionen der gemeinsam intravenös gegebenen Pharmaka sind in der Anästhesie und Intensivtherapie häufig.
Deshalb sollten folgende **Grundsätze** eingehalten werden
- Zuspritzen sollte dem Zumischen vorgezogen werden
- zwischen Zuspritzort und Patient sollten Veränderungen der Lösung in einem durchsichtigen Schlauchstück erkennbar sein
- Kurzinfusionen und zugespritzte Pharmaka gehören in einen Zugang mit Basislösung
- parenterale Ernährung sowie Transfusionen sollen über zusätzliche Zugänge oder Lumina erfolgen
- Bei voraussehbar längerem Intensivaufenthalt empfiehlt es sich, schon primär einen mehrlumigen zentralen Venenkatheter zu legen (s.Kap.13.2.1).
- zugemischt wird nur bei geprüfter Kompatibilität und nur ein Pharmakon
- als Trägerlösung dient die Infusion mit NaCl 0,9 %, nur in Ausnahmen Glukose 5 %

1 Medikamente zur Prämedikation

Benzodiazepine

Prämedikationsziel	Anxiolyse
Wirkung	anxiolytisch, sedativ, relaxierend, antikonvulsiv GABA-Agonist
mittlere Dosierung	– Dikaliumclorazepat (Tranxilium®) 20 mg per os – Diazepam (Valium®, Diazemuls®) 10 mg per os oder i.m. – Flunitrazepam (Rohypnol®) 2 mg per os (kardiochirurgische Patienten) – Flurazepam (Dalmadorm®) 30 mg per os – Midazolam (Dormicum®) 0,4 mg/kg per os, als Saft zur Prämedikation von Kleinkindern (s. S. 522)

Nebenwirkungen, Probleme
- kardiozirkulatorische Nebenwirkungen gering
- Atemdepression, besonders bei älteren Patienten, eine opiatbedingte Atemdepression wird verstärkt
- paradoxe Agitationen und Halluzinationen sind möglich

Kontraindikation	Myasthenia gravis
Praxis	übliche Prämedikation: Tranxilium® am Vorabend und Morgen der OP (s. S. 19 u. 20)

Schwache Neuroleptika

Prämedikationsziel	Sedation
Wirkung	sedierend, antihistaminerg, antiemetisch, neuroleptisch
mittlere Dosierung	– Promethazin (Atosil®) 25–50 mg i.m., HWZ 5 h – Triflupromazin (Psyquil®) 10 mg i.m., HWZ 15 h

Nebenwirkungen, Probleme
- hypotone Dysregulation
- Trockenheit der Schleimhäute

- Hautreaktionen
- Tonusverlust des Ösophagussphinkters
- extrapyramidalmotorische Nebenwirkungen
  cave: Morbus Parkinson

Praxis in der Regel werden Neuroleptika mit einem Opioid kombiniert

Barbiturate

Prämedikationsziel Sedierung, Prophylaxe zerebraler Krampfanfälle

Wirkung sedierend, hypnotisch, antikonvulsiv

Dosierung - Phenobarbital (Luminal®) 1,5–5 mg/kg per os/i.m., HWZ 100 h

Nebenwirkungen, Probleme
- Atemdepression

Kontraindikation Porphyrie

Praxis bevorzugt zur Prämedikation von Patienten mit Krampfleiden

Opioide

Prämedikationsziel Basisanalgesie, Sedierung

Wirkung zentral analgetisch, sedierend, euphorisierend

mittlere Dosierung - Pethidin (Dolantin®) 0,5–1 mg/kg i.m., HWZ 3 h
- Piritramid (Dipidolor®) 0,1–0,2 mg/kg i.m., HWZ 5 h
- Morphin 0,15 mg/kg i.m., HWZ 4 h

Nebenwirkungen, Probleme
- atemdepressiv
- emetisch (lipophile Opiate weniger als hydrophile)

Praxis zur Prämedikation sollten ausschließlich reine Agonisten verwandt werden
- in der Regel werden Opioide und Neuroleptika in Kombination verordnet
- die Kombination mit Benzodiazepinen birgt das Risiko der verstärkten Atemdepression

2 Injektionsanästhetika

Allgemeines

Diese Substanzen werden zur Narkoseeinleitung und als Komponenten der Totalen Intravenösen Anästhesie (TIVA) oder als Komponenten der Neuroleptanästhesie und ihrer Variationen gegeben. Dem Vorteil der schnellen und angenehmen Narkoseeinleitung steht als Nachteil der Verlust der Steuerbarkeit entgegen. Die Eliminationskinetik des Medikamentes ist nicht mehr zu beeinflussen.

Der Wirkungseintritt wird bei einer Bolusinjektion in der Regel durch die Kreislaufzeit bestimmt. Bei reduziertem Herz-Zeit-Volumen soll die Injektionszeit angepaßt werden, da sich bei zu rascher Injektion nur ein geringerer Teil des injizierten Pharmakons während der initialen Kreislaufzeit mit dem zerebralen Zielkompartiment äquilibrieren kann, während sich der Rest im „zentralen Kompartiment" verteilt (z.B. auch Myokard) (s. S. 149). Im Verhältnis zur (langsamer einsetzenden) Sedierung kann die Nebenwirkung der kardiozirkulatorischen Depression ausgeprägt sein (s. S. 267 u. 359).

Thiopental (Trapanal®, Thiopental „Lentia®, 0,5 g Trockensubstanz + 20 ml Lösungsmittel 25 mg/ml)

Wirkung	hypnotisch
Pharmakokinetik	dreiphasig

- 1. Phase: Die Wirkungs-Plasmahalbwertszeit wird durch Umverteilung in die Muskulatur bestimmt (15–30 min)
- 2. Phase: Umverteilung ins Fettgewebe in ca. 2 h
- 3. Phase: Hepatische Metabolisierung zu Pentobarbital (Halbwertszeit: 15–40 h) in 5–10 h, führt zu residuellen Wirkungen über 24 h hinaus

mittlere Dosierung   5 mg/kg, Dosierung am Broca-Gewicht orientiert

Kontraindikationen
- schwere pulmonale Obstruktion (Asthma bronchiale)
- Schock (Umverteilung unmöglich, negativ inotrop)

- manifeste Herzinsuffizienz (relative Kontraindikation)
- Porphyrie

Nebenwirkungen, Probleme

- bei Wirkungsbeginn Erregungsphänomene wie Husten, Singultus, aber auch Laryngospasmus und Bronchospasmus
- allergische Reaktionen durch Histaminausschüttung
- Induktion mikrosomaler Enzyme bei häufiger oder längerfristiger Anwendung
- Atemdepression bis zur Apnoe
- Venenreizend, als Folge Injektionsschmerz, Phlebitis (deshalb nur 2,5%ige Lösung verwenden)
- negativ-inotrop, venöses Pooling durch Vasodilatation, reflektorischer Herzfrequenzanstieg: die durch diese Mechanismen ausgelöste Kreislaufdepression ist beim Gesunden gering, bei Hypertonus, Herzinsuffizienz oder Hypovolämie kann sie erheblich sein

Praxis

- bei Nachinjektionen erhebliche Kumulation
- paravenöse Injektion führt aufgrund des stark alkalischen pH zu Gewebsnekrosen
- die gebrauchsfertige Lösung ist nach 24 h zu verwerfen (Wirkstoffverlust durch Oxydation)
- Inkompatibilität mit fast allen Medikamenten und Infusionslösungen

Etomidat (Etomidat Lipuro®, Hypnomidate®, 20 mg/10 ml)

Wirkung
hypnotisch wirkendes Imidazolderivat mit hoher therapeutischer Breite
keine analgetische Wirkung

Pharmakokinetik
sofortiger Wirkungseintritt
- Wirkungsende durch Umverteilung in Muskel- und Fettgewebe (Wirkdauer 3–5 min), Hydrolyse des Esters in der Leber, Ausscheidung renal, HWZ 75min

Dosierung
- 0,2–0,3 mg/kg

Kontraindikation
keine bekannt

Nebenwirkungen, Probleme
- Venenreizend (Schmerz, Phlebitis) durch Propylenglykol als Lösungsmittel (nur Hypnomidate®)
- Husten, Singultus
- Myoklonien (keine Krampfpotentiale), Dyskinesien
- Die ACTH-stimulierte Kortisolproduktion wird auch von Einzeldosen über Stunden blockiert
- sehr selten Histaminfreisetzung

Praxis
- das Auftreten von Myoklonien und Dyskinesien kann durch Vorinjektion von Fentanyl oder Benzodiazepinen abgeschwächt werden
- wegen der kurzen Wirkungsdauer ist bei Einleitung einer Intubationsnarkose mit Etomidat die Zugabe von Fentanyl empfehlenswert

Propofol (Disoprivan®, 200 mg/20 ml)

Wirkung   hypnotisch wirkendes Phenolderivat
- therapeutische Breite entspricht Thiopental
- keine klinisch relevante analgetische Wirkung
- sehr rasche Erholung zu klarem Bewußtsein

Pharmakokinetik
- Wirkungseintritt während einer Kreislaufzeit
- Wirkungsende durch Umverteilung (Wirkdauer 2–10 min)
  Metabolisierung überwiegend in der Leber, ß-HWZ 30–50 min, jedoch keine klinisch relevante Änderung bei Leberfunktionsstörungen

Dosierung
- zur Einleitung altersabhängig 1,0–2,5 mg/kg während 30 sec i.v.
- Kinder ab 4 Jahre 3 mg/kg
- zur Aufrechterhaltung 0,5–1,0 mg/kg alle 5 min
- Perfusor: initial 12 mg/kg × h (84 ml/h bei 70 kg) **für 10 min**, danach reduzieren, Erhaltungsdosis 2–4 mg/kg × h (14–28 ml/h bei 70 kg)
  oder
- „step down"-regime nach Roberts: initial Bolus 1 mg/kg, danach sofort Perfusor 10 mg/kg × h

(70 ml/h bei 70 kg) **für 10 min**, dann 6 mg/kg × h (42 ml/h bei 70 kg) Erhaltungsdosis

Kontraindikationen
- koronare Herzkrankheit mit myokardialer Insuffizienz
- Propofol ist plazentagängig, der Neonat hat aber eine kurze HWZ, die Exkretion in die Muttermilch kann vernachlässigt werden

Nebenwirkungen, Probleme
- Blutdruckabfall (ca. 20 %) durch Abnahme von HZV und peripherem Widerstand: keine Kombination mit Antihypertonika
- vorübergehende Apnoe (wenige Minuten)
- Injektionsschmerz (bei ca. 25 % der Patienten), jedoch keine Nekrosen durch paravasale oder intraarterielle Injektion
- Spontanbewegungen

Praxis
- Inhalt der Ampulle vor Gebrauch schütteln
- der Zusatz von 40 mg Lidocain (Xylocain 2 %®) pro 20 ml kann den Injektionsschmerz verhindern
- antiemetisch, z.B. bei Übelkeit/Erbrechen im AWR 20 mg iv
- übliches Einleitungsmedikament bei allen endoskopischen Eingriffen in Allgemeinchirurgie und Gynäkologie, bei Operationen an der Schilddrüse, bei allen Eingriffen in Unfallchirurgie/Orthopädie und allen kurzen/ambulanten Eingriffen (s.jeweils dort)

Midazolam (Dormicum®, 15 mg/3 ml, 5 mg/1 ml, 5 mg/5 ml)

Wirkung
- hypnotisch und anxiolytisch (anterograde Amnesie)
- antikonvulsiv, zentral muskelrelaxierend

Pharmakokinetik
- Wirkungseintritt nach 3 min, Wirkungsdauer 45 min, Metabolisierung in der Leber, HWZ 2 h, Ausscheidung als Glucuronid; residuelle Wirkungen über 4 h

mittlere Dosierung	– 0,1–0,2 mg/kg sehr langsam nach Wirkung
Kontraindikation	– Myasthenia gravis, Myopathien
	– erstes Trimenon der Schwangerschaft, Stillzeit
	– Porphyrie

Nebenwirkungen, Probleme

– Atemdepression
– zur ambulanten Anästhesie nicht geeignet

Praxis

– 15 mg Dormicum werden mit NaCl 0,9 % auf 15 ml aufgezogen (1 ml = 1 mg)

Droperidol (Dehydrobenzperidol®, 25 mg/10 ml, 5 mg/2 ml)

Wirkung

– Butyrophenon mit großer therapeutischer Breite (Blockade zentraler Dopaminrezeptoren) und gering sedierender Komponente
– ausgeprägt neuroleptisch
– sehr gut antiemetisch
– potenziert Analgetikawirkung

Pharmakokinetik

– Wirkungseintritt nach 5 min, Wirkungsdauer 2 h, langdauernde residuelle Wirkung

Dosierung

– 0,1–0,2 mg/kg

Kontraindikation

– Morbus Parkinson
– endogene Depression
– Epilepsie

Nebenwirkungen, Probleme

– anticholinerg, chinidinartig
– alphasympatholytisch (Blutdruckabfall, reflektorischer Herzfrequenzanstieg), cave: Hypovolämie
– extrapyramidalmotorische Störungen (Antagonist: Biperiden [Akineton®])
– keine Atemdepression
– zur ambulanten Anästhesie ungeeignet

Ketamin (Ketanest®, 50 mg/5 ml, 100 mg/2 ml)

Wirkung

– Phenzyklidinderivat mit guter analgetischer und mäßiger hypnotischer Wirkung
– erhaltener Muskeltonus
– gesteigerte Reflexe (speziell laryngeal und pharyngeal, Atropingabe empfohlen)

| | - sympathomimetische Wirkung durch Katecholaminfreisetzung |
| **Pharmakokinetik** | - i.v. sofortiger Wirkungseintritt, i.m. nach 5–10 min; Wirkungsdauer (i.v.) 5–10 min, hepatische Biotransformation (HWZ 3 h) |

Dosierung, klinische Anwendung
- zur Narkoseeinleitung 2 mg/kg i.v.
- im Schock 0,5–1 mg/kg langsam i.v.
- bei i.m.Gabe 5 mg/kg (nur in Ausnahmefällen!)
- zur Analgesie 0,5 mg/kg i.v.
- zur Behandlung des Status asthmaticus bis 7 mg/kg i.v. (unter Beatmung)

Kontraindikation
- ausgeprägte Hypertonie, Apoplex; Eklampsie; Phäochromozytom, unbehandelte Hyperthyreose; erhöhter Hirndruck; Psychosen; Nasen-Rachenraum-Eingriffe (Ketanest-Mono-Narkose)
- cave: Epilepsie

Nebenwirkungen, Probleme
- Salivation
- postnarkotische Träume
- Atemdepression möglich
- Erhöhung des intraokulären Druckes (cave: Glaukom, perforierende Augenverletzung
- Blutdruckanstieg, Herzfrequenzanstieg; (cave: koronare Herzkrankheit)

Praxis
- zur Reduktion der Aufwacherlebnisse nach Ketamingabe ist die Kombination mit Benzodiazepinen oder Droperidol obligat
Ataranalgesie: Ketamin plus Midazolam oder Droperidol in Spontanatmung (s. S. 278)

Fentanyl (Fentanyl®-Janssen, 0,5 mg/10 ml, 0,1 mg/2 ml)

Wirkung
- sehr potentes Opioidanalgetikum mit großer therapeutischer Breite beim beatmeten Patienten
- hypnotisch, euphorisierend

Pharmakokinetik
- Wirkungseintritt sofort, maximale Wirkung nach 3 min

- Wirkungsdauer hypnotisch 10 min, analgetisch 20–40 min, Halbwertszeit ca. 3 h
- Elimination teils durch hepatische Biotransformation und teils unverändert renal

Dosierung
- NLA: Initialdosis 0,01 mg/kg, Repetitionsdosis 0,1 mg 15–60 minütlich nach Bedarf
- Basisanalgesie bei der Inhalationsanästhesie: 0,1–0,2 mg

Kontraindikationen
- fehlende Beatmungsmöglichkeiten
- ehemalige Opiatabhängigkeit
- Sectio vor Abnabelung

Nebenwirkungen, Probleme
- Atemdepression (eine mehrstündige postnarkotische Überwachung muß sichergestellt sein)
- Rigidität der Thoraxmuskulatur
- Tonuserhöhung des Sphinkter Oddi
- antitussiv, emetisch

Praxis
- die Patienten erwachen ohne Desorientiertheit
- die Naloxon-Halbwertszeit (Narcanti®)(ca. 60 min) wird von der Fentanyl-Halbwertszeit (3–5 h) übertroffen; Rebound nach Antagonisierung möglich!
- die Kombination von Fentanyl mit Benzodiazepinen erhöht das Risiko einer Atemdepression, auch wenn die Spontanatmung zunächst suffizient erscheint

Alfentanil (Rapifen®, 5 mg/10 ml, 1 mg/2 ml)
Wirkung
- potentes Opioidanalgetikum mit großer therapeutischer Breite beim beatmeten Patienten
- Wirkungsstärke entspricht $^1/_4$ der von Fentanyl
- in höherer Dosis (ca. 0,1 mg/kg) hypnotisch, euphorisierend

Pharmakokinetik
- Wirkungseintritt sofort
- Wirkungsdauer analgetisch 10–15 min, Verteilungshalbwertszeit: 4 min, Eliminations-HWZ 80 min

- Elimination durch hepatischen Abbau, renale Ausscheidung < 1%, bei erheblich eingeschränkter Leberfunktion bis zu zweifacher Verlängerung der Eliminationshalbwertszeit

Dosierung, klinische Anwendung

- 0,02–0,05 mg/kg KG, Repetitionsdosis ca. 15minütlich $^1/_3$ – $^1/_5$ der Initialdosis

Kontraindikationen
- fehlende Beatmungsmöglichkeit
- ehemalige Opiatabhängigkeit
- Sectio vor Abnabelung

Nebenwirkungen, Probleme

- Atemdepression (vor allem bei Kombination mit Benzodiazepinen)
- geringe Kreislaufnebenwirkungen
- Rigidität der Thoraxmuskulatur
- Tonuserhöhung des Sphinkter Oddi
- antitussiv, emetisch

Praxis
- im Unterschied zu anderen Opioiden ist die Halbwertszeit von Alfentanil und Naloxon etwa gleich, bei hohen Dosen ist jedoch zu bedenken, daß die Wirkdauer dosisabhängig ist
- eignet sich für Eingriffe unter 1 h, bei längerer Eingriffsdauer ist gegebenenfalls Fentanyl vorzuziehen
- Patienten erwachen ohne Desorientiertheit
- kurze Wirkungsdauer entbindet nicht von der Pflicht einer mehrstündigen postoperativen Überwachung, vor allem, wenn höhere Dosen gebraucht wurden

Sufentanil (Sufenta®, 250 µg/5 ml, 1 ml = 50 µg, Sufenta mite 10®, 50 µg/10 ml, 1 ml = 5 µg)

Wirkung
- sehr potentes Opioidanalgetikum (µ-Rezeptor Agonist) mit großer therapeutischer Breite beim beatmeten Patienten
- die analgetische Wirkungsstärke entspricht dem (sechs- bis) zehnfachen der von Fentanyl

Pharmakokinetik
- Wirkungseintritt in 1–6 min
- Wirkungsdauer 0,5–6 h (Kombinationsnarkose)
- Metabolismus im wesentlichen hepatisch, demethylierte Metaboliten werden zu 60 % im Urin ausgeschieden, Eliminations-Halbwertszeit 2,5 h

Dosierungen
- weite Spanne der Dosierungen von 0,0005 bis 0,020 mg/kg je nach Art des Eingriffs und Form der Anästhesie
- **Kombinationsanästhesie** (mit N_2O/O_2), OP- Dauer 1–3 Stunden
  - Einleitung 0,2–0,5 µg/kg
  - Hautschnitt 0,2–0,5 µg/kg
  - Repetition 0,15–0,7 µg/kg nach klin.Symptomatik
- **große OP/** lange Dauer (> 4 Stunden)
  - Einleitung 1–5 µg/kg
  - Repetition 25–50 µg – Bolus
- **totale intravenöse Anästhesie (TIVA)**
  - kontinuierlich 0,015–0,7 µg/kg/min
  - reine Opiatanästhesie bis zu 20 µg/kg initial
- **Analgosedierung** über Perfusor
  4 Amp. Sufenta® = 20 ml (1000 µg) + 30 ml NaCl 0,9 % ; 1 ml enthält 20 µg Sufenta® oder
  4 Amp. Sufenta® = 20 ml (1000µg) + 20 ml NaCl 0,9 % + 10 ml Droperidol (Dehydrobenzperidol®); 1 ml enthält 20 µg Sufenta®
  - Standardinfusion 1–5 ml/h (20–100 µg/h)
  - weaning 1ml/h und weniger

Kontraindikationen
- fehlende Beatmungsmöglichkeit
- ehemalige Opioidabhängigkeit
- Sectio vor Abnabelung
- hepatische Porphyrie

Nebenwirkungen, Probleme
- kaum kardiodepressiv, venöses pooling kann zur Orthostase führen, vagale Bradykardien
- dosisabhängige Atemdepression; Thoraxwandrigidität
- Miosis

	– geringere Übelkeit als durch Fentanyl, Spasmus des Sphincter Oddi
Praxis	– reduziert die MAC volatiler Anästhetika um 60–70%
	– die Wirkung stabilisierender Muskelrelaxanzien ist durch Interaktion mit Sufentanil gesteigert
	– die Pharmakokinetik bei Leber- und Niereninsuffizienz scheint unverändert zu sein
	– wegen guter hämodynamischer Stabilität derzeitiger Haupteinsatz in der Herzchirurgie und Neurochirurgie, dort auch als Opiat-Monoanästhesie

3 Inhalationsanästhetika

Allgemeines

Inhalationsanästhetika (Lachgas, N_2O und die Dämpfe der halogenierten Kohlenwasserstoffe Halothan, Enfluran und Isofluran) wirken am Zielorgan, dem ZNS, aber auch an peripheren Organen (Herz, neuromuskuläre Endplatte) depressorisch. Der genaue Mechanismus ist nicht bekannt. Ziel der Inhalationsanästhesie ist, einen ausreichenden Partialdruck des Narkosegases im Gehirn zu erreichen. Da dieser klinisch nicht bestimmbar ist, bezieht man die Wirkstärke auf die minimale alveoläre Konzentration (MAC). MAC ist die alveoläre Gleichgewichtskonzentration, bei der 50% der Patienten auf eine Hautinzision nicht mit einer Abwehrbewegung reagieren.

Der MAC-Wert der Inhalationsanästhetika wird vermindert durch
- Kombination mit anderen Inhalationsanästhetika (N_2O)
- Prämedikation mit Sedativa und Opiaten
- Alter, Hypothermie, Schwangerschaft
- Hypoxie, Anämie, Hypotension
Der MAC-Wert der Inhalationsanästhetika wird erhöht durch
- Alkoholabusus, Hyperthermie

Tab. 3.1 Physiko-chemische Eigenschaften der Inhalationsanästhetika

	Dampfdruck (mm Hg bei 20 °C)	Verteilungskoeffizient Blut/Gas	Öl/Gas	MAC (Vol%) in O_2	70% N_2O
Lachgas	38760	0,47	1,4	101	
Halothan	243	2,3	224	0,77	0,29
Enfluran	175	1,78	98,5	1,68	0,57
Isofluran	250	1,41	99	1,3	0,50
Sevofluran	157	0,62	47	2,05	0,66
Desfluran	669	0,42	19	6,0	3,0

Tab. 3.2 Bewertung der Inhalationsanästhetika

Eigenschaft	Halothan	Enfluran	Isofluran	Sevofluran	Desfluran
Kardiodepression	++	+	+	+	+
periphere Vasodilatation		+	++	+	+
Steuerbarkeit	+	++	++	+++	++++
Muskelrelaxation	(+)	+	+	+	+
Atemdepression	+	++	+	+	+
proarrhythmogene Wirkung	++	(+)	(+)	(+)	(+)
Krampfpotentiale		+		?	
klinische Erfahrung	++	+	+	0	0
Kosten	+	++	+++	++++	++++
Metabolisierungsrate	20%	2%	0,2%	3%	0,02

Veränderungen des Partialdruckes des Anästhetikum im Narkosegasgemisch führen zu schnellen gleichgerichteten Veränderungen des Partialdruckes in den Alveolen, dem arteriellen Blut und im Gehirngewebe; mit den meisten anderen Geweben wird während der Dauer klinischer Anästhesien kein Gleichgewicht erreicht. Die alveoläre Konzentration hängt von der Anästhetikumkonzentration, der Ventilation sowie der Resorption ab (Konzentrationseffekt, Second-Gas-Effect, Diffusionshypoxie). Die Konzentration im Blut ist umgekehrt proportional dem Herzzeitvolumen.

Konzentrationseffekt: Die rasche Aufnahme klinisch bedeutsamer Lachgasvolumina ins Blut führt zur Zunahme der Ventilation und so zur Beschleunigung der Gleichgewichtseinstellung zwischen Blut und Alveole.

Second-Gas-Effect: Die rasche Aufnahme des „verdünnenden" Lachgases führt zum Ansteigen der alveolären Konzentration eines zweiten Narkosegases wie z.B. Isofluran

Diffusionshypoxie: Lachgas löst sich 35mal besser im Blut als Stickstoff. Nach Unterbrechung der Lachgaszufuhr diffundiert Lachgas mit einer Geschwindigkeit von etwa 1 l/min in den Alveolarraum zurück und verringert dadurch den Sauerstoffanteil. Bei Hypoventilation nimmt in dieser Situation die arterielle Sauerstoffsättigung rasch kritische Werte an. Dies wird vermieden, wenn man die FiO_2 für einige Minuten auf 1,0 erhöht.

Lachgas (N_2O)

Wirkung	– gutes Analgetikum mit schlechten hypnotischen Eigenschaften
	– MAC (101%) nur bei Überdrucknarkose erreichbar, somit kann Lachgas nur in Kombination mit anderen Anästhetika verwendet werden.
	– praktisch keine Biotransformation
Dosierung	– Konzentration in reinem Sauerstoff bis max. 75%
Kontraindikation	– gesteigerter intrakranieller Druck (frisches SHT)
	– nicht drainierter Pneumothorax (s.u.)
	– relative Kontraindikation bei Tympanoplastik

Nebenwirkungen, Probleme

- Erhöhung des gesteigerten intrakraniellen Druckes
- Erhöhung des pulmonalen Gefäßwiderstandes
- langfristige Anwendung wegen Knochenmarksdepression nicht indiziert
- Lachgas diffundiert wegen seiner hohen Partialdruckdifferenz und seines hohen im Blut gelösten Volumens schnell in luftgefüllte Hohlräume, was zu einer Volumenexpansion dieser Hohlräume führt. Daraus resultieren folgende Gefahren

- Trachealschäden durch Überblähung der Tubus-Blockermanschette
- Zunahme eines undrainierten Pneumothorax
- Blähung von Darmschlingen beim Ileus
- Vergrößerung eines etwaigen Luftembolus

Praxis

- da Lachgas in Druckflaschen in flüssiger Form vorliegt, ist der Manometerdruck kein Maß für den Inhalt. (Restmenge (l) = Gewicht der Füllung (Flaschengewicht – aufgestanzte Tara) × 500 (s. S. 259).
- Lachgas ist 1,5mal schwerer als Luft (schonender Narkosebeginn bei Kindern durch mit der Hohlhand vorgehaltenen Stutzen des Y-Stücks, ohne angsteinflößende Maske)

Halothan (CF_3-CHBrCl)

Wirkung
- gutes Narkotikum, schlechtes Analgetikum

Dosierung
- 0,5 Vol% – 2,0 Vol%

Kontraindikationen
- erhöhter Hirndruck (z.B. frisches SHT)
- anamnestisch Transaminasenanstieg nach Narkose
- bekannte maligne Hyperthermie, familiäre Disposition zur MH oder Verdacht auf MH

Nebenwirkungen, Probleme
- negativ inotrop, dadurch Abnahme des myokardialen Sauerstoffverbrauches
- Bahnung von Arrhythmien durch Verlängerung der diastolischen Depolarisation und Verkürzung der Refraktärzeit
- hohes Arrhythmierisiko bei gleichzeitiger Gabe von Katecholaminen. Es dürfen nicht mehr als 10 ml/10 min oder 30 ml/h einer 1:100.000 verdünnten Adrenalinlösung (z.B. als Vasokonstriktor) appliziert werden. Besser Ornipressin (POR 8®, Gesamthöchstdosis 2 Einheiten) verwenden
- Depression der Atmung
- Bronchodilatation

- Zunahme der Hirndurchblutung, Steigerung eines schon erhöhten Hirndruckes, Abnahme des zerebralen Sauerstoffverbrauches
- Relaxation der Uterusmuskulatur
- Metabolismus von etwa 20 % der aufgenommenen Substanz, Hauptmetabolit des
  - oxidativen Abbaus: Trifluoressigsäure → Halothanhepatitis
  - des reduktiven Abbaus: hepatotoxische Metabolite → Transaminasenanstieg
- „Halothanhepatitis" mit Leberversagen, Inzidenz etwa 1:10.000, Mortalität 20–50 % , tritt typischerweise bis zu zwei Wochen nach OP, d. h. wesentlich früher als die Hepatitis A oder B auf.
  erhöhtes Risiko:
  - Wiederholungsnarkose mit Halothan innerhalb von 6 Monaten beim Erwachsenen
  - übergewichtige, etwa 40jährige Frauen
    Zustand nach Strahlentherapie
- Trigger der malignen Hyperthermie (s.Kap.10)
- venöse Dilatation in geringen Konzentrationen

Enfluran ($CHFCI-CF_2-O-CHF_2$)

Wirkung	– gutes Narkotikum, schlechtes Analgetikum
Dosierung	– 0,8 Vol% – 3,0 Vol%
Kontraindikationen	– bekannte Maligne Hyperthermie, familiäre Disposition zur MH oder Verdacht auf MH
	– erhöhter Hirndruck (z.B. frisches SHT)
Nebenwirkungen	– negativ inotrop, dadurch Abnahme des myokardialen Sauerstoffverbrauches
	– Senkung des peripheren Widerstandes
	– Depression der Atmung
	– Bronchodilatation
	– Metabolismus von etwa 2 % der aufgenommenen Substanz
	– Zunahme der Hirndurchblutung, Steigerung eines schon erhöhten Hirndruckes, Abnahme des zerebralen Sauerstoffverbrauches

- zerebrale Exzitation (im EEG) bei Anwendung hoher Konzentrationen (>3 Vol%), besonders in Verbindung mit Hypokapnie
- Relaxation der Skelettmuskulatur
- Relaxation der Uterusmuskulatur
- nach >6 MAC-Stunden können nephrotoxische Fluoridkonzentrationen > 50 µmol/l erreicht werden (cave: bei Niereninsuffizienz!) (s. S. 580)
- Trigger der malignen Hyperthermie (s. S. 190)

Isofluran $(CF_3\text{-}CHCl\text{-}O\text{-}CHF_2)$

Wirkung - gutes Narkotikum, schlechtes Analgetikum

Dosierung - 0,5 Vol% - 2,5 Vol%

Kontraindikationen - erhöhter Hirndruck (z.B. frisches SHT)

Nebenwirkungen
- negativ inotrop, dadurch Senkung des myokardialen Sauerstoffverbrauches
- Koronardilatation
- bei Anwendung > 1 MAC eventuell koronares „steal"-Phänomen
- ausgeprägte Senkung des peripheren Widerstandes
- Depression der Atmung
- Bronchodilatation
- Zunahme der Hirndurchblutung, Steigerung eines schon erhöhten Hirndruckes, Abnahme des zerebralen Sauerstoffverbrauches
- Relaxation der Skelettmuskulatur
- Relaxation der Uterusmuskulatur
- Metabolismus von etwa 0,2% der aufgenommenen Substanzen

Sevofluran $CH_2F\text{-}O\text{-}CH(CF_3)_2$

Wirkung - gutes Narkotikum, schlechtes Analgetikum

Dosierung - 0,5-3,5 Vol%, Verdampferkalibrierung bis 8 Vol% (für Maskeneinleitung). Frischgasflow nicht unter 3 l/min (s.u.)

Kontraindikation
- erhöhter Hirndruck (z.B.frisches SHT)
- maligne Hyperthermie

Nebenwirkungen, Probleme

- koronarer Blutfluß erhöht, jedoch kein "steal"-Phänomen
- hepatischer Blutfluß gleichbleibend, renale Autoregulation nicht beeinträchtigt
- Depression der Atmung
- weniger ausgeprägte Zunahme der Hirndurchblutung
- Trigger der malignen Hyperthermie (s. S. 190)
- Skelettmuskelrelaxation
- geringeres arrhythmogenes Potential als die anderen volatilen Narkotika

Praxis

- keine Schleimhautreizung, angenehmer Geschmack → ideales volatiles Hypnotikum für Maskeneinleitung
- sehr schnelles An- und Abfluten → Konkurrenz für Propofol in der ambulanten Chirurgie
- fast konstante Herzfrequenz bei mäßigem RR-Abfall (weniger als bei Isoflurane)
- bis zu 3 % der Substanz werden hepatisch metabolisiert, es entsteht dabei Fluorid (vgl. Enfluran). Bei Anwendung > 4 MAC-Stunden können nierentoxische Konzentrationen ($>50 \mu mol/l$) erreicht werden mit der Folge einer vorübergehenden renalen Konzentrationsstörung

Besonderheiten

- Bei Passage durch den CO_2-Absorber entstehen toxische Zerfallsprodukte des Sevoflurans. Klinisch wichtig ist nur das sog. Compound A. Entstehung ist abhängig von Temperatur und Art des „Atemkalks". Die Konzentration des Compound A im Narkosesystem ist überwiegend abhängig vom Frischgasflow, so daß bei der herkömmlichen Art der CO_2 – Absorption die Anwendung von Sevofluran unter low flow-und minimal flow- Bedingungen als problematisch angesehen werden muß.

Desfluran (CF_2H-O-CFH-CF_3)

Wirkung	– gutes Narkotikum, schlechtes Analgetikum
Dosierung	– Vaporeinstellung von 1 bis 18 Vol% möglich
Kontraindikationen	– erhöhter Hirndruck
	– Inhalationseinleitung
	– bekannte maligne Hyperthermie, familiäre Disposition zur MH oder Verdacht auf MH
Nebenwirkungen	– negativ inotrop, dadurch Abnahme des myokardialen Sauerstoffverbrauches
	– Senkung des peripheren Widerstandes
	– koronare Vasodilatation, jedoch ohne Änderung des Verteilungsmusters des myokardialen Blutflusses (kein „coronary steal")
	– Depression der Atmung
	– atemwegsreizend bei Inhalationseinleitung
	– Zunahme der Hirndurchblutung, Steigerung eines bereits erhöhten Hirndrucks, Abnahme des zerebralen Sauerstoffverbrauchs
	– verstärkt die Wirkung von Muskelrelaxantien
	– Übelkeit und Erbrechen
	– Trigger der malignen Hyperthermie
Besonderheiten	– Halogenierung dieser Ätherverbindung ausschließlich mit Fluoridionen, dadurch
	– größere molekulare Stabilität (Metabolisierung von nur 0,02% der aufgenommenen Substanz)
	– Abnahme der Wirksamkeit (MAC 6,0 Vol%)
	– deutliche Abnahme der Blutlöslichkeit (Blut-Gas-Verteilungskoeffizient von 0,42
	– schnelle Steigerung der Konzentration über 1 MAC führt zur vorübergehenden Sympathikusaktivierung mit Blutdruck- und Herzfrequenzanstieg (Vorsicht bei Patienten mit KHK)
	– Vapordruck erreicht bei Raumtemperatur nur 1 atm, spezielle Vaporen überführen das flüssige Desflurane durch Erhitzen (Netzanschluß) in die Gasform

4 Muskelrelaxanzien

Prinzip der Wirkung

Muskelrelaxanzien rufen durch reversible Hemmung der Impulsübertragung an der motorischen Endplatte oder durch Hemmung des Calciumturnover (Dantrolene) eine schlaffe Lähmung der Skelettmuskulatur hervor.

Depolarisierende Muskelrelaxanzien. Sie wirken an der motorischen Endplatte als Agonisten, können wie der physiologische Transmitter Azetylcholin die Bindungsstellen am Rezeptorprotein besetzen und eine Depolarisation der subsynaptischen Membran auslösen. Da sie nicht von der spezifischen Cholinesterase im subsynaptischen Spalt abgebaut werden, sondern nur nach Abdiffusion von den Pseudocholinesterasen, hält die Depolarisation der Endplatte entsprechend lange an und macht diese für weitere Erregung refraktär.

Kompetitive (stabilisierende) Muskelrelaxanzien. Sie wirken als Antagonisten und binden an das Rezeptorprotein, ohne zu einer Depolarisation der subsynaptischen Membran zu führen; die Erregungsübertragung durch Bindung von Acetylcholin an den Rezeptor wird verhindert. Die Reihenfolge der Paralyse führt von kleinen Muskeln (Augen, Finger, Kehlkopf) über Gliedmaßen, Nacken, Stamm zuletzt zur Relaxation von Interkostalmuskulatur und Zwerchfell.

Nebenwirkungen. Sie sind teilweise durch ihre Effekte an autonomen Ganglien (Transmitter Azetylcholin) erklärbar. Bei Patienten mit Muskelerkrankungen ist die Reaktion auf Muskelrelaxanzien erheblich verändert
- Myasthenia gravis: erhöhte Empfindlichkeit gegenüber nichtdepolarisierenden, Resistenz gegen depolarisierende Relaxanzien
- myasthenisches Syndrom (bei Karzinom): erhöhte Empfindlichkeit gegen alle Relaxanzien
- Myotonie: normale Reaktion auf kompetitive Relaxanzien, Kontraktur nach depolarisierenden Relaxanzien

Dantrolen hemmt die Calciumfreisetzung aus dem sarkoplasmatischen Retikulum (s.Kap.3.4.4)

Depolarisierende Muskelrelaxanzien

Succinylcholin, Suxamethonium (Pantolax®, Lysthenon®; 100 mg in 5 ml-Ampullen)

Wirkung
- kurzzeitige Muskelrelaxation nach vorübergehender Muskelfaszikulation (zur Intubation)
- kurzdauernde Relaxierung (bis 20 min) durch Infusion

Pharmakokinetik
- rasche Spaltung durch Plasma-Pseudocholinesterase (aktiver Metabolit Succinylmonocholin mit ca. $^1/_{10}$ der Aktivität der Ausgangssubstanz)
- Halbwertszeit < 5 min
- maximale Muskelerschlaffung nach 30 sec, Wirkungsdauer 5 min

Dosierung
- zur Intubation: 1 mg/kg; bei Vorgabe eines nicht-depolarisierenden Relaxans 1,5 mg/kg
- Injektionsgeschwindigkeit ca. 30 sec für 100 mg
- zur Bronchoskopie, Stützautoskopie Bolusgabe wie zur Intubation, dann 0,1 mg/kg/min als Infusion (s. S. 53)

Kontraindikationen
- Prädisposition zur malignen Hyperthermie (s. S. 190)
- vulnerable Phase von Verbrennungskrankheit und Polytrauma Tage bis 3 Monate
- neuromuskuläre Erkrankungen
- längere Immobilisation, Hyperkaliämie

Nebenwirkungen, Probleme
- Faszikulationen und Myalgien; werden durch die Gabe eines nichtdepolarisierenden Muskelrelaxans in geringer Dosis vor Injektion von Succinylcholin verhindert
- Steigerung des Augeninnendrucks, wird durch die Gabe eines nichtdepolarisierenden Muskelrelaxans in geringer Dosis vor Injektion von Succinylcholin weitgehend verhindert (s. S. 364)
- Sinusbradykardie bis zur Asystolie, speziell bei repetitiven Dosen und im Kindesalter (s. S. 528)
- ohne Beatmung Hypoxie, Hyperkapnie
- Salivation

- Kaliumfreisetzung
- Rhabdomyolyse mit Myoglobinurie und Hyperkaliämie

anhaltende Relaxierung

- Vorliegen einer abnormen Pseudocholinesterase (rezessiv erblich)
  - Diagnose durch Labor: Hemmung der Cholinesterase durch Dibucain, „Dibucainzahl" < 70%)
- absoluter Mangel an Pseudocholinesterase (<10 % der normalen Aktivität bei Lebererkrankungen)
  - Diagnose durch Relaxometrie: abgeschwächte Reizantwort im TOF ohne Fading, bei Verdacht Cholinesterasebestimmung im Labor
- Therapie
  Sedierung und Nachbeatmung, bis spontaner Zerfall des Succinylcholins eingetreten ist (Stunden!) alternativ Gabe von lyophilisierter Cholinesterase (Behring-Werke, 45 mg Trockensubstanz entsprechen der Aktivität von 500 ml Humanplasma); Infektionsrisiko beachten !
- Phase II – Block (= Dualblock): Nach Einzeldosen >3 mg/kg KG oder kontinuierlicher Infusion >400 mg/h kommt es zu einer ätiologisch unklaren, langanhaltenden kompetitiven Relaxation
  - Diagnose durch Relaxometrie: abgeschwächte Reizantwort im TOF mit Fading (s. S. 111)
  - Therapie
    - Sedierung und Nachbeatmung, bis Blockade abgeklungen ist (sicher)
    - Antagonisierung mit Pyridostigmin (weniger sicher)

Praxis

- Aufbewahrung im Kühlschrank
- Succinylcholininfusion: 250 ml einer Elektrolytlösung werden 250 mg Succinylcholin (1 mg/ml) und Fluorescein-Lösung 10% 2 ml zugegeben. Infusionsflasche mit großem Aufkleber versehen mit Angaben über Name und Menge des zugespritzten Präparates. Diese Infusionslösung ist nach Beendigung der Relaxierung sofort zu verwerfen.

- Medikament der Wahl für die schnelle Intubation (s. S. 211)
- im Kindesalter vor erster Injektion und vor jeder Repetition Atropin vorspritzen! (s. S. 528)

▶ *Merke:*
Bei Muskelrigidität (Masseterspasmus!) nach Succinylcholin an maligne Hyperthermie denken !

Kompetitive Muskelrelaxanzien

Pancuronium (Pancuronium Organon®, Pavulon®, 4 mg/2 ml-Ampulle)

Wirkung	– langdauernde Muskelrelaxation während operativer Eingriffe sowie zur Relaxierung beatmeter Intensivpatienten – Relaxierung zur Intubation – Abschwächung von Nebenwirkungen des Succinylcholins durch Vorgabe geringer Dosen
Pharmakokinetik	– Wirkdauer wird durch Umverteilung und Elimination bestimmt – Elimination zu 70 % renal, Halbwertszeit 120 min – Anschlagszeit 3 min, Wirkdauer 60 min
Dosierung	– Präkurarisierung 0,015 mg/kg (1–1,5 mg) – Intubationsdosis 0,1 mg/kg – nach Intubation mit Succinylcholin initial 0,07 mg/kg – Repetitionsdosis 0,015 mg/kg, alle 40 min
Nebenwirkungen	– bei Myasthenie unberechenbare Wirkdauer – erhebliche Wirkungsverlängerung bei Niereninsuffizienz, bei Kombination mit Aminoglykosiden und Polymyxinantibiotika und respiratorische Azidose – Tachykardie (atropinartige Wirkung)

▶ *Cave:*
Kombination Halothan/Pancuronium bei Patienten unter Therapie mit trizyklischen Antidepressiva vermeiden!

Praxis	– kühl lagern

Vecuronium (Norcuron®, 4 mg/2 ml-Ampulle)

Wirkung	– kurzzeitige Muskelrelaxierung, Relaxierung zur Intubation
Pharmakokinetik	– Wirkungsdauer im wesentlichen vom Metabolismus abhängig, deshalb keine Kumulation; Metabolite teilweise aktiv, Halbwertszeit 30 min – Elimination zu 80 % biliär – Anschlagzeit 2–3 min, Wirkungsdauer 20 min
Dosierung	– initial 0,07–0,1 mg/kg nach Intubation mit Succinylcholin – Repetitionsdosis 0,03 mg/kg, alle 15–20 min – Präkurarisierung 0,015 mg/kg (1–1,5 mg) – Intubationsdosis 0,1 mg/kg; die Vorgabe von 20 % der Intubationsdosis verkürzt die Anschlagszeit auf 1 min (cave: Diese Dosis kann bei Risikopatienten zur Ateminsuffizienz führen!)
Nebenwirkungen	– Lebererkrankungen können die Elimination einschränken – erhebliche Wirkungsverlängerung bei Kombination mit Aminoglykosiden und Polymyxinantibiotika – bei Myasthenie unberechenbare Wirkdauer
Praxis	– Substanz lichtgeschützt aufbewahren; gebrauchsfertige Lösung nur 12 Stunden gekühlt aufbewahren – Substanz besser zu 1 mg/ml lösen

Atracurium (Tracrium®, 50 mg/5 ml)

Wirkung	– kurzzeitige Muskelrelaxierung, Relaxierung zur Intubation
Pharmakokinetik	– Wirkungsdauer abhängig vom Metabolismus (Hofmann-Abbau zu Laudanosin, Hydrolyse durch Plasmaesterasen), HWZ 20 min, Metaboliten praktisch unwirksam – keine Kumulation – Anschlagszeit 1,5–3 min; Wirkdauer 20 min

Dosierung	– Präkurarisierung vor Succinylcholin 0,07 mg/kg (5–10mg)
	– Intubationsdosis 0,5 mg/kg, gute Intubationsbedingungen nach ca. 90 sec
	– Initialdosis nach Intubation mit Succinylcholin 0,5 mg/kg
	– Repetitionsdosis 0,1–0,2 mg/kg alle 15 min
Nebenwirkungen	– Histaminfreisetzung (Hautrötung, Blutdruckabfall, Tachykardie, Bronchospasmus); daher langsame Injektion !
	– Wirkdauer bei Myasthenie unklar
Praxis	– Wirkungsverlängerung durch Kombination mit Aminoglykosiden, Polymyxinantibiotika; Hypokaliämie, Azidose
	– inkompatibel mit Thiopental (pH)

Muskelrelaxation durch Hemmung der Kalziumfreisetzung

Dantrolen i.v. (20 mg Trockensubstanz/60 ml Aqua ad inj.)

Wirkung	– Minderung des Skelettmuskelstoffwechsels, der Kontraktion und des Muskeltonus, Spezifikum zur Therapie der malignen Hyperthermie (s. S. 194)
	– symptomatische Besserung spastischer Paresen
Pharmakokinetik	– Wirkungseintritt 30 min bei i.v. Gabe
	– Wirkungsdauer 5 h; hepatische Oxidation, biologisch aktiver Metabolit
Dosierung	– bei Verdacht auf hypertherme Krise: 2,5 mg/kg als schnelle Kurzinfusion
	– diese Dosis bis zur Beendigung der Krise evtl. mehrmals wiederholen, danach 7,5 mg/kg/24 h; die Gesamtdosis kann bis 30 mg/kg betragen (s. S. 196)
	– (prophylaktische Gabe von 1 mg/kg i.v. 45 min präoperativ wird derzeit nicht mehr empfohlen)
Kontraindikationen	– bei hyperthermer Krise keine
	– Cave: vorbestehender Leberschaden, Gravidität, Myokarderkrankungen
Nebenwirkungen	– Muskelschwäche, Benommenheit, Kopfschmerz
	– Übelkeit, Diarrhöen, gastrointestinale Blutung

	– hepatozelluläre Schädigung bei Therapie > 10 d
	– Pleuraerguß, Perikarditis, Phlebitis
Praxis	– Beseitigung der Triggersubstanzen und adjuvante Therapie haben den gleichen Stellenwert wie die Dantrolen-Therapie (s.Kap.10)

- Beseitigung der Triggersubstanzen und adjuvante Therapie haben den gleichen Stellenwert wie die Dantrolen-Therapie (s.Kap.10)
- die fertige Lösung ist lichtgeschützt über 6 h haltbar, nichts zumischen oder zuspritzen (pH 9,5)
- Wirkungsverstärkung durch Interaktion mit Tranquilizern
- Kammerflimmern durch Interaktion mit Verapamil (Isoptin®)
- Minderung der Wirkung von Sympathomimetika

5 Lokalanästhetika

Allgemeines

Lokalanästhetika verhindern die Depolarisation von Nervenzellmembranen, indem sie die Permeabilität für Natriumionen vermindern, und zwar an jeder erregbaren Zelle (ZNS-Exzitation, ZNS-Depression, Herzrhythmusstörungen, Kardiodepression). Ihre Wirkung bleibt lokal begrenzt, solange nicht toxische Plasmaspiegel erreicht werden. Die Wirkung der Lokalanästhetika am Natriumkanal der Axonmembran ist an das Vorliegen der ionisierten Form gebunden, die Diffusion zur Axonmembran durch die Myelin- bzw. Schwannsche Scheide an das Vorliegen der nichtionisierten, freien Base. In entzündetem oder hypoxischem Gewebe (Gewebsazidose) sind übliche Lokalanästhetika ionisiert und darum schlecht wirksam.

Pharmakokinetik

Die Absorption am Applikationsort kann durch Zusatz eines Vasokonstriktors wie Adrenalin (1:200.000) oder Ornipressin (maximal 2 Einheiten) wesentlich verlangsamt werden.

Dosierung siehe Tab. 3.3

Tab. 3.3 Pharmakologische Eigenschaften gebräuchlicher Lokalanästhetika

	Handelsname	relative Toxizität	relative Wirkstärke	Maximaldosis (mg)		Wirkungseintritt
		bezogen auf Procain		ohne	mit	
				Vasokonstriktor		
Oxybuprocain	Novesine®	–	-	100	-	schnell
Lidocain	Xylocain®	2	4	200	500	schnell
Mepivacain	Meaverin®	2	4	300	500	schnell
	Scandicain®			(5/kg)		
Prilocain	Xylonest®	1,5	4	400	600	schnell
Bupivacain	Carbostesin®	8	16	150		langsam
				(2/kg)		
Etidocain	Duranest®	4	16	300		
				(4/kg)		langsam

In Abhängigkeit vom Applikationsort werden unterschiedliche Blutspiegel erreicht
- Blutspiegel bei interkostaler Applikation > peridurale Applikation > Plexusanästhesie > Infiltrationsanästhesie
- Bei interkostaler Applikation ist der Blutspiegel um das 2,5fache höher als bei Infiltrationsanästhesie.
- Die Geschwindigkeit der Elimination wird für Lokalanästhetika vom Estertyp durch die Metabolisierung durch Plasmaesterasen bestimmt. Lokalanästhetika vom Amidtyp werden in der Leber metabolisiert.

Die Wirkdauer ist in so großem Maße vom Applikationsort abhängig, daß keine Angaben gemacht werden; sie geht mit der Potenz der Lokalanästhetika parallel.

Kontraindikationen – Allergie gegen Lokalanästhetika; häufig (Paragruppen-) Allergie bei Estertyp-Lokalanästhetika, extrem selten Allergie gegen Amidtyp-Lokalanästhetika. Eventuell Allergie gegen Konservierungsstoff Methylparaben in Mehr-Dosen-Flaschen.
– Der Zusatz von Vasokonstriktoren ist bei Lokalanästhesien an Finger, Penis, Scrotum und Trache-

albaum kontraindiziert; er ist bei Diabetes, Hypertonie, koronarer Herzerkrankung und Cor pulmonale mit einem höheren Risiko belastet.

Nebenwirkungen
- bei Erreichen toxischer Plasmaspiegel zunächst kardiale (Tachykardie/Hypertonie/Arrhythmie) und zerebrale (Taubheit der Zunge, Ohrsausen, Schwindel, Übelkeit, Sehstörungen, Tremor, Krampfanfall) Exzitation
- bei noch höherem Plasmaspiegel Depression (Druckabfall durch Kardiodepression und Vasodilatation, Herz-Kreislauf-Stillstand, Apnoe, Bewußtlosigkeit)
- selten heftige Parästhesien bei Spinalanästhesie mit Mepivacain

6 Antagonisten

Allgemeines

Antagonisten sind Substanzen, die die Wirkung eines Pharmakons verringern oder verhindern können.

Kompetitive Antagonisten
- Affinität zum Rezeptor, keine Aktivität

Partielle Antagonisten
- Affinität zum Rezeptor, begrenzte Aktivität; in niedrigen Dosen Agonist, in höheren Dosen Antagonist

Es dürfen nur Restwirkungen mit Antagonisten aufgehoben werden, die Antagonisierung einer vollen Wirkung führt häufig zum „rebound" (Wiederauftreten der Wirkung des Agonisten), da Antagonisten häufig eine wesentlich kürzere Wirkdauer aufweisen als der Agonist (Piritramid: Naloxon = 3:1)

Pyridostigmin (Mestinon®, 1 mg/1 ml; 25mg/5 ml-Ampulle)
Neostigmin (Prostigmin®, 0,5 mg/1 ml-Ampulle)

Wirkung	Neostigmin und Pyridostigmin blockieren das esteratische Zentrum der Azetylcholinesterasen. Sie verlängern dadurch die Halbwertszeit von Azetylcholin und sorgen für ein Überwiegen des Agonisten an der muskulären Endplatte und anderen cholinergen Synapsen.
Pharmakokinetik	– Der Anteil renaler Elimination ist wesentlich. Maximaler Effekt: Neostigmin 7–12 min, Pyridostigmin 12–17 min – Eliminationshalbwertszeit: Neostigmin 50 min, Pyridostigmin 110 min

Dosierung, klinische Anwendung
– Monitoring des Relaxierungsgrades mit dem Train-of-four (s. S. 111)
– Pyridostigmin 0,1 mg/kg, Wirkungseintritt 3–5 min
– Neostigmin 0,01 mg/kg, Wirkungseintritt 1–3 min

Kontraindikationen	– Vollrelaxierung – bradykarde Rhythmusstörungen (höhergradige AV-Blockierung) – Asthma bronchiale – cave bei Polyallergikern: in 25 mg/5 ml Durchstechflasche ist der Stabilisator Chlorocresol enthalten

Nebenwirkungen, Probleme
– Salivation, Bronchospasmus, bradykarde Rhythmusstörungen, Hyperperistaltik, Harnverhalt

Praxis	– Zur Verhinderung von muskarinartigen Nebenwirkungen sollen Cholinesterasehemmer immer zusammen mit Atropin 0,5 mg oder Glycopyrroniumbromid (Robinul®) 0,2–0,4 mg gegeben werden. – Patienten mit hohem kardiopulmonalem Risiko sollten bei Relaxansüberhang besser nachbeatmet werden.

Naloxon (Narcanti®, 0,4 mg/1 ml-Ampulle)

Wirkung	– Wirkt schon in geringen Dosen als kompetitiver Opiatantagonist.
	– Höhere Dosen Naloxon können entzugähnliche Phänomene auslösen.
Pharmakokinetik	– Glukuronidierung in der Leber, Halbwertszeit ca. 1 h

Dosierung, klinische Anwendung
- Naloxon sollte individuell dosiert werden (titrieren) normalgewichtige Personen erhalten im Abstand von einigen Minuten Einzeldosen von 0,05 mg
- Wirkungseintritt 1–2 min

Kontraindikationen
- Opiatvollwirkspiegel
- pulmonale Hypertonie

Nebenwirkungen, Probleme
- Das schlagartige Erwachen und der plötzliche Analgesieverlust kann zu Tachykardie, Hypertonie, Arrhythmie, in seltenen Fällen zum Lungenödem führen (Cave: Patienten mit koronarer Herzkrankheit oder Hypertonie).
- Die Halbwertszeit vieler Opiatanalgetika liegt deutlich höher als die von Naloxon.

Praxis
- Bei erheblicher Opiat-Restwirkung ist der Nachbeatmung der Vorzug zu geben. Zur besseren Dosierbarkeit empfiehlt sich die Verdünnung von 0,4 mg auf 4 ml (0,1 mg = 1 ml).

Physostigmin (Anticholium®, 2 mg/5 ml-Ampulle)

Wirkung	– Physostigmin ist ein Cholinesterasehemmer, der die Blut-Hirn-Schranke leicht passiert und zur Antagonisierung des zentral-anticholinergen Syndroms (ZAS) führt.
	– periphere Wirkungen entsprechen denen von Neostigmin und Pyridostigmin.
Pharmakokinetik	– Physostigmin wird durch Cholinesterasehydrolyse metabolisiert und in etwa 2 h eliminiert.

Dosierung, klinische Anwendung

- Zur Therapie des zentral-anticholinergen Syndroms erhalten Erwachsene Dosen von 0,5–2 mg intravenös.

Kontraindikationen

- bradykarde Rhythmusstörungen (AV-Block II °)
- mechanische Obstruktion von Hohlorganen
- Asthma bronchiale
- Schädel-Hirn-Trauma (Akutphase)

Nebenwirkungen, Probleme

- Bradykardie, Salivation
- Cave: In der Aufwachphase muß ein Überhang von Anästhetika oder Muskelrelaxanzien ausgeschlossen sein

Praxis

- Zentrales anticholinerges Syndrom (ZAS)
  - Diagnose nach Ausschluß anderer Ursachen
  - Blockierung zentraler cholinerger Rezeptoren durch anticholinerge Substanzen
  - verlängerte postoperative Bewußtlosigkeit, Angst, Unruhe, Agitiertheit, zentrale Hyperpyrexie
  - Tachykardie, trockene Haut, Erythem, Harnverhalt

7 Kardiovaskulär wirksame Pharmaka

Adrenalin (Suprarenin® 1 mg/1 ml; 25 mg/25 ml)
Noradrenalin (Arterenol® 1 mg/1 ml; 25 mg/25 ml)

Wirkung

- körpereigene Katecholamine
  Adrenalin (Nebennierenmark)
  Noradrenalin (sympathische Nervenendigungen und Nebennierenmark)
- Kreislaufwirkung siehe Tab. 3.4.
- ausgeprägte Wirkungen im Kohlenhydrat-, Fett- und Kaliumstoffwechsel (Lipolyse, Glykogenolyse, Kaliumverschiebungen)

Pharmakokinetik	– Abbau durch die Enzyme Catecholamin-O-Methyltransferase (COMT) und Monoaminooxydase (MAO) in Leber, Niere und adrenergen Nervenendigungen. Die Noradrenalinwirkung wird auch durch eine Wiederaufnahme in die präsynaptischen Vesikel begrenzt (Re-uptake). – Die Wirkdauer beträgt etwa 10 min
Indikation	– Reanimation – Unterstützung der Herz-Kreislauf-Funktion

Dopamin (Dopamin Giulini®, Nattermann® 50 mg/5 ml; 250 mg/50 ml)

Wirkung	– Vorstufe zu Noradrenalin in adrenergen Nervenendigungen und im Nebennierenmark, Neurotransmitter im ZNS. Dopamin entfaltet seine Wirkung dosisabhängig (s.Tab.3.4). – an dopaminergen Rezeptoren (1–3 µg/kg/min) – an Beta$_1$-Rezeptoren (- 10 µg/kg/min) und Alpharezeptoren (> 10 µg/kg/min) – indirekt durch Noradrenalinfreisetzung aus präsynaptischen Vesikeln (daher nachlassende Wirkung bei langdauernder Anwendung) Im niedrigen und mittleren Dosisbereich fördert Dopamin die renale und mesenteriale Durchblutung und wirkt positiv inotrop. Im hohen Dosisbereich überwiegt die alphaadrenerge Vasokonstriktion (auch venös und pulmonalvaskulär).
Pharmakokinetik	– Plasmahalbwertszeit 2 min – Abbau durch COMT und MAO in Leber, Niere und Nervenendigungen – Wirkdauer ca. 10 min
Indikation	– Kreislaufstimulation im Schock – Steigerung der Nieren- und Mesenterialperfusion
Dosierung	s.Tab. 3.5
Nebenwirkungen	– Tachykardie, Arrhythmie, Übelkeit

Praxis
- Langzeitapplikation über einen zentralvenösen Zugang (Vasokonstriktion)
- Butyrophenone (Droperidol [Dehydrobenzperidol®], Haloperidol [Haldol®]) und Metoclopramid (Paspertin®) sind Dopaminantagonisten

Dobutamin (Dobutrex®, 250 mg Trockensubstanz; 250 mg/50 ml)

Wirkung
- synthetisches Katecholamin mit überwiegender $Beta_1$- Stimulation (s.Tab.3.4)
- Da der positv inotrope Effekt überwiegt und eine Vasokonstriktion kaum eintritt, kann – falls eine gewünschte Blutdrucksteigerung ausbleibt – die Kombination mit einer eher konstriktorisch wirksamen Substanz, z.B. Dopamin, erforderlich werden.

Pharmakokinetik
- Plasmahalbwertszeit 2 min
- Abbau erfolgt in der Leber
- Wirkdauer ca. 10 min

Indikation
- Steigerung der kardialen Inotropie

Dosierung
- s. Tab. 3.5

Nebenwirkungen
- Dobutamin steigert den myokardialen Sauerstoffverbrauch weniger als die anderen Katecholamine
- Tachykardie, Arrhythmie, Angina pectoris möglich
- Übelkeit, Erbrechen, Kopfschmerzen
- Cave : obstruktive Kardiomyopathie beschleunigte AV-Überleitung bei Vorhofflimmern

Phosphodiesterasehemmer (Enoximon [Perfan®] 100 mg/20 ml, Milrinon [Corotrop®] 10 mg/10 ml)

Wirkung
- Erhöhung der c-AMP Konzentration durch Hemmung der Typ IV-Phosphodiesterase
- dadurch positiv inotrop und vasodilatatorisch
- der Cardiac Index nimmt 40–50 % zu, RAP, PCWP, SVR und PVR sinken um 30 %.

Tab. 3.4 Wirkprofile häufig verwandter kardiovaskulär aktiver Pharmaka

	Wirkungsmechanismus	Wirkung
Adrenalin	Alpha-Stimulation	Vasokonstriktion (Niere, Haut, Splanchnikus)
	$Beta_1$-Stimulation	Tachykardie, Kontraktilitätssteigerung
	$Beta_2$-Stimulation	Vasodilatation (Skelettmuskulatur), Bronchodilatation
Noradrenalin	Alpha-Stimulation	Vasokonstriktion
	$Beta_1$-stimulation	geringe Zunahme der Kontraktilität, reflektorische Bradykardie (Herzminutenvolumen kann sinken), Gewebsdurchblutung (auch Niere!) verringert
Dopamin	2–3 µg/kg/min: dopaminerge Stimulation	dosisabhängig ! Renale und mesenteriale Durchblutung nimmt zu
	4–8 µg/kg/min: Alpha- und $Beta_1$-Stimulation	Kontraktilitätssteigerung
	über 8 µg/kg/min: vorwiegend Alpha-Stimulation (fließende Übergänge)	Vasokonstriktion (auch venös!)
Dobutamin	kombinierter Alpha-Agonist und Antagonist; $Beta_1$-, $Beta_2$-Stimulation (bei Patienten unter Betablockade kann es zu ausgeprägten Blutdrucksteigerungen durch Anstieg des peripheren Widerstandes kommen!)	Peripherer Widerstand bleibt gleich oder nimmt ab, im klinischen Dosisbereich kaum Tachykardie, Kontraktilitätssteigerung
Milrinon	Phosphodiesterase-Inhibitor (Typ IV Isoenzym), positiv inotrop; synergistisch zu Katecholaminen; kaum beeinflusster myokardialer Sauerstoffverbrauch	Kontraktilitätssteigerung, Vasodilatation; Zunahme des Cardiac Index um 40–50%, Abnahme von RAP, PCWP, SVR und PVR um 30%
Enoximon		

- wegen des zusätzlichen Angriffspunktes distal des Rezeptors wirkt es synergistisch zu Katecholaminen
- der myokardiale Sauerstoffverbrauch bleibt weitgehend unverändert

Pharmakokinetik	– Wirkungseintritt nach 10–30 min, Wirkzeit 4–6 h
	– wird hepatisch zu einem pharmakologisch aktiven Sulfoxid metabolisiert und renal ausgeschieden
	– Eliminations-HWZ 6 h
	– bei Leber- und Niereninsuffizienz (dialysierbar) muß die Dosis reduziert werden
Indikation	– Kurzzeittherapie (48 h) der akuten Herzinsuffizienz
	– low cardiac output nach kardiochirurgischen Eingriffen bei Versagen der Katecholamintherapie (s. S. 466)
Dosierung	– s. Tab. 3.5
Praxis	– zentralvenöse Infusion, da sehr venenreizend; Unverträglichkeit mit sehr vielen Substanzen, daher Infusion mit Basislösung ohne Beimischungen oder zusätzliche Injektionen

Nitroglyzerin, Glyceroltrinitrat (Nitro Pohl®, 50 mg/50 ml)

Wirkung	– Senkt durch NO-Liberation den Tonus glatter Muskelzellen und wirkt dadurch gefäßdilatierend. Gefäßreaktion dosisabhängig
	– Dosisbereich 0,5 µg/kg × min: venöse Dilatation (venöses Pooling)
	– höherer Dosisbereich – 2 µg/kg × min: venöse und arterielle Dilatation
	– koronare Dilatation
	– pulmonalarterielle Dilatation
	– kardiale Füllung, Herzzeitvolumen, Blutdruck und Herzarbeit können abnehmen, die Herzfrequenz kann steigen. Diese Kreislaufwirkungen sind besonders bei Hypovolämie ausgeprägt. Im Koronargefäßgebiet wird der Blutfluß zugunsten ischämischer Areale umverteilt. Auch andere glatte Muskeln werden relaxiert (Gallengänge mit Sphinkter Oddi, Ösophagus, Ureteren)

Tab. 3.5 Kontinuierliche Dosierung kardiovaskulär aktiver Pharmaka

Substanz	Menge mg	Amp. Zahl	Zubereitung	Konz. (mg/ml)	Dosierung (µg/kg/min)
Adrenalin	2	2	ad 50 ml	0,04	0,01–0,1
	10	10	NaCl 0,9 %	0,2	> 0,1
Noradrenalin	2	2	ad 50 ml	0,04	0,01–0,1
	10	10	NaCl 0,9 %	0,2	> 0,1
Dopamin	250	1	ad 50 ml NaCl 0,9 %	5	nach Indikation (siehe Tab. 3.4)
Dobutamin	250	1	ad 50 ml NaCl 0,9 %	5	2–10
Enoximon	100	1	ad 50 ml NaCl 0,9 %	2,5	10 für 20 min, dann 5 -10
Milrinon	10	1	ad 50 ml NaCl 0,9 %	0,2	5 für 10 min, dann 0,375–0,75
Nitroprussid-Na	60	1	in 250 ml G 5 % (Lichtschutz)	0,24	0,3–2, max. 10 > 2 µg/kg/min gleichzeitige Infusion von Natriumthiosulfat Nipruss : Na-Thiosulfat = 1:10 für max. 48h
Lidocain	1000	1	ad 50 ml NaCl 0,9 %	20	10–50, „loading-dose" 1,5 mg/kg
Nitroglycerin	50	1	unverdünnt	1	0,5–2
Nifedipin	5	1	unverdünnt (Lichtschutz)	0,1	0,1–0,4

Pharmakokinetik
- Plasmahalbwertszeit 1–3 min
- Abbau durch hydrolytische Spaltung in glatten Muskelzellen und Leber
- Wirkdauer ca. 10 min

Indikation
- kontrollierte Hypotension
- akute myokardiale Ischämie

Dosierung
s. Tab. 3.5

Nebenwirkungen
- Kopfschmerz, Übelkeit
- Hypotension (Interaktion mit Antihypertensiva)
- Arrhythmie, Tachykardie
- Muskelschmerzen
- Transaminasen- und Bilirubinanstieg, Thrombopenie

Nitroprussid-Natrium (nipruss®, 60 mg Trockensubstanz)

Wirkung
- Der direkt vasodilatierende Effekt betrifft Venen und Arteriolen gleichermaßen. Das Herzzeitvolumen kann zu- oder abnehmen, die Herzfrequenz steigt meist an. Als Gegenregulation werden Sympathikus und Renin-Angiotensin-System aktiviert (Resistenz).

Pharmakokinetik
- Abbau durch die Rhodanase in Erythrozyten und Gewebe zu Zyanid, das in der Leber zu Thiozyanat umgewandelt und renal eliminiert wird (Halbwertszeit 4–7 Tage)
- Zugabe von Natriumthiosulfat senkt die Toxizität durch Bereitstellung von Thiolgruppen für den Metabolismus
- Wirkdauer 2–10 min

Indikation
- kontrollierte Hypotension
- therapierefraktäre hypertone Krise
- low-output-Syndrom bei kardiogenem Schock

Praxis
- die hohe Wirksamkeit von Nitroprussid-Natrium erfordert eine Blutdrucküberwachung mit arterieller Kanüle

Dosierung
- s. Tab. 3.5 , (s. S. 249)

Nebenwirkungen
- Übelkeit, Psychosen, Krämpfe
- Toleranzentwicklung
- cave: Anämie

Nifedipin (Adalat® pro infusione, 5 mg/50 ml)
(hier nur intravenöse Anwendung)

Wirkung
- kompetitiver Antagonist an langsamen Kalziumkanälen. Senkung des Gefäßmuskeltonus

- sowohl bei sublingualer als auch bei intravenöser Gabe tritt nach wenigen Minuten eine Blutdrucksenkung ein (Maximum bei s.l.-Gabe nach 60 min, bei i.v.-Gabe nach ca. 15 min)
- ausgeprägte Koronardilatation
- Kontraktilität und Erregungsleitung im Herzen werden in therapeutischen Dosen nicht beeinflußt, das Herzminutenvolumen steigt infolge der Nachlastreduktion reflektorisch an

Pharmakokinetik
- Abbau in der Leber zu inaktiven Metaboliten, die renal ausgeschieden werden (Halbwertszeit 1,3–7 Stunden)
- Wirkdauer einer i.v.-Einzeldosis ca. 60–120 min

Indikation (i.v.-Gabe)
- kontrollierte Hypotension
- hypertone Krise
- Prinzmetal-Angina

Dosierung (i.v.-Gabe) s. Tab. 3.5

Nebenwirkungen
- Kopfschmerz, Benommenheit, Flush

Notizen:

Notizen:

Notizen:

Kapitel 4

Perioperative Infusionstherapie und kolloidaler Volumenersatz

1 Vorbemerkung zur Pathophysiologie

Adaptationsreaktion auf operativen Streß
- Steigerung der Sympathikusaktivität
- Aktivierung des Renin-Angiotensin-Aldosteron-Systems
- Stimulation der ADH (antidiuretisches Hormon)-Sekretion
- Hemmung der Aktivität der natriuretischen Hormone
- Suppression der Insulinfreisetzung, Stimulation der antiinsulinären Hormone

Diese auf Wasser- und Kochsalzeinsparung ausgerichteten Reaktionen des Organismus werden verstärkt durch eine vermehrte Energiegewinnung aus der Lipolyse und eine Verminderung kolloidosmotisch wirksamer Substanzen durch Eiweißverluste infolge von Blutung und Exsudation.

Es ist falsch, in dieser Situation bevorzugt elektrolytarme bzw. freie Flüssigkeiten (z.B. Glukose 5%) zu infundieren.

Ziel der perioperativen Infusionstherapie ist die Sicherstellung
- der Konstanz des intravasalen Volumens unter Aufrechterhaltung der onkotischen Gradienten
- eines adäquaten extrazellulären Flüssigkeitsvolumens
- einer ausreichenden Diurese (insbesondere unter dem Aspekt der in dieser Phase vermehrt anfallenden Stoffwechselendprodukte)
- der adäquaten nutritiven Organperfusion

2 Lösungen zur perioperativen Flüssigkeits- und Elektrolytsubstitution

Im Rahmen der Flüssigkeits- und Elektrolyttherapie gibt es eine fast unüberschaubare Vielzahl von Lösungen, die sich von Hersteller zu Hersteller geringfügig voneinander unterscheiden und deren genaue Zusammensetzung dem Anwender oft unbekannt ist. Dies führt häufig zu Verwirrung, falscher Indikationsstellung und fehlerhafter Dosierung. Daher sind im folgenden einige der wichtigsten, insbesondere perioperativ angewendeten Lösungen für die Wasser-, Elektrolyt- und niedrigdosierte Kohlenhydratsubstitution speziell aufgeführt.

Isotone Kochsalzlösung (0,9 %ige NaCl-Lösung)

Zusammensetzung

Natrium	154 mmol/l
Chlorid	154 mmol/l
theoretische Osmolarität	309 mOsmol/l

Anwendungsbereiche (Beispiele)
- isotone Dehydratation – insbesondere bei Neigung zu hypochlorämischer Alkalose
- Trägerlösung für Medikamente
- Spüllösung für Katheter
- Injektionslösung zur HZV-Messung
- „Erstlösung" bei Notfällen
- forcierte Diurese

Hinweise
- direkte Kontraindikationen bestehen nicht, wenn eine Flüssigkeitszufuhr erforderlich ist
- längerfristige, hochdosierte, unkritische Anwendung kann zu einer isotonen Hyperhydratation, metabolischer Azidose (relativer Chloridüberschuß in der Lösung führt zu verminderter HCO_3^--Rückresorption im Tubulus) und Hypernaträmie (durch relativ hohen Natriumanteil in der Lösung) führen
- bei Herzinsuffizienz bzw. bei anderen Indikationen zur Natriumrestriktion sowie zur alleinigen perioperativen Infusionstherapie ist diese Lösung nicht geeignet

Ringer-Laktat-Lösung

Zusammensetzung

Natrium	130 mmol/l
Kalium	5 mmol/l
Kalzium	2 mmol/l
Chlorid	112 mmol/l
Laktat	27 mmol/l
theoretische Osmolarität	ca.280 mOsmol/l

Indikationen
- Universallösung bei isotoner Dehydratation

Hinweise
- In Situationen mit Neigung zu metabolischer Azidose (perioperativ oder in den meisten Notfallsituationen) ist Ringer-Laktat günstiger als NaCl 0,9 %
- Direkte Kontraindikationen bestehen ebenso wenig wie bei 0,9 %iger NaCl-Lösung, sofern eine Flüssigkeitszufuhr erforderlich ist.

Zweidrittel-Elektrolytlösung mit Kaliumzusatz

Zusammensetzung

Natrium	100 mmol/l (91–120 mmol/l)
Kalium	18 mmol/l (bis 36 mmol/l)
Kalzium	2 mmol/l
Magnesium	3 mmol/l
Chlorid	90 mmol/l
Azetat	38 mmol/l

theoretische Osmolarität
- mit Kohlenhydratzusatz ca. 500 mOsmol/l
- ohne Kohlenhydratzusatz ca. 250 mOsmol/l

Indikationen
- postoperativer Basisbedarf an Flüssigkeit und Elektrolyten

Hinweis
- Da die Lösung Kalium in relevanten Mengen enthält, ist auf eine ausreichende Nierenfunktion besonders zu achten.

Isotone 5%ige Kohlenhydratlösungen

Zusammensetzung

Kohlenhydrate   50 g/l
(Glukose, Fruktose, Sorbit oder Xylit)
Osmolarität   ca. 280 mOsmol/l
Energiegehalt   ca. 200 kcal/l

Indikationen
- Zufuhr „freien" Wassers (Diabetes insipidus, wenn gleichzeitig eine Hypernatriämie vorliegt)
- Trägerlösung für Medikamente

Hinweise
- Es ist zu beachten, daß mit diesen Lösungen „reines" Wasser zugeführt wird, da nach Verstoffwechselung der Kohlenhydratkomponente keine „Bindung an Elektrolyte" mehr vorliegt.
- Es gibt trotz der vielfachen Anwendung (insbesondere der 5%igen Glukoselösung) im Prinzip nur sehr wenig Indikationen, da der Energiegehalt dieser Lösungen nur gering ist, aber andererseits bereits 5%ige Kohlenhydratlösungen in Streßsituationen zu einer Verstärkung der oftmals vorhandenen Hyperglykämie führen können. Meist sind isotone Elektrolytlösungen besser geeignet.

Elektrolytkonzentrate

Kaliumchlorid   1 mmol/ml 7,46%ig (nur verdünnt applizieren)
Natriumchlorid   1 mmol/ml 5,85%ig
Calciumchlorid   0,7 mmol/ml (Bei Kalziummangel langsam i.v. injizieren)
Calciumgluconat   0,23 mmol/ml 10%ig

3 Perioperative Infusionstherapie

Präoperative Infusionstherapie

Bei Patienten *ohne vorbestehende Störungen* im Wasser- und Elektrolytstatus
– Zufuhr von 500–1000 ml isotoner Elektrolytlösung (z.B. Ringer-Laktat)
vor Narkoseeinleitung. Die Dosierung richtet sich dabei u.a. nach der
Dauer der präoperativen Flüssigkeitskarenz, dem Alter des Patienten,
dem Hydratationszustand, der Funktion des Herz- Kreislauf-Systems
etc.

Bei Patienten *mit vorbestehenden Störungen* im Wasser- und Elektrolytstatus
– gezielte Substitution nach Laborkontrollen mit nochmaliger präoperativer Kontrolle der entsprechenden Kenngrößen des Wasser- und Elektrolytstatus

Bei *ausgeprägtem Blutvolumenmangel* vor oder während der Narkoseeinleitung empfiehlt sich die Zufuhr kolloidaler Volumenersatzmittel.

Intraoperative Infusionstherapie

Zur Substitution renaler und okkulter Verluste empfiehlt sich der Einsatz
einer isotonen Vollelektrolytlösung vom Typ Ringer-Laktat.

Dosierung (Faustregel, erhebliche Schwankungsbreite)
- geringes operatives Trauma (z.B. Handchirurgie) 6ml/kg/h
- mittleres operatives Trauma (z.B.Appendektomie) 8ml/kg/h
- schweres operatives Trauma (z.B. Laparotomie/ Ileus) 10ml/kg/h

Steuergröße der Flüssigkeitssubstitution
- klinischer Befund (Hautturgor), Urinmenge, Serumelektrolytspiegel, Blutdruck, Hämatokrit, ZVD, kardiale – und Lungenfunktion

Kaliumsubstitution – Bei adäquater Volumen- und Flüssigkeitszufuhr (ausreichende Diurese) sind klinisch bedeutsame Störungen des Säuren-Basen- und Kaliumstatus die Ausnahme.

	– Eine bei Hypokaliämie (Serumkalium unter 3,5 mmol/l) durchgeführte Kaliumsubstitution setzt eine sorgfältige Überwachung der Nierenfunktion voraus.
Hinweis	– Infusionslösungen mit einem Kaliumanteil von mehr als 20 mmol/l dürfen nur unter strenger Überwachung infundiert werden, ggf. mit Infusionspumpe oder Perfusorspritze
	– Bei Veränderungen der Plasmakalium-Konzentrationen sowie deren Therapie sind ggf. Veränderungen im Säuren-Basen-Status mit zu berücksichtigen.
Kalziumsubstitution	– bei Massentransfusionen selten erforderlich (s. S. 92)
Hinweis	– Messung der freien Kalziumkonzentration: niedriges freies Ca^{++} ($<$ 0,8 mmol/l) bei zusätzlichen Zeichen einer myokardialen Insuffizienz (hoher ZVD, Hypotension) oder Verdacht einer gestörten plasmatischen Gerinnungsfunktion sind Hinweise für eine notwendige Kalziumsubstitution.

Postoperative Infusionstherapie

Sie richtet sich nach dem der postoperativen Phase adaptierten („korrigierten") Basisbedarf und dem postoperativen Korrekturbedarf (Fieber, Drainagen, Sondenverluste etc.).

Postoperativer „korrigierter" Basisbedarf
- Wasser 40 ml/kg/d (entsprechend ca. 3000 ml/d)
- Natrium 4 mmol/kg/d (entsprechend ca. 300 mmol/d)
- Kalium 1–1,5 mmol/kg/d (entsprechend ca. 80–100 mmol//d)

Die dem postoperativen Korrekturbedarf zuzuordnenden Flüssigkeitsverluste müssen zusätzlich ausgeglichen werden. Die Substitution erfolgt nach kleineren Eingriffen mit einer maximal 48stündigen Nahrungskarenz mittels einer dem postoperativen Elektrolytbedarf angepaßten Zweidrittel-Elektrolytlösung (s.oben).

Im Anschluß an operative Eingriffe, die eine drei- bis viertägige Nahrungskarenz erfordern, soll nach 24 Stunden mit einer periphervenösen parenteralen Ernährung begonnen werden. (Mischlösung aus Kohlenhydraten und Aminosäuren mit einer maximalen Osmolarität von 800 mOsmol/l).

Nach ausgedehnten abdominellen Eingriffen mit einer für längere Zeit erforderlichen Nahrungskarenz muß eine parenterale Ernährungstherapie über einen zentralvenösen Katheter erfolgen.

4 Lösungen zur kolloidalen Volumenersatztherapie

Grundsätzlich kann bei geringem Blutvolumenbedarf von 500–1000 ml der Volumenersatz mittels Vollelektrolytlösung erfolgen. Dabei beträgt die Blutvolumenwirkung kurzfristig etwa 25–30 % der zugeführten Infusionsmenge. Hier bieten Kolloide den Vorteil, daß ihre Volumenwirkung größer ist (80–100 % der applizierten Menge Kolloid haben intravasale Volumenwirkung) und diese Volumenwirkung sehr viel länger anhält.

HES 200 0.5 6%

Orientierend gilt, daß das mittlere Molekulargewicht (200 000 Dalton) für die rheologischen Eigenschaften, der Substitutionsgrad (0,5) für die Abbaugeschwindigkeit bestimmend ist.

Volumenwirkung/Dauer der Volumenwirkung
- 100 % / 3–5 h

Indikation
- ausgeprägte Hypovolämie
- Standardkolloidkomponente des operativ oder traumatisch bedingten Blutverlustes (> 10 ml/kg KG) im Rahmen der Komponententherapie

Kontraindikationen (absolut)
- Unverträglichkeitsreaktionen
- v. Willebrandsyndrom (Faktor VIII vWF – Mangel)

Kontraindikationen (relativ)
- Unterschreitung der Grenzbereiche plasmatischer Hämostasefunktionen
- Kolloidtherapie im Säuglingsalter
- Niereninsuffizienz (Kreatinin > 130 μmol/l)

Gelatine 3.0 %

Volumenwirkung/Dauer der Volumenwirkung
80 % / 2–3 h

Indikationen
- absolute oder relative mäßiggradige Hypovolämie, die im Rahmen von speziellen Narkoseverfahren befristet auszugleichen ist
  Beispiele
  - Kreislaufstabilisierung zur rückenmarksnahen Regionalanästhesie bei Eingriffen mit erwartungsgemäß geringem Blutverlust.
  - zum Volumenersatz bei akuter Hämodilution
  - beim Blutverlust < 10 ml/kg KG

Kontraindikation (absolut)
- Unverträglichkeitsreaktionen

Kontraindikationen (relativ)
- Unterschreitung der Grenzbereiche plasmatischer Hämostasefunktionen
- Kolloidtherapie im Säuglingsalter

Humanalbumin 5 %

Volumenwirkung/Dauer der Volumenwirkung
- 100 % / 4–6h

Indikationen
- Die Humanalbumingabe bleibt wenigen Ausnahmesituationen vorbehalten. Sie ist indiziert als Kolloidtherapie bei Patienten
- bei denen die onkotische Funktion des Plasmas substitutionsbedürftig ist (KOD < 15 mmHg)
- jedoch die Grenzbereiche künstlicher Kolloide erreicht wurden oder Kontraindikationen bestehen
- und aufgrund ausreichender Hämostasefunktion noch keine Indikation zur Gabe von Frischplasma besteht
- Kinder bis 12 Jahre

Kontraindikation (absolut)
- Unverträglichkeitsreaktionen

Hinweis
- Dokumentation der Chargen-Nr. in Anästhesieprotokoll/Patientenkurve notwendig (s. S. 100)

5 Perioperative Volumenersatztherapie

Grundregel

Die Wahl des initialen kolloidalen Ersatzmittels erfolgt nach folgenden Grundsätzen
- die ersten 1000 ml werden mit Gelatine 3,0 % (Gelafundin®) substituiert
- dann weiter mit HES 200 0,5 6 %
- bei geringem Volumenbedarf ($<$ 500 ml) kann alternativ Ringer-Laktat mit dem dreifachen des geschätzten Volumenbedarfs infundiert werden

Durchführung der Volumenersatztherapie

Art und Umfang der Blutvolumensubstitution bei operativen Eingriffen orientieren sich an Grenzwerten der Blutfunktionen. Sie stellen jedoch nur Anhaltswerte dar und müssen stets dem individuellen Bedarf des einzelnen Patienten angepaßt werden.

- Das Blutvolumen des Erwachsenen beträgt ca. 75 ml/kg. Das zirkulierende Blutvolumen muß stets zu 100 % aufrechterhalten werden, um eine kompensatorische Steigerung des Herz-Zeit-Volumens bei Anämie zu gewährleisten.
- Als Grenzwert für den Hämatokrit sind 20–25 % anzusetzen. Voraussetzung ist ein adäquates Blutvolumen (Aufrechterhaltung der Normovolämie) und das Fehlen relevanter Vorerkrankungen. Bestehen eine eingeschränkte kardiale Leistungsreserve, vor allem eine koronare Herzerkrankung oder relevante zerebrale Gefäßstenosen, ist auf Dauer ein Hämatokrit von $>$ 30 % anzustreben. In jedem Fall beachtet werden müssen Zeichen der kardialen Dekompensation (Herzfrequenzanstieg oder -abfall, Rhythmusstörungen, ST-Streckenveränderungen, Hypotonie)

- Das Gesamteiweiß setzt sich u.a. zusammen aus Albumin, Transporteiweißen und Immunglobulinen. Eine Grenze wird mit 50 g/l angegeben. Für die Volumenersatztherapie ist jedoch die Aufrechterhaltung eines onkotischen Druckes von 16–20 mmHg entscheidend.
- Plasmatische Gerinnungsfunktion: Grenzwerte : Faktorenkonzentration nicht kleiner als 35% der Norm. (z.B. Fibrinogen = 1 g/l) Das entspricht bei den globalen Parametern : Quick = 50%, PTT = 50 sec.
- Eine Thrombozytenzahl von 50 Giga/l gilt bei normaler Funktion als ausreichend zur perioperativen Blutstillung. Bei der Festlegung der individuellen Grenzen muß neben den allgemeinen Grenzwerten die klinische Situation (Blutungsneigung im OP-Gebiet, kritisches OP-Gebiet etwa ZNS oder Sinnesorgane) individuell in Absprache mit dem Operateur berücksichtigt werden.

Therapieschema und Überwachung

Entsprechen die Ausgangswerte der Blutfunktion der Norm, kann ein modifiziertes Berner Komponentenschema beim 75 kg Patienten als grobes Dosierungs- und Ablaufschema der Blutvolumentherapie angewandt werden, um die Grenzbereiche der Blutfunktionen aufrechtzuerhalten (Blutvolumen = 100%, Hämatokrit = 80%, onkotische Funktion = 70%, plasmatische Gerinnung 35%, korpuskuläre Gerinnungsfunktion 20% der Normwerte).

Die Blutersatztherapie nach dem Berner Komponentenschema entspricht dann dem folgenden Stufenschema

Verlust von 1000 bis 2000 ml – Ersatz mit kolloidalen Lösungen

Verlust von 1000/2000–5000 ml – Ersatz mit Kolloiden und Erythrozytenkonzentraten im Verhältnis 1:1

Verlust über 5000 ml – Ersatz mit Erythrozytenkonzentraten, kolloidalen Lösungen, FFP oder Thrombozytenkonzentraten nach Gerinnungsfunktion

Daneben muß stets eine ausreichende Substitution mit Vollelektrolytlösungen (Ringer/Laktat) erfolgen, um Flüssigkeitsverluste auszugleichen und den extravaskulären Raum aufrechtzuerhalten. Im Einzelfall (elektiver abdomineller oder thorakaler Eingriff, Notfallversorgung, hämorrhagischer Schock, Sepsis, Verbrennung) können hier erhebliche Schwankungen auftreten.

> ► *Merke:*
> Bei jeder Volumenersatztherapie müssen die individuellen Grenzbereiche der Blutfunktionen beachtet, sollen jedoch auch ausgenutzt werden. Auf der anderen Seite ist die Gabe von Blutkomponenten wegen der damit verbundenen Risiken auf ein notwendiges Minimum zu reduzieren.

Beim einzelnen Patienten müssen abhängig von jeweiligen Ausgangswerten, Gewicht oder individuellem Bedarf Modifikationen durchgeführt werden, die an den jeweiligen geeigneten Steuergrößen (Hämodynamik, Hämatokrit, Gesamteiweiß, KOD, plasmatische Gerinnungsparameter, Thrombozytenzahl oder -funktion) orientiert sind.

Bei unklaren Blutvolumenverhältnissen und instabiler Hämodynamik (Blutung, Sepsis, kardiale Dekompensation) ist die Überwachung der Volumensituation mit Hilfe eines ZVK oder gar eines PAK sowie die Kontrolle der Urinausscheidung notwendig.

Notizen:

Notizen:

Notizen:

Kapitel 5

Therapie mit Blut und Blutkomponenten

1 Homologe Transfusion

Grundsätze der Blut- und Blutkomponententransfusion
Sie ist eine ärztliche Maßnahme und muß vom Arzt überwacht werden.

Vor jeder Bluttransfusion
- Kontrolle der Blutgruppe des Empfängers mit Transfusions-Test-Karte (ABO-Test)
- Vergleich der Blutgruppe mit der von der Blutzentrale angegebenen Blutgruppe und den zu transfundierenden Konserven
- Vergleich der Nummern der Konserven mit den Nummern auf dem Anforderungsschein
- Kontrolle des Ergebnisses der Kreuzprobe

Hinweis
- Bei vital bedrohlichen Blutverlusten und Fehlen von gruppengleichem Blut ist die Transfusion von Erythrozytenkonzentraten der Blutgruppe O rh – in Ausnahmefällen möglich.
- Bei schweren Blutverlusten können die Blutkonserven bereits vor Abschluß der Kreuzprobe angeliefert werden. Die Transfusion sollte jedoch erst nach telefonischer Durchgabe der Ergebnisse der Kreuzprobe erfolgen.
- Wegen der in den herkömmlichen Infusionsbestecken eingebauten 15 µm-Filter sind diese Bestecke für eine Bluttransfusion untauglich.

▶ *Merke:*
Bei Patienten im hämorrhagischen Schock ist der Volumenersatz vorrangig, der Erythrozytenersatz sekundär.

Aufklärungspflicht zum Transfusionsrisiko
(s. S. 92)

Kontaminationsrisiko pro Konserveneinheit
(Bei vorschriftsmäßiger Testung der Blutkonserve)

	HIV	HBV	HCV
EK, Vollblut und Thrombozyten	$1{:}10^6$	$1{:}6{\cdot}10^4$	$1{:}10^4$
FFP (Quarantänelagerung)	$1{:}2{\cdot}10^7$	$1{:}6{\cdot}10^4$	$1{:}10^4$
Gerinnungsfraktionen, Serumpräparate (Virusinaktiviert)	$<1{:}2{\cdot}10^7$		

Frischblut

(Konservenalter bis zu 72 h, kann dann als Vollblut weiterverwendet werden)

Transfusionsfilter	normales Transfusionsgerät mit 200-µm-Filter
Lagerung	bei 2–8 °C
Indikation	– nur im Ausnahmefall bei fortbestehender, lebensbedrohlicher Blutung infolge Gerinnungsstörungen nach Massivtransfusion, falls Blutkomponenten in absehbarer Zeit nicht verfügbar sein sollten

▶ *Merke:*
Die chirurgische Blutstillung sollte vor einer Frischbluttransfusion abgeschlossen sein.

Hinweise	– Hämatokrit ist vom Spender abhängig – plasmatische wie auch korpuskuläre Gerinnungsfunktion ist weitgehend vorhanden – vor Transfusion aufwärmen

▶ *Cave:*
Aufgrund der kurzfristigen Verfügbarkeit kann u.U. auf Erregertestung (Hepatitis, HIV) verzichtet worden sein und damit ein erhöhtes Infektionsrisiko bestehen.

Vollblut (Konservenalter 3–21 Tage)

Transfusionsfilter	Transfusionsgerät mit Mikrofilter < 40 µm
Lagerung	bei 2–8 °C
Indikation	– Ausgleich akuter, größerer Blutverluste – Massentransfusion, wenn Blutkomponenten nicht verfügbar
Hinweise	– Gerinnungsaktivität ist weitgehend aufgehoben – wegen Mikroaggregaten wird der Einsatz von Mikrofiltern empfohlen – vor Transfusion aufwärmen – Kalziumgabe (zur Zitratneutralisierung) nicht routinemäßig notwendig

Erythrozytenkonzentrat

(Hk ≥ 80 % , Menge pro EK 250 ml, „buffy-coat-frei")

Transfusionsfilter	normales Transfusionsgerät mit 200-µm-Filter
Lagerung	bei 2–8° C
Indikation	– präoperativ bei normovolämischer Anämie (Hämatokrit unter 30 %) – intra- und postoperativ zur Erythrozytensubstitution
Hinweise	– EK vor Transfusion anwärmen – Eine Transfusion kann im Einzelfall bereits bei einem höheren Hämatokrit (>30 %) indiziert sein (Koronarpatienten!) oder erst bei einem sehr viel niedrigeren Hämatokrit (niereninsuffiziente Patienten, junge ASA-I-Patienten)

Thrombozyten (Menge ca. 70 ml)

Transfusionsfilter	normales, unbenutztes Transfusionsgerät mit 200-µm-Filter
Lagerung	immer bei Raumtemperatur unter ständiger Bewegung lagern !

Indikation	– Thrombozyten unter 50–30 G/l **und** Blutungsneigung
Hinweise	– Transfusion von mindestens fünf Thrombozytenkonzentraten
	– ABO- und Rh-kompatibel übertragen

> ▶ *Merke:*
> Thrombozytenkonzentrate werden nicht im Kühlschrank aufbewahrt. Eine sofortige Transfusion ist erforderlich, da schon eine Lagerung von wenigen Stunden zur Plättchenaggregation in der Konserve führt.

Tiefgefrorenes und gerinnungsaktives Frischplasma
(Fresh frozen plasma, FFP) (Packungsmenge 200 ml)

Transfusionsfilter	normales Transfusionsgerät mit 200-µm-Filter
Lagerung	FFP wird tiefgefroren gelagert und erst nach Indikationsstellung zur Verabreichung bei 37 °C aufgetaut.
Indikationen	– Verdünnungskoagulopathie
	– Verbrauchskoagulopathie
	– Vorteil: Frischplasma enthält auch physiologische Inhibitoren des Gerinnungs-und Fibrinolysesystems
Hinweise	– Auftautemperaturen über 37 °C führen zur Inaktivierung von Gerinnungsfaktoren
	– **Frischplasma** wird grundsätzlich ABo-blutgruppenidentisch transfundiert, das Rh-System braucht nicht berücksichtigt zu werden
	– **lyophilisiertes Frischplasma** ist universal verträglich, es bedarf keiner ABO-Identifikation beim Empfänger.

Einzelfaktorenpräparate
(Prothrombinkomplex, z.B. PPSB)

Indikation	– bei Blutungen unter Antikoagulantientherapie mit Dicumarinen
	– bei Vitamin-K-Mangel oder Leberfunktionsstörung
Dosierung	– nach Prothrombinzeit (Quick)

▶ *Faustregel:*
Gewünschter Quickanstieg in % × kg Körpergewicht
= Zahl der zu verabreichenden Einheiten PPSB.

Hinweise	– enthält die Faktoren II, VII, IX, X
	– ist virusinaktiviert
	– eine Überdosierung von PPSB kann zur Thromboseneigung führen
	– Faktorenkonzentrate
	– sind virusinaktiviert
	– bei Faktorenmangel gezielte Substitution notwendig

▶ *Merke:*
Zur Prophylaxe von Gerinnungsstörungen (z.B. bei Massentransfusionen) und zur Therapie nicht diagnostizierter Gerinnungsstörungen zunächst nur FFP einsetzen. Die Anwendung der Einzelkomponenten erfordert eine vorausgehende Diagnostik der Hämostasestörung.

Gefahren der Massivtransfusion (mehr als fünf Konserven)

- Absinken der Körperkerntemperatur
- Verschlechterung der rheologischen Eigenschaften des Blutes
- verstärkte Sauerstoffaffinität des Hämoglobins
- Elektrolytstörungen (s. S. 77)
- Verdünnungskoagulopathie
- später Hyperbilirubinämie

- Serumkalium
Massentransfusionen sind eher von Hypo- (Aufnahme von Kalium durch Aktivierung des Erythrozytenstoffwechsels nach Suspension in einem physiologischen Milieu) aber auch von Hyperkaliämien begleitet und erfordern daher eine engmaschige Kontrolle des Kaliumspiegels.
- Serumkalzium
Das mit den Blutkonserven zugeführte Zitrat wird zwar zumeist bei ausreichender Leberfunktion und Granulozytenfunktion schnell metabolisiert, kann jedoch im Einzelfall einen Abfall des ionisierten (freien) Kalziums bedingen. Exogen zugeführtes Albumin besitzt im Gegensatz zum endogenen Albumin eine stärkere Affinität zum ionisierten Kalzium und kann mengenabhängig Hypokalzämien verursachen.

2 Autologe Transfusion

Drei verschiedene autologe Verfahren stehen zur Verfügung: die Eigenblutspende, die akute isovolämische Hämodilution und die maschinelle Autotransfusion.

Eigenblutspende

Die Eigenblutspende erfordert den größten zeitlichen und organisatorischen Aufwand.
Der operativen Abteilung, in der die Operationsindikation gestellt wird, obliegt die Aufgabe den/die Patient(in) über das Risiko einer chirurgischen Blutung, evtl. notwendiger Transfusionen und damit über die möglichen Nebenwirkungen der Bluttransfusion aufzuklären, wenn diese ernsthaft in Betracht kommt.

Aufklärungspflicht zum Transfusionsrisiko. Kommt eine perioperative Bluttransfusion ernsthaft in Betracht und ist eine Eigenblutspende möglich, so muß der Patient über beide Methoden und ihre Vor- und Nachteile aufgeklärt werden. Für die Frage, ob eine Transfusion ernsthaft in Betracht kommt, kann ein Richtwert von 5% zugrunde gelegt werden. Diese 5%-Schwelle ist erheblich von den örtlichen Bedingungen abhängig. Es ist daher sinnvoll, anhand einer aktuellen Hausstatistik innerhalb einer operativen Abteilung das allgemeine Blutungs- und Transfusionsrisiko der einzelnen Eingriffe zu quantifizieren. Die Dringlichkeit eines Eingriffs beeinflußt im umgekehrten Sinn den Umfang der Risikoaufklärung.

Zu den chirurgischen Eingriffen, bei denen mit erhöhter Wahrscheinlichkeit Bluttransfusionen notwendig werden, gehören z.B.:
- herzchirurgische Eingriffe
- Strumaresektion bei Hyperthyreose, Rezidivstruma
- duodenumerhaltende Pankreaskopfresektion
- Endoprothetik
- Wirbelsäulenspondylodese
- Aortenaneurysmen
- Hämangiomexstirpation
- aorto-ileakale TEA

Zur Eigenblutspende sollte der Arzt im allgemeinen jedoch nur raten, wenn die Transfusionswahrscheinlichkeit deutlich höher liegt, da sonst ein angemessenes Verhältnis von Nutzen und Belastung für den Patienten nicht gewahrt ist. Der Patient ist darauf hinzuweisen, daß seine Eigenblutspende die Notwendigkeit einer Fremdbluttransfusion nicht mit Sicherheit ausschließt und nicht retransfundierte Eigenblutkonserven zu gegebener Zeit vernichtet werden.

Bei planbaren, elektiven Eingriffen muß bei Indikation über die Möglichkeit und Grenzen der Eigenblutspende informiert werden.

Bei Eigenblutspende muß der OP-Termin spätestens auf 42 Tage nach der ersten Eigenblutspende festgelegt werden. Dazu sind ggf. Absprachen der operativen Abteilungen mit den einweisenden Ärzten erforderlich, um bei entsprechender Indikation und Wunsch des Patienten zeitgerechte Eigenblutspenden zu gewährleisten.

Die schriftliche und mündliche Aufklärung über das Blutungs- und Transfusionsrisiko ebenso wie die Information über die Möglichkeiten und Risiken der Eigenblutspende oder Gründe gegen dieses Verfahren sind zu dokumentieren. Dafür wird ein spezieller Aufklärungsbogen ("Perimed®") verwendet.

Entschließt sich der Arzt und der(die) Patient(in) zur Eigenblutspende, ist dies deutlich und in standardisierter Form (Stempel mit den Angaben: Eigenblutspender, gewünschte Anzahl Eigenbluteinheiten sowie geplanter OP-Termin) im Ambulanzblatt zu vermerken.

Mit den Angaben über die geplante Operation, die Indikation zur Eigenblutspende, dem vorgesehenen OP-Termin sowie die Anzahl notwendiger Eigenbluteinheiten wird der Patient in der Anästhesieambulanz vorgestellt, um gleichzeitig mit der Prämedikation die Eignung zur Eigenblutspende (Spendefähigkeit) und alternative Methoden fremdblutsparender Maßnahmen (z.B. Hämodilution) zu überprüfen.

Kontraindikationen zur Eigenblutspende. Die Frage der Eigenblutspendefähigkeit und des Spenderrisikos setzt eine individuelle ärztliche Beurteilung des Patienten voraus und muß im Einzelfall im Zusammenhang mit den örtlich gegebenen Spendebedingungen und Überwachungsmöglichkeiten betrachtet werden.

Die Kriterien der Spendefähigkeit werden nicht einheitlich beurteilt (vgl. S. 25). Nach vorherrschender Meinung gelten als **Kontraindikationen**
- schwere kardiozirkulatorische Störung (z.B. instabile Angina pectoris, bekannte kritische Hauptstammstenose, höhergradige Herzinsuffizienz, kritische Aorten-/Mitralstenose)
- schwere respiratorische Insuffizienz
- dekompensierte Leberzirrhose/Niereninsuffizienz
- Hämatokritwert unter 35 % bzw. Hb $<$ 11,5 g/dl
- Gerinnungsstörungen
- akute Infektionen und Zustände, die mit Bakteriämie einhergehen
- Synkopen unklarer Genese

Als **relative Kontraindikationen** werden z.B. diskutiert
- stabile koronare Herzkrankheit
- kompensierte Herzinsuffizienz
- mittelschwere respiratorische Störungen
- Hepatitis B,C, Lues, HIV-Infektion
- hohes Alter

Kontraindikationen sind zu dokumentieren, die geplante Eigenblutspende ist analog zur Handhabung im operativen Bereich auf dem Narkoseprotokoll zu vermerken.

Organisation. Der erste Spendetermin wird nach Absprache mit dem operativen Kollegen mit ausreichendem zeitlichen Abstand vor der Operation festgelegt. Das häufigste Verfahren ist die Flüssiglagerung als EK und FFP-Aufarbeitung, dabei beträgt dieser Zeitraum 4 Wochen. Abnahme, Untersuchung, Aufbereitung, Lagerung, Qualitätskontrolle und Lieferung der autologen Blutprodukte muß durch eine Institution erfolgen, die die dafür benötigte Qualifikation und Zulassung hat. Nach Beendigung der Eigenblutspenden sollten Anästhesie sowie Chirurgie über die Anzahl bereitgestellter Eigenblutprodukte und über etwaige Komplikationen schriftlich informiert werden.

Protokoll. Am OP-Vortag sind Anästhesie und operative Fächer verpflichtet, anhand der Unterlagen und des dem Patienten ausgehändigten Eigenblutentnahmeprotokolls zu überprüfen, ob eine Eigenblutspende durchgeführt wurde und wieviele Einheiten zur Verfügung stehen (ggf. ist eine Korrektur auf dem Narkoseprotokoll bzgl. der vorhandenen Konservenzahl vorzunehmen). Die Anforderung zur Bereitstellung der Eigenblutkonserven für den Operationstag erfolgt in üblicher Weise wie für homologe Präparate.

Der die Narkose durchführende Anästhesist hat sich ggf. durch Nachfrage im Blutkonservendepot vor Einleitung der Anästhesie nochmals zu vergewissern, ob das Eigenblut zur Verfügung steht.

Bei der **Prämedikation** und Aufklärung zur Narkose hat der Anästhesist die vom operativen Bereich durchzuführende und im Krankenblatt zu dokumentierende Aufklärung hinsichtlich Blutungs- und Transfusionsrisiken zu überprüfen, ggf. mit dem operativen Bereich abzuklären und das Ergebnis im Aufklärungsformular zu vermerken.

Die Retransfusion von Eigenblutpräparaten und die Identitätskontrolle erfolgt nach den gesetzlichen Richtlinien.

Die Anforderung der Eigenblutkonserven sollte nur bei Indikation zur Transfusion erfolgen, um Lagerung und Verwechslung mit homologen Komponenten zu vermeiden. Nicht verwendete Eigenblutkomponenten können nach Rücksprache mit der Blutbank dorthin zur Entsorgung zurückgegeben werden. Andernfalls sind sie fachgerecht zu entsorgen.

Akute Hämodilution

Die akute Hämodilution kann kurzfristig zur Einsparung von homologen Blutkomponenten eingesetzt werden. Ihr Effekt hängt von Ausgangshämatokrit und Dilutionsgrad ab. Sie ist als Nebeneingriff auf dem Narkoseaufklärungsbogen zu vermerken. Sie darf nur nach Absprache mit dem Operateur erfolgen. Sie wird präoperativ durch den Anästhesisten durchgeführt.

Strikt zu beachten sind fachgerechte Blutentnahme und Lagerung, hygienische Kautelen sowie eine eindeutige Kennzeichnung (Name, Geburtsdatum, Entnahmezeitpunkt) und Patientenzuordnung (bedside-Test).

Patientenaufklärung, Indikation. Im Rahmen der Prämedikationsvisite wird die geplante Maßnahme besprochen und auf dem Aufklärungsbogen protokolliert. In Frage kommen Patienten mit einem zu erwartenden Blutverlust, der nicht voll durch Kolloide ersetzt werden kann. Die Indikation wird individuell unter Berücksichtigung des Allgemeinzustands (u.a. Ausgangs-Hb-Wert, Gerinnungsfunktion) gestellt.

Kontraindikationen. Spezielle Kontraindikationen bestehen nicht.

Vorgehensweise. Die Narkosevorbereitung im Einleitungsraum erfolgt wie üblich, insbesondere wird frühzeitig auf eine ausreichende Flüssigkeitssubstitution geachtet. Die Hämodilution kann sowohl vor als auch nach Einleitung der Narkose erfolgen. Auch vor oder nach Anlegen einer rückenmarksnahen Leitungsanästhesie ist sie durchführbar, erfordert jedoch wegen der damit verbundenen zirkulatorischen Probleme zusätzliche Volumengaben und damit besondere Überwachung.

Benötigt werden zwei kontralaterale Armvenenzugänge, ausnahmsweise kann einer davon auch in der Vena jugularis externa plaziert werden. An den einen wird der Entnahmebeutel mit CPDA-1-Stabilisator (bemessen für 500 ml Blut !) angeschlossen und unten am OP-Tisch an einer Federwaage aufgehängt, über den anderen Zugang erfolgt der simultane isovolämische Volumenersatz mit HES 6%. Zum Schluß wird der Verbindungsschlauch mittels Rollenzange ausgestrichen und anschließend möglichst nah am Beutel verplombt. Insbesondere muß darauf geachtet werden, daß keine Luft hineingelangt.

Die Konserve muß gekennzeichnet werden mit
– Eigenblut
– Name und Geburtsdatum des Patienten
– Datum und Uhrzeit der Entnahme
– Nummer der Konserve (I,II,...)
Die Dilutionsmenge beträgt bei nicht anämischen Patienten in der Regel etwa 15% des Blutvolumens (75 ml × kg KG × 0,15). Daraus ergeben sich eine Entnahmemenge von 500 bis 1000 ml. Der erhöhte zeitliche und

personelle Bedarf sollte bei der Planung berücksichtigt werden. Selten zwingen schlechte Venenverhältnisse, die Maßnahme vorzeitig zu beenden.

Retransfusion. Die Retransfusion darf aus herstellungsrechtlichen Gründen nur von der Abteilung vorgenommen werden, die das Blut entnommen hat.

Die Retransfusion der Konserven erfolgt in ungekehrter Reihenfolge zur Entnahme innerhalb von maximal sechs Stunden. Vorher muß die Blutgruppe sowohl aus dem Patientenblut als auch aus der Konserve mittels bedside-Testkarte bestimmt werden. Eine Ausnahme hiervon kann gemacht werden, wenn die Retransfusion noch im OP von demselben Arzt vorgenommen wird, der das Blut zuvor im Einleitungsraum oder im OP entnommen hat.

Der Transfusionsfilter ist ein normales Transfusionsbesteck mit 200-μm-Filter

Maschinelle Autotransfusion

Setzt die entsprechende apparative Ausstattung voraus. In gegenseitiger Absprache zwischen Operateur und Anästhesist ist über den Einsatz dieser Methode zu entscheiden und bei der OP-Planung zu berücksichtigen. Der Operateur muß den Anästhesisten über Veränderungen im OP-Gebiet informieren, die Auswirkungen auf die Qualität des aufgearbeiteten Blutes haben könnten (Sepsisherd, Malignom). Die Retransfusion darf aus herstellungsrechtlichen Gründen nur von der Abteilung vorgenommen werden, die das Blut aufbereitet hat.

Strikt zu beachten sind fachgerechte Blutaufbereitung und Lagerung, hygienische Kautelen sowie eine eindeutige Kennzeichnung (Name, Geburtsdatum, Entnahmezeitpunkt) und Patientenzuordnung (bedside-Test).

Patientenaufklärung, Indikation. Wie bei der Hämodilution soll während der Prämedikationsvisite mit dem Patienten über das geplante Vorgehen gesprochen werden. Die Indikation stellt sich bei allen Eingriffen mit einem zu erwartenden Blutverlust von über 1000 ml.

Kontraindikationen. Nach derzeitigem Kenntnisstand stellen septische Eingriffe und Tumorchirurgie Kontraindikationen dar.

Autotransfusionsbereitschaft. Wenn die Höhe des Blutverlustes nicht absehbar ist, wird das Blut aus dem Wundbereich zunächst nur gesammelt (Vacufix®, Fa. Braun oder Kardiotomiereservoir), um dann später ggf. aufbereitet zu werden. Verwendet wird ein Doppellumensauger, die Antikoagulation geschieht mit 15.000 IE Heparin in 500 ml NaCl 0,9 %. Davon dienen 100 bis 200 ml als Vorlauf, anschließend läßt man pro 1000 ml abgesaugtes Blut ca. 300 ml Antikoagulanzlösung laufen. Der Sog sollte nach Möglichkeit auf 100 mm Hg begrenzt werden, um eine unnötige Traumatisierung der Erythrozyten zu vermeiden.

Kennzeichnung des Auffangreservoirs
- Name und Geburtsdatum des Patienten
- Datum und Uhrzeit des Sammelbeginns

Blutaufbereitung. Sie lohnt sich ab einem Blutverlust von über 1000 ml unter Berücksichtigung der vom Operateur verwendeten Spülflüssigkeitsmenge.

Retransfusion. Die Retransfusion der gewaschenen Erythrozyten erfolgt unmittelbar nach Aufbereitung (Retransfusionsbeutel enthält keinen Stabilisator!). Die Verwendungszeit des Schlauchsets beträgt maximal sechs Stunden.

Der Transfusionsfilter ist ein Transfusionsbesteck mit 10–40-µm-Filter

Postoperative Drainageblutaufbereitung

Bei bestimmten Eingriffen (z. B. Knie-TEP) kann mit einem größeren Blutverlust erst nach Öffnen der Blutleeremanschette gerechnet werden, hier lohnt sich demnach oft die Aufbereitung des Drainageblutes. Dazu werden die Redonflaschen (z. B. Drainobag chlorfrei, Fa. Braun) zunächst mit 10.000 IE Heparin in 20 ml NaCl 0,9 % gefüllt (Beschriftung in gleicher Weise wie oben). Unter besonderer Beachtung der Asepsis kann der Inhalt im Aufwachraum in das Kardiotomiereservoir der Autotransfusionsmaschine gefüllt und aufbereitet werden. Auch hier wird die Frist von sechs

Stunden eingehalten. Vor Retransfusion müssen septische Wundbedingungen (Rücksprache mit dem Operateur!) ausgeschlossen sein. Wegen der besonderen Verwechslungsgefahr im Aufwachraum ist die Blutgruppenbestimmung mittels bedside-Karte (Patient und aufbereitete Erythrozyten) unerläßlich.

Die im OP bzw. im Aufwachraum hergestellten Blutpräparate müssen unter der Obhut der Abteilung verwendet werden, die es auch entnommen hat. Die Mitgabe auf eine Station zur späteren Retransfusion durch einen Kollegen einer anderen Abteilung ist nicht erlaubt.

Hinweise zur autologen Transfusion

Der kolloidale Volumenersatz erfolgt nach den allgemeinen Richtlinien des kolloidalen Volumenersatzes, die gültigen Grenzbereiche der Blutfunktionen sind zu beachten (s. S. 81).

Die maschinell gewonnenen Erythrozyten werden unmittelbar nach Aufbereitung transfundiert. Die Hämodilutionskonserven sollten wegen der darin enthaltenen Gerinnungsfaktoren möglichst erst gegen OP-Ende nach erfolgter Blutstillung verabreicht werden. Die autologen EK's und FFP's aus der Eigenblutspende werden intra- oder postoperativ transfundiert. Für die EK's gelten grundsätzlich die gleichen Indikationen wie für homologe Blutbestandteile. Bei der Indikation für die autologe FFP-Gabe kann jedoch großzügiger verfahren werden. Hier kommt eine Anwendung auch als länger wirksames Volumenersatzmittel in Betracht. Nach Ausschöpfung aller autologer Blutkonserven kann auf homologe Komponenten zurückgegriffen werden, wenn hierzu bei strenger Indikationsstellung Bedarf besteht.

3 Dokumentation der Therapie mit Blut und Blutkomponenten

Die lückenlose Dokumentation von Blutpräparaten wird gefordert, um jederzeit den Weg eines bestimmten Präparates einer Charge oder eines Spenders zum Patienten und umgekehrt die Herkunft eines dem Patienten gegebenen Präparates zurück verfolgen zu können. Entsprechend sind die Präparate empfänger- und chargenbezogen zu dokumentieren.

Präparate
Folgende Präparate sind chargen- und empfängerbezogen nachzuweisen:

Alphanine® (Fa.Alpha)
AT III® (Fa. Kabi)
Beriate®, Berinert®, Beriplast®, Beriplex® (alle Fa.Behring)
Biseko® (Fa.Biotest)
Feiba S-TIM® (Fa.Immuno)
Fibrogammin® (Fa.Behring)
Haemate®, Haemokompletten® (Fa.Behring)
Humanalbumin 5% und 20%
Immunine® (Fa.Immuno)
Koate® (Fa.Tropon)
Kybernin® (Fa.Behring)
Profilate® (Fa.Alpha)
Prothromplex® (Fa.Immuno)
Serumar® (Fa.Armour)
Serum-Cholinesterase® (Fa.Behring)
Tissucol® (Fa.Immuno)

Anforderung der Blutpräparate. Die aufgeführten Präparate werden nur noch auf Anforderung über das vollständig ausgefüllte „Sonderrezept Blutpräparate" abgegeben.

Ausleihen von Blutpräparaten. Blutpräparate sollen zwischen den Stationen nicht ausgeliehen werden, da eine lückenlose Dokumentation dann nicht mehr möglich ist.

Rückgabe der Blutpräparate. Präparate, die für einen bestimmten Patienten bestellt, aber nicht vollständig gebraucht wurden, müssen unter Angabe des Patientennamens (Namensaufkleber) und der Station an die Apotheke zurückgeschickt werden.

Notfalldepot. Bei Entnahme aus einem Notfalldepot (innerhalb der eigenen Klinik oder von einer Einrichtung außerhalb der eigenen Klinik) sind auf dem Entnahmeschein folgende Angaben zu machen:
- Name des Patienten
- Angabe der Station
- Bezeichnung des Präparates

- entnommene Menge
- Chargennummer (Ch.B.)
- Datum der Entnahme

Dokumentation auf Station. Auf Station muß eine eindeutige und lückenlose Dokumentation der angeordneten und verabreichten Blutprodukte in
der Krankenakte mit folgenden Angaben erfolgen:
- Bezeichnung des Präparates und pharm. Hersteller
- Chargennummer (Ch.B.)
- verabreichte Menge
- Datum der Applikation

Notizen:

Notizen:

Notizen:

Kapitel 6

Monitoring in der Anästhesie

1 EKG-Monitoring

- obligat bei Einleitung jeder Narkose
- Minimum ist eine Ableitung, mit der der Rhythmus und die Herzfrequenz überwacht werden können (i.d.R. Ableitung II)
- Bei Vorliegen einer Koronarinsuffizienz wird eine der Ableitungen gewählt, in denen sich präoperativ eine ST-Streckenveränderung gezeigt hat (präoperatives EKG, ggf. Belastungs-EKG, beurteilen!).
- ansonsten: V_5 - Ableitung
  - Anlegen einer präkordialen V_5-Ableitung (fünfpoliges Kabel) mit je einer EKG-Elektrode an den Schultern und der seitlichen Rumpfwand links und rechts.

    Eine Elektrode in die gewünschte präkordiale Position

Rote	Elektrode	re Schulter/re Arm
Gelbe	Elektrode	li Schulter/li Arm
Grüne	Elektrode	li Rumpf/li Bein
Schwarze	Elektrode	re Rumpf/re Bein
Weiße	Elektrode	V_5-Position

- ersatzweise (wenn ein fünfpoliges Kabel nicht verfügbar ist): CM_5-Ableitung:

  Elektrode für rechten Arm →Manubrium sterni

  Elektrode für linken Arm → V_5-Position

  indifferente Elektrode → linke Schulter

2 Systemarterieller Druck

Nichtinvasive oszillometrische Messung (z.B. Dinamap®)

Das Verfahren liefert keine, fehlerhafte oder stark verzögerte Meßwerte bei
- Rhythmusstörungen mit häufig wechselnden Pulsamplituden (z.B. bei
  absoluter Arrhythmie)
- Änderungen des Blutdrucks während der Messung
- bei Bewegungen der Extremität (z.B. bei Shivering)

▶ *Cave:*
Wird häufig und in kurzen Intervallen gemessen (insbesondere bei
Hypertension), drohen Nerven- und Weichteilschäden.

Invasive Messung

Häufige Probleme
- Dämpfung der Kurve (Luftblasen im Meßsystem, geknickter
  Gefäßkatheter etc.)
- Resonanzphänomene ("Schleuderzacke") mit falsch überhöhter
  Druckanzeige, z.B. bei überlangen Übertragungsschläuchen (maximal
  120 cm), defekter Druckmembran

Maßnahmen bei jeder arteriellen Druckmessung
- regelmäßige Kontrolle der Kurvenform
- exakte Festlegung des Referenzpunktes
- korrekter Nullabgleich
- Kalibrierung im Toleranzbereich

Referenzpunkt und Nullabgleich. Der Referenzpunkt ist die Thorax-
mitte des Patienten bzw. wird mit Hilfe der Schublehre nach Burri und Per-
ren ermittelt (3/5 des sagittalen Thoraxdurchmessers von dorsal). In dieser
Höhe wird der Dreiwegehahn, der gegen die Atmosphäre zum Nullabgleich
geöffnet wird, plaziert. Für die Kalibrierung bleibt der Druckaufnehmer
zum Patienten hin verschlossen, zur Atmosphäre geöffnet, dann wird die
Kalibrierung durchgeführt. Wird eine Abweichung von mehr als 3 mmHg
vom Druck 100 mmHg angezeigt, müssen der Druckaufnehmer und das
Verbindungskabel überprüft werden.

Interpretationshilfen

- Die Blutdruckamplitude nimmt im Verlauf der Arterien nach distal zu, der Mitteldruck leicht ab
- Bei Volumenmangel, PEEP-Beatmung, Oberkörperhochlagerung etc. sind atemabhängige Schwankungen der arteriellen Druckkurve zu beobachten: Hinweis auf eine (evtl. nur relative) Hypovolämie.

3 Füllungsdrucke

zentralvenöser Druck (ZVD), pulmonalkapillärer Verschlußdruck (PCWP), pulmonalarterieller Druck (PAP)

Normalwerte

ZVD		2–10 mm Hg (Mittel 5 mm Hg)
PCWP		6–15 mm Hg (Mittel 12 mm Hg)
PAP	systolisch	14–28 mm Hg (Mittel 24 mm Hg)
	diastolisch	5–15 mm Hg (Mittel 10 mm Hg)
	mittel	10–22 mm Hg (Mittel 16 mm Hg)

Interpretationshilfen

- Der Normalbereich der Füllungsdrucke ist nicht unbedingt der Optimalbereich, der situationsabhängig und interindividuell unterschiedlich sein kann.
- Alle Verfahren zur Festlegung eines vorhoforientierten Nullniveaus können im Einzelfall mit einem Fehler von bis zu mehreren Zentimetern behaftet sein.
- Die Füllungsdrucke sollten als Relativwerte gehandhabt werden und dienen daher in erster Linie der Verlaufskontrolle
- Bei der Indikation zur Volumenersatztherapie müssen auch immer alle anderen verfügbaren klinischen Beobachtungen und Parameter berücksichtigt werden.
- Eine ZVD-Änderung von 1 mm Hg geht mit einer Volumenänderung im Niederdrucksystem von etwa 200 ml einher.
- Bei negativen ZVD-Werten liegt in den meisten Fällen ein Volumendefizit von mehr als 25 % des intravasalen Volumens vor.
- Ein PCWP über 18 mm Hg ist ein Hinweis auf eine linksventrikuläre Insuffizienz, ein schneller intraoperativer Anstieg ist meist auf eine zu

hohe Nachlast (z.B.Monitoring bei Aortenclamping!) und/oder auf eine ischämiebedingte Insuffizienz zurückzuführen.

Häufige Probleme
- schlechte Übertragungseigenschaften flüssigkeitsgefüllter Meßsysteme
- Die ZVD-Messung mittels Flüssigkeitssäule führt bei Beatmung und insbesondere in Situationen mit hohen Druckamplituden (z.B.Trikuspidalinsuffizienz, fehlendes Zusammenspiel von Vorhof und Kammer) zu falsch hohen Meßwerten.
- Nullpunktfehler durch Drift, Lageveränderungen des Patienten gegenüber der vorausgegangenen Messung oder durch Änderung der Höhe des Druckaufnehmers bzw. der Meßlatte
- Beim „Wedgen" des Ballons des Pulmonaliskatheters ist die Amplitude der Kurve auffallend klein. Ursache: Der Ballon verlegt die Katheteröffnung bzw. drängt sie an die Gefäßwand.

4 Pulsoximetrie

- Die Pulsoximetrie überwacht die arterielle Sauerstoffsättigung nichtinvasiv, dabei wird die Lichtabsorption des Hämoglobins bei unterschiedlichen Wellenlängen gemessen (Hb und HbO_2 haben eine unterschiedliche Lichtabsorption).
- Die Pulsoximetrie ist kein Frühwarnsystem für den Abfall der arteriellen Oxygenierung, doch ist der Patient bei einer SaO_2 > 95 % nicht gefährdet.
- Jeder Abfall der SaO_2 vom Ausgangswert (normal 97–100 %) sollte zu einer sofortigen Systemüberprüfung Anlaß geben (Beatmungsparameter, Auskultation, Tubuslagekontrolle) und nicht durch eine kritiklose Erhöhung der FiO_2 beantwortet werden.
- Ein Sättigungsabfall ist in den meisten Fällen bedingt durch einen gesteigerten intrapulmonalen Rechts-Links-Shunt, der durch basale Atelektasen verursacht wird. Häufige Gründe dafür sind Kompression der basalen Lungenabschnitte durch operative Maßnahmen, Sekretverhalt mit Verlegung kleiner Atemwege oder zu kleine Atemzugvolumina bei „Air-Trapping" (wenn die Verschlußkapazität größer ist als die funktionelle Residualkapazität). Abhilfe schafft oft mehrmaliges manuelles Blähen der Lunge, Absaugen des Schleims und Veränderung der Beatmungsparameter (z.B. Verlängerung der Inspirationszeit, Steigerung des Atemzugvolumens, PEEP).

►*Beachte:*
Keinesfalls darf eine niedrige Sättigung lediglich zu einer symptomatischen Erhöhung der FiO_2 führen !

Fehlermöglichkeiten

- Dyshämoglobinämien
- Fremdlichteinfluß (Finger und Sensor in Alufolie einwickeln!)
- zu kleine Pulsamplitude (Zentralisation/Schock)
- gibt Alarm bei Blutdruckmessung nach Riva-Rocchi
- Bewegungsartefakte
- Artefakte durch HF-Kauter

5 Kapnometrie

Mittels einer Küvette und eines Transducers wird der Anteil von CO_2 im Atemstrom gemessen. Wichtigster Monitoringparameter ist der endexspiratorische CO_2-Partialdruck ($PetCO_2$). Er liegt, eine ausreichende Exspirationszeit vorausgesetzt, bei pulmonal Gesunden ausreichend nahe am arteriellen $PaCO_2$ und kann damit zur Überwachung der Ventilation herangezogen werden. Bei pulmonal vorgeschädigten Patienten und im Verlauf verschiedener Operationen können jedoch beträchtliche Differenzen zwischen $PetCO_2$ und $PaCO_2$ auftreten, so daß in diesen Situationen zur Verifizierung der Ventilation generell Blutgasanalysen notwendig sind.

Neben der direkten visuellen Kontrolle ist die Kapnometrie der einzige sichere Nachweis einer korrekten endotrachealen Intubation.
Jede auffällige Veränderung der $PetCO_2$ ohne Veränderung des Beatmungsregimes muß auch bei pulmonal gesunden Patienten durch eine Blutgasanalyse kontrolliert werden.

Die Kapnometrie zeigt keine Werte bei
- Fehlintubation
- Diskonnektion
- Tubusdislokation

6 Relaxometrie

Technik. Die Stimulationselektroden werden, die schwarze Elektrode nach distal, über dem N.ulnaris in der Nähe des Handgelenkes angebracht (Elektrodenmittelpunkte im Abstand von 3 bis 4 cm). Bei Verwendung von Klebeelektroden liegt die erforderliche Stimulationsenergie bei Erwachsenen in der Regel bei 60 mA. Sie muß immer supramaximal sein, d.h. oberhalb der für die maximale Reizantwort erforderlichen Stromstärke. Die Adduktionszuckungen des Daumens werden beobachtet und getastet. Die Testung wird von wachen Patienten als unangenehm bis schmerzhaft empfunden.

Zuckungsamplitude. Wenn man einen supramaximalen Reiz mit einer Frequenz von 0,1 Hz appliziert, sind die resultierenden Muskelzuckungen von jeweils gleicher und maximaler Intensität, in der absoluten Höhe aber abhängig vom Ausmaß der bestehenden Relaxierung. Mit zunehmender Relaxierung nimmt die Zuckungsstärke ab, bei vollständiger Relaxierung ist sie Null. Der Grad der Relaxierung wird als Verhältnis der Verminderung der Zuckungsamplitude des relaxierten zur Ausgangsamplitude des nicht relaxierten Muskels in Prozent angegeben. Eine Relaxierung von 80% bedeutet, daß die Zuckungsamplitude 20% des Ausgangswertes des nicht relaxierten Muskels beträgt. Diese Messung setzt die quantitative Erfassung der Zuckungsamplitude sowie deren Bestimmung beim nicht relaxierten, d.h. noch nicht anästhesierten!, Patienten voraus.

train-of-four, Viererserienquotient (TOF-ratio). Beim TOF werden 4 supramaximale Einzelreize mit 2 Hz appliziert.

Bei *depolarisierenden Muskelrelaxanzien* kommt es zu einer dem Relaxierungsgrad proportionalen und gleichmäßigen Abnahme aller vier Zuckungen.

Tab. 6.1 Interpretation der Reizantwort bei Relaxierung mit nichtdepolarisierenden Muskelrelaxanzien

TOF (2 Hz)	TOF-Ratio	Relaxierungs-grad (%)	Klinik
‖‖‖‖	1	0	keine Relaxation, Vorsicht: ab TOFR 0,6–0,7 ist manuell keine Abschwächung mehr feststellbar
	zwischen 0 und 1	0–75	Relaxansüberhang AMV i. d. R. ausreichend Vitalkapazität noch vermindert **Extubation nicht möglich !**
	0	75	oberflächl.Relaxierung, reicht nicht für Laparotomie aber für periphere OP und reduz. Pat., **frühester Zeitpunkt der Antagonisierung!**
	0	80	ausreichende Relaxierung in Verbindung mit Inhalationsanästhetika, Repetitionsdosis erforderlich
	0	90	optimale Relaxierung für intraabdominelle Eingriffe und bei NLA
	0	95–100	keine Reizantwort, Intubationsbedingungen

Bei *nicht depolarisierenden Muskelrelaxanzien* kommt es wegen der nicht ausreichenden Erholungszeit der präsynaptischen Azetylcholinspeicher mit zunehmender Relaxierung zu einer Abschwächung der Reizantwort von der ersten bis zur vierten Stimulation (s.Tab.6.1). Bei zunehmender Relaxierung bleibt als erstes die vierte Reizantwort aus, bis auch die erste Stimulierung zu keiner Antwort mehr führt. Der Quotient aus der Amplitude der vierten zur ersten Reizantwort wird als Viererserienquotient oder TOF-ratio bezeichnet. Aus der Anzahl der noch tastbaren Reizantworten und der Höhe der TOF-ratio kann der Relaxierungsgrad auch ohne Ausgangswert und ohne quantitative Messung abgeschätzt werden (s. Tab. 6.1).

Ein *Phase-II-Block* (Dual-Block) zeigt beim train-of-four das Muster eines kompetitiven Blockes, der zumindest partiell antagonisierbar ist.

Double-burst-stimulation. Dabei wird mit zwei Dreier-Serien supramaximaler Reize im Abstand von 750 ms stimuliert. Klinisch sind die Einzelreize nicht zu diskriminieren und imponieren als zwei Einzelzuckungen. Aus den beiden Amplituden wird, analog zur TOF-ratio, ein Quotient gebildet. Dieser Quotient erlaubt bei einer Relaxanswirkung entsprechend einem TOF-ratio zwischen 0,5 und 1 eine bessere Diskriminierung und damit genauere Bestimmung der Extubationsfähigkeit in Bezug auf die Relaxanswirkung.

Tetanusstimulierung. Ist die Relaxierung so tief, daß beim TOF keine Reizantwort mehr vorhanden ist, wird ein tetanischer Reiz immer noch mit einer Kontraktion beantwortet, allerdings mit einer deutlichen Ermüdung während der Stimulation. Bei noch stärkerer Relaxierung verschwindet auch die tetanische Reizantwort, ein posttetanischer Einzelreiz führt jedoch zu einer Kontraktion. Schließlich erfolgt auch keine Reizantwort auf einen posttetanischen Einzelreiz mehr.

Bestimmung des Extubationszeitpunktes. Bei einer TOF-ratio von 0,75 kann der Patient den Kopf noch nicht anheben, die Schutzreflexe sind noch nicht suffizient, die Vitalkapazität ist noch vermindert. Die Extubation ist frühestens ab einer TOF-ratio von 0,8 möglich. Ab einer TOF-ratio von 0,6–0,7 kann man manuell keine Abschwächung der Reizantwort mehr feststellen. Das bedeutet, daß unser Relaxometer für die exakte Bestimmung des richtigen Extubationszeitpunktes nicht zu Rate gezogen werden kann. Die Entscheidung zur Extubation muß deshalb immer nach klinischen Kriterien erfolgen.

Notizen:

Notizen:

Kapitel 7

Lagerung des Patienten zur Operation

1 Verantwortung für die Patientenlagerung

Eine Vereinbarung zwischen dem Berufsverband Deutscher Chirurgen und dem Berufsverband Deutscher Anästhesisten besagt: Die prä-, intra- und postoperative Lagerung des Patienten auf dem Operationstisch und ihre Überwachung ist gemeinsame Aufgabe des Chirurgen und des Anästhesisten. Während der Narkoseeinleitung und bis zur operationsbedingten Lagerung ist ein Anästhesist verantwortlich. Er bleibt während der gesamten Operation für die Lagerung der zur Narkoseüberwachung und Infusion benötigten Extremitäten verantwortlich. Die Durchführung der initialen Lagerung auf dem Operationstisch sowie alle intraoperativen (geplanten) Änderungen fallen in den Aufgaben- und Verantwortungsbereich des Chirurgen, wobei aber auch der Anästhesist gehalten ist, geplante Lagerungsänderungen zu überwachen. Die Patientenlagerung ist auf dem Anästhesieprotokoll stets exakt zu dokumentieren, einschließlich eventueller Bedenken, die dem Chirurgen angezeigt worden sind. Nach Beendigung der Operation bis zum Ende der Überwachung im Aufwachraum trägt der Anästhesist die Verantwortung für die Lagerung (ausgenommen Spezialfälle).

2 Präoperative Überlegungen

Bereits bei der Prämedikationsvisite muß der Anästhesist den Patienten im Hinblick auf das geplante Lagerungsverfahren untersuchen. Etwaige anatomische Varianten (z.B. Halsrippe) oder pathologische Veränderungen (z.B. nennenswerte degenerative Wirbelsäulenveränderungen, Coxarthrosen, Endoprothesen) müssen erkannt und ihre Relevanz bezüglich der OP-

Lagerung bedacht werden. Entsprechende Befunde sind zu dokumentieren und mit dem Operateur zu diskutieren. Präexistente neurologische Defizite sollten fachkonsiliarisch verifiziert und dokumentiert sein. Im Falle besonderer Risiken sollte der Patient über die möglichen Lagerungsschäden besonders aufgeklärt werden.

3 Besonders gefährdete Organe und Strukturen

Nerven und Nervenplexus

Schäden entstehen vor allem durch Druck- und Zugkräfte, die zu einer axonalen Minderperfusion führen können, vor allem im Zusammenhang mit gleichzeitiger Hypotonie, Hypothermie, Vasokonstriktion. Besonders gefährdet sind N. radialis am Oberarm, N. ulnaris am medialen Epikondylus, Plexus brachialis, N. axillaris, oberflächliche Hautnerven, N. ischiadicus (Zugkräfte), N. peroneus und N. saphenus (Druckkräfte).
Als Rarität sind zervikale Sympathikusschäden mit Horner-Syndrom zu erwähnen.

Organe in Hautniveau (Augen, Haare)

Gefahr der Austrocknung der Hornhaut bei offenstehenden Augenlidern (Lagophthalmus), direkte Druckschäden des Augenbulbus

Hautschäden

Sie sind vor allem bei langdauernder Lage ohne Lageveränderungen, verminderter Gewebsperfusion bei Hypotoniephasen vor allem im Zusammenwirken mit lokaler Druckeinwirkung, zu befürchten. So kann es zum Beispiel zu Hautschäden im Bereich der Aufliegestellen am Kopf bei Eingriffen mit extrakorporaler Zirkulation kommen, wenn der Kopf nicht auf einer weichen Unterlage gelagert ist.

Gelenke und Bandapparat

Schäden an den kleinen Wirbelgelenken können entstehen, wenn es bei vorbestehenden degenerativen oder traumatischen Schäden durch Lagerungsmaßnahmen zu forcierter Torsion oder Flexion der betreffenden Areale kommt. Es können Mikrofrakturen, Hämatome oder Subluxationen resultieren. Durch Arthrose vorgeschädigte Gelenke oder endoprothetisch versorgte Gelenke können durch Lagerungsmaßnahmen, die ihren Bewegungsumfang überschreiten, geschädigt werden.

4 Spezielle Lagerungen

Bei jeder Lageveränderung des Patienten ist prinzipiell an Lageveränderungen des endotrachealen Tubus zu denken. Während jeder Lagerungsmaßnahme ist daher der Tubus besonders zu sichern und die Beatmung (Beatmungsdruck, Thoraxexkursionen, Kapnometrie) sorgfältigst zu überwachen. Nach Abschluß jeder Lagerungsmaßnahme ist der Tubus zu überprüfen (unveränderte Intubationstiefe?, Pflasterfixierung fest?) und die Beatmung zusätzlich durch beidseitige Auskultation zu kontrollieren.

> ▶ Merke:
> Nach jeder Veränderung der Patientenlagerung sorgfältige Überprüfung der Beatmung!

Rückenlage

Besonders gefährdet sind
- der Plexus brachialis durch Überstrecken des Armes im Schultergelenk
- der N. ulnaris durch Druckschäden im Bereich des Ellbogengelenkes

Es ist daher folgendes zu beachten
- möglichst sollte nur ein Arm ausgelagert werden
- maximale Abduktion 90 °
- Arm im Schultergelenk nach innen rotieren
- zur optimalen Entspannung des Plexus brachialis
    - Pronation des Unterarmes (auch Supination ist möglich)

- Ellbogengelenk leicht gebeugt und auf Höhe der vorderen Axillarlinie angehoben, d.h. Oberarm nicht unter Horizontalebene
- der Kopf soll nicht vom ausgelagerten Arm weggedreht sein
- den Sulcus nervi ulnaris frei lagern oder polstern
- die Dorsal- und Medialseite des Oberarmes darf nicht auf einer Kante aufliegen
- Arm im Bereich des Handgelenks festschnallen, um ihn vor dem Herunterfallen zu schützen (s.Kap.18.4)
- der angelegte Arm muß durch Polsterung vor Druckschäden des Oberarms am OP-Tisch und des Unterarms durch die Befestigungsbandage geschützt werden
- die Hochlagerung des nicht auf einer Schiene ausgelagerten Armes durch Fixierung an den Narkosebügel kann zu Druckschäden durch das Metallgestänge führen, wenn nicht ausreichende Polstermaßnahmen getroffen werden

Abknicken im Rahmen von Abdominaleingriffen

- die Dorsalflexion im Bereich der LWS kann prädisponierte Patienten schädigen, insbesondere im Bereich von Kreuzbein und sakroiliakalem Übergang
- bei Verwendung von gynäkologischen Beinhaltern sind N. peroneus und N. saphenus durch Druck gefährdet
- Vorsicht vor Verletzung der Finger der angelagerten oberen Extremität bei Knickbewegungen des Tisches im Beckenbereich (s. S. 120)

Lagerung zur Struma- oder Karotis-OP

- Augen vor Druck und Austrocknen schützen
- zu starkes Überstrecken der HWS kann bei vorbestehender Bewegungseinschränkung zu einem Lagerungsschaden der HWS führen

Kopftieflagerung

- Die zum Verhindern des Abgleitens des Patienten vom Tisch verwendeten Schulterstützen bei laparoskopischen Eingriffen müssen exakt am akromeoklavikulären Gelenk positioniert werden, um Nervenschäden durch Druck auf die physiologische Enge zwischen Klavikula und erster Rippe zu vermeiden.

> ▶ *Beachte:*
> Bei schwangeren Frauen ab der 20. Schwangerschaftswoche 30 ° Linksseitenlage zur Vermeidung eines aorto-cavalen Syndroms.

Seitenlage

- die Längsachse der HWS soll die Fortsetzung der Längsachse der BWS sein, Vorsicht: kein seitliches Abknicken des Kopfes
- untenliegendes Ohr polstern, nicht umknicken
- Augen frei lagern, Lider mit Pflasterstreifen schließen, ggf. Augensalbe
- es darf kein Druck auf der unteren Schulter und dem unteren Arm lasten (Plexusschädigung); dazu muß ein Kissen unter den Thorax gelegt werden, wenn das Abknicken des OP-Tisches nicht ausreicht
- kein Druck auf der Dorsalseite des Oberarms, kein Druck auf Ellenbogen und N. ulnaris
- zwischen beide Ellenbogen wird ein Kissen gelegt, um Druckschäden zu vermeiden,
  oder
  der obere Arm wird auf einer eigenen Stütze gelagert
  oder
  der obere Arm wird gut gepolstert mit einer breiten elastischen Binde am Tuchbügel befestigt
- der obere Arm darf auch hier nicht mehr als 90 ° abduziert oder anteflektiert sein
- großes Kissen zwischen die Knie, die leicht gebeugt werden
- Polsterung des N. peroneus am Fibulaköpfchen des unteren Beines
- bei Patienten mit Halsrippe besteht in jedem Fall eine erhöhte Gefahr eines Plexusschadens (Auslagerung des Armes!)

Bauchlage

- Spiraltubus bietet Vorteile, da ein Abknicken verhindert wird
- Nach dem Umlagern Lunge sorgfältigst auskultieren!

- Kissen unter Becken (Sp.iliaca ant.sup.) und vorderen Teil des Schulter-gürtels. Freie Beweglichkeit von Thorax und Abdomen muß wegen der Beatmung sichergestellt sein, Kompression des Abdomens muß vermieden werden (Vena cava, Atemexkursion)
- Schultergelenke nach ventral beugen, nicht über 90 ° anteflektieren und abduzieren
- Unterarme auf gepolsterten Armstützen nach vorne gerichtet, kein Druck auf N.ulnaris, alternativ können die Arme am Körper angelegt werden
- Hals frei lagern, venöser Abfluß darf nicht behindert sein, kein Druck auf Karotis oder Karotissinus
- häufig Kopf in Seitenlage, untenliegendes Ohr polstern, nicht umknik-ken
- Augen müssen druckfrei und vor Austrocknung geschützt sein
- Polsterrolle unter Fußrücken und Sprunggelenke
- Schutz des Genitale durch weiche Polsterung

Steinschnittlage

- Armlagerung wie bei Rückenlage
- Vorsicht bei der Flexion der Hüftgelenke
- N. peroneus am Fibulaköpfchen und N. saphenus an der Innenseite des Unterschenkels frei lagern oder polstern (Operateur!)
- Schulterstützen bei Kopftieflage s.o.
- Vorsicht bei Verstellung des OP-Tisches im Hüftbereich, es droht eine Schädigung der Finger des angelegten Armes (es sind schon traumatische Amputationen von in die beweglichen Teile des OP-Tisches geratenen Fingergliedern vorgekommen!)

Lagerung auf dem Extensionstisch

- Einwirkungen von erheblichen Druck- und Zugkräften am Widerlager im Bereich der Symphyse
- besonders gefährdet sind hierbei die Genitalien, die sorgfältig vor druckbelastetem Kontakt geschützt werden müssen

Notizen:

Notizen:

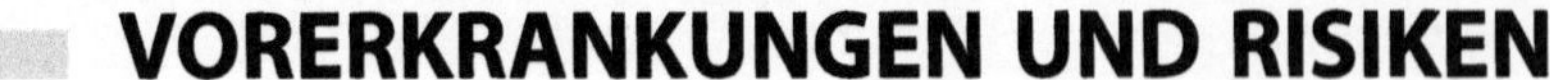

VORERKRANKUNGEN UND RISIKEN

Kapitel 8
Der Risikopatient in der Anästhesie

1 Kardiozirkulatorische Vorerkrankungen

Klassifikation

Kardiale Risikogruppen nach der NYHA-Klassifikation (New York Heart Association)

	Belastbarkeit	Symptomatik
NYHA I	uneingeschränkt	keine Insuffizienzzeichen unter Belastung
NYHA II	mäßig eingeschränkt (übliche Haushaltsarbeiten)	in Ruhe beschwerdefrei unter mäßiger Belastung: Dyspnoe, Angina pectoris, Ermüdung
NYHA III	erheblich eingeschränkt; gewöhnliche körperliche Belastung wird nicht mehr vertragen	in Ruhe keine Symptome, bei leichter Anstrengung ausgeprägte Insuffizienz: Dyspnoe, Angina pectoris, Palpitationen, schnelle Ermüdung
NYHA IV	keine körperliche Belastung möglich (Patient an Bett und Stuhl gebunden)	kardiale Insuffizienzzeichen bereits in Ruhe, nehmen bei geringster Belastung stark zu

Kardiologisches Konsil

- stationäre Patienten werden beim Kardiologen/Internisten der Klinik vorgestellt
- ambulante Patienten sollten vom niedergelassenen Kardiologen beurteilt werden
- konkrete Fragen müssen gestellt werden
  - Wie ausgeprägt ist die koronare oder myokardiale Beeinträchtigung?
  - Gibt es quantifizierbare Ergebnisse spezieller Untersuchungen (Echo, Belastungs-EKG, Koronarangiographie) ?
  - Sind Belastungsfähigkeit oder Prognose durch eine spezielle Therapie (welche ?) präoperativ noch zu bessern ?

▶ *Merke:*
Ein kardiologisches Konsil ist trotz kardialer Anamnese dann nicht indiziert, wenn der Patient mit einem speziellen Problem (z.B. Schrittmacher, Klappenträger, Bypass-Träger) in regelmäßiger fachärztlicher Betreuung ist, aktuelle Befunde aus den letzten 6 Monaten vorliegen (ggf. anfordern !) und sich die Symptomatik des Patienten in den letzten Monaten nicht verschlechtert hat.

- Bei gegebener Indikation werden spezielle diagnostische Maßnahmen (Belastungs-EKG, Langzeit-EKG, Echo) i.d.R. nicht in eigener Regie durchgeführt und beurteilt, sondern finden im Rahmen eines kardiologischen Konsils statt.
- Vor dem schriftlichen Konsilantrag dringend telefonischen Kontakt mit Kardiologie! Durch eine gemeinsame Absprache kann gezielter vorgegangen werden; viele organisatorische Wege und manchmal auch das Konsil selbst können eingespart werden.
- Die hauptsächlichen Indikationen für ein Konsil sind nachfolgend bzw. in den entsprechenden Abschnitten genannt. Generell gilt: Je jünger der Patient und je akuter die Symptomatik, um so eher ist die Indikation gegeben.

Indikationen zum kardiologischen Konsil
bei Herzinsuffizienz / Herzgeräuschen
- Herzinsuffizienz NYHA IV
- therapierefraktäre Herzinsuffizienz
- Z.n. ausgedehntem Myokardinfarkt (EKG) (z.B. großer Vorderwandinfarkt) und /oder Anhalt für Herzwandaneurysma

- jedes Diastolikum
- Systolikum, wenn
  - lageunabhängig
  - über fast die ganze Systole reichend
  - ohne offensichtliche Ursache (wie Anämie, Tachykardie)
- Herzgeräusche und Vitiumverdacht aufgrund von
  - Anamnese
  - klinischer Untersuchung
  - EKG / Röntgen-Thorax

bei koronarer Herzkrankheit
- instabile Angina pectoris (Kontraindikation für elektiven Eingriff! hohes Myokardinfarktrisiko !)
- therapierefraktäre Angina pectoris bzw. Angina pectoris bei geringer Belastung
- jüngere Patienten mit stabiler Angina pectoris
- stabile Angina pectoris oder Zustand nach Myokardinfarkt und folgende OP geplant:
  - Karotis-OP
  - Aorten-OP
  - Nierentransplantation oder großer thorakaler oder abdomineller Eingriff
- Zustand nach frischem Myokardinfarkt ($\geq$ 6 Monate)

bei anderen kardiozirkulatorischen Erkrankungen
  (s. nachfolgend bei den einzelnen Krankheitsbildern)

Herzinsuffizienz

Die myokardiale Insuffizienz wird für klinische Zwecke nach der Belastbarkeit klassifiziert
- kompensiert, keine Probleme im Alltag
- Belastungsinsuffizienz
- dekompensiert, Symptome in Ruhe oder bei geringster Belastung

Bei der gründlichen körperlichen Untersuchung ist besonders zu achten auf klinische Zeichen der Insuffizienz wie
- hebender Herzspitzenstoß, Galopprhythmus
- Tachypnoe, Dyspnoe
- starke Halsvenenfüllung
- pulmonale Stauung (Auskultation, Perkussion)
- gestaute Leber, Aszites
- periphere Ödeme

Herzglykoside

Indikationen für eine präoperative Digitalisierung
- manifeste Herzinsuffizienz
- Vorhofflimmern mit schneller Überleitung
- Vorhofflattern mit dem Ziel, ein Vorhofflimmern herbeizuführen

Grundsätze der perioperativen Glykosidbehandlung
- genaue Kenntnis vorangegangener Digitalis- und Diuretikatherapie
- Beschränkung auf wenige Präparate
- Berücksichtigung einer Nierenfunktionseinschränkung
- Sättigungs- und Erhaltungsdosierung beachten
  erniedrigter Glykosidtoleranz

Digitalisierung in der Akuttherapie einer Herzinsuffizienz. Die Indikation zu einer Digitalisierung in Akutsituationen ist nur bei einer supraventrikulären Tachyarrhythmie mit schneller Überleitung gegeben (z.B. 3 × 0,4 mg Acetyldigoxin (Novodigal®) im Abstand von 4–6 Stunden). In allen anderen Fällen einer akuten Herzinsuffizienz sind Katecholamine und/oder Vasodilatantien indiziert.

Symptome der Überdigitalisierung
- Erbrechen, Übelkeit, Farbensehen, Bradykardie
- Extrasystolen
- EKG: Vorhoftachykardie mit Block, Sinusbradykardie oder Bradyarrhythmie, AV-Knoten-Tachykardie, AV-Block

▶ *Merke:*
Die Dialysierbarkeit der langwirkenden Glykoside ist gering !
therapeutischer Spiegel: – Digoxin 0,8–2,0 µg/l
                         – Digitoxin 13–25 µg/l

Glykosidtoleranz vermindert bei
- Hypoxie
- schwerer Myokardschädigung
- Cor pulmonale
- Hypokaliämie, Hyperkalzämie
- bradykarden Arrhythmien
- ventrikulärer Extrasystolie (evtl. Besserung der Extrasystolie unter Digitalisierung)
- Hypothyreose

Tab. 8.1 Pharmakologische Daten der hauptsächlich verwendeten Glykoside

Substanzen und Handelsnamen	Enterale Resorption	Wirkungseintritt bei i.v. Applikation	Vollwirkdosis	Abklingquote
Digitoxin (Digimerck®)	90–100 %	30 min	1,2–1,5 mg	7 %
Metildigoxin (Lanitop®)	90 %	5–10 min	1,3–1,4 mg	20 %
ß-Acetyldigoxin (Novodigal®)	70–80 %	10–20 min	1,6–1,8 mg	20 %

Tab. 8.2 Dosierung von Digoxin und Derivaten (tgl. Erhaltungsdosis) bei eingeschränkter Nierenfunktion im Verhältnis zu Gesunden (Serum-Kreatinin in μmol/l)

Präparate	<120	121–140	141–180	>180
Digoxin ß-Acetyldigoxin Metildigoxin	1/1	3/4	1/2	1/3–1/4

Diuretika. In der Regel werden Kombinationspräparate (mit kaliumsparender Komponente) bevorzugt. Vor allem bei älteren Patienten (vermindertes Durstgefühl, Fehlernährung) ist zu beachten, ob Elektrolytentgleisungen (Cave: Hypokaliämie bei Digitalis) oder Exsikkose vorliegen.

ACE-Hemmer. Wegen der günstigen Wirkung auf den erhöhten systemischen Widerstand und den erhöhten linksventrikulären Füllungsdruck kommen diese Medikamente immer häufiger bei Patienten mit chronischer Herzinsuffizienz oder Hypertonie zum Einsatz (s. S. 21).

Besonders zu beachten sind der Blutdruck, der Elektrolytstatus (ACE-Hemmer fördern die Na^+-Ausscheidung und wirken K^+-sparend), der Hydratationszustand sowie die Nierenfunktion (Kreatinin)(bei Niereninsuffizienz ist das Dosierungsintervall zu verlängern).

Kontraindikationen beachten
– Nierenarterienstenose (diese Patienten sind auf Angiotensin II angewiesen!)
– andere Formen stenosierender arterieller Prozesse
  – Karotisstenose
  – Aortenstenose

- hypertrophe / obstruktive Kardiomyopathie
- Pericarditis constrictiva
- Leukopenie, Anämie
- Porphyrie
- Schwangerschaft und Stillzeit

Zytostatika. Bei Patienten mit Zytostatika-Anamnese, die eines der kardial relevanten Präparate (s. Tab. 8.3) bekommen haben, sollte präoperativ die linksventrikuläre Funktion (Echokardiogramm, kardiologisches Konsil) abgeklärt werden.

Koronare Herzerkrankungen

Definition. Mißverhältnis zwischen myokardialem Sauerstoffbedarf und Sauerstoffangebot aufgrund unzureichender Koronarperfusion.

Da die Gefahr eines Reinfarktes innerhalb der ersten sechs Monate nach einem Myokardinfarkt am größten ist, sind Wahleingriffe in diesem Zeitraum kontraindiziert. Es gibt Literaturhinweise, daß Bypass-Patienten weniger zum Infarkt neigen als solche mit nicht operierter KHK. Andererseits wird aber auch berichtet, daß vor allem frisch operierte Bypasspatienten auch für periphere Eingriffe ein sehr hohes kardiales Risiko mitbringen.

Alle Patienten mit KHK müssen kardiologisch abgeklärt sein (koronarer und myokardialer Status, Belastbarkeit, adäquate Therapie).

Stabile Angina pectoris
- Kennzeichen: dem Patienten seit längerer Zeit bekannt, tritt nur gelegentlich unter Belastung auf, keine Zunahme der Beschwerden, keine Änderung der auslösenden Situationen in den letzten Monaten.
- Wenn sich der Patient in regelmäßiger Betreuung befindet, Befunde aus dem letzten halben Jahr vorliegen und eventuelle Begleiterkrankungen (Hypertonus, Diabetes) eingestellt sind, ist keine weitere Abklärung erforderlich.

Instabile Angina pectoris (Erstmanifestation einer AP, Crescendo-Angina, Ruheangina)
- Vorbote eines Myokardinfarktes
- Wahleingriffe sind kontraindiziert
- unverzügliche Vorstellung bei Kardiologen (Intensivüberwachung)
- bei dringlichen und Notfalleingriffen: Oberarzt benachrichtigen
- intraoperativ Nitroglyzerin mittels Perfusor

Zustand nach Myokardinfarkt

- bis sechs Monate nach Infarkt
  - Wahleingriffe kontraindiziert
  - bei dringlichen und Notfalleingriffen Oberarzt benachrichtigen
- zwischen sechs Monaten und einem Jahr
  - Belastungs-EKG und Echokardiogramm
- vor mehr als einem Jahr
  - beschwerdefrei und altersentsprechend belastungsfähig: keine weitere Diagnostik
  - bei Postinfarkt-Angina und/oder eingeschränkter körperlicher Belastbarkeit: kardiologisches Konsil

Vorgehen bei Koronarinsuffizienz

- ausreichende Prämedikation
- alle Anästhesieverfahren sind prinzipiell geeignet
- Isofluran (Forene®) ist wegen eines evtl. möglichen „Coronary steal" - Effektes durch starke Koronardilatation umstritten
- ausreichende Narkosetiefe schon bei Intubation!
- vermeide Tachykardie, Hypertonie, Hypotonie (und deren Kombination), Hypokapnie
- Rechne damit, daß diuretisch behandelte ältere Patienten einen latenten Volumenmangel haben, der sich bei der Einleitung mit einem rapiden Blutdruckabfall und damit defizitärer Koronardurchblutung manifestiert.
- Monitoring
  - V_5 - EKG (wenn möglich)
  - ggf. arterielle Blutdruckmessung
  - ggf. Pulmonaliskatheter (PCWP -Überwachung)
  - ggf. transösophageale Echokardiographie

Herzrhythmusstörungen

Sinusbradykardie

Definition. Sinusfrequenz < 60 / min

Häufige Ursachen. Sportler, Vagotonie, vagale Stimulation (Auge, Hals), Sick-Sinus-Syndrom, Hyperkalämie, Hypoxie, Hypothyreose, Medikamente (Glykoside, Betablocker, Succinylcholin, Cholinesterasehemmer, Fentanyl)

Procedere
- Anamnese (Symptome?) und Ursachen klären
- körperliche Belastung (Kniebeugen, Lagewechsel), falls nicht möglich:
- Atropintest: 0,5–1 mg Atropin i.v.
  Frequenzanstieg > 40 %: wahrscheinlich keine pathologische Bedeutung
  Frequenzanstieg< 40 % und/oder Synkopen: kardiologisches Konsil
  (Frage: Langzeit-EKG, Schrittmacher)

Vorgehen intraoperativ
- Ursachen abklären (Ausschluß einer Hypoxie!)
- bei hämodynamisch relevantem Frequenzabfall
  - Atropin 0,5–2mg fraktioniert i.v., bei Versagen
  - Adrenalin fraktioniert i.v. 0,05–0,1 mg

Sinustachykardie
Definition. Sinusfrequenz ≥100/min
Häufige Ursachen. Streß, flache Narkose, Hypoxie, Volumenmangel/ Schock, Herzinsuffizienz, Fieber, Anämie, volle Blase, Medikamente (z.B. Atropin, Katecholamine, Theophyllin, Nitrate)
Seltene Ursachen. Hyperthyreose, maligne Hyperthermie, Phäochromozytom

Procedere präoperativ
- Anamnese/Medikamente (Ursachen)
- Temperatur
- Labor: Hämatokrit
- bei speziellem Verdacht: BGA, Schilddrüsenhormone, Phäochromozytom-Diagnostik
- bei unklarer Ursache und Gefährdung des Patienten durch Tachykardie kardiologisches Konsil (Frage: Grunderkrankung?, Therapie?)

Narkoseeinleitung
  Cave: Atropin

Therapie intraoperativ
- Ursachen beheben!
- nach Ausschluß aller anderen Ursachen eventuell Betablocker (strenge Indikation, nur nach Rücksprache mit Oberarzt /Facharzt), wenn indiziert (z.B. bei KHK): Metoprolol (Beloc®) initial 1 mg oder Esmolol (Brevibloc®) initial 10–20 mg langsam i.v., weiter nach Wirkung.

Extrasystolen (ES)

Definition. Intermittierende elektrische Herzaktion, die außerhalb des regulären Grundrhythmus auftritt

Supraventrikuläre ES (SVES)
- Ursprungsort kranial vom HIS-Bündel (Vorhof, AV-Bereich)
- P-Welle meist sichtbar, aber deformiert, meist abnorme PQ-Zeit bei unverändertem Kammerkomplex, meist nicht voll kompensierende Pause

Ventrikuläre ES (VES)
- Ursprungsort im HIS-Bündel oder distal davon
- Deformierung des Kammerkomplexes (Schenkelblockbild) QRS$\geq$0,12s, kompensatorische Pause

Einteilung der VES nach Lown (Grade)
0 = keine VES
1 = VES $<$ 30/h
2 = Monomorphe VES $>$ 1/min oder $>$ 30/h
3a = Polytope VES
3b = Bigeminus
4 = Repetitive VES
4a = Paarbildung, Couplet
4b = Salve von mindestens 3 konsekutiven VES, Triplet
5 = Frühzeitige VES mit R auf T-Phänomen

Häufige Ursachen von ES. KHK, Myokardinfarkt, Herzinsuffizienz, Hypo-, Hyperkalämie, Hypoxie, flache Narkose, Medikamente (Glykosidüberdosierung, Betamimetika, Halothan)

Seltene Ursachen
- maligne Hyperthermie (s.Kap.10)

DD: Re-entry-Tachykardie bei Präexzitationssyndromen

> ▶ *Merke:*
> - SVES in der Regel harmloser als VES
> - polytope VES fast immer Ausdruck erheblicher organischer Herzschäden; Gefahr des Kammerflimmerns
> - bei Abnahme der ES unter Belastung ES wahrscheinlich ungefährlich

Vorgehen präoperativ
- antiarrhythmische Therapie nach kardiologischem Konsil
- kardiologisches Konsil (nach Anamneseerhebung, EKG, Röntgen Thorax) ist indiziert, wenn eine entsprechende Symptomatik (Schwindel,

Synkopen), ein Verdacht auf Myokarditis (Infekt in jüngster Anamnese) oder VES ab Lown-Grad 3 vorliegen

Therapie intraoperativ
- Ursachen abklären (K^+, BGA, Narkosetiefe ausreichend?, Temperatur?)
- SVES bedürfen meist keiner Therapie
- bei bedrohlichen VES (ab Lown-Grad 3) oder Kreislaufwirksamkeit Lidocain-Bolus (Xylocain®) 1 mg/kg i.v., Nachinjektion von 0,5 mg/kg nach 10 Minuten, ggf. Perfusor Lidocain (Xylocain®) 20 % mit 1 g/50 ml mit 1–3 mg/kg × h (4–12 ml/h)
- bei weiteren Problemen: Rücksprache mit Oberarzt
- FiO_2 erhöhen

Vorhofflimmern (VF)

Kennzeichen. Frequenz der Flimmerwellen: 350–600/min, unregelmäßige Überleitung auf die Kammern, absolute Arrhythmie, wechselnde Auswurfleistung der Ventrikel: peripherer Puls inadäquat, eventuell Pulsdefizit

Unterschiede
- schnelle Form der absoluten Arrhythmie mit Kammerfrequenz > 100/min
- langsame Form der absoluten Arrhythmie mit Kammerfrequenz < 60/min
- paroxysmale Tachyarrhythmie mit anfallsweisem Auftreten der schnellen Form des Vorhofflimmerns

Häufige Ursachen. Mitralvitien, KHK, Myokarditis, Hyperthyreose, Hypertonie

Bradyarrhythmie bei VF z.B. als Folge einer Überdosis von Glykosiden oder Antiarrhythmika

Procedere präoperativ bei anamnestisch bekanntem VF und entsprechender Therapie
- bei schlechter Einstellung (Herzrasen, Schwindelattacken, Leistungsschwäche) mit Frage nach besserer Einstellung zurück an Hausarzt oder kardiologisches Konsil
- bei guter Einstellung keine weitere Maßnahme
  bei bislang unbekanntem VF
- Diagnostik und ggf. Therapie durch Hausarzt oder kardiologisches Konsil

Kardiologisches Konsil mit der Frage nach der Grunderkrankung, wenn das VF neu aufgetreten ist. Ein bereits bekanntes VF mit normaler Herzfrequenz und stabilem klinischen Zustand bedarf keiner weiteren Abklärung.

Therapie präoperativ
- VF und Herzinsuffizienz: Indikation für Glykoside
- Tachyarrhythmie: Glykoside bis zur Normalisierung der Kammerfrequenz, eventuell in Kombination mit Verapamil (Isoptin®) oder Betablockern.

Therapie intraoperativ. Bei akutem Auftreten und instabiler Kreislaufsituation
- Glykoside, Verapamil (Isoptin®) (titrieren!, initial 2,5–5 mg langsam i.v.)
- falls erfolglos Kardioversion

Vorhofflattern
Kennzeichen. Frequenz der Vorhofaktivität 250–350/min, PP- und RR-Abstände meist konstant, Sägezahnbild der P-Welle; in der Regel steht die Kammertätigkeit in einem konstanten Frequenzverhältnis zu den Vorhöfen (meist 2:1, seltener 4:1)
Häufige Ursachen siehe Vorhofflimmern
Procedere präoperativ. Vor einer Wahl-OP muß das Vorhofflattern beseitigt sein (Gefahr der 1:1-Überleitung mit Kammerflimmern), kardiologisches Konsil
Therapie intraoperativ
- Glykoside, Verapamil (Isoptin®), (oder Betablocker)
- bei 1:1-Überleitung Kardioversion

Paroxysmale supraventrikuläre Tachykardie
Kennzeichen. Serie regelmäßig hochfrequenter Schläge mit plötzlichem Auftreten und Sistieren (Dauer: Sekunden, Minuten, Tage), Frequenz 150–220/min, P-Welle in fester Beziehung zu Kammerkomplexen, P-Welle je nach Ursprungsort positiv, negativ oder nicht sichtbar, Kammerkomplex in der Regel normal konfiguriert
Häufige Ursachen. Vegetative Labilität, Hyperthyreose, Myokarditis, koronare Herzkrankheit, Glykosidüberdosierung (typisch: paroxysmale Vorhoftachykardie mit AV-Blockierung)
Procedere präoperativ
- kardiologisches Konsil (Ursachenklärung/Therapie)
Therapie intraoperativ
- parasympathikotone Reflexe: Karotisdruck (beim wachen Patienten auch Valsava-Versuch)
- Verapamil (Isoptin®), Glykoside, Betablocker (Glykoside und Kalziumantagonisten nicht bei WPW-Syndrom)

(Paroxysmale) Ventrikuläre Tachykardie

Kennzeichen. In 60% regelmäßige Frequenz, 150–200/min, Fehlen einer festen, zeitlichen Beziehung zwischen Vorhof und Kammer, grobe, oft schenkelblockartig deformierte Kammerkomplexe (QRS > 0,12 s), Dauer > 30 sec bedrohlich.

Häufige Ursachen
- Hypoxie, Myokardischämie, -infarkt, Hypokalämie

Procedere präoperativ
- kardiologisches Konsil

Therapie intraoperativ
- FiO_2 erhöhen
- Ursachen abklären (BGA, K^+?)
- Lidocain (Xylocain®) 50–100 mg i.v., dann Perfusor 1 g/50 ml mit 4–12 ml/h; ggf. Nachinjektion von 0,5 mg/kg nach 10 min; falls dies erfolglos: Kardioversion

Präexzitationssyndrome

Ursache. abnorme AV-Überleitung (AV-Knoten aber existent!)

EKG-Kriterien
- PQ < 0,12 bei normaler Frequenz (1)
- Deltawelle im QRS-Komplex (2)
- QRS > 0,10 (3)

Beurteilung
- WPW-Syndrom (Prävalenz 0,1–0,3%) 1,2,3 treffen zu
- LGL-Syndrom: nur 1 trifft zu
- Faszikulo-ventrikuläres Syndrom: nur 2 und 3 treffen zu

Procedere präoperativ
- bei normaler Belastbarkeit und völlig leerer Anamnese (Herzjagen!) präoperativ Propafenon (Rytmonorm®) verbreiten
- bei Symptomen kardiologisches Konsil!

Therapie
- (35–70 mg in 2–5 min. i.v. bei Bedarf), keine Kalziumantagonisten oder Digoxin!

Spezielle Ursachen intraoperativer Herzrhythmusstörungen

- Volumenmangel
- Irritation der Luftwege: Intubation/Bronchoskopie (mit Anstieg der Sympathikusaktivität)
- mangelnde Narkosetiefe
- chirurgische Stimulation

- Auge
- hintere Schädelgrube
- Karotis-Sinus
- Schilddrüse
- Thorax
- Hypoxie, Hyperkapnie, Azidose
- Hypo-, Hyperkalämie
- Medikamente
  - Katecholamine
  - Glykoside
  - Anästhetika
  - Halothan
  - Succinylcholin
  - Lokalanästhetika
- maligne Hyperthermie (s.Kap.10)

Procedere intraoperativ
- Ursachen suchen!
- Überprüfung der Beatmung
- K$^+$, BGA, eventuell Temperaturmessung
- FiO$_2$ erhöhen
- Spezifische Therapie s.o.

Indikation zur Schrittmacherimplantation

Indikation für permanenten Schrittmacher (SM)
- AV-Block III. Grades
- AV-Block II. Grades, Typ Mobitz
- Sick-Sinus-Syndrom mit klinischer Symptomatik
- Karotis-Sinus-Syndrom mit klinischer Symptomatik
- Bradyarrhythmie bei VF mit klinischer Symptomatik
- bifaszikulärer Block mit klinischer Symptomatik
  - RSB + LPH
  - RSB + LAH
  - LSB

Indikation für passageren Schrittmacher. Absprache mit dem Kardiologen erforderlich; für die perioperative SM-Therapie kann auch ein externes Stimulationsgerät eingesetzt werden
- AV-Block II. Grades, Typ Wenckebach

- inkompletter trifaszikulärer Block ohne klinische Symptomatik
- Verlängerung der AV-Überleitungszeit plus
  - RSB + LPH
  - RSB + LAH
  - LSB
- atropinrefraktäre Sinusbradykardie
- therapierefraktäre Bradyarrhythmie bei VF ohne klinische Symptomatik

Hypertonie

Definition

systolischer Wert > 160 mm Hg
diastolischer Wert > 95 mm Hg

- Vor Wahleingriffen sollte eine Hypertonie abgeklärt und gut eingestellt sein. Antihypertensiva sollten vor Anästhesie und Operation nicht abgesetzt werden (s. S. 20).
- Ein einmalig bei der Prämedikationsvisite erhöhter Wert ist keine Indikation zur antihypertensiven Therapie.
- Hypertoniker haben oft ein verringertes Kreislaufvolumen (RR-Abfall bei Narkoseeinleitung). Bei Verdacht auf ein Phäochromozytom muß dieses vor einem Wahleingriff unter allen Umständen ausgeschlossen werden (s.Kap.9.2.2).
- Entscheidung zur antihypertensiven Therapie bei essentieller Hypertonie
  - junger Patient: Betablocker
  - alter Patient: Nifedipin (Adalat®); Diuretika und Betablocker zunächst vermeiden
- perioperative Blutdruckkrisen (trotz ausreichender Analgesie / Narkosetiefe)
  - Nifedipin (Adalat®) 10–20 mg sublingual, ggf. Perfusor
  - Urapidil (Ebrantil®) 12,5–25 mg i.v., ggf. Perfusor
  - Nitroglyzerin-Perfusor, 50 mg/50 ml, beginnend mit 2 ml/h titrieren
  - Na-Nitroprussid-Perfusor
- ACE-Hemmer kommen zunehmend in Gebrauch (s. S. 129). Die Indikation hierfür muß aber von einem Oberarzt oder vom Kardiologen gestellt werden.

2 Respiratorische Risikofaktoren

Pulmonale Erkrankungen

Hinweise auf eine pulmonale Vorerkrankung ergeben sich aus der Anamnese
- körperliche Belastbarkeit, Dyspnoe, Husten, Auswurf
- rezidivierende bronchopulmonale Infekte
- Rauchen
- bei Asthmatikern: Auslöser, Anfallshäufigkeit, Medikamente (Steroide), stationäre Aufenthalte (Beatmung ?)

Bei der klinischen Untersuchung ist zu achten auf
- Thoraxkonfiguration, Atemmechanik
- Zyanose (zentral / peripher), Trommelschlegelfinger
- Auskultationsbefund

Bei V.a. eine Lungenfunktionsstörung ist zunächst die Pulsoximetrie obligat. Die Zusatzdiagnostik bei pulmonalen Vorerkrankungen umfaßt das Röntgenbild des Thorax, die Spirometrie (Lungenfunktion) und die arterielle Blutgasanalyse. Bei unkooperativen und bettlägerigen Patienten ist die Aussagekraft der Spirometrie eingeschränkt.

Indikation zur BGA
- Ruhe- SaO_2 < 96 %
- signifikante Einschränkung der Lungenfunktion
- als Ausgangswert bei geplanter postoperativer Nachbeatmung und/ oder vor ausgedehnten Eingriffen

Zur präoperativen Abschätzung des pulmonalen Risikos hat sich die Kombination aus FEV 1 (Spirometrie) und PaO_2 / $PaCO_2$ (Blutgasanalyse) bewährt
- FEV1 > 2,0 l: kein erhöhtes Risiko
- FEV1 < 0,8 l: hohes Risiko!
- FEV 1 zwischen 0,8 und 2,0 l: hohes Risiko, wenn PaO_2 < 50 mm Hg oder $PaCO_2$ > 50 mm Hg

Möglichkeiten einer präoperativen Vorbehandlung
- Rauchverbot
- Atemtherapie
- Broncho-Sekretolyse
- antibiotische Behandlung von bronchopulmonalen Infekten
- Therapie des Cor pulmonale und der pulmonalen Hypertension

Raucheranamnese

Die akuten Veränderungen beim Rauchen (Sympathikotonus, CO- Hb) sind innerhalb weniger Stunden reversibel, die chronischen Störungen (hyperreagibles Bronchialsystem, Hypersekretion) beginnen sich erst nach 6–8 Wochen zurückzubilden.

Anästhesie bei Patienten mit obstruktiven Lungenerkrankungen (Asthma, COPD)

- Bevorzugung der Regionalanästhesie (soweit indiziert!)
- Bevorzugung bronchodilatierender Anästhetika wie Ketamin (Ketanest®), Halothan, Enfluran (Ethrane®) oder Isofluran (Forene®)
- Extubation unter Spontanatmung in tiefer Inhalationsanästhesie

▶ *Merke:*
Bei bronchodilatierender Therapie mit Betamimetika oder Theophyllin sollte auf Halothan wegen möglicher Herzrhythmusstörungen verzichtet werden.

Zu vermeiden sind
- atemdepressive Prämedikation bei respiratorischer Globalinsuffizienz
- verstärkt histaminfreisetzende Medikamente, z.B. Barbiturate, Alcuronium (Alloferin®), Morphin, Cholinesterasehemmer wie Pyridostigmin (Mestinon®), Neostigmin (Prostigmin®) und Physostigmin (Anticholium®)
- Auslösung eines Bronchospasmus durch In-/Extubation in zu flacher Narkose

Hinweis

Nach Behandlung mit Zytostatika (Bleomycin, aber auch andere) ist eine pulmonale Vorschädigung anzunehmen (Erhöhung der Sauerstofftoxizität) (s. S. 146 und 662).
Daher: präoperativ große Lungenfunktionsuntersuchung (Spiroergometrie) und CO-Diffusionskapazität anfordern. Intraoperativ möglichst niedrige FiO_2 (Pulsoximetrie!) und restriktive Infusionstherapie (Gefahr der Entwicklung eines ARDS erhöht: Cava-Katheter !)

Eine Übersicht der Nebenwirkungen der Zytostatika gibt die Tabelle 8.3 auf Seite 147.

Veränderungen der oberen Luftwege

(Intubationshindernisse, erschwerte Masken- oder Spontanatmung)

Hinweise auf eine erschwerte Intubation können sein (vgl. S. 231 u. 272)
- verminderter Abstand Schildknorpel / Kinnspitze $\leq$ 6 cm
- Mundöffnung $<$ 4 cm
- eingeschränkte HWS-Beweglichkeit (z.B. rheumatische Arthritis)
- Makroglossie
- Hindernisse im Oropharynx (z.B. große Tonsillen, Zungengrundtumoren)
- Mundbodenphlegmone
- Verlagerung des Larynxeingangs (z.B. narbige Verziehungen, Struma)
- Veränderungen in den physiologischen Beziehungen der oralen und laryngealen Achse (z.B. Retrognathie des Unterkiefers, Prognathie des Oberkiefers, angeborene kraniofaziale Mißbildungen, hochstehender Kehlkopf)
- Mallampati 2 bei eingeschränkter Reklination
- Mallampati 3

Je nach Sachlage empfiehlt sich weitere Abklärung (Trachea-Ziel-Aufnahme, HNO-Spiegelbefund)

Intubationsbedingungen nach Mallampati
- Mallampati 1: freie Sicht auf Uvula und Gaumenbögen
- Mallampati 2: Gaumenbögen sichtbar, Uvula ganz oder teilweise verdeckt
- Mallampati 3: Gaumenbögen und Uvula nicht sichtbar

3 Neurologische Vorerkrankungen

Zerebrovaskuläre Insuffizienz

Die zerebrovaskuläre Insuffizienz ist bedingt durch Arteriosklerose hauptsächlich der A. carotis und ihrer Hauptäste.

Präoperative Abklärung
- Anamnese mit TIA (transitorisch-ischämische Attacke), PRIND (prolonged reversible ischaemic neurological defect) oder Hirninfarkt (s. S. 392)

- Klinik (Strömungsgeräusch)
- Dopplersonographie der Karotiden
- neurologisches Konsil
- weitere Maßnahmen: CT, DSA, angiologisches Konsil

Narkoseführung
- blutige arterielle Druckmessung vor Narkoseeinleitung ist obligat
- Cave: Hypotonie (bei MAP < 70 mm Hg Gefahr der Hirnischämie)
- Cave: Hyperventilation (Hypokapnie senkt Hirndurchblutung !)
- Cave: Beeinträchtigung des Blutflusses in der Karotis bei extremer Lagerung
- Gefahr einer Hyperkalämie nach Succinylcholingabe

Parkinson-Syndrom

Zentralnervöser Dopaminmangel mit Überwiegen der cholinergen Einflüsse im extrapyramidalmotorischen System.

Spezielle Fragen: Dauermedikation (L-Dopa, Amantadin, Biperiden, MAO-Hemmer, Psychopharmaka)

Prämedikation
- L-Dopa am Vorabend der OP wie gewohnt; am Morgen des OP-Tages kein L-Dopa
- möglichst frühzeitig wieder L-Dopa wie präoperativ oder perioperative Infusionen mit Amantadin (PK-Merz®)
- keine Neuroleptika (dopaminantagonistisch)

Besonderheiten für die Anästhesie
- Inhalationsanästhesie
- durch motorische Störungen erschwertes Husten und Durchatmen postoperativ
- Atropin wegen Hypersalivation
- Blasen- und Darmatonie

Lähmungen

Zum Beispiel
- Querschnittslähmung (s. S. 671)
- periphere Neuropathien (z.B. diabetisch, alkoholtoxisch)

Präoperativ sollte ein neurologischer Status vorliegen, der das aktuelle Beschwerdebild erfaßt

Narkoseführung

- Cave: Hyperkalämie nach Succinylcholin bei neuromuskulären Erkrankungen
- bei peripheren Neuropathien keine veränderte Reaktion gegenüber Muskelrelaxanzien
- Cave: autonome Hyperreflexie bei Querschnittslähmung (s. S. 671)
- Cave: autonome Neuropathie bei Diabetes mellitus

Myasthenia gravis

Autoantikörper gegen Azetylcholin-Rezeptoren der motorischen Endplatte. Unter Belastung abnorme Ermüdbarkeit der quergestreiften Muskulatur.

Prämedikation

- speziell nach Dauermedikation fragen
  - immunsuppressive Therapie, Kortison, Zystostatika, Cholinesterasehemmer?
- Wahleingriff im Remissionsstadium
- Fortführen der Medikation perioperativ
- keine Benzodiazepine

Narkoseführung

- wenn möglich auf nichtdepolarisierende Relaxanzien verzichten
- Succinylcholin ist erlaubt (Resistenzen oder Phase-II-Block möglich)
- alternativ: Intubation in Inhalationsanästhesie
- Regionalanästhesie bevorzugen
- bei abdominellen Eingriffen kann die Kombination PDA und Inhalationsanästhesie günstig sei (s. Kap. 21)
- Relaxierung unter Kontrolle mit Neurostimulation

▶ *Cave:*
Lokalanästhetika, Antiarrhythmika vom Chinidin-Typ und Aminoglykosidantibiotika können die Relaxanzienwirkung verstärken

Multiple Sklerose

Disseminierte Demyelinisierung des ZNS (schubweiser Verlauf)

Prämedikation
- speziell fragen nach
  - Immobilisierung
  - Dauermedikation (ACTH oder Steroide)
- Aufklärung über Auslösung eines Schubes durch Streß

Narkoseführung
- kein Succinylcholin
- Regionalanästhesien, insbesondere rückenmarksnahe Leitungsanästhesien bedürfen einer besonderen Indikationsstellung
- perioperativ Temperaturmessung
- postoperativ neurologische Kontrolle

Epilepsie

Prämedikation
- Anamnese (Anfallshäufigkeit, Dauermedikation und anfallsbedingte Verletzungen)
- Fortführen der antikonvulsiven Therapie, evtl. zusätzlich Phenobarbital (Luminal®) (2 mg/kg oral)
- bei V.a. unzuverlässige Medikamenteneinnahme Spiegelbestimmung

Narkoseführung
- bei guter Einstellung jedes Anästhesieverfahren möglich
- Vermeidung von Ketamin (Ketanest®), Methohexital (Brevimytal®), Propofol (Disoprivan®), umstritten Enflurane (Ethrane®)
- zur Einleitung Thiopental (Trapanal®) bevorzugen

Postoperativ
- möglichst bald Wiederaufnahme der oralen antikonvulsiven Medikation
- wenn nicht möglich: intravenöse Gabe von Phenytoin (z.B. Phenhydan®), $\leq$ 10 mg/kg/Tag oder Phenobarbital (Luminal®) $\leq$ 8 mg/kg/Tag unter Kontrolle des therapeutischen Plasmaspiegels
- akute Anfälle mit Thiopental (Trapanal®) oder Diazepam (Valium®) i.v. unterbrechen

4 Erkrankungen der Leber

Hepatitis

Hepatitis A,E: enteral übertragbar

Hepatitis B,C,D: parenteral übertragbar

Hepatitis B: normalerweise nach 6 Monaten Antigen-negativ, damit ohne besonderes Risiko für Narkose; 10 % der infizierten Erwachsenen bekommen eine chronische Hepatitis (Definition: länger als 6 Monate HBs-Ag positiv) und sind damit gefährdet, akute Schübe durchzumachen

Bei entsprechender Anamnese oder klinischem Verdacht Serologie
- serologische Parameter zur Einteilung in Stadien
    - Inkubationsphase: HBs (e) Ag+
    - akute Phase: Anti-HBe+
    - Rekonvaleszenz: Anti-HBs+
    - chronische Hepatitis: Persistenz von HBs-Ag
- Serum-Transaminasen, Bilirubin

In der akuten Phase bzw. während eines Schubes bei chronisch-aktiver Hepatitis darf kein Wahleingriff vorgenommen werden. Bei entsprechendem Verdacht Rücksprache mit dem zuständigen Oberarzt.

Leberinsuffizienz

häufigste Ursache: mehr als 50 g reiner Alkohol/Tag
typische Anamnese/Biographie, häufig Unfälle wie Leiterstürze

klinische Zeichen
- ausweichend, zurückhaltende Dialogführung
- vorgealtert
- Spider naevi, Enthaarung
- periphere Muskelatrophie, Stammbetonung
- Aszites

anästhesiologisch relevante Veränderungen
- verminderter systemischer Gefäßwiderstand bei gleichzeitiger portaler Hypertension (auf ausreichenden arteriellen Mitteldruck achten).
- Gefahr der Hypoxie durch pulmonale Shunts und Pleuraergüsse
- Hyperaldosteronismus mit Alkalose und Hypokalämie

- Eiweißmangel, Gerinnungsstörungen, Cholinesterasemangel, gestörter Glukosestoffwechsel
- erhöhter intraabdomineller Druck bei Aszites (s.Kap.12.1)

Narkoseführung
- vorzugsweise NLA (balanced anaesthesia), kein Halothan
- Leber besonders vulnerabel durch Hypoxie, Anämie, Hypotonie, Hypoglykämie

Erfahrungsgemäß wird zur Narkoseeinleitung mehr Induktionsanästhetikum gebraucht, andererseits ist aber mit einer verzögerten Elimination (z.B. Midazolam [Dormicum®] oder Alfentail [Rapifen®]) zu rechnen.

5 Maligne Erkrankungen

Patienten mit malignen Erkrankungen zeigen oft keine gravierenden Befunde bei den üblichen organspezifischen Untersuchungen wie Labor (außer Tumor-Anämie), EKG, Röntgen Thorax oder Lungenfunktionstest. Die Belastbarkeit ist aber trotzdem häufig stark eingeschränkt. Die Nebenwirkungen vieler Zytostatika können beträchtlich und anästhesiologisch hoch relevant sein (s. Tab. 8.3). Vor allem pulmonale (besonders bei Bleomycin) und kardiale (besonders bei Anthrazyklin) Nebenwirkungen einer Zytostatikatherapie sind bereits bei den Voruntersuchungen zu beachten (s. S. 130 u. 662)!

spezielle Probleme beachten
- pulmonale Funktionseinschränkung ?
- kardiale Funktionseinschränkung ?
- verzögerte Magenentleerung ?
- Bestrahlungsanamnese (Thoraxrigidität, verminderte HWS-Beweglichkeit) ?
- frühere Zytostatikabehandlung ?
- Knochenmetastasen ?

Tab. 8.3 Kardiopulmonale Nebenwirkungen gebräuchlicher Zytostatika

Generic name	Handelsname	Nebenwirkung	Wahrscheinlicher Mechanismus
Bleomycin	Bleomycinum®	Akutes Lungenversagen, Lungenfibrose, Perikarditis	O_2-Radikale, $FiO_2 \geq 30\%$ kumulative Toxizität
Methotrexat	Methotrexat®	Lungenfibrose, nicht kardiogenes Lungenödem	
Mitomycin	Mitomycin®	Lungenfibrose Herzinsuffizienz	
Busulfan	Myleran®	Lungenfibrose Herzinsuffizienz	Endokardfibrose
Cyclophosphamid	Endoxan®	nicht kardiogenes Lungenödem, Lungenfibrose, Herzinsuffizienz	
Carmustin	Carmubris®	Lungenfibrose	
Antrazykline (Adriblastin Daunorubicin)	Adriblastin® Daunoblastin®	Akut: Sinustachykardien, SVES, ST-Veränderungen, Chron.: Herzinsuffizienz	Kardiomyopathie
Procarbazin	Natulan®	Tachykardie, SVES, VES, Hypo-, Hypertonie	Hemmung der MAO
Cytosin-Arabinosid	Alexan®	nicht kardiogenes Lungenödem	
Etoposid	Vepesid®	nicht kardiogenes Lungenödem, Hypotonie, Extrasystolie	
Chlorambucil	Leukeran®	Pneumonitis	
Lomustin	Cecenu®	Lungenfibrose	
Amsacrin	Amsidyl®	Arrhythmie	Hypokaliämie
Mitoxantron	Novantron®	Sinustachykardie, SVES, VES	

6 Koagulopathien

Erworbene Koagulopathien

Erworbene Koagulopathien trifft der Anästhesist am häufigsten bei Patienten, die aufgrund von Vorerkrankungen mit Heparin, Marcumar oder Azetylsalizylsäure behandelt werden und dadurch eine eingeschränkte Hämostase haben (s. S. 25). Koagulopathien sind weiterhin zu finden bei Patienten mit stark beeinträchtigter Leberfunktion (s. S. 145) und bei Patienten, die eine disseminierte intravasale Gerinnung (DIC, Verbrauchskoagulopathie) haben, z.B. bei Sepsis, im Schock, bei geburtshilflichen Komplikationen, bei Eingriffen an Prostata/Lunge/Pankreas, bei malignem Grundleiden oder bei Hämolyse, z.B. bei einer Fehltransfusion.

Angeborene Koagulopathien

Patienten mit einer angeborenen Koagulopathie sollten idealerweise perioperativ von einem Hämostaseologen konsiliarisch mitbetreut werden, der einen Substitutions- und Kontrollplan entsprechend den individuellen Gerinnungsparametern und der geplanten Operation aufstellt. Die Bereitstellung von Erythrozytenkonzentraten und Frischplama sollte großzügiger als üblich erfolgen.

Hämophilie A (Faktor VIII), Hämophilie B (Faktor IX) und von-Willebrand-Jürgens-Syndrom (vWF, Faktor VIII:C) machen 95 % der angeborenen Koagulopathien aus. Andere Faktorenmängel sind 20mal seltener.

Hämophilie. Prävalenz 1:10 000. Fast ausschließlich Männer betroffen. Die Kinik besteht in großflächigen Blutungen, Muskel- und Gelenkeinblutungen sowie Nachblutungen nach Operationen bei primär normaler Blutstillung.

Im Labor fällt bei normaler Blutungszeit und normalem Quickwert eine verlängerte PTT auf.

Der Schweregrad der Hämophilie wird anhand der Faktorenkonzentration ermittelt:
- Normbereich > 75 IE/dl
- subhämophil < 30–15 IE/dl
- leichte < 15–5 IE/dl
- mittelschwere < 5–1 IE/dl
- schwere Hämophilie < 1 IE/dl

Die Patienten befinden sich meist in hämostaseologischer Überwachung und werden in Abhängigkeit von Klinik, Schweregrad und Besonderheiten im Bedarfsfall oder regelmäßig mit Faktorenkonzentraten substituiert.

Halbwertszeiten der Faktoren beachten
- Faktor VIII: 10–15 Std. Dosis-/Kontrollintervall 4–12 stdl.
- Faktor IX: 20–24 Std. Dosis-/Kontrollintervall 12–24 stdl.

Praxis
Präoperativ ist eine Faktorenkonzentration von mindestens 50 % anzustreben. Die Gabe von 1 IE/kg KG bewirkt einen Anstieg von ca. 2 % (Faktor

VIII) bzw. von 1% (Faktor IX). Auch postoperativ, d.h. bis zu 6–10 Tage nach der Operation, ist die Faktorenkonzentration bei mindestens 50% aufrecht zu halten.

von-Willebrand-Jürgens-Syndrom

Prävalenz 1:10 000. Der Blutungstyp ist eine Kombination aus flächigen und petechialen Einblutungen häufig der Schleimhäute.

Die Labordiagnostik weist eine verlängerte Blutungszeit sowie einen verminderten von-Willebrand-Faktor (vWF) und auch Faktor VIII:C Konzentration nach.

Praxis

Bei leichten Blutungen genügt Desmopressin (Minirin®), das allerdings nur wenige Tage wirksam ist. Bei schwereren Blutungen ist die Substitution von Faktor VIII mit vWF-Aktivität angezeigt.

Koagulopathie und Notfalloperation

Muß ein Patient mit einer Koagulopathie notfallmäßig operiert werden, richtet sich die Substitution nach Labor und Klinik und folgt in diesem Fall dem Schema der Blutkomponenten-Therapie. Eine eingehende Diagnostik und gezielte Komponententherapie erfolgt dann postoperativ.

7 Sonstige Risikofaktoren

Der geriatrische Patient

Die Funktionseinschränkung wichtiger Organsysteme ist ein wesentliches Merkmal des Alterspatienten.

Herz-Kreislauf-System
- verlängerte Kreislaufzeit bei eingeschränkter Herzleistung: Das Induktionshypnotikum kann das ZNS verspätet, aber evtl. in erhöhter Konzentration erreichen (s. S. 34 u. 359).
- KHK, Hypertonie und Arrhythmien sind häufig

Lungenfunktion
- häufig Emphysem und obstruktive Bronchialerkrankung
- PaO_2 erniedrigt

Zentralnervensystem
- intellektuelle und kognitive Funktionseinbuße
- oft schwer vorhersehbare Wirkung von Sedativa
- erhöhte Opiatempfindlichkeit
- verringerte MAC für volatile Anästhetika

Flüssigkeits- und Elektrolytstatus
Exsikkose bei verringertem Durstgefühl

Nierenfunktion
Kreatininclearance (trotz normalem Serumkreatinin) verringert

Durchführung der Anästhesie
- Dosisreduktion aller Medikamente in der Regel notwendig, nach Wirkung titrieren
- bei Regionalanästhesie: an Hypovolämie denken !

Der adipöse Patient

Adipositas (Gewicht nach Broca + 30 %)
Eine ausgeprägte Adipositas geht häufig mit kardiovaskulären, respiratorischen und metabolischen Funktionseinschränkungen einher. Aber gerade auch junge adipöse Patienten ohne erkennbare Organschädigungen zeigen eine gehäufte Inzidenz an perioperativen Blutdruckschwankungen und respiratorischen Problemen (Hypoxie).

Herz-Kreislauf-System
- erhöhtes Herzminutenvolumen, manifeste Herzinsuffizienz häufig
- Hypertonie häufig
- in Rückenlage Vena-cava-Kompressionssyndrom möglich

Lungenfunktion
- funktionelle Residualkapazität und Vitalkapazität erniedrigt
- Neigung zu Hypoxie und Hyperkapnie
- Atemregulationsstörungen möglich (Pickwick-, obstruktives Schlaf-Apnoe- Syndrom)

Stoffwechsel
- Diabetes mellitus und nutritiver Leberparenchymschaden (Fettleber) häufig

Durchführung der Anästhesie
- Mit Intubationsschwierigkeiten muß gerechnet werden !
- Regionalanästhesie erwägen (PDA: gewichtsbezogene Dosis reduzieren)

- Medikamentendosierung und Beatmungsgrößen richten sich nach dem Gewicht nach Broca
- Pulsoximetrie und Relaxometrie vorteilhaft
- großzügige Indikationsstellung zur Nachbeatmung
- nach Extubation engmaschige Überwachung der respiratorischen Funktion, Frühmobilisation und Atemtherapie

Der infektiöse Patient

Der infektiöse Patient stellt eine Gefährdung für das Anästhesiepersonal und bei Kreuzkontamination auch für andere Patienten dar.

AIDS, Hepatitis B, Hepatitis C

- Infektionen durch Inokulation kleinster Blutmengen via Hautläsionen oder Nadelstich oder durch Körpersekrete
- Risikogruppen mit erhöhter Infektionsinzidenz: Dialysepatienten, Hämophile, Drogenabhängige, Homosexuelle, Prostituierte

Tuberkulose

- Bei Organtuberkulose ist die Lunge als mögliche Eintrittspforte anzusehen!
- Bei offener Lungentuberkulose sind andere Patienten und das OP-Personal gefährdet!

Richtlinien für die Anästhesie bei infektiösen Patienten

- Berücksichtigung der speziellen Hygienevorschriften bei Patienten mit AIDS und Hepatitis (Schutzhandschuhe, Mundschutz bei Arbeiten mit Blut / Sekreten)
- Verwendung von Einmal-Endotrachealtuben
- Auswechseln und Sterilisieren des Kreisteils und aller mit Atemluft in Berührung gekommener Teile nach der Narkose, bzw. Desinfektion des Gesamtgerätes im Aseptor bei frischer / offener Tbc
- Bei ausgeheilter Tbc ist die Verwendung der patientennahen Filter (am Y-Stück) ausreichend.
- aktive Impfung gegen Hepatitis B für Anästhesiepersonal empfehlenswert; bei fraglicher Infektion passive Impfung (unsicher !)

8 Anforderung eines Konsils

Die Fragestellung an einen Konsiliarius im Rahmen eines Konsils ist niemals die Frage nach der Narkose- oder Operationsfähigkeit (vgl. S. 126).

- Klärung möglicher Grundleiden, die zu der präoperativ erkannten Auffälligkeit geführt haben könnten
- quantitative oder graduierende Angaben zur Einschränkung – insbesondere kardiopulmonaler – Leistungsparameter
- spezifische Therapievorschläge zur Verbesserung des präoperativen Zustandes eines Patienten
- Indikation zu weiterer Funktionsdiagnostik
- Abwägung spezifischer Risiken gemeinsam mit dem Anästhesisten / Operateur

> ▶ *Merke:*
> Ein Konsil sollte immer persönlich mit dem Konsiliarius besprochen werden. Es ist nicht ausreichend, lediglich die Station zu beauftragen, einen Konsiliarius hinzuzuziehen.

Notizen:

Notizen:

Kapitel 9

Anästhesie bei endokrinen Erkrankungen und Stoffwechselstörungen

Der Anästhesist muß die Grundzüge der Pathophysiologie endokriner Erkrankungen kennen und akute sowie chronische Entgleisungen beherrschen können, wenn vitale Funktionsstörungen vorhanden sind. Zur präoperativen Vorbereitung und Stabilisierung dieser Patienten sollte gegebenenfalls ein Endokrinologe zu Rate gezogen werden. Ein elektiver Eingriff sollte nur im kompensierten Zustand durchgeführt werden.

1 Kohlenhydratstoffwechsel

Diabetes mellitus
Basale Insulinsekretion beim Gesunden 0,7–1 IE/h.
Insulinwirkung: Transport in die Zelle (Kalium, Glukose), Glukoseutilisation, Hemmung der Lipolyse.

Typ-I-Diabetes
- 10–15 % der Fälle, absoluter Insulinmangel oder Insulinresistenz
- Neigung zur Ketoazidose, schwierige Stoffwechselführung, häufig autonome Neuropathie
- jüngeres Lebensalter

Typ-II-Diabetes
- 85–90 % der Fälle, relativer Insulinmangel oder Insulinresistenz
- Neigung zur hyperosmolaren Dehydratation/Koma, Adipositas häufig

Gestationsdiabetes
- Temporäre Stoffwechselstörung während der Schwangerschaft

Sekundärer Diabetes
- Pankreaserkrankungen, medikamentös oder hormonell induziert

Mangelnde Insulinwirkung. Durch absoluten Insulinmangel oder Insulinresistenz kommt es zu einem Überwiegen antiinsulinärer Faktoren wie z.B. Glukagon, Katecholamine. Dies führt zu Hyperglykämie durch gesteigerte Glukoneogenese und verminderte Glukoseutilisation, zu Lipolyse und gesteigerter Ketonkörperbildung. Folgen der Stoffwechselentgleisung: osmotische Diurese, Erbrechen, isotone Dehydratation, Kalium- und Phosphatmangel, Ketoazidose (in 10 % der Fälle zusätzlich Laktazidose). Wasserverlust der Zellen bei hypertoner Dehydratation.

Anästhesiologische Relevanz

Begleiterkrankungen, Risiken
- Makroangiopathie (KHK, Karotisstenose, AVK)
- Mikroangiopathie (Niere, Retina)
- Nierenfunktionsstörungen
- autonome Neuropathie
- periphere Neuropathie
- erhöhtes perioperatives Wundinfektionsrisiko (bei schlechter BZ-Einstellung)
- erhöhtes Thromboembolierisiko (erhöhtes Fibrinogen)

Akute Stoffwechselentgleisung
- Hyper-/Hypoglykämie
- Dehydratation
- Ketoazidose
- Hypokaliämie
- Hypophosphatämie

Anästhesiologisches Management

Prämedikation. Stoffwechsel- und Flüssigkeitsstatus optimieren
Gute oder tolerable Diabeteseinstellung: Blutzuckertagesprofil mit normalen bis leicht erhöhten Werten zwischen 10 und 14 mmol/l (180–250 mg/dl). Keine Anzeichen für Dehydratation, Hypokalie und Azidose.
Schlechte Einstellung: Blutzuckerwerte > 14 mmol/l (250 mg/dl) und/oder Zeichen für Flüssigkeits-, Kaliummangel und Azidose. Keine elektiven Operationen durchführen.
Bei V.a. Diabetes mellitus sollte bei elektiven Eingriffen eine weitere differentialdiagnostische Abklärung durch den Hausarzt und/oder Endokrinologen erfolgen.

Für eine optimale Beurteilung der Stoffwechselsituation eines Diabeteskranken wird heute ein aktueller HbA1-Wert herangezogen: HbA1 < 8g%

sehr gute, < 9 g% gute, < 10 g% u.U. tolerable und >10 g% schlechte Blutzuckereinstellung.

> ▶ *Beachte:*
> Patienten mit einem bekannten Diabetes mellitus, die diätetisch bzw. mit oralen Antidiabetika eingestellt wurden, sind eher schlecht über ihre Erkrankung aufgeklärt und somit nicht selten schlecht eingestellt.

Perioperative Maßnahmen

Die Bestimmung des Nüchternblutzuckers am OP-Tag und eines BZ-Tages-profils am Vortag ist bei allen Diabetikern obligat. Kontrollintervalle erge-ben sich aus Nüchtern-BZ, Operationszeitpunkt und der Art des operati-ven Traumas. Insbesondere der insulinpflichtige Diabetiker sollte zu Beginn des OP-Programmes operiert werden.

> ▶ *Beachte:*
> Patienten mit septischen Erkrankungen (Abszeß, Phlegmone, akute Appendizitis, Osteitis) neigen zu einer Stoffwechselentgleisung!

Insulinpflichtiger Diabetiker, stabile Stoffwechsellage

Typ-II-Diabetes
- Injektion der Hälfte oder eines Drittels der morgendlichen Insulindosis, auf die der Patient eingestellt ist, Infusion einer Elektrolytlösung mit 5% Glukose (ca. 100ml/h).
  Sicherere Alternative: Keine Insulininjektion am Morgen des OP-Tages, kohlenhydrat-freier Flüssigkeitsersatz; engmaschige Blutzuckerkontrol-len erforderlich.
- Intraoperativ üblicher Flüssigkeitsersatz (Ringer-Laktat), bei BZ-Werten > 250 mg/dl stündlich Blutzuckerkontrolle, Insulin-Perfusortherapie (40 IE/40 ml) bei anhaltend steigender Tendenz, Einzelinjektionen peri-operativ vermeiden.
- Postoperativ üblicher Flüssigkeitsersatz. Nach ausgedehnten Eingriffen stufenweiser Aufbau der parenteralen und/oder enteralen Ernährung. Insulin nach Bedarf

Typ-I-Diabetes

Es droht weniger die Hyperglykämie als die Ketoazidose, daher präoperativ

- Übernahme des Patienten am OP-Morgen in den AWR und hier **auch bei normalem Blutzucker** kontinuierliche Infusion von 0,5–1 IE Altinsulin/h empfohlen.
- Ringer-Laktat-Lösung nach Flüssigkeitsbedarf, bei hypoglykämer Stoffwechsellage unter Basalsubstitution von Insulin zusätzliche Substitution von Glukose 40 % 10–20 ml/h (5–10 g/h)

intraoperativ

- üblicher Flüssigkeitsersatz nach Flüssigkeitsbedarf (Ringer-Laktat), stündliche BZ-Kontrolle, ggf. separate Substitution von Glukose 40 % (10–20 ml/h, 5–10 g/h)
- bei Anstieg des Blutzuckers Glukose reduzieren oder absetzen, danach Steigerung der Insulindosierung unter BZ-Monitoring

postoperativ

- üblicher Flüssigkeitsersatz, nach ausgedehnten Eingriffen stufenweiser Aufbau der parenteralen und/oder enteralen Ernährung. Insulin nach Bedarf (nach Möglichkeit < 6 IE/h, ansonsten Adaptation der Kalorienzufuhr)

Insulinpflichtiger Diabetes, instabile Stoffwechsellage (Coma diabeticum)
Blutzuckerbestimmungen müssen zu Beginn der Therapie 1-stündlich oder häufiger bis zur Stabilisierung der Stoffwechsellage durchgeführt werden. Blutgasanalysen und die Bestimmung der Serumelektrolyte (Kalium!) sollten mindestens in 2–4 stündlichen Intervallen erfolgen.

- Rehydratation oder adäquater Flüssigkeitsersatz mit isotonen Elektrolytlösungen (ZVD-Monitoring).
- Kaliumsubstitution entsprechend den regelmäßigen K^+-Kontrollen bei Hypokaliämien beginnend mit bis zu 20 mmol/h. An eine möglicherweise in diesem Zusammenhang notwendige Phosphatsubstitution sollte gedacht werden. Bei Hyperkaliämie und/oder Oligurie abwarten, bis K^+ im Plasma fällt und ausreichende Diurese einsetzt.
- Insulin: Beginn mit 0,1 IE/kg/h bei Hyperkaliämie. Bei akuten Notfällen (Peritonitis, Ulkusperforation, symptomatisches Aortenaneurysma, Polytrauma) oft größere Insulindosen nötig. BZ-Kontrollen stündlich und Insulin nach Trend dosieren.
- nur ausgeprägte Azidosen korrigieren (pH < 7,2); Bikarbonat nur sehr zurückhaltend einsetzen. Durch Azidosekorrektur droht Hypokaliämie und Hypophosphatämie!

Insulinom

Pathophysiologie. Insulinproduzierende Tumoren, können multipel auftreten. Therapie häufig mit Diazoxid (Proglicem®).

Anästhesiologische Relevanz
- Gefahr der Hypoglykämie
- Nebenwirkung der Diazoxidtherapie (Hypokaliämie)

Anästhesiologisches Management. Engmaschiges Blutzucker-Monitoring. Intraoperative Gefahr der Hypoglykämie und nach Entfernung des Tumors oft schlagartiger Abfall der Insulinsekretion und dann Gefahr der iatrogenen Hyperglykämie.

2 Nebennierenerkrankungen

Nebennierenrindenüberfunktion

Cushing-Syndrom

Primäre Überfunktion (Adenom, Karzinom)
Sekundäre Überfunktion (doppelseitige Hyperplasie bei ACTH-produzierendem Tumor, ektopische ACTH-Sekretion z.B. bei Tumoren der Lunge und des Pankreas; ektope CRH-Sekretion paraneoplastisch).
Glukokortikoidwirkungen. Kohlenhydratstoffwechsel: diabetogene Stoffwechsellage (Glukoneogenese, Insulinresistenz) Fettstoffwechsel: Stammfettsucht, Hypercholesterinämie (Lipolyse)
Eiweißstoffwechsel: Osteoporose, Muskelschwund, Adynamie (Proteolyse)
Hämatopoetisches System: Leuko-, Erythro-, Thrombozytose; Lymphopenie, Hypokalzämie, Immunsuppression, gesteigerte Katecholaminwirksamkeit (erhöhtes Herzzeitvolumen, Hypertonie), gesteigerte GFR, Hemmung von Vasopressin (verminderte Wassersekretion), Hemmung von TSH-Sekretion, Euphorie und Psychosen
Mineralokortikoidwirkung. Hypervolämie, Hypertonie 85% (Natriumretention), Hypokaliämie 5% (Kaliumexkretion)
Alkalose (H^+-Ionenexkretion)
Operative Therapie
- Adenom und Karzinom Adrenalektomie Therapie der Wahl
- NNR-Hyperplasie transnasal-transsphenoidale Hypophysen-OP, Adrenalektomie nur, wenn es zu keiner Remission kommt

Konservative Therapie (selten)
- Bei inkompletter Tumorexstirpation oder Metastase: Adrenostatische medikamentöse Therapie (sehr selten Mitotane, wirkt zytotoxisch auf das Nebennierengewebe und hemmt die Steroidsynthese)
- Röntgenbestrahlung bei inoperablen Hypophysentumoren oder im Kindesalter

Anästhesiologische Relevanz
- Katabolismus mit Hypalbuminämie (verminderte Eiweißbindung von Medikamenten), Muskelatrophie (Dosierung der Muskelrelaxanzien!), Osteoporose (Spontanfraktur, vor allem bei der Lagerung), Veränderung der Bindegewebsfestigkeit und erhöhte Kapillarfragilität (Ekchymosen, allgemeine Blutungsneigung)
- Hyperhydratation (Ödeme, Herzinsuffizienz, Hypertonie)
- Hypokaliämie und metabolische Alkalose (vermehrte renale K^+- und H^+-Sekretion)
- Glukoseintoleranz
- Thromboembolieneigung (Thrombozytose)
- Immunsuppression (Infektionsgefährdung)
- Durchgangssyndrom (Euphorie, Depression)

Anästhesiologisches Management
Prämedikation. Hormonbestimmung (Normalwert: Cortisol 5–25 µg/100 ml, nota bene Tagesrhythmik!), endokrinologisches Konsil. Flüssigkeitsausschwemmung (Spironolacton), dadurch Normalisierung der Hypokaliämie und metabolischen Alkalose, meist auch Blutdruckregulierung.
Perioperative Maßnahmen
- jede Form der Kombinationsanästhesie (Cave: Verminderte Eiweißbindung von Medikamenten).
- Monitoring: Arterielle Blutdruckmessung, Relaxometrie, Dauerkatheter, zentralvenöser Katheter
Perioperative Cortisolsubstitution
- Cortisoltherapie mittels Perfusor Hydrocortison 200 mg/40 ml
- Am OP-Tag und in der unmittelbar postoperativen Phase Nachahmung der hohen endogenen Cortisolproduktion zur Vermeidung einer relativen Insuffizienz.
- Mindestens 200 mg/Tag; sichere Dosis 400 mg/Tag; in Ausnahmefällen 600–800 mg/Tag bei exzessiver Cortisolüberproduktion.
- Die Reduktion der Cortisoltherapie (um 50–100 mg pro Tag; ab 100 mg/Tag um 25 mg pro Tag) erfolgt in Absprache mit dem Endokrinologen.

Conn-Syndrom (primärer Hyperaldosteronismus)

Pathophysiologie. Autonome Aldosteronproduktion durch (einseitiges) Adenom oder doppelseititge Hyperplasie der NNR. Selten bei Karzinom der NNR.

Zeichen der Mineralokortikoidwirkung

- Hypervolämie, Hypertonie 85% (Natriumretention)
- Hypokaliämie 5% (Kaliumexkretion)
- Alkalose (H^+-Ionenexkretion)

Therapie

- in der Regel operativ (siehe M.Cushing)
- symptomatisch
    - Spironolacton (Aldactone® [Aldosteron-Antagonist])
      evtl. ergänzt durch Thiaziddiuretikum und Antihypertensiva

Anästhesiologische Relevanz

- Hyperhydratation
- Hypertension (Inzidenz 0.5–1% hypertensiver Patienten)
- hohe Inzidenz einer begleitenden KHK
- Hypokaliämie, metabolische Alkalose (Teilsymptomatik des Cushing-Syndroms)

Anästhesiologisches Management

Prämedikation. Elektrolyt- und Hormonbestimmung (Normalwert: Aldosteron stehend 40–310 ng/l, liegend 10–160 ng/l), endokrinologisches Konsil. Die Wirkung von Spironolacton (Aldactone® setzt langsam nach ca. 1–2 Tagen ein und erreicht ihr Maximum nach 1 Woche. In der Regel sollte eine Vorbehandlung mit 200–400 mg/d Spironolacton (Aldactone®) über ca. 2–3 Monate durchgeführt werden. Ausgleich einer ausgeprägten Hypokaliämie (< 3.0 mmol/l) sollte langsam über mindestens 24 Stunden erfolgen. Durch normale Serum-Kaliumwerte kann ein erniedrigtes Gesamtkörperkalium nicht ausgeschlossen werden. Nach Normalisierung der Störungen des Flüssigkeitsstatus, der Hypokalämie und der metabolischen Alkalose sind keine besonderen Anästhesieprobleme zu erwarten. Eine adjuvante präoperative Blutdrucksenkung kann z.B. mit Nifedipin (Adalat®) durchgeführt werden.

Tab. 9.1 Pharmakologische Kenngrößen der wichtigsten Glukokortikoide

Substanz	Anti-inflammatorische Potenz	Natrium-retinierende Potenz	Wirkungsdauer (biologische)	Plasma t 1/2 min	"Cushing" Schwellendosis (mg/d)
Cortisol (Hydrocortison®) Tbl. 10 mg, i.v. 100 mg	1	1	kurz 8–12 std.	90	20–30
Cortison(Cortison®) Tbl. 25 mg	0.8	0.8	kurz 8–12 std.	90	25–40
Prednisolon (Solu Decortin H®) i.v. 10–1000mg, (Decortin H®) Tbl. 5–50 mg	4	0.8	intermediär 12–36 std.	>200	5–7.5
Methylprednisolon (Urbason®) Tbl. 4, 40 mg	5	0.5	intermediär 12–36 std.	>200	4–6
Triamcinolon (Volon A®) i.v. 200 mg	5	0	intermediär 12–36 std.	>200	4–6
Betamethason (Celestan Solubile®) i.v. 20 mg	25	0	lang 36–72 std.	>300	0.75–1
Dexamethason (Fortecortin®) Tbl. 4 mg, i.v. 4 mg, (Auxiloson®)Spray	25	0	lang 36–72 std.	>300	0.75–1.5

Perioperative Maßnahmen
- jede Form der Kombinationsanästhesie möglich
- Monitoring: arterielle Blutdruckmessung (fakultativ; nota bene Begleiterkrankungen), Relaxometrie, Dauerkatheter, zentralvenöser Katheter.
- Bei **doppelseitiger Adrenalektomie** Cortisolsubstitution im Prinzip wie
  bei der NNR-Insuffizienz. In der Regel ist eine Dauersubstitutionsthera-
  pie notwendig
  - **OP-Tag** 200 mg/d Hydrocortison mittels Perfusor
  - **1. postop. Tag** 100 -200 mg/d Hydrocortison (je nach perioperativem
    Streß, zusätzlich 0.05–0.2 mg Fludrocortisonacetat (Astonin H®),
    nota bene die Plasmahalbwertzeit für Aldosteron beträgt ca. 30 Minu-
    ten
  - **2. postop. Tag** 50–100 mg Hydrocortison, 0.05–0.2 mg Fludrocortison
    (Astonin H®)
  - **3.-4. postop. Tag** 50 mg Hydrocortison, Fludrocortison (Astonin H®)
  - **ab 5. postop. Tag** in der Regel (so möglich) Umsetzen auf eine orale
    Medikation. Die Erhaltungsdosis für Hydrocortison beträgt 20 -30 mg
    p.o./d nach Möglichkeit auf drei Einzeldosen verteilt (z.B. morgens 15
    mg, mittags 5 mg, abends 5 mg). Darüberhinaus sollte 0.05–0.2 mg
    Fludrocortison hinzugefügt werden (Dosisreduktion bei Herzinsuffi-
    zienz und Hypertonus, z.B. nur jeden 2. oder 3. Tag 0.05–0.1 mg)

Phäochromozytom
Pathophysiologie. Katecholamine produzierender Tumor, in der Regel im
NNM. 10%-Regel: jeweils 10% der Tumoren sind doppelseitig, familiär,
extraadrenal, maligne oder finden sich bei Kindern.
In 0,1–0,2% aller Hypertonien liegt ein Phäochromozytom als Ursache
vor.
Symptomatik. Hypertonie (anfallsartig oder dauernd), Tachykardie, Palpi-
tation, Kopfschmerzen, Flush,
Blässe, Dyspnoe, Schwitzen, Hyperthermie, Nervosität, Übelkeit, Erbre-
chen, Fundusveränderungen.

▶ *Cave:*
Nicht erkannte Phäochromozytome (z.B. nicht abgeklärter Mediastinal-
tumor) können während Narkose und Operation zu lebensbedrohlichen
Komplikationen führen.

Anästhesiologische Relevanz
- Hypertonie
- Hypovolämie
- Tachykardie
- postoperative Schocksymptomatik ("überblockierter Patient", Hypovolämie)

Anästhesiologisches Management

Präoperative Diagnostik
- gezielt oder im Rahmen einer klinischen Hypertonie-Abklärung
- nach entsprechender Vorbereitung (keine körperliche Belastung, kein Streß am Vortag und während der Sammelperiode) 24 h–Urin sammeln
  Normalwerte: Vanillinmandelsäure 3,3–6,5 mg/24h
  Homovanillinsäure –6,2 mg/24h
- wenn Ergebnis positiv, Plasmakatecholamine bestimmen
  Normalwerte: Adrenalin   10–80 ng/l
  Noradrenalin   100–600 ng/l
  Dopamin   10–150 ng/l
- Patienten mit einem Phäochromozytom weisen nicht etwa diskret erhöhte, sondern deutlich, meistens um ein Mehrfaches, erhöhte Katecholaminplasmakonzentrationen auf (nicht zwingend).
- anschließend topische Diagnostik (CT, Kernspintomographie, Szintigraphie, selektive Venenblutentnahme)

Präoperative Behandlung
- α-Blockade mit Phenoxybenzamin (Dibenzyran®) obligat

> ▶ *Merke :*
> **Ein ungeblockter Patient wird nicht operiert! Deutlich höhere Mortalität!**

- Vor Blockadebeginn Ausgangshämatokrit (Der Hk-Wert muß während der Blockadetherapie abfallen).
- Beginn mit 20 mg/Tag Phenoxybenzamin (Dibenzyran®), Steigerung der Dosis um 10–20 mg/Tag, bis der Blutdruck anhaltend normalisiert ist, d.h. kein systolischer Druck > 160 mmHg und kein diastolischer Druck > 90 mmHg, Dosierungen bis 240 mg/Tag sind möglich
- ein ausreichend blockierter Patient neigt trotz adäquater Flüssigkeitssubstitution zu einer Orthostasesymptomatik

- daneben ausreichende Flüssigkeitssubstitution, der Patient soll salzreich essen und viel trinken
- bei Tachykardien und Herzrhythmusstörungen β-Blockade (Propranolol [Dociton®] beginnend mit 3–4 × 10 mg/Tag oder ein kardioselektiver ß-Blocker)

▶ *Cave:*
β-Blockade erst nach wirksamer α-Blockade, sonst sind schwerste hypertensive Krisen möglich.

- Die α-blockierende Therapie wird bis zum präoperativen Abend fortgesetzt, am Operationstag aber nicht mehr gegeben. Phenoxybenzamin (Dibenzyran) wirkt ca. 24 h, seine Wirkung und sollte nach der Operation abgeklungen sein.

Perioperative Maßnahmen
- jede balanzierte Anästhesie ist möglich
- ausreichend tiefe präoperative Sedierung (Benzodiazepine: Diazepam [Valium®], Midazolam [Dormicum®], Flunitrazepam [Rohypnol®])
- vor Narkoseeinleitung arterielle Kanüle in LA und blutige Blutdruckmessung
- bevorzugt: Flunitrazepam (Rohypnol®)(2 mg) oder Midazolam (Dormicum®)(15 mg) und Fentanyl (10 µg/kg)
- nach Narkoseeinleitung
  - Pulmonalarterienkatheter einschwemmen (fakultativ) bzw. zumindest PAK-Schleuse legen
  - transösophageale Echokardiographie vorteilhaft (Differentialdiagnose: Volumenmangel, Pumpinsuffizienz)
- bereitgestellt werden Natriumnitroprussid-, Dopamin-, Noradrenalin-Perfusor, Noradrenalin- und Nitro-Notfallspritzen (s. S. 452 u. 453)
- Trotz ausreichender Blockade sind intraoperativ hypertensive und tachykarde Phasen nicht selten. Ein Patient, der auf Manipulation am Tumor nicht reagiert, ist zu stark geblockt. Nach Entfernung des Tumors schwer beherrschbare Hypotension möglich!!
- Auf einen ß-Blocker sollte intraoperativ verzichtet werden!
- Die Flüssigkeits- und Volumensubstitution darf sich nicht nach den sichtbaren Blutverlusten richten. Es kann ein sehr hoher Volumenbedarf bestehen. Dieser wird nach den Kriterien ZVD, HZV, PCWP, Ventrikelfüllung beurteilt.

- Durch den Katecholaminentzug können die Patienten postoperativ adynam, schläfrig und wenig kooperativ imponieren.
- Mit einer Hypoglykämie muß gerechnet werden (Insulinrebound), engmaschige BZ-Kontrollen, ggf. Glukosesubstitution 10–20 ml/h Glukose 40 %.
- Zur Aufrechterhaltung der Nierenfunktion sollte der Blutdruck systolisch nicht unter 100 mmHg (MAP nicht unter 70 mmHg) fallen.
- Dopamin kann mehrere Tage notwendig sein.

Nebennierenrindenunterfunktion

M. Addison

Die Nebenniere sezerniert pro Tag ca. 20–30 mg Cortisol. Unter maximalem Streß kann die Cortisolproduktion auf ca. 200–500 mg/d ansteigen.

Primäre Unterfunktion. Akute oder chronische anatomische Destruktion: idiopathisch (autoimmun), operative Entfernung, Infektion (Tbc), hämorrhagische Infarzierung (Waterhouse-Friderichsen-Syndrom), Metastasen; metabolischer Defekt in der Hormonproduktion: kongenital, medikamentös

Sekundäre Unterfunktion. Hypothalamisch-hypophysäre Erkrankungen mit verminderter CRF und/oder ACTH-Sekretion, exogene Steroidtherapie und endogener Steroidexzess durch einen Tumor
- Cortisolmangel (Leistungs- und Anpassungsfähigkeit beeinträchtigt)
- Aldosteronmangel (funktionelles Flüssigkeitsvolumen, Blutdruckregulation)

Therapie
- In der Regel 20–30 mg Cortisol + 0,05–0,2 mg Fludrocortison (Astonin H®) pro Tag

Tab. 9.2 Erholungszeit der Hypothalamus-Hypophysen-Nebennierenrinden-Achse nach Absetzen einer chronischen Glukokortikoidtherapie

Zeitraum	Cortisol-Plasmakonzentrationen	ACTH-Plasmakonzentrationen	ACTH-Test
1 Monat	erniedrigt	erniedrigt	erniedrigt
2–5 Monate	erniedrigt	erhöht	erniedrigt
6–9 Monate	normal	normal	erniedrigt
> 9 Monate	normal	normal	normal

Anästhesiologische Relevanz
- Exsikkose, Blutdruckabfall bis zum Schock in der Addisonkrise
- Hyperkaliämie, Hyponatriämie
- metabolische Azidose
- Pseudoperitonitis"
- Durchfälle, Erbrechen und Hypoglykämien
- Delir und Koma

Anästhesiologisches Management
Prämedikation
- Bei Patienten mit primärer NNR-Insuffizienz ist die Erkrankung bekannt und behandelt (Substitution von Gluko- und Mineralokortikoiden). Das Beschwerdebild der Patienten reicht vom Fehlen jeglicher Symptomatik über Adynamie bis zur unerwarteten, unter Belastung auftretenden Addisonkrise.
- Häufigste Ursache einer Entgleisung ist der Cortisolentzug (Absetzen einer längerfristigen Therapie mit Glukokortikoiden, Einmaldosen sind in diesem Zusammenhang ohne Belang) bzw. die Nichtanpassung der Dosierung an außergewöhnliche Belastungen (Trauma, Operation, Intensivtherapie). Bei noch kompensierter NNR-Insuffizienz (eingeschränkte körperliche Leistungsfähigkeit bei „blendendem" Aussehen) kann ein Trauma oder eine Operation zur Dekompensation führen.
- Auf Pigmentierung achten. Typisch sind Hyperpigmentierungen an Handlinien, Mamillen, Schamgegend, Pigmentflecken der Mundschleimhaut und vor allem an mechanisch belasteten Hautstellen zu finden. Patienten mit zentraler Suppression der NNR sind besonders schwer zu beurteilen. Die Hyperpigmentierung fehlt (niedrige Cortisolwerte (< 5 µg/dl; morgens), aufgehobene Tagesrhythmik; ACTH-Test).
- Selbst 9–12 Monate nach Absetzen einer längerdauernden Therapie mit Glukokortikoiden muß potentiell mit einer latenten NNR-Insuffizienz gerechnet werden. Die Suppression der Hypothalamus-Hypophysen-NNR-Achse ist zentral bedingt. Die atrophierte NNR ist innerhalb von Tagen reaktivierbar. Wichtig: nach längerer ACTH-Therapie (beliebt bei Neurologen) dauert die Suppression der Hypothalamus-Hypophysen-NNR-Achse ebenso lange. Das perioperative Auftreten stellt eine lebensbedrohliche Komplikation dar, wohingegen die perioperative Substitution von Glukokortikoiden ohne größeres Risiko durchgeführt werden kann.
- Deshalb gilt: „In dubio pro substitutio"!!

Perioperative Maßnahmen
- Prinzipiell sind alle Verfahren der Regional- und Allgemeinanästhesie möglich
- Nota bene! Der perioperative Streß -somit der Cortisolbedarf- hängt ab vom Ausmaß des operativen Traumas und der Narkosetiefe.
- Insbesondere bei Patienten mit bekannter NNR-Insuffizienz sollte möglichst Rücksprache mit dem behandelnden Internisten gehalten werden. Dehydratation und Schock werden durch adäquate Flüssigkeitssubstitution (isotone NaCl-Lösung, Ringer-Laktat-Lösung) vermieden.
- perioperative Cortisolsubstitution
  - Patienten mit einer chronischen Glukokortikoidtherapie erhalten vor Wahleingriffen bis zum Vortag die Erhaltungstherapie, auf die der Patient eingestellt ist
  - am Operationstag 200 mg/d Hydrocortison via Perfusor
  - je nach postoperativem Verlauf (Komplikationen?) rasche Reduktion auf Erhaltungsdosis
    - bei kurzen aseptischen, atraumatischen Operationen (z.B. Katarakt-OP) genügt die Substitution von 100 mg Cortisoläquivalent am Operationstag (20–25 mg Prednisolon oral). Die Pharmakokinetik nach oraler Gabe (maximale renale Elimination innerhalb von 24 h, Dauer der biologischen Wirkung 12–24 h), entspricht weitgehend dem normalen Tagesrhythmus. Die intramuskuläre und intravenöse Substitution dieser verminderten Dosis ist ebenfalls möglich.
    - Im Einzelfall kann u.U. bei kurzen, schmerzlosen diagnostischen Eingriffen die Verabreichung der Erhaltungsdosis ausreichend sein.
  - Bei Patienten, die in den letzten 9 Monaten eine längerfristige kontinuierliche oder diskontinuierliche (häufig im Rahmen verschiedener Zytostatika- Schemata) Glukokortikoidtherapie erhalten haben, sollte ebenfalls eine perioperative Substitutionstherapie mit 200 mg Hydrocortison/d durchgeführt werden.
  - Bei Minimaleingriffen kann u.U. auf eine Substitution verzichtet werden.

Addisonkrise

Symptome. Verminderter Flüssigkeitsbestand, hypotone Dehydratation, Schock, verstärkt durch Erbrechen und Diarrhoe, Adynamie, Muskelschwäche (Cave: Muskelrelaxanzien) verstärkt durch Hyperkaliämie

(8–10 mmol/l keine Seltenheit), aufsteigende Lähmungen (Landrysche Paralyse), Hypothermie, metabolische Azidose, Hypoglykämie, mangelnde Wirksamkeit von Katecholaminen.

Therapie
- Rehydratation (isotone NaCl-Lösung), Glukosesubstitution
- Hydrocortison 100 mg in den ersten 2–3 h, dann kontinuierliche Infusion von bis zu 300 mg in den ersten 24 h
- häufig Katecholamintherapie notwendig
- Therapie aufgrund der klinischen Diagnose, vorher Blut abnehmen, Plasmaprobe gewinnen zur späteren Hormonanalyse

3 Schilddrüsenerkrankungen

Allgemeines

Schilddrüsenhormone (Normalwerte im Serum)

Thyroxin T_4	5,2–12,6 µg/100 ml
Trijodthyronin T_3	67–162 ng/100 ml
reverses Trijodthyronin rT_3	10–35 ng/100 ml
TSH basal	0,2–2,9 µU/ml

Serumhalbwertszeiten

Thyroxin T_4	ca. 19 h
Trijodthyronin T_3	ca. 190 h

TRH-Test zur Erkennung kompensierter oder latenter Hyperthyreosen. Injektion von TRH (z.B. 200 µg Relefact®). TSH-Anstieg < 1–3 µU/l bedeutet TSH-Depression (Hyperthyreosezeichen, gilt z.B. nicht bei kritisch kranken oder älteren Patienten > 60 Jahre)

Wirkung der Schilddrüsenhormone
Trijodthyronin T_3 stellt die eigentliche Wirkform (Bindung an spezifische intrazelluläre Kernrezeptoren) der verschiedenen Schilddrüsenhormone dar
- Grundumsatzsteigerung
- Apathie, Übererregbarkeit
- Steigerung des Kalzium-Phosphat-Umsatzes
- Katabolie (Glykogen- und Proteinsynthesehemmung, Proteolyse, Lipolyse)

- Zunahme der adrenergen β-Rezeptoren ("Sensibilisierung gegenüber
- Katecholaminen")
- positiv inotrop und chronotrop
- Abnahme der kardialen cholinergen Rezeptoren
- periphere Vasodilatation

Hyperthyreosen

Primäre Hyperthyreosen
- Immunhyperthyreosen (M. Basedow)
- thyreoidale Autonomien (autonomes Adenom, disseminierte thyreoidale Autonomie

Sekundäre Hyperthyreosen (TSH-Exzeß)

Tertiäre Hyperthyreosen (TRH-Exzeß)

Autoimmunhyperthyreose (Morbus Basedow)
Durch Autoantikörper gegen TSH-Rezeptoren mit intrinsischer Aktivität. Merseburger Trias: Struma, Exophthalmus, Tachykardie. Voraussetzung für eine Operation ist der euthyreote Zustand: klinisch keine Zeichen der Hyperthyreose; Laborwerte T_4 und T_3 im Normbereich.
Therapie mit Thyreostatika, ß-Blockern und Benzodiazepinen.

Thyreoidale Autonomien sind in Jodmangel- und Kropfendemiegebieten (z.B. Süddeutschland) häufig. Sie gehen nicht selten mit latenter oder nicht erkannter Hyperthyreose einher. Die Hyperthyreose kann durch Jodzufuhr (Röntgenkontrastmittel, Polyvinylpyrrolidon-Jod, Amiodaron) exazerbieren. Danach entwickelt sich schnell eine krisenhafte Hyperthyreose. Jodinduzierte thyreotoxische Krisen stellen ein hohes Risiko dar, da sie therapeutisch schwer zu beeinflussen sind.
Präoperative Behandlung der hyperthyreoten Autonomie (toxisches Adenom, disseminierte thyreoidale Autonomie mit Hyperthyreosezeichen) wie bei der Vorbereitung der Basedow-Patienten.
Symptomatik
(Punkteschema zur klinischen Diagnosehilfe bei Patienten < 60 Jahre)
   Nervosität ist kein Zeichen und wird mit 0 bewertet. Diskriminanz 15 Punkte. Darüber ist eine Hyperthyreose wahrscheinlich, darunter unwahrscheinlich.

Herzklopfen	+1	Kälteempfindlichkeit	−5
Leichte Ermüdbarkeit	+2	Appetitabnahme	−3
Wärmeempfindlichkeit	+4	Gewichtszunahme	−3
Schwitzen	+2	Obstipation	−3
Appetitzunahme	+3	Herzfrequenz < 90/min	−4
Gewichtsabnahme	+3	Vermehrte Stühle	+3
Haarausfall	+1	Struma	+2
Schwirren	+2	Exophthalmus	+2
Andere Augenzeichen	+2	Motorische Unruhe	+3
Tremor (fein)	+1	Haut warm und weich	+3
Herzfrequenz > 90/min	+3	Vorhofflimmern	+4

Jodinduzierte Hyperthyreose

- besonderes Problem nach Anwendung von jodhaltigen Röntgenkontrastmitteln bei Patienten mit Hyperthyreoserisiko (latente Hyperthyreose!!)
- strenge Indikationsstellung für Röntgenkontrastuntersuchungen (Prophylaxe s.unten).

Hyperthyreosis factitia

- iatrogen durch exogene Zufuhr von Schilddrüsenhormon

▶ *Cave:*
Bei älteren Patienten erschwerte klinische Diagnosefindung.
In der Regel altersbedingt erniedrigte TSH-Spiegel,
Oligosymptomatische Klinik (z.B. Obstipation bei Hyperthyreose)

Therapie der Hyperthyreose (konservativ). Beginn der Therapie ambulant mit Thyreostatika (Thionamide), Carbimazol (Carbimazol®), Thiamazol (Favistan®), Propylthiouracil (Propycil®) (Thiamazol ist der aktive Metabolit des Carbimazols, Halbwertszeit für beide Präparate ca. 4–6 h)
Dosierung
- initial 20–30 mg Carbimazol (Carbimazol®) oder 15–20 mg Thiamazol (Favistan®)
  Bei dieser Dosierung sind toxisch-allergische Nebenwirkungen selten (Leukopenie, Thrombozytopenie, allergische Exantheme, Lymphknotenschwellungen, Arzneimittelfieber, Polyneuritis, Agranulozytose, Pan-

zytopenie). Die Inzidenz dieser Nebenwirkungen ist proportional zur angewandten Dosis.

Wirkungsweise der Thionamide
- Blockade der schilddrüsenspezifischen Peroxidase (Oxidation von Jodid und Einbau in die Tyrosinreste gehemmt). Normalisierung der erhöhten Hormonwerte innerhalb von 2–3 Wochen. Normalisierung der klinischen Symptomatik innerhalb von 4 Wochen.

Anästhesiologische Relevanz
- kardiovaskuläre Komplikationen, insbesondere tachykarde Rhythmusstörungen (40 % d.F. Sinustachykardie, 15–20 % d.F. Vorhofflimmern)
- thyreotoxische Krise (selten, ca 1–2 % hyperthyreoter Patienten) Perioperativer Streß stellt einen wichtigen pathogenetischen Faktor für das Auslösen einer thyreotoxischen Krise dar.

Thyreotoxische Krise
- akute Entgleisung einer Hyperthyreose mit Multiorganversagen bei latenter oder unbehandelter Hyperthyreose
- besonders gefährlich sind jodinduzierte Hyperthyreosen

Symptome
- Tachykardie, Tachyarrhythmie, akute Herzinsuffizienz (besonders bei Patienten mit koronarer Herzerkrankung)
- Fieber über 40 °C (Hyperpyrexie) **DD maligne Hyperthermie** (s. S. 191), Schweißverluste, Erbrechen, Diarrhoe, Dehydratation
- Unruhe, Agitiertheit, Delirium, Apathie, Bewußtlosigkeit, Koma

Komplikationen
- schwere Herzrhythmusstörungen
- relative Nebennierenrindeninsuffizienz
- thromboembolische Komplikationen

Therapie der thyreotoxischen Krise. Nach klinischer Diagnose, Blutabnahme zur Hormonbestimmung nicht vergessen, das Ergebnis nicht abwarten
- Hemmung der Hormonsynthese: initial 80 mg Thiamazol (Favistan®) als Kurzinfusion, anschließend 4–6 stündlich 20–40 mg kontinuierlich über 24 Stunden.
- Der Einsatz von Jodid und Lithium (Verminderung der Sekretion von Schilddrüsenhormon) ist mit erheblichen Nebenwirkungen verbunden und wird darüberhinaus kontrovers diskutiert. Eine Anwendung erfolgt nur nach endokrinologischer Indikationsstellung

- Hydrocortison 200 mg/d mittels Perfusor, Vermeidung einer relativen Nebennierenrindeninsuffizienz und Konversionshemmung von T_4 zu T_3.
- Symptomatische Behandlung der Hormonwirkung (Herzinsuffizienz, Hypertension, Herzrhythmusstörungen), insbesondere ß-Blocker und z.B. Reserpin (Entleerung endogener Katecholaminspeicher)
- Rehydratation mit isotonen Elektrolytlösungen. Deckung des erhöhten Kalorien- und Proteinbedarfs durch hochkalorische parenterale Ernährung.
- Sedierung mit Barbituraten und/oder Benzodiazepinen.
- Temperatursenkung, physikalische Kühlung, lytischer Cocktail (Atosil®, Dolantin®, Hydergin®). Bei sonst nicht beherrschbarer Hyperthermie kann eine Dantrolene®-Therapie versucht werden.
- Thromboembolieprophylaxe mit Heparin 15 000 IE/Tag.
- Aktivkohle-Hämoperfusion oder Plasmapherese zur Verringerung des Plasmapools

Anästhesiologisches Management
Prämedikation
- Die Resektion einer hyperthyreoten Struma ist in der Regel ein Wahleingriff. Der Patient **muß** klinisch **und** laborchemisch euthyreot sein.
- Bei extrathyreoidealen Eingriffen und Zeichen einer nichtbehandelten Hyperthyreose werden keine elektiven Eingriffe durchgeführt.
- Die Bestimmung von Schilddrüsenhormonen wird ausschließlich bei klinischem Anhalt einer Schilddrüsenfunktionsstörung veranlaßt! Die Einnahme von Schilddrüsenhormonpräparaten z.B. zur Strumaprophylaxe ist per se keine Indikation dafür
- Für die Diagnose einer latenten Hyperthyreose ist der erniedrigte TSH-Spiegel (Cave: Patienten älter als 60 Jahre) nicht ausreichend. Eine weitere differentialdiagnostische Abklärung (Sono-, Szintigraphie) durch den Hausarzt oder Endokrinologen sollte erfolgen.
- Die TSH-Spiegel bei hyperthyreoten Patienten sind auch nach adäquater Therapie für mindestens 2–4 Monate supprimiert.
- Zur Beurteilung der Stoffwechsellage dienen T_4, T_3 und TSH basal. Alle anderen Parameter sind von untergeordneter bzw. keiner Bedeutung.
- Amiodaron (Cordarex®) kann potentiell eine Hyper- wie auch eine Hypothyreose auslösen.
- Tracheazielaufnahme nur bei klinischer Symptomatik und ggf. nach Thoraxaufnahme

- Blutbereitstellung (2 EK) nur bei sehr großer Struma (retrosternal), sonst nur Blutgruppenbestimmung
- spezifische Komplikationen der Schilddrüsenchirurgie: Atemwegsobstruktion (Nachblutung), Rekurrensparese, Hypoparathyreoidismus (Hypokalzämie nach ca. 24–48h), thyreotoxische Krise (extrem selten)

Adjuvante Therapie der Hyperthyreose

- ß-Rezeptorenblocker und Benzodiazepine, wirken rein symptomatisch
- Ein Patient, bei dem die Hyperthyreosezeichen unter Anwendung dieser Adjuvanzien nicht mehr sichtbar sind, dessen Schilddrüsenhormone aber noch erhöht sind, darf für eine elektive Operation nicht freigegeben werden!

Dosierung

- Propranolol (Dociton®) 3×40–3×120 mg/d, die klinische Relevanz der Konversionshemmung (Umwandlung von T_4 in T_3) durch Propranolol ist gering, daher auch kardioselektiver ß-Blocker angezeigt.
  - Diazepam (Valium®) 5–10 mg/d (oder ein anderes Benzodiazepin/ Barbiturat).

Perioperative Medikation

Der euthyreote Patient wird stationär aufgenommen. Fortsetzung der bisherigen thyreostatischen und adjuvanten Therapie. Jetzt zusätzlich 4 Tage lang Jod in pharmakologischen Dosen (fakultativ!!) zur Verringerung der Gefäßversorgung der hypervaskularisierten Struma und Hemmung der Hormonausschüttung aus dem Kolloid durch Inhibierung der Kolloidproteasen. Die Hemmung der Hormonsynthese durch Jod (akuter Wolff-Chaikoff-Effekt) spielt keine Rolle.

Dosierung

- 10–20 Tropfen der Lugolschen Lösung des DAB 7 pro Tag
- Operation am 5. – 7. Tag nach Behandlungsbeginn zwingend erforderlich

Nach einer Schilddrüsenoperation (subtotale Resektion, Adenomenukleation, Thyreoidektomie) ist in der Regel keine thyreostatische Therapie mehr nötig. Falls dennoch eine Symptomatik durch intraoperative Hormonausschüttung auftritt, Fortführung der ß-Blockade für einige Tage.

Prophylaxe einer jodinduzierten Hyperthyreose

therapierte Hyperthyreose

- 1 Tag vor Jodexposition 3×300 mg Perchlorat (3×15 Tropfen Irenat®).

latente Hyperthyreose, kompensiertes autonomes Adenom

- 1 Tag vor Jodexpostion 3×300 mg Perchlorat (3×15 Tropfen Irenat®), zusätzlich 10–20 mg/d Carbimazol (Carbimazol®)

- Perchlorat (Irenat®) nach einer Woche, Carbimazol® nach 2–3 Wochen absetzen

Perioperative Maßnahmen
- alle Anästhesieformen sind möglich
- invasives Monitoring nur bei dringlichen Operationen im klinisch hyperthyreoten Zustand und in Abhängigkeit vorhandener Begleiterkrankungen

Besonderheiten bei Eingriffen an der Schilddrüse
- Beatmung mit 5 mm Hg PEEP
- Kapnometrie, sichere Tubusfixierung!
- auf Lagerung achten (kein frei hängender Kopf
- postoperativ auf Nachblutung achten!
  Mögliche Verlegung der oberen Atemwege mit **erschwerter Reintubation** bei ausgeprägter Nachblutung möglich! (s. S. 391)

Hypothyreose

Primäre Hypothyreose (thyreogen) angeboren oder erworben
- Autoimmunerkrankung (am häufigsten Hashimoto-Thyreoiditis), iatrogen nach Strumaresektion, Radiojodtherapie und thyreostatischer Therapie

Sekundäre Hypothyreose (hypophysär)
- bei Hypophysenvorderlappeninsuffizienz (Hypopituitarismus)

Tertiäre Hypothyreose (hypothalamisch, Rarität)

Hypothyreosen kommen weitaus seltener vor als Hyperthyreosen. Neben einem allgemeinen körperlichen und geistigen Leistungsabfall, trockener Haut und Kälteintoleranz kann die Hypothyreose zu folgenden Organfunktionsstörungen führen
- Herzinsuffizienz ("Myxödemherz", häufig digitalisrefraktär)
- Perfusionsstörungen der Lunge
- Nebennierenrindeninsuffizienz, verminderte Nierenleistung
- Leberfunktionsstörungen (eingeschränkter Arzneimittelmetabolismus).

Therapie
- orale Hormonsubstitution, initial täglich 25 µg T_4, Steigerung der Dosis jede Woche um 25 µg/Tag, Tagesdosen von 150 µg nicht überschreiten
- bei alten Patienten niedrigere Anfangsdosis und geringere Steigerungsraten

– Cortisolsubstitution bei sekundären Hypothyreosen nicht vergessen, stets vor der L-Thyroxinsubstitution beginnen

Anästhesiologische Relevanz
– Herzinsuffizienz, bradykarde Rhythmusstörungen
– verminderter Arzneimittelmetabolismus (Narkoseüberhang)
– veränderte O_2- und CO_2- Antwortkurve (verminderter Atemantrieb durch Hyperkapnie und Hypoxie)
– große Zunge (Intubationsprobleme), verzögerte Magenentleerung
– Inzidenz von Myasthenia gravis und NNR-Insuffizienz hoch
– Hypothermie
– bei Intensivpatienten DD „Low-T3-Syndrome" (rT3 hoch, TSH normal bis erniedrigt)
– **Myxödemkoma** (extrem selten)
Die respiratorische Insuffizienz steht beim Myxödemkoma im Vordergrund und führt nicht selten bei extremer Hypoventilation zu einer „CO_2-Narkose".

Therapie
– evtl. Beatmungstherapie (Cave O_2 bei spontanatmenden Patienten)
– 1.Tag 500 µg L-Thyroxin i.v.
  2. – 7. Tag 100 µg L-Thyroxin i.v.
  ab 8. Tag 100 -150 µg L-Thyroxin oral (regelmäßige Hormonbestimmung)
– 100–200 mg/d Hydrocortison (stets vor L-Thyroxingabe)
– ansonsten symptomatische Therapie

Anästhesiologisches Management
Prämedikation. Siehe Hyperthyreose. Bei V.a. Hypothyreose sollte ein Endokrinologe hinzugezogen werden. Cave: Sedativa und Hynotika zur Prämedikation (Dosisreduktion)
Perioperative Maßnahmen
– prinzipiell alle Anästhesieverfahren möglich
– evtl. Nachbeatmung (großzügige Indikation)
– postoperativ längere Intensivtherapie erforderlich

4 Nebenschilddrüsenerkrankungen und nicht parathyreogenes Hyperkalzämiesyndrom

Hyperkalzämiesyndrom, hyperkalzämische Krise
Pathophysiologie

Primärer Hyperparathyreoidismus (pHPT) (vermehrte Parathormonbildung)
- solitäre (80 %) oder multiple (5 %) Adenome, Hyperplasie, Karzinom (selten)

Tumorhyperkalzämie (ca. 60 % aller Hyperkalzämie)
- osteolytische Metastasen
- paraneoplastische Hyperkalzämie (ektope Parathormonbildung, Osteoklasten aktivierender Faktor [OAF] beim Plasmozytom)

Seltene Ursachen
- sekundärer Hyperparathyreoidismus, M.Boeck, Milch-Alkali-Syndrom
- Vitamin D- und A-Intoxikation
- NNR-Insuffizienz, Steroidentzug, Hyperthyreose, Thiaziddiuretika

Symptomatik der Hyperkalzämie
- Polyurie, Polydipsie, Anorexie, Erbrechen, Meteorismus, Obstipation, Muskelschwäche, körperliche und intellektuelle Leistungsschwäche, Reizbarkeit, Depressionen.

Anästhesiologische Relevanz. Alle folgenden Organstörungen gehören in der leichteren Form zum Hyperkalzämiesyndrom, in schwerer Ausprägung zur hyperkalzämischen Krise.

Niere. Nephrolithiasis, Nephrokalzinose, Pyelonephritis, Polyurie (durch osmotische Diurese oder nichtoligurisches Nierenversagen), bei zunehmender Nierenschädigung Niereninsuffizienz mit Oligurie und Urämie

Skelett. Knochen, Gelenkschmerzen, Fibroosteoklasie, Knochenzysten
Cave: Spontanfrakturen bei Lagerung des Patienten

Gastrointestinaltrakt. Ulkusleiden, chronische und akute Pankreatitis, Cholelithiasis ("Stein-, Bein- und Magenpein"), akute Ulkusblutungen, Ulkusperforation

Herz, Kreislauf. Hypertonie, Arteriosklerose, Kardiomyopathie, AV-Blokkierungen, Bradykardie, Verkürzung der QT-Zeit, erhöhte Digitalisempfindlichkeit

Zentralnervensystem. Hyperkalzämisches Durchgangssyndrom, Antriebsarmut, Depression, Benommenheit, Somnolenz, Koma, aber auch Aggressionen, Wahnsymptome, starke Kopfschmerzen.

Neuromuskuläres System. Muskelschwäche, Myopathie

Homöostase. Hyperkalzämie: kein strenger Zusammenhang zwischen Plasmakalzium und Ausprägung der Symptomatik, Werte > 4 mmol/l Gesamtkalzium sind in jedem Fall behandlungsbedürftig

isotone und hypertone Dehydratation, Hypokalie, hyperchlorämische metabolische Azidose

Therapie des Hyperkalzämiesyndroms bzw. der hyperkalzämische Krise

- Rehydratation, in der Regel mit isotoner NaCl-Lösung (Cave: hyperchlorämische metabolische Azidose). Andere geeignete Lösungen (Ringer-Laktat-Lösung, 2/3-Elektrolytlösung mit 100 mmol Na^+/l und 20 mmol K^+/l) enthalten noch einen geringen Kalziumanteil. Diese Lösungen sind vorteilhaft, wenn die renale Kalziumelimination noch möglich ist.
- Kaliumsubstitution: Ein Kaliummangel liegt fast immer vor, durch forcierte Diurese wird er verstärkt. Dosierung bis zu 20 mmol/h.
- Forcierte Diurese, soweit es von der Nierenfunktion möglich (bis zu einer GFR von 20 ml/min); 10–20 l Flüssigkeit täglich, Furosemid (bis zu 50 mg/h).
- Hämodialyse; Peritonealdialyse wirksam zur Kalziumsenkung, aber nicht unproblematisch. Rascher Abfall der Kalziumkonzentration im Plasma (Herzinsuffizienz!), aber auch rascher Rebound. Zur OP-Vorbereitung empfehlenswert.
- Kalzitonin: Nebenwirkungsarmes Adjuvanz von nicht voraussehbarer Wirkung (manchmal enttäuschend). 400 IE/Tag als Dauerinfusion.
  Die Infusion von Phosphat zur Ausfällung von Ca^{++} ist heute obsolet. Folgende Möglichkeiten der Therapie sind vor allem bei der Tumorhyperkalzämie wirksam
  - Biphosphonate (z.B. Ostac®), spezifischer Osteoklastenhemmer
  - Kortikosteroide, z.B. 100 mg Prednisolon (Solu Decortin H®), Blockade des OAF (Plasmozytom), Ansprechzeit mehrere Tage
  - Indometacin (Amuno®) und Azetylsalizylsäure

Anästhesiologisches Management
Prämedikation
Moderate Hyperkalzämien bei Patienten ohne renale und kardiovaskuläre Risikofaktoren stellen kein spezielles präoperatives Problem dar. Bei aus-

geprägter Hyperkalzämie muß eine präoperative Vorbehandlung erfolgen. Bei unklarer Genese internistisches bzw. endokrinologisches Konsil anfordern.

Beachte
- EKG: verkürztes QT-Intervall
- Digitalistherapie: Gefahr der Intoxikation
- Elektrolyt- und Flüssigkeitsstatus (Cave: Hypovolämie)
- Hypomagnesiämie und Hypokaliämie besonders nach forcierter Diurese mit Furosemid (Lasix®)

Perioperative Maßnahmen
- Normalisierung des Flüssigkeits- und Elektrolytstatus (siehe Therapie der Hyperkalzämie)

Narkoseführung und postoperative Therapie bei der subtotalen Parathyreoidektomie. Häufig langwierige und technisch schwierige Operationen, besonders wenn die topische Diagnostik nicht erfolgreich war. Im Einzelfall kann eine Sternotomie notwendig sein.
- Blutbereitstellung 2 EK
- jede Form der Allgemeinanästhesie möglich
- Relaxometrie! (unvorhersehbare Interferenz von Muskelrelaxanzien und Hyperkalzämie)
- Cave: Trotz Normalisierung des Kalziumstoffwechsels können verschiedene Formen der AV-Blockierung bestehen bleiben (ggf. Schrittmacherindikation).
- Postoperative Überwachung: Hauptprobleme sind die häufig bestehende Niereninsuffizienz (Nephrokalzinose) und die Möglichkeit der akuten Hypokalzämie (Skelettsystem nimmt große Kalziummengen auf: „Hungrige Knochen").
- Elektrolytkontrolle, Gefahr des postoperativen Hypoparathyreoidismus

Hypoparathyreoidismus (HoPT) und Hypokalzämien anderer Ursache

Hypoparathyreoidismus HoPT (Verminderte Parathormonbildung)
- postoperativ nach Strumaresektion (am häufigsten)
- idiopathisch (Autoimmungenese)
- Di-George-Syndrom (Aplasie von Nebenschilddrüse und Thymus)

Pseudohypoparathyreoidismus (Parathormon erhöht)
- Bildung eines unwirksamen Parathormons (Pseudoidiopathischer HoPT)

- Defekt auf dem Niveau der Adenylatzyklase (Endorganresistenz Typ I)
- cAMP wird gebildet, die zelluläre Antwort jedoch bleibt aus (Endorganresistenz Typ II)

Normokalzämische Tetanie
- Hyperventilationstetanie (respiratorische Alkalose)
- anhaltendes Erbrechen (metabolische Alkalose)
- Kalzium liegt vermehrt als Proteinat und vermindert in freier (ionisierter) Form vor (relative Hypokalzämie), normal 40 % freies Kalzium 60 %
  Kalzium-Proteinat
- Hypomagnesiämie, Hyperkaliämie (Györgyi-Formel)

Hypokalzämien anderer Ursache
- akute Pankreatitis, Peritonitis, Malabsorbtionssyndrom
- Niereninsuffizienz, Osteomalazie (Vitamin D-Mangel)
- Infusionen von EDTA- oder Zitratblut

Symptomatik der Hypokalzämie
- erhöhte neuromuskuläre Erregbarkeit, tetanisches Syndrom
  - Parästhesien perioral, Hände, Füße
  - Muskelspasmen, Karpopedalspasmen
  - tetanischer Anfall
- Thoraxrigidität (Atemnot, Angina pectoris)

Anästhesiologische Relevanz
- Hypokalzämie, Hypomagnesiämie, Hyperphosphatämie
- kardiale Symptome
  - QT-Verlängerung, kann zur Kammertachykardie führen
  - Digitalisresistenz bei Vorhofflimmern
- neurologisch-psychiatrische Symptome
  - leichte Erregbarkeit, depressive Verstimmung
  - schizoide Psychose (hypokalzämisches Durchgangssyndrom)
- Laryngospasmus kann u.U. auftreten

Perioperative Therapie des HoPT oder einer Hypokalzämie anderer Ursache
- orale Ca^{++}-Substitution: 25–50 mmol (1–2 g/d), Brausetabletten zu 0,5
  und 1 g Kalzium (langsam über den Tag verteilt)
- parenterale Ca^{++}-Substitution (20 mmol Ca^{++}/Tag)
- in schweren Fällen bei Parästhesien und tetanischen Anfällen Kalziumchlorid als Infusionszusatz

- Kalziumglukonat 10 %; 1 ml = 0,225 mmol = 0,45 mval Ca; 40–50 ml als Tagesdosis (4–5 Ampullen)
- zusätzlich orale oder parenterale Gabe von Vitamin D_3 (Colecalciferol [Vigantol®]) 0,5–2,0 mg
- bei Niereninsuffizienz ist die Hydroxylierung von Colecalciferol nicht möglich, daher biologisch aktiven Metaboliten vorziehen: z.B. 0,25–1 µg Alfacalcidol (EinsAlpha®) oder 0,25–0,5 µg Calcitriol (Rocaltrol®)

Anästhesiologisches Management
Prämedikation
- Regelmäßige Kalziumkontrolle, wenn möglich auch des freien Kalziums (0,8 -1,2 mmol/l)
- EKG: QT-Verlängerung ("QT-Syndrom"), CAVE: Kammerflimmern
- andere Elektrolytstörungen (z.B. Hypomagnesiämie)
- klinische Hinweise auf relevante Hypokalzämie
  - Chvostek-Zeichen (Beklopfen des N.facialis im Bereich der Wange führt zu Zucken des Mundwinkels)
  - Trousseau-Zeichen (Blutdruckmanschette für einige Minuten über systolischen RR-Wert aufpumpen führt zu Pfötchenstellung)
Perioperative Maßnahmen
- alle Anästhesietechniken möglich
- Therapie einer intraoperativ auftretenden Hypokalzämie siehe oben
- postoperativ nach ausgedehnter Strumaresektion oder Thyreoidektomie regelmäßige Kontrolle des ionisierten Kalziums: 1. und 2. postoperativer Tag 6-stdl., dann 2×täglich für 10 Tage, klinische Kontrolle mittels Chvostek- und Trousseau-Zeichen.

5 Hypothalamus – Hypophysensystem

Akromegalie
Überproduktion von STH (eosinophiles Adenom des HVL), Vergrößerung der Akren mit Verdickung des Bindegewebes (Akro- und Viszeromegalie)

Therapie
- in der Regel chirurgische Therapie
- konservativ: Therapieversuch mit Bromocriptin (Pravidel®), Senkung der STH-Spiegel via Dopaminrezeptoren

Anästhesiologische Relevanz
- Kardiomyopathie, koronare Herzerkrankung, Herzrhythmusstörungen
- Hypertonie
- verminderte Glukosetoleranz (evtl. Diabetes mellitus)
- Makroglossie, große Epiglottis, verdickte Stimmbänder (Intubations-schwierigkeiten)

Anästhesiologisches Management
Prämedikation
- endokrinologisches Konsil bzw. Rücksprache mit behandelndem Internisten
- Cave anästhesiologisch relevante Begleiterkrankungen
  - Herzinsuffizienz, Herzrhythmusstörungen (evtl. invasive kardiologische Diagnostik)
  - Diabetes mellitus
  - pulmonale Begleiterkrankung
- auf Intubationsprobleme achten (s. S. 141 u. 272)
- spezielle Aspekte bei Eingriffen an der Hypophyse
  - Aufklärung über postoperative Intensivtherapie, Stoffwechselkomplikationen, neurologische Schäden
  - bei großen Tumoren (z.B. Kraniopharyngeom) ist bereits präoperativ eine intrakranielle Drucksteigerung möglich
  - Neurologie und/oder Neurochirurgie-Befund
Perioperative Maßnahmen
- alle Anästhesieverfahren möglich
- fiberoptische Intubation vorbereiten (s. S. 239)
- invasives Monitoring in Abhängigkeit von Begleiterkrankungen
Spezielle Aspekte bei Eingriffen an der Hypophyse
- Für die Anästhesie gibt es im allgemeinen keine Einschränkung.
- Bei Patienten mit verminderter intrakranieller Compliance ICP-Steigerung vermeiden.
  - Einleitung: Barbiturat, Etomidat; Vermeidung von Lachgas; kontrollierte Hyperventilation.
- zentralvenöser Katheter plus großlumiger venöser Zugang; arterielle Druckmessung
- BGA, HK, BZ, Elektrolyte, engmaschig (stündlich) bestimmen
- postoperative Hormonsubstitution
  - bei Ausfall des HVL: Hydrocortison 200 mg/d (wie bei NNR-Insuffizienz)
  - bei Ausfall des HHL: Desmopressindiacetat (Minirin®) 2–4 mg/d

- Diabetes insipidus
  - Ausfall oder Einschränkung der ADH-Sekretion durch Tumoren oder während und nach Hypophysenoperation. Exakte Bilanzierung von Flüssigkeitsein- und ausfuhr. Substitution von ADH mit Minirin®. Renal geht hypotone Flüssigkeit verloren (Osmolalität des Urins 50–100 mosmol/kg), diese Verluste sind mit Elektrolytlösung (z.B. Halb- und/oder Zweidrittellösungen) zu decken.

6 Stoffwechselstörungen

Fruktose-/Sorbitintoleranz
Hereditäre Aktivitätsminderung oder Inaktivität der Aldolase B (Enzym in Leber, Niere, Mukosa, unbedingt notwendig für die Assimilation von Fruktose). Akkumulation des toxischen Metaboliten Fruktose-1-Phosphat mit Leber-, Nieren- und Darmfunktionsstörungen.

Anästhesiologische Relevanz
Akute Fruktoseintoxikation
Leber
- Hypoglykämie, Laktazidose, akute Leberdystrophie mit Ausfall aller Leberfunktionen nach längerer Infusion (Gerinnungsstörungen, Ikterus, Enzymanstiege, Leberkoma)
Niere
- proximal renal tubuläre Azidose, Tubulusschädigung, akutes Nierenversagen, Endstadium: Multiorganversagen

Anästhesiologisches Management
Prämedikation
Anamnese
- Unverträglichkeit von süßen Speisen (Frucht-, Rohr- und Rübenzucker), Patienten meiden alles Süße (nicht nur Obst!)
- Patienten haben keine Karies
- Bauchschmerzen bei Diätfehlern
Perioperative Maßnahmen
- keine Anwendung von Fruktose oder Sorbit in allen Lösungen zur Flüssigkeitssubstitution und für Spülungen (z.B. TUR)
- Befragung aller Patienten nach Unverträglichkeit süßer Speisen

- weder Fruktose noch Sorbit beim bewußtlosen Patienten (außer bei klarer Anamnese)
- Fruktose und Sorbit in der Anästhesie und Notfallmedizin nicht einsetzen

Autonome Neuropathie

Polyneuropathie des autonomen Nervensystems im Rahmen folgender Erkrankungen
- Diabetes mellitus, Leberzirrhose
- chronische Niereninsuffizienz
- Hyper- und Hypothyreose
- Sarkoidose, Myasthenia gravis
- Muskeldystrophie, Guillain-Barré-Syndrom
- Drogen, Alkohol, Zytostatika, Antidepressiva

Die Diagnose der autonomen Neuropathie setzt Spezialuntersuchungen voraus, die in der Regel nicht vorliegen.

Ausprägung
Die autonome Innervation sämtlicher Organe kann gestört sein. Sympathikus und Parasympathikus können ungleichmäßig betroffen sein, das gegenregulatorische System überwiegt dann funktionell.

Anästhesiologische Relevanz
- überwiegend sind Patienten mit Diabetes mellitus Typ I betroffen
- verminderte Reaktion auf hypoxische Stimuli
- Ausbleiben von Tachypnoe und Hyperventilation
- Gefährlich: atemdepressorische Medikamente (Atemstillstand, hypoxischer Kreislaufstillstand [vagale Neuropathie])
- reflektorischer Herz-Kreislauf-Stillstand bei Extubation, Absaugen, Husten, Würgen, Pressen (sympathische kardiale Neuropathie, Kennzeichen: Verlust der respiratorischen Arrhythmie)
- hypotone Kreislaufregulationsstörung (asympathikotone Neuropathie). Ausbleiben der Gefäßtonisierung, verminderte Renin- und Katecholaminausschüttung
- schwere Hypotension auf Vasodilatatoren, ß-Blocker, Kalziumantagonisten, Nitrate, Morphin, hohe PDA und Spinalanästhesie
- ausgeprägte postoperative Magen-, Darm- und Blasenatonie (parasympathische Neuropathie)
- verminderte Schmerzempfindung bei Angina pectoris und Myokardinfarkt

– beim Diabetiker Ausbleiben der Gegenregulation bei Hypoglykämie (eingeschränkte Glukagon- und Katecholaminsekretion)

Anästhesiologisches Management
– (s. S. 156)
– bei ausgeprägter autonomer Neuropathie großzügige Indikation für invasives Monitoring

8 Porphyrie siehe Kapitel 11

9 Maligne Hyperthermie siehe Kapitel 10

10 Adipositas siehe Kapitel 8.5.2

Notizen:

Notizen:

Notizen:

Kapitel 10

Anästhesie bei maligner Hyperthermie

1 Definition, Pathogenese, Pathophysiologie

Die maligne Hyperthermie (MH) ist eine subklinische Myopathie, bei der es durch volatile Anästhetika und depolarisierende Muskelrelaxanzien zu einer Triggerung lebensbedrohlicher, hypermetaboler Stoffwechselentgleisungen kommt, denen ein genetischer Defekt der myoplasmatischen Ca-Homöostase zugrunde liegt.

Die Triggerung einer MH-Krise beruht auf einer Fehlregulation der Kalziumströme durch das sarkoplasmatische Retikulum, wodurch die Konzentration freier Ca-Ionen ansteigt und eine Kaskade metabolischer Vorgänge auslöst.

Pathophysiologie der metabolischen Kaskade

Anstieg der myoplasmatischen Ca-Konzentration, Aktivierung kontraktiler Elemente, Hydrolyse von ATP, Steigerung der aeroben und anaeroben Glykolyse, Hitzeproduktion, stark erhöhter O_2-Verbrauch, stark erhöhte CO_2- und Laktatproduktion, metabolische (Laktat-) Azidose, intramitochondriale Kalziumakkumulation, Entkoppelung der oxidativen Phosphorylierung, hypoxischer Zellschaden mit Verlust der Zellintegrität und Zunahme der Membranpermeabilität, Freisetzung von intrazellulären Bestandteilen: Kalium, Kreatinkinase, Myoglobin, Kalzium, letztlich irreversibler Zelluntergang.

In der Frühphase der MH besteht eine hyperdyname Kreislaufsituation. Tachykardie, erhöhtes HZV, gesteigerte Inotropie, verminderte Ventrikelfüllung, erniedrigter peripherer Widerstand durch die Abnahme des Widerstandes in der Skelettmuskulatur trotz erheblicher Katecholaminausschüttung. Im weiteren Verlauf kann es zu Lungen- und Hirnödem, Leber- und Nierenversagen (Crush-Syndrom oder Kreislaufinsuffizienz) sowie zu einer Verbrauchskoagulopathie (DIC) kommen. In dieser späteren Phase besteht eine hypodyname Kreislaufsituation mit deutlich reduziertem Herzzeitvolumen und niedrigem Systemdruck. Bei nicht oder unzureichend behandelten Patienten tritt in der Frühphase der Tod durch Kammerflimmern infolge Hyperkaliämie oder durch Hypo- bzw. Asystolie ein. Innerhalb der ersten Stunden sind Lungenödem und/oder Gerinnungsstörungen die häufigste Todesursache, innerhalb von Tagen dann neurologische Schäden oder Nierenversagen.

Beziehung zu anderen Erkrankungen

Eine feste genetische Koppelung zwischen MH-Disposition und neuromuskulären Erkrankungen (NME) ist bis jetzt nur bei der Central-Core-Disease bewiesen, wird beim King-Denborough-Syndrom vermutet und ist bei anderen NME eher unwahrscheinlich. Trotzdem sollten Patienten mit NME keine Triggersubstanzen erhalten, da sie ein höheres Risiko für die Entwicklung einer MH oder eines plötzlichen, nicht auf eine MH-Reaktion zurückzuführenden Herzversagens haben.

Triggersubstanzen

Nur depolarisierende Muskelrelaxanzien und volatile Anästhetika sind Triggersubstanzen. Bei MH-Verdacht sollte vorsichtshalber auch auf Phenothiazine, Thioxanthine, Promethazin, Haloperidol, MAO-Hemmer und trizyklische Antidepressiva verzichtet werden. Kalzium selbst ist kontraindiziert. Alle anderen Substanzen können keine MH auslösen! Der Einsatz von Haloperidol kann bei der diagnostischen Muskelbiopsie das Testergebnis verfälschen!

2 Symptomatik

Die Symptomatik ist geprägt durch eine inadäquate Relaxierung des Patienten nach Succinylcholingabe und die Folgen der pathologisch gesteigerten Stoffwechselaktivität:
- generalisierte Muskelrigidität: Massetermuskelspasmus kann erstes Symptom der MH sein!
- Anstieg des PetCO$_2$ (frühestes durch Monitoring erfaßbares Symptom)
- schnelle Verfärbung und Erwärmung des Atemkalks
- Abfall von SpO$_2$ und FiO$_2$
- Zyanose
- marmorierte Haut
- Schwitzen
- Tachykardie
- Rhythmusstörungen
- Tachypnoe und Hyperventilation bei spontanatmenden Patienten
- schneller Anstieg der Körpertemperatur (bis 1 °C pro 5 min) (ist meist nicht erstes Symptom und überhaupt nur bei 50 % der Fälle Leitsymptom)

3 Diagnostik

Diagnostik bei intraoperativem Verdacht auf MH

Bei jedem Verdacht auf MH muß eine arterielle Blutgasanalyse durchgeführt werden
- Abfall der gemischtvenösen Sättigung
- Abfall des PaO$_2$ und der arteriellen Sättigung
- Anstieg des PaCO$_2$
- gemischt respiratorisch/metabolische Azidose
- erhöhter Laktatspiegel
- bei PaCO$_2$ >60 mmHg und BE < -5 mmol/l ist von einer MH auszugehen, wenn andere Ursachen ausgeschlossen sind

Weitere Laborwerte: Hyperkaliämie, Hyperkalzämie, Hypermagnesiämie, Myoglobinämie und Myoglobinurie (bis zu 1000 mg in den ersten 24 h), Transaminasenanstieg, CK-Anstieg (nicht obligatorisch!), Gerinnungsstörungen im Sinne einer Verbrauchskoagulopathie

Diagnostik der MH- Disposition

Zur definitiven Diagnostik der MH dient der Halothan-Koffein-Kontrakturtest (In-Vitro-Kontrakturtest = IVKT), der mit einer Gewebeprobe (Muskelbiopsie) durchgeführt wird.

MHS (MH „susceptible")
- Kontraktur bei Halothan und Koffein
- kein Zweifel an MH- Disposition

MHE (MH „equivocal")
- Kontraktur nur für Halothan (MHEh) oder Koffein (MHEc)
- Disposition unklar, aus Sicherheitsgründen Einschätzung wie MHS

MHN (MH „non susceptible")
- keine Kontraktur bei Halothan und Koffein
- MH kann sicher ausgeschlossen werden

Kreatinkinase

Die Kreatinkinase ist nur bei etwa 50 -70 % der MHS-Personen erhöht. Bei Blutsverwandten oder Nachkommen eines Patienten mit gesicherter MH-Disposition weist eine erhöhte CK mit 90 % Wahrscheinlichkeit auf eine MH-Veranlagung hin. Die präoperative Bestimmung der CK dient als Ausgangswert für die postoperative Verlaufskontrolle.

4 Vorgehen bei bekannter MH- Disposition

Bei anamnestisch bekannter oder vermuteter MH- Disposition müssen die bekannten Triggersubstanzen vermieden werden.

Indikationen für triggerfreie Narkose

Die Indikation für eine triggerfreie Narkose ist gegeben bei Patienten
- mit einem positiven Kontrakturtest (MHS oder MHE)
- mit MH- verdächtiger Komplikation in der Anamnese

- mit Blutsverwandten oder Nachkommen mit gesicherter Disposition oder anamnestischen Hinweisen auf eine MH (unklarer Narkosezwischenfall bei Familienangehörigen) (s. S. 13)
- mit anderweitig unerklärter CK-Erhöhung
- mit einer neuromuskulären Erkrankung
- zur diagnostischen Muskelbiopsie bei MH-Verdacht

Prämedikation

- präoperative CK-Bestimmung zur Verlaufskontrolle
- starke Sedierung, um den Streßfaktor zu reduzieren
- Benzodiazepine als Mittel der Wahl, Barbiturate oder Opioide sind ebenfalls geeignet
- Ca-Antagonisten müssen abgesetzt werden, ggf. auf ß-Blocker umstellen
- Dantrolene-Prophylaxe ist vor elektivem Eingriff mit triggerfreier Narkose nicht erforderlich (s. S. 56)

Gerätevorbereitung

Ein nicht mit volatilen Anästhetika kontaminiertes Gerät muß zur Verfügung stehen, z.B. kann ein vorhandenes Gerät für mehrere Stunden mit 10 l/min Sauerstoff gespült, der Verdampfer entfernt und der Atemkalk erneuert werden. Neue unkontaminierte Schläuche und Beutel, Eis und eisgekühlte Infusionslösungen sollten bereitstehen.

Anästhesieverfahren

- Regionalanästhesien bevorzugen, alle Lokalanästhetika können verwendet werden
- wenn Allgemeinanästhesie nötig ist
    - keine volatilen Anästhetika und Succinylcholin einsetzen
    - andere unsichere Substanzen (s. S. 190) vermeiden

> ▶ *Merke:*
> Bei anamnestisch bekanntem Verdacht auf maligne Hyperthermie Regionalanästhesie bevorzugen oder triggerfreie Allgemeinanästhesie durchführen !

Monitoring

- EKG
- Kapnometer
- Pulsoximeter
- NIBP
- Temperatur
- arterielle Kanüle bei Eingriffen >60 min Dauer
- ZVK nach den Erfordernissen des Eingriffs und des Patientenzustands
- Blasenkatheter erwägen

Postoperative Nachsorge

ohne klinisches Auftreten der MH
- nach kleineren Operationen kann der Patient nach angemessenem Aufenthalt (etwa 2–4 h) im AWR auf die Normalstation verlegt werden
- nach größeren Eingriffen, die mit ausgedehnter Gewebezerstörung und postoperativen Schmerzen einhergehen, sollte der Patient für 24 h auf der Intensivstation überwacht werden

5 Vorgehen bei Manifestation der malignen Hyperthermie

Bereits der begründete Verdacht auf eine MH zwingt zum sofortigen Handeln, da die Prognose um so schlechter wird, je später mit der Therapie begonnen wird. Bereits ohne eindeutige klinische Symptomatik müssen daher sofort
- der zuständige Oberarzt informiert werden
- alle Maßnahmen zur Triggerelimination getroffen werden

- Maßnahmen für Diagnostik und erweitertes Monitoring eingeleitet werden
- die spezifische und adjuvante Therapie vorbereitet werden

Erweiterte Monitoringmaßnahmen

Falls nicht schon eingesetzt, bereits bei erstem Verdacht (z.B. schlechte Mundöffnung trotz Relaxierung wegen hohem Massetertonus/-spasmus! s.Kap.10.2)
- Kapnometrie
- Pulsoximetrie
- Temperaturmessung
- arterielle Blutgasanalyse

Bei Bestätigung des Verdachts zusätzlich
- arterielle Kanüle (Druckmessung und Blutgasanalysen!)
- ZVK
- Blasenkatheter
- evtl. Pulmonalarterienkatheter

Triggerelimination

- volatiles Anästhetikum abstellen
- Hyperventilation mit reinem Sauerstoff
  - Frischgasflow 15 l/min O_2
  - AMV 3–4 fach des normalen AMV (min. 300 ml/kg/min)
- am effektivsten und sichersten Narkosegerät komplett auswechseln
- alternativ alle gummierten Teile (Atemschläuche) und CO_2-Absorber auswechseln
- wenn möglich, Operation beenden

Dantrolene (s. S. 56)

Die Gabe von Dantrolene hat absolute Priorität, da lebensrettend!
- Initialdosis 2,5 mg/kg
- wenn nötig, kurzfristig repetieren bis zu 10 mg/kg in 15 min

- innerhalb von 30 min nach Infusionsbeginn ist eine Wirkung zu erwarten
- wenn 20 mg/kg gegeben sind ohne sichtbaren Effekt, ist die Diagnose MH in Zweifel zu ziehen
- wenn die Reaktion beherrscht ist, 1–2 mg/kg/4h solange, bis keinerlei Zeichen der aktiven MH-Krise mehr vorliegen
- die Dantrolenedosierung muß den klinischen Zeichen angepaßt werden, es können bis zu 30 mg/kg/d gegeben werden
- nach massiver Dantrolenebehandlung ist eine kontrollierte Beatmung erforderlich

Adjuvante Maßnahmen

- ausreichende Volumenzufuhr! Es besteht primär keine Beeinträchtigung der Ventrikelfunktion, sondern eine hyperdyname Kreislaufsituation. Am Anfang steht die Volumengabe im Vordergrund, da viel Flüssigkeit im geschädigten Muskelgewebe verlorengeht! Keinesfalls wegen des Legens der zentralen Zugänge die Volumengabe verschlafen! Später Steuerung der Volumengabe mit ZVD oder PCWP und anhand der Diurese. Mehrere großlumige Zugänge! 30 ml/kg Kristalloide in den ersten 30–60 Minuten als Anhaltswert. ß-Sympathomimetika sind während der MH-Krise nicht indiziert!
- Kühlen
  - Infusion
  - Kühlmatte
  - Peritoneallavage
  - Kühlung stoppen, wenn 38 °C erreicht sind
- Ausgleich der metabolischen Azidose ($NaHCO_3$ 2 mmol/kg initial, dann nach BGA)
- Hyperkaliämie behandeln, z.B. Insulin 0,15 IE/kg + Glukose 0,5 g/kg (cave: Gefahr des Hirnödems durch Wirkung von hypertonen Glukoselösungen auf das ischämische Gehirn!)
- Arrhythmie behandeln
  - die beste Arrhythmiebehandlung ist die ausreichende Gabe von Dantrolene!
  - Procainamid i.v., initial 3 mg/kg, max. 15 mg/kg (in Deutschland nicht i.v. zugelassen, im Notfall alternativ Lidocain (Xylocain®) 1,5 mg/kg)

- ß-Blocker können bei therapieresistenten Rhythmusstörungen erwogen werden
- evtl. Defibrillation oder Kardioversion bei Kammerarrhythmien
- Kalziumantagonisten sind bei MH streng kontraindiziert!
- forcierte Diurese (mind. 1,5 ml/kg/h !)
  - eine Flasche Dantrolene enthält bereits 3 g Mannitol
  - falls nötig, zusätzlich Furosemid (Lasix®) 0,5 mg/kg initial
- evtl. Dialyse (Hämo- oder Peritoneal-) zur Hyperkaliämietherapie erforderlich
- Heparinisieren 70 IE/kg i.v.
- Laborkontrollen
  - BGA, Kalium, Kalzium, Blutzucker, CK, Transaminasen, Kreatinin, Laktat, Myoglobin im Serum und Urin, Hämoglobin im Urin, Gerinnungsstatus

Postoperative Überwachung auf Intensivstation

- nach jeder manifesten MH-Krise für 48 Stunden
- nach intraoperativer Dantrolene-Therapie bei begründetem MH-Verdacht
- nach größeren Eingriffen und anamnestisch bekannter oder vermuteter MH-Disposition

Notizen:

Notizen:

Notizen:

Kapitel 11

Anästhesie bei Porphyrie

1 Pathophysiologie

Bei der akuten Porphyriekrise wird durch bestimmte Medikamente eine lebensbedrohliche Entgleisung des Porphyrinstoffwechsels mit wechselnder und oft uncharakteristischer Symptomatik ausgelöst. Zugrunde liegt eine Störung der Hämbiosynthese durch Enzymdefekte. Im akuten Schub kommt es zu einer Anhäufung von d-Aminolävulinsäure (ALA) und Porphobilinogen (PBG), die für das klinische Bild des neuropsychiatrischen Syndroms verantwortlich sind. Die Anhäufung von Porphyrinen führt zu Hautsymptomen wie Photosensibilität, leichter kutaner Verletzlichkeit bis hin zu schweren Narbenbildungen und Verstümmelungen, aber nicht zum neuropsychiatrischen Syndrom.

Porphyrieformen

Anästhesierelevant sind nur die akuten Formen der hepatischen Porphyrien, da nur diese mit einer Anhäufung von PBG und ALA einhergehen. Inzidenz dieser Formen ca. 1:80.000 mit großen regionalen Unterschieden.

Akute intermittierende Porphyrie. Nur akute Schübe, keine Hautsymptome, autosomal dominant vererbt

Porphobilinogen-Synthase-Defekt-Porphyrie. Nur akute Schübe, keine Hautsymptome

Hereditäre Koproporphyrie. Hautsymptome (etwa 25 % der Patienten) und akute Schübe, autosomal dominant vererbt

Porphyria variegata. Hautsymptome (etwa 75 % der Patienten) und akute Schübe, autosomal dominant vererbt

Bei der chronischen Form der hepatischen Porphyrien (Porphyria cutanea tarda) und bei den erythropoetischen Porphyrien (kongenitale erythropoetische Porphyrie = erythropoetische Uroporphyrie, und erythropoetische Protoporphyrie= erythrohepatische Porphyrie) kommt es nicht zur akuten Porphyriekrise.

Einflußfaktoren

Faktoren, die die Auslösung einer Porphyriekrise begünstigen können
- Steroide (sowohl Medikamente mit Steroidstruktur als auch natürliche oder synthetische Hormone, auch weibliche Sexualhormone)
- Alkohol (über sein enzyminduzierendes Potential)
- Fasten
- Infekte
- häufig Exazerbation während der Schwangerschaft

Faktoren, die die Auslösung einer Porphyriekrise hemmen
- Glukosezufuhr
- Proteinzufuhr

2 Klinisches Bild der akuten hepatischen Porphyrien

Patienten mit Porphyrie ohne klinische Symptomtik befinden sich in einer latenten Phase. Durch exogene oder endogene Faktoren getriggert (z.B. Medikamente, die das Cytochrom P-450-System induzieren) kann ein akuter Schub ausgelöst werden, der als neurologisch-psychiatrisches Syndrom interpretiert wird.

Abdominalsymptome. Bei weitem das häufigste Symptom sind kolikartige Abdominalschmerzen unterschiedlichster Ausprägung infolge der gestörten gastrointestinalen Motilität, die wiederum durch eine Neuropathie des autonomen Nervensystems bedingt ist. Fieber und Leukozytose können vorhanden sein (dann Gefahr der Fehldiagnose!). Es kann zur intestinalen Obstruktion mit Erbrechen, Obstipation, gastrointestinalen Flüssigkeitsverlusten und nachfolgender iso- oder hypertoner Dehydratation mit Störungen im Elektrolyt- und Säuren-Basen-Haushalt kommen.

Wasser-, Elektrolyt- und Säure-Basen-Haushalt. Oft besteht eine schwere Hyponatriämie, die durch gastrointestinalen Natriumverlust, aber auch durch eine inadäquate ADH-Sekretion bei gestörter Hypothalamus-Funktion und eine natriumverlierende toxische Nephropathie bedingt sein kann. Beim Syndrom der inadäquat hohen ADH-Sekretion (Schwartz-Bartter-Syndrom) kommt es zu einer hypotonen Hyperhydratation. Bei einem Serumnatrium unter 115 mmol/l kommt es zu EKG-Veränderungen (breite QRS-Komplexe, ST-Veränderungen) und Sehstörungen. Unter 102 mmol/l sind Krämpfe, Koma und Herzstillstand zu befürchten. Eine Hypovolämie kann zur prärenalen Oligo- oder Anurie führen.

Neurologische Symptome. Befall des zentralen, peripheren und autonomen Nervensystems möglich. Motorische Nervenschäden in Form von Paresen und Paralysen treten nur bei langen und wiederholten schweren Attacken auf. Es können mannigfaltige Symptomenkomplexe auftreten: Periphere Neuropathie mit motorischen und sensiblen Ausfällen vom Typ Guillain-Barré (2. motorisches Neuron) mit schlaffer Paraplegie oder Quadriplegie bis hin zur aufsteigenden Lähmung mit Beatmungspflichtigkeit. Hirnnervenbeteiligung mit Optikusatrophie, Ophthalmoplegie, Dysphagie, Bulbärparalyse. Enzephalopathie mit Krämpfen, Koma. Hirnorganisches Psychosyndrom mit Verwirrtheit, Agitiertheit, Halluzinationen, Schädigung des Hypothalamus mit inadäquater ADH-Sekretion.

Autonomes Nervensystem. Labile Hypertonie, Tachykardie, ventrikuläre Arrhythmien, Hyperhidrose, Tremor als Ausdruck der sympathischen Hyperaktivität. Die Pulsfrequenz kann mitunter als grober Anhalt für die Aktivität der Porphyrie dienen. Chronische Hypertonie ist möglich und kann zur Niereninsuffizienz führen. Weitere Symptome sind Orthostase, Erbrechen, Obstipation, Diarrhoe, Blasenentleerungsstörungen

Nierenfunktionsstörungen. Während der akuten Episode einer porphyrischen Attacke ist die Nierenfunktion von prärenalen Faktoren abhängig. Die bei der akuten intermittierenden Porphyrie mögliche chronische Niereninsuffizienz wird zurückgeführt auf die porphyrieinduzierte chronische Hypertension, eine verstärkte Empfindlichkeit auf nierenschädigende Analgetika und die nephrotoxischen Effekte von Porphyrinen.

Bei der Porphyria variegata scheint das Potential für eine Nephropathie größer als bei den anderen zu sein. Hyponatriämie muß in die Differentialdiagnose von Krämpfen bei Porphyria variegata einbezogen werden.

3 Diagnostik

Im akuten Anfall kann die Verdachtsdiagnose mit dem Nachweis der Porphyrinvorstufen ALA und PBG im Urin bestätigt werden. Eine quantitative Analyse von ALA und PBG ist mit Ionenaustauschsäulen mit photometrischer Bestimmung möglich. Es ist der 24-h-Sammelurin notwendig, in bestimmten (Not-) Fällen kann aber auch eine 2-h-Fraktion des Urins eingesetzt werden. Im Latenzstadium kann durch Bestimmung des Porphyrinmusters in Urin, Stuhl und Erythrozyten die Diagnose gestellt werden.

4 Anästhesiologisches Vorgehen beim Porphyriepatienten

Voruntersuchungen und organorientierte Vorbereitung

- neurologischer Status und Lungenfunktionsprüfung obligat
- chronische Hypertension muß eingestellt sein (Gefahr von Blutdruckkrisen oder schwerer Hypotension), eine Sinustachykardie kann im Zusammenhang mit der Hypertension zur myokardialen Ischämie führen. Die Therapie kann mit ß-Blockern erfolgen.
- eine Hyponatriämie < 125 mmol/l muß präoperativ ausgeglichen werden
  - 120 -125 mmol/l: Zufuhr isotoner NaCl-Lösung, Restriktion freien Wassers
  - 115–120 mmol/l: hypertone NaCl-Lösung. Der Natriumspiegel sollte nicht schneller als um 2 mmol/l/h angehoben werden, solange 128 mmol/l nicht erreicht sind. Nicht auf höhere Werte als 135 mmol/l substituieren
- akute Hypokaliämie ausgleichen. Mäßige chronische Hyperkaliämien werden oft gut toleriert.
- Bei erhöhtem Serumkreatinin muß abgeklärt werden, ob es sich um eine chronische Niereninsuffizienz aufgrund einer chronischen Hypertonie oder um eine prärenale Insuffizienz durch eine Hypovolämie (im Rahmen einer akuten neuroviszeralen Attacke) handelt. Im zweiten Fall ist eine entsprechende Hydrierung angezeigt und erfolgversprechend.

Auswahl der Medikamente

Die sorgfältige Auswahl der perioperativ applizierten Medikamente ist entscheidend für den Verlauf. Es muß für die gesamte perioperative Phase von allen beteiligten Disziplinen ein Konzept für die Medikamententherapie im voraus festgelegt werden. Die Auslösung einer Porphyrie-Attacke erfolgt nicht nach dem Alles-oder-nichts-Prinzip, sondern hängt von der Art und dem Ausmaß der Metabolisierung des Medikaments ab. Außerdem spielt auch der Grad der Aktivität, in dem sich der Porphyrieprozeß zum Zeitpunkt der Medikamentenapplikation befindet, eine Rolle.

Sichere Medikamente (relativ!)

- Acetaminophen, Aminoglykoside, ASS, Atenolol, Atropin, Bupivacain, Buprenor-phin, Cephalosporine, Chloralhydrat, Chlorpromazin, Cimetidin, Cyclopropan, d-Tubocurarin, Dekamethonium, Diäthyläther, Diazoxid, Dicumarol, Digoxin, Diphenhydramin, Droperidol, Fentanyl, Gallamin, Glukokortikoide, Guanethidin, Heparin, Ibuprofen, Indomethazin, Insulin, Kodein, Labetalol, Lachgas, Levomethadon, Lithium, Lorazepam, Mefenaminsäure, Morphin, Naproxen, Neostigmin, Nitroglycerin, Nitroprussid, Nortriptylin, Oxazepam, Oxytozin, Paracetamol, Paraldehyd, Penicilline, Prilocain, Procain, Promazin, Promethazin, Propofol, Propoxyphen, Propranolol, Reserpin, Streptomycin, Succinylcholin, Temazepam

Umstritten

- Atracurium, Chloramphenicol, Enfluran, Etomidate, Halothan, Hydralazin, Isofluran, Ketamin, Midazolam, Nitrofurantoin, Pancuronium, Pethidin, Phenylbutazon, Rifampicin, Tetrazykline, Valproinsäure, Vecuronium

Unsicher

- Äthanol, Barbiturate, Bemegrid, Carbamazepin, Carbromal, Chlordiazepoxid, Chloroquin u. Derivate, Chlorpropamid, Clonazepam, Clonidin, Danazol, Dapson, Diazepam, Dichloralphenazon, Diclofenac, Dimenhydrinat, Ergotalkaloide, Erythromycin, Ethinamat, Ethosuximid, Flufenaminsäure, Flunitrazepam, Furosemid, Gestagene, Glutethimid, Griseofulvin, Hydroxydione, Imipramin, Lidocain, Lofepramin, Mephantoin, Meprobamat, Mesuximid, Methyldopa, Methyprylon, Metoclopramid, Nalidixinsäure, Nifedipin, Nikethamid, orale Kontrazeptiva, Östrogene, Paramethadion, Pargylin, Pentazozin, Pentetrazol, Phenoxybenzamin, Phensuximid, Phenytoin, Primadon, Primidon, Pyrazolonderivate, Pyrimethamin, Rifamycin, Spironolakton, Sulfonamide, Sulfonylharnstoffe, Theophyllin u. Derivate, Trimethadion

Präoperative Vorbereitung

- OP-Termin am frühen Vormittag (Fasten kann einen Porphyrieanfall auslösen)
- präoperative Infusion von Glukose 10 % ca. 100 ml/h mit Beginn der Nüchternheitsperiode. Es können bis zu 300–500 g Glukose/24 h verabfolgt werden
- medikamentöse Prämedikation z.B. Promethazin (Atosil®) plus Morphin/Fentanyl i.m.
- bei dafür geeigneten Patienten kann ggf. auf eine medikamentöse Prämedikation ganz verzichtet werden.

Anästhesiedurchführung

Wann immer möglich, Regionalanästhesie bevorzugen
- alle gängigen Verfahren kommen in Frage
- präoperativ neurologischer Status erforderlich (s.o.)
- Medikamente: nur Bupivacain, Prilocain, Procain

grundsätzlich auch Allgemeinanästhesie möglich
- klassische NLA mit Droperidol (Dehydrobenzperidol®)/Fentanyl/N_2O und Relaxation mit Succinylcholin (gilt als sicher)
- Als Einleitungshypnotikum kann Propofol (Disoprivan®) benutzt werden, nicht jedoch zur Aufrechterhaltung der Anästhesie!
- Als kompetitives Muskelrelaxans sollte man Atracurium (Tracrium®) oder Vecuronium (Norcuron®) so gering wie möglich dosieren. Gegebenenfalls kann auch Isofluran in geringer Dosierung verabfolgt werden.
- Als absolut sicher gelten allerdings nur Fentanyl, DHB, Lachgas und Succinylcholin!
- engmaschige Kontrollen des meist labilen Blutdruckes
- Kontrolle der Diurese
- intraoperativ ausreichende Zufuhr von glukosehaltigen Elektrolytlösungen

Vorgehen bei Patienten mit Hautläsionen

Besonderes Augenmerk ist auf die Vermeidung von Hautläsionen zu richten. Möglichst keine Pflaster, sondern Mullbinden zur Fixierung verwenden. Besonders gute Polsterung der Arme, auch zwischen Haut und Blutdruckmanschette. Vorsicht bei der Maskenbeatmung. Schutz vor UV-Licht.

5 Therapie beim akuten Schub (Intensivstation)

Allgemeine Maßnahmen

- Absetzen aller porphyrieauslösenden Medikamente
- Ausgleich der Serumelektrolyte und des Flüssigkeitsdefizits bei intestinaler Obstruktion
- Flüssigkeitsrestriktion und ggf. Diuretika bei inadäquater ADH-Sekretion
- Überwachung der Atmung, ggf. Beatmung

Symptomatische medikamentöse Therapie

- Schmerzbehandlung mit Paracetamol, Azetylsalizylsäure, Opiaten (Buprenorphin [Temgesic®], Morphin)
- Diuretika, falls erforderlich (Etacrynsäure [Hydromedin®])
- Behandlung von Hypertonie und Tachykardie mit ß-Blockern (Metoprolol [Beloc®])
- bei Verwirrtheitszuständen Sedierung mit Promethazin (Atosil®)
- Ileussymptomatik: Darmstimulation mit Neostigmin (Prostigmin®)
- antikonvulsive Therapie mit Magnesiumsulfat i.v. (s. S. 440)
- Antibiose mit Penicillin oder Cephalosporinen

Spezielle medikamentöse Maßnahmen

- Glukose bis zu 500 g/d
- Hämderivate 1–3 mg/kg alle 24 h, eventuell alle 12 h, Maximaldosis 6 mg/kg/24 h Dosis orientiert an der klinischen Aktivität der Porphyrie
- Hämatin-Präparate sind in Deutschland nicht unmittelbar erhältlich und müssen über Importwege beschafft werden
  - Panhematin® (Abbott, USA): die fertig gerichtete Lösung enthält 7 mg/ml Hämatin
  - Normosang® (Häm-Arginat, Finnland)
- Nebenwirkungen von Hämatin
  - Phlebitis
  - Gerinnungsstörungen infolge von Thrombozytopenie, Verlängerung von Quick/PTT und Hypofibrinogenämie
  - Hämolyse
  - Kreislaufdepression
  - Nierenversagen bei Überdosierung

Notizen:

Notizen:

Notizen:

Kapitel 12

Narkose beim nicht nüchternen Patienten

1 Allgemeines

Die Narkose bei einem nicht nüchternen Patienten ist mit einem hohen Aspirationsrisiko verbunden. Es bedarf der Rücksprache mit dem Chirurgen, der eine entsprechende Notfallindikation zur Durchführung des Eingriffs unter diesen Bedingungen stellt (Notiz auf dem Narkoseprotokoll).

Von einer nicht vollständigen Magenentleerung ist in folgenden Situationen auszugehen (s. S. 14)
- jede Nahrungsaufnahme innnerhalb der letzten sechs Stunden
- unbekannte Nüchternheitsdauer
- traumatisierte Patienten (unter Umständen erheblich verlängerte Magenentleerungszeit)
- bestehende Übelkeit mit oder ohne Erbrechen
- Blutungen im Bereich des Nasopharynx oder des oberen Gastrointestinaltraktes
- erhöhter intraabdomineller Druck (z.B. Gravidität, Aszites, fortgeschrittene Tumore, Adipositas per magna)
- Patienten mit Ösophagusdivertikel, Ösophagusstenose, Hiatushernie, Magenausgangsstenose, Magenatonie und Ileus jeder Genese
- akutes Abdomen
- komatöse Patienten
- Intoxikation (z.B. Alkohol)
- urämische Patienten (s.Kap.34)
- hohe Nüchternsekretion bei langer Nüchternheitsdauer (z.B. lange Wartezeit bis zur Operation) sowie galliger Reflux
- Diabetiker mit Polyneuropathie

2 Vorbereitung zur Narkoseeinleitung

In allen Verdachtsfällen ist das präoperative Legen einer Magensonde (z.B. bei Prämedikation) vorteilhaft, bei Patienten mit Ileussymptomatik, Magenausgangsstenose oder oberer gastrointestinaler Blutung obligatorisch.

Eventuell Gabe von Metoclopramid (Paspertin®) 10 mg i.v. (nicht bei Kindern, mechanischem Ileus, Morbus Parkinson).

Wenn möglich Gabe von Ranitidin (Sostril®) 50 mg i.v. oder Cimetidin (Tagamet®) 200 mg i.v. eine Stunde präoperativ.

Alle bei der Narkoseeinleitung sowie bei möglichen Intubationsschwierigkeiten benötigten Hilfsmittel müssen griffbereit und überprüft sein: OP-Sauger, Tuben verschiedener Größe mit aufgesetzter Blockerspritze, zwei Laryngoskope, Spatel verschiedener Größe, Magillzange, zwei Medikamentensets u.a. (s. S. 260).

3 Narkoseeinleitung

Die Gefahr der Aspiration während der Narkoseeinleitung ist beim nicht nüchternen Patienten besonders hoch. Einleitungshypnotikum und Relaxans werden schnell und direkt hintereinander gespritzt. Da es sich hier oftmals um ältere Patienten oder Patienten mit Grunderkrankungen mit Störungen des Wasser-Elektrolyt-Haushaltes (typisch: Ileus) handelt, kann die schnelle Narkoseeinleitung (”crush-Einleitung“) zu einer u.U. bedrohlichen Kreislaufdepression führen. Eine suffiziente präoperative Vorbereitung und die dem Zustand des Patienten angepasste Dosierung der Einleitungsmedikamente sind daher Voraussetzungen für die Narkoseeinleitung. Der Assistent in der Ausbildung sollte deshalb Unterstützung durch einen Fach- oder Oberarzt anfordern.

Durchführung
- übliche Narkosevorbereitungen (s. S. 259)
- Pulsoximetrie obligat !
- Narkoseeinleitung durch zwei Anästhesisten (Fach- bzw. Oberarzt)
- Lagerung des Patienten in Fuß-Tief-Lage
- nochmalige Inspektion des Patienten im Hinblick auf mögliche Intubationsschwierigkeiten (s. S. 141 u. 272)
- Absaugen über liegende Magensonde

- Präoxygenierung bei forcierter Spontanatmung (ca. 3 min) oder 5 maximale Inspirationen mit fest aufgesetzter Maske (s. S. 266)
- Präkurarisierung (z.B. Vecuronium 1 mg)
- Atropin bei Indikation (Cave: vermindert den Kardiatonus)
- Injektion des Einleitungshypnotikums (z.B. Thiopental [Trapanal®] $\geq$5 mg/kg) und Succinylcholin 1,5 mg/kg in rascher Folge
- Krikoid-Druck (Sellikscher Handgriff) durch Hilfsperson, der bis zur Blockung des Tubus beibehalten wird
- keine Maskenbeatmung
- Intubation des Patienten nach Erlöschen des Lidreflexes und Einsetzen der Relaxierung
- sofort blocken
- sofortige auskultatorische Lagekontrolle des Tubus
- falls Magensonde entfernt, neue dicke Magensonde legen

▶ *Merke:*
- bei Intubationsfehlversuch Krikoid-Druck weiterhin aufrechterhalten
- bei Auftreten von aktivem Erbrechen keine Anwendung des Krikoid-Drucks (Gefahr der Ösophagusperforation)
- vor Extubation nochmaliges Absaugen des Magens mit großlumiger Magensonde
- Extubation erst nach Rückkehr aller Schutzreflexe !

Durchführung ohne Succinylcholin

Bestehen Kontraindikationen gegen Succinylcholin, sind zwei Vorgehensweisen möglich
- die rasche Narkoseeinleitung unter Verwendung eines nicht-depolarisierenden Muskelrelaxans (z.B. Vecuronium [Norcuron®])
  - übliche Narkosevorbereitung und Präoxygenierung
  - normale „Priming"-Dosis Vecuronium (Norcuron®) 1–1.5 mg
  - „Priming"-Intervall: 4 min (Zeit einhalten!)
  - Einleitungshypnotikum (z.B. Thiopental [Trapanal®] $\geq$ 5 mg/kg)
  - Intubationsdosis Vecuronium (Norcuron®) 0,1–0,15 mg/kg
  - Eine ausreichende Muskelrelaxation wird etwa 90 sec. nach Gabe der Intubationsdosis erreicht. Dieses Verfahren bleibt dem Erfahrenen vorbehalten, deshalb Fach- oder Oberarzt dazurufen!

- die Wachintubation
  - auch hier ist besondere Erfahrung notwendig
  - (s. S. 234)

Muß mit Intubationsschwierigkeiten gerechnet werden, sollte primär die Wachintubation, gegebenenfalls die fiberoptische Wachintubation, erwogen werden (s. S. 234 u. 241).

Therapie der Aspiration
(s. S. 762)

Notizen:

Notizen:

SPEZIELLE TECHNIKEN

Kapitel 13

Zugänge zum Gefäßsystem

1 Periphere Venenpunktion

- bevorzugt Handrücken oder Unterarm
- möglichst keine Punktion in der medialen Ellenbeuge (Gefahr der versehentlichen arteriellen Punktion, Paravasat nicht rasch erkennbar)
- Vor OP-Beginn großlumige Venenzugänge in ausreichender Zahl (vor Verlegung auf Normalstation wieder zu entfernen!)
- Beim wachen Patienten muß zur Venenpunktion eine Lokalanästhesie in Form einer subkutanen Hautquaddel angelegt werden!

▶ *Beachte:*
Ohne sicheren venösen Zugang darf keine Narkose eingeleitet werden!

2 Zentrale Venenpunktion

Indikationen

- strenge Indikationsstellung!
- Messung des zentralen Venendruckes
- parenterale Applikation hyperosmolarer Lösungen (> 800 mosmol/kg)
- als Notfallzugang, wenn kein peripherer Zugang möglich ist
- großlumiger zentralvenöser Zugang bei blutreichen Operationen (Shaldon-Katheter)
- zentralvenös zu applizierende Medikamente (Katecholamine, Na-Nitroprussid)
- Mehrlumenkatheter bei
  - gleichzeitiger Applikation von miteinander unverträglichen Medikamenten

- kontinuierlicher ZVD-Messung und gleichzeitiger zentralvenöser Medikamentenapplikation

Vorgehensweise

- aseptisches Vorgehen
- Ausschluß relevanter Gerinnungsstörungen (außer bei Armvenenpunktion)
- Kopftieflage (außer bei Armvenenpunktion)
- Einführungsdraht nicht zu tief vorschieben (Markierungen beachten, ansonsten max. 10 cm ab Hautniveau), sonst Gefahr von Myokard- und Klappenverletzungen sowie Rhythmusstörungen
- Kontrolle der intravasalen Lage durch freien Blutrückfluß
- wenn vorhanden, mit **alpha-card-System** Übergang vom Vorhof zur V.cava superior identifizieren und Katheter entsprechend plazieren
- Ausschluß einer intraarteriellen Lage: freier Infusionsfluß, ggf. Druckkurve, Blutgasanalyse, Kontrastmitteldarstellung. Bleiben Zweifel bestehen, Katheter entfernen!
- Lagekontrolle im Röntgenbild
  - korrekter Katheterverlauf (ideale Lage der Katheterspitze 2 cm vor dem rechten Vorhof)
  - Ausschluß von Komplikationen (Pneumothorax/Hämatothorax, u.U. Latenz von Stunden)
- Bis zur Bestätigung der korrekten Lage ausschließlich isotone Lösungen in geringer Menge infundieren
- Verantwortlich für alle Kontrollmaßnahmen ist der Arzt, der den Katheter gelegt hat

Zugangswege

Vena basilica
- leicht zu punktieren
- häufig Probleme beim Vorschieben
- Thrombophlebitis als Spätkomplikation
- Katheter „stochert" bei Armbewegungen in der Vena cava
- Röntgenkontrolle mit 90 ° abduziertem Arm!
- Zugang der zweiten Wahl

Vena cephalica

- nicht empfehlenswert: hohe Versagerquote wegen rechtwinkliger Einmündung in die Vena axillaris
- sonst: wie Vena basilica

Vena jugularis externa

- Punktion technisch leicht und komplikationsarm
- Katheter oft nicht über die Einmündung in die Vena subclavia vorzuschieben (geraden Führungsdraht nicht über die Einmündung vorschieben! Eventuell gebogenen Führungsdraht verwenden)
- häufig Fehllagen

Vena jugularis interna

- technisch anspruchsvolle Punktion (Versagerquote ca. 10 %)
- nicht bei Verdacht auf erhöhten intrakraniellen Druck
- kein Versuch kontralateral, solange nach erfolgloser Punktion Unsicherheit über möglichen iatrogenen Pneumothorax besteht

Vena subclavia

- technisch anspruchsvolle Punktion
- Punktion auch im hypovolämischen Schock möglich
- Punktion bei Emphysemthorax nur als ultima ratio
- keine Punktion bei kontralateralem Pneumothorax
- bei Fehlversuch Punktion der Gegenseite erst, wenn Pneumothorax ausgeschlossen
- bei Thoraxtrauma ipsilaterale Punktion

Allgemeine Komplikationen

- Hämatome
- Arterienpunktion
- Luftembolie (Prophylaxe: Kopftieflage)
- Katheterembolie
- Katheterfehllage
- Auslösung von Herzrhythmusstörungen
- Herzperforation
- Infusionsthorax
- Thrombosen und Infektion bei längerer Liegedauer

Spezifische Komplikationen

bei Vena jugularis interna Punktionen
- Punktion der A. carotis
    - Gefäßläsion (Dissektion/Aneurysma/AV-Fistel), evtl. zerebraler Insult!
    - massive Hämatombildung mit Kompression der Atemwege
- Vagusläsion, evtl. Stimmbandlähmung
- zervikale Nervenschädigung
    - Phrenikusparese
    - Hornersyndrom
- Verletzung von Pleurakuppel und Lunge mit Pneumothorax
- Verletzung von Plexus brachialis und/oder Grenzstrang

bei Vena subclavia Punktionen
- Punktion der Arteria subclavia
- Pneumothorax
- Hämatothorax
- Verletzung des Ductus thoracicus bei linksseitiger Punktion

bei Vena femoralis Punktionen
- Infektion
- Thrombosierung mit Gefahr der Lungenembolie

3 Pulmonalarterienkatheter

Für die Indikation zum Legen eines Pulmonalarterienkatheters (PAK) müssen der Zustand des Patienten, die geplante Operation und auch die Erfahrung des Anästhesisten im Umgang mit einem PAK (vor allem für die Interpretation der Ergebnisse) berücksichtigt werden. Deshalb ist die Indikationsstellung oft eine individuelle Ermessensentscheidung, vor allem, da eine günstige Beeinflussung der perioperativen Mortalität nicht nachgewiesen ist.

Indikationen bei nichtkardiochirurgischen Eingriffen

(Indikationen in Kardiochirurgie und Gefäßchirurgie s. Kap. 28.2)

- **eingeschränkte linksventrikuläre Funktion**
    - LVEDP $>$ 15–18 mmHg
    - Ejektionsfraktion $<$ 40 %

- ausgeprägte Wandbewegungsstörungen nach Infarkt
- Ventrikelaneurysma

- **hochgradige koronare Herzkrankheit**
  - instabile Angina pectoris
  - signifikante Hauptstammstenose
  - hochgradige Dreigefäßerkrankung
  - Infarkt innerhalb der letzten sechs Monate

- **Klappenvitien** abhängig vom Schweregrad des Vitiums, es müssen die Ventrikelfunktion, eine evtl. vorliegende KHK oder eine pulmonale Hypertonie mitberücksichtigt werden.

▶ *Cave:*
Die beim Einschwemmen des PAK möglichen Rhythmusstörungen können bei Vorliegen einer Aortenstenose zu gravierenden hämodynamischen Problemen führen. Deshalb bei diesen Patienten besonders strenge Indikationsstellung ! (s.Kap. 28.6.4)

- **pulmonale Hypertonie.** Bei isolierter pulmonaler Hypertonie mit Rechtsherzbelastung ohne Linksherzbeteiligung kann eine Überwachung sinnvoll sein, da neben den Pulmonalarteriendrucken sowohl das Herzzeitvolumen gemessen als auch die koronaren Perfusionsdrucke (anhand der linksventrikulären Füllungsdrucke) überwacht werden können. Dies ist deshalb wichtig, weil die Funktion des rechten Ventrikels ebenfalls stark von der Koronarperfusion abhängt.

- **schwere kardiozirkulatorische oder pulmonale Erkrankungen**
  - Volumenmangelschock
  - septischer Schock
  - kardiogener Schock
  - anaphylaktischer Schock
  - DD kardiogenes vs. nichtkardiogenes Lungenödem
  - Lungenembolie
    - kein PAK, falls im Bereich der Einschwemmstrecke noch Thromben hängen
    - falls Lyse geplant oder wahrscheinlich, Zugang nicht über V. subclavia

Technik

- Vorgehensweise wie bei allen zentralvenösen Punktionen
- Vorbereiten des Meßsystems und eines sterilen Tisches mit allem Zubehör
- aseptisches Vorgehen mit sterilem Mantel, großflächigem Abdecken der Punktionsstelle, Überprüfen des Katheters, Füllen mit NaCl-Lösung, Testen des Ballons (Entfaltungsvolumen)
- Plazieren des Einführungsbesteckes
- Katheter vor dem Vorschieben mit dem distalen Kanal an den Druckaufnehmer anschließen und beim Vorschieben die Druckkurve beobachten
- nach Verlassen des Einführungsbesteckes Ballon aufblasen und Katheter langsam vorschieben ("Zentimeter für Zentimeter schwimmen lassen")
- Bei Einführung über die Vena jugularis interna und beim normalgroßen Erwachsenen ist die Vorhofdruckkurve üblicherweise bei Kathetermarke 20 cm, die Ventrikeldruckkurve bei Marke 30 cm und die pulmonalarterielle Kurve bei Marke 45 cm erreicht. Beim Zugang von der Vena subclavia erscheinen die entsprechenden Druckkurven etwa 5 bis 10 cm eher, beim Zugang über die Vena basilica sind im Vergleich zur Subclavia etwa 35 bis 45 cm zuzurechnen. Werden diese Anhaltswerte um mehr als 5 bis 10 cm überschritten, muß an die Möglichkeit von Aberrationen und Schlingenbildungen gedacht und das Vorschieben gestoppt werden.
- bei Widerstand nicht weiterschieben!
- Zurückziehen nur mit entleertem Ballon! (andernfalls Gefahr der Verletzung intrakardialer Strukturen.)
- Katheter soweit vorschieben, bis eine pulmonalarterielle Verschlußdruckkurve erscheint
- Nach Entblockung muß die ungestörte pulmonalarterielle Druckkurve dargestellt sein!
- nach Legen des Katheters Röntgenkontrolle
- kontinuierliche Monitordarstellung der pulmonalarteriellen Druckkurve wegen Gefahr des Vorwanderns der Katheterspitze in Verschlußposition (Lungeninfarkt, Pulmonalisruptur).
- keine Medikamentengabe, parenterale Ernährungs- oder Elektrolytkorrekturtherapie durch den pulmonalarteriellen Kanal des Katheters

Messung des Verschlußdruckes
- Ballon nur kurz und mit dem geringstmöglichen Volumen aufblasen ("wedgen")

- Dauer und Häufigkeit des Wedgens muß insbesondere bei Patienten unter Antikoagulation und bei Patienten mit pulmonaler Hypertonie gering gehalten werden.
- Nach Beenden des „wedgen" muß wieder eine ungestörte pulmonalarterielle Druckkurve sichtbar sein.

Spezielle Komplikationsmöglichkeiten

- Knoten- und Schlingenbildung (besonders bei zu schnellem oder zu weitem Vorschieben)
- Rhythmusstörungen bei der Passage durch den rechten Ventrikel (vor allem bei Septumkontakt)
- Klappenläsionen bei langer Liegedauer
- Lungeninfarkte
- Pulmonalisruptur
- Ballonruptur (Luftembolie) beim Versuch des Wedgens

4 Arterielle Gefäßpunktionen

Grundsätze

- strenge Indikationsstellung (invasive Druckmessung, häufige arterielle Blutgasanalysen)
- Jede Arterienpunktion setzt einen sorgfältig erhobenen Gefäßstatus voraus!
- strenge Asepsis (Vorgehen wie bei zentraler Venenpunktion)
- Durchspülen der Katheter mit minimalen Volumina (0,2 bis 0,5 ml sind meist ausreichend)

Arteria radialis

- Punktionsort 1. Wahl
- Überprüfung der Kollateralisation mit dem Allen-Test (umstritten)
  - Kompression der A. radialis und A. ulnaris
  - mehrfacher kräftiger Faustschluß: Handfläche wird blaß
  - A. ulnaris freigeben, A. radialis weiter komprimieren
  - Reperfusionszeit der Handfläche maximal 15 sec
  - pathologischer Allen-Test ist eine relative Kontraindikation für Radialispunktion

- relevante Gerinnungsstörungen stellen eine relative Kontraindikation dar
- Katheter 20 G, 8 cm lang, am günstigsten ohne Einspritzstopfen

Arteria brachialis (axillaris)

- 18 bis 20 G Katheter, auf ausreichende Katheterlänge achten
- besondere Risiken: Gefahr von zerebralen Embolien bei Punktion der A. axillaris (Gerinnsel, Luft)
- Punktion im unteren Drittel des Oberarms (distal des Abgangs A. profunda brachii)
- Relevante Gerinnungsstörungen stellen eine absolute Kontraindikation dar

Arteria femoralis

- möglichst keine Punktion bei Patienten mit AVK oder Zustand nach gefäßchirurgischer OP
- Vorsicht: Punktionsort darf nicht zu hoch gewählt werden, da sonst ein retro- oder intraperitoneales Hämatom auftreten kann.
- Eine Gerinnungsstörung ist im vitalen Notfall eine relative Kontraindikation, ansonsten eine absolute!

Seltene arterielle Punktionsorte
Arteria dorsalis pedis
- Meßwerte weichen von solchen in der A. radialis ab

A. temporalis superficialis
- Komplikationsmöglichkeiten sind Luftembolie und Ischämie des Schädels und Gesichts

▶ *Beachte:*
- Arterielle Kanülen müssen deutlich als solche gekennzeichnet sein!
- Alle Schlauchverbindungen sind auf Diskonnektionssicherheit zu prüfen!
- Vor Verlegung auf Normalstation ist jede arterielle Kanüle zu entfernen.

Notizen:

Notizen:

Kapitel 14

Die schwierige Intubation

Grundsätzlich sind zwei Situationen zu unterscheiden
- die unerwartet schwierige Intubation bei bereits eingeleiteter Narkose
- die voraussichtlich schwierige, planbare Intubation (s. S. 141 u. 272)

1 Die unerwartet schwierige Intubation

Vorgehen

- Ruhe bewahren. Maskenbeatmung mit O_2 fortführen (Flow >6 l/min) und eventuell optimieren: zusätzliches Kissen, Guedel-Tubus, Maske mit beiden Händen halten
- **sofort** personelle Unterstützung anfordern (möglichst Fach- oder Oberarzt)
- nicht mehr als zwei Intubationsversuche durch den die Narkose einleitenden Anästhesisten
- nach Fehlversuch Beschreibung der Intubationsprobleme (Informationsweitergabe an zweiten Anästhesisten, s. S. 231)
    - Sichtverhältnisse nach Cormack (s. S. 274)
    - eingeschränkte Mundöffnung?, ungenügende Reklination? etc.

Maskenbeatmung möglich
- Entscheidung über weiteres Vorgehen
    - weiterer Intubationsversuch (eventuell mit Spezialinstrumentarium)
    - Fortführung als Maskennarkose
    - Narkoseausleitung

Maskenbeatmung nicht möglich
- Beatmungsversuch mit Larynxmaske, falls nicht möglich
    - sofortige Koniotomie (Koniotomiebesteck im Koffer „Schwierige Intubation")

> ▶ *Merke:*
> Oxygenierung hat Vorrang vor Intubation!

> ▶ *Merke:*
> Fehlt personelle Unterstützung, Spontanatmung und Narkoseausleitung anstreben.

Technik der Cormack-III-Intubation

Die meisten unerwarteten schwierigen Intubationen sind Cormack-III-Situationen (s. S. 274). Die erfolgreiche Intubation ist unter Beachtung der folgenden Details meist möglich
- verbesserte Jackson-Position (Kopf 10–15 cm unterpolstern)
- dünnen Tubus (7.0 oder 7.5 ID) mit dickem Führungsstab (5.6 mm) armieren
- Führungsstab ca. 3–5 cm über Tubusspitze hinausschieben
- Tubusvorbiegung optimieren
- ggf. anderen Laryngoskopspatel verwenden
- Narkose vertiefen, Nachrelaxieren (kurzwirksame Medikamente!)
- Krikoiddruck zum Aufrichten des Larynx (Druckpunkt relativ kaudal) Anästhesist faßt Tubus und Führungsstab gemeinsam
- Epiglottisrand mit Führungsstabspitze vorsichtig unterfahren, dann Spitze etwas von der Rachenhinterwand abheben und den Führungsstab mit Tubus in der Medianlinie über die hintere Kommissur in die Stimmritze gleiten lassen
- zur Glottispassage eventuell Führungsstab etwas zurückziehen
- möglichst sofort PetCO$_2$-Monitoring, Auskultation zuerst über dem Epigastrium, dann über den Lungen

Gefahren. Seitliches Abweichen des Tubus in Recessus piriformis und Ösophagus. Stimmlippenläsion, Aryluxation, Blutung, Ödem, Laryngospasmus, Unmöglichwerden der Maskenbeatmung

> ▶ *Merke:*
> Streng in der Medianlinie vorgehen. Die Passage der Glottis geschieht blind.
> Falls Cormack-III-Intubation mißlingt, Narkose ausleiten.

Technik der Koniotomie

- Schultern genügend hoch unterpolstern (z.B. mit gefalteten Kitteln). Der Kopf muß maximal rekliniert sein, fast hängen
- Identifikation der Membrana cricothyreoidea durch Ertasten des Adamsapfels und des Ringknorpels. Die Vertiefung unmittelbar über dem Ringknorpel entspricht der Membran
- bei Koniotomie mit dem Skalpell: Längsinzision der Haut, stumpfes Abdrängen der prälaryngealen Weichteile mit dem Skalpellgriff nach lateral
- quere Stichinzision der Membrana cricothyreoidea mit senkrecht aufgesetztem Skalpell

2 Die erwartete schwierige Intubation

▶ *Merke:*
Der Assistent in der Ausbildung muß bereits bei Verdacht auf Intubationsschwierigkeiten einen Fach- oder Oberarzt informieren.
Eine zweite Anästhesiepflegekraft oder ein weiterer Arzt sollten bereitstehen (Team aus 3 Personen).

Vorgehen

- Diagnose des Intubationshindernisses sichern
- Begleitumstände berücksichtigen
- Strategie festlegen und mit allen Beteiligten absprechen
- Sauerstoffversorgung in allen Phasen gewährleisten
- Alternativen offenhalten

Diagnose

Hinweise auf Intubationshindernisse (s. S. 141 u. 272)
Der narkoseführende Anästhesist sollte die Befunde nach folgenden Gesichtspunkten werten
- Was erschwert die Maskenbeatmung?
- Bei der Laryngoskopie müssen Mund, Oropharynx und Larynx in eine optische Achse gebracht werden. Was behindert die Einstellung?
- Wo ist eine unphysiologische Stenose des Atemweges zu überwinden (Typischer Befund: Stridor)? Ist das atraumatisch möglich?
- Ist mit Blutungen zu rechnen?

Begleitumstände und Strategie

Neben den lokalen Gegebenheiten ist die Gesamtsituation des Patienten zu berücksichtigen:
- Dringlichkeit (Dyspnoe?)
- Kooperativität (Voraussetzung für Wachintubation)
- kardiale Grunderkrankung? (Analgesie und Streßminderung!)

Folgende Fragen sollen helfen, die strategische Richtung zu bestimmen
- Scheint eine Intubation möglich? Oder ist primär eine Tracheotomie erforderlich?
- Sind Sedierung bzw. Narkose möglich? Kann notfalls mit Guedeltubus und Maske die Ventilation gewährleistet werden? Oder muß der Patient zur Intubation wach sein, um seinen Atemweg selbst offenzuhalten?
- Sollte auch in Narkose die Spontanatmung erhalten bleiben?

Die Entscheidung für ein bestimmtes Intubationsverfahren muß sorgfältig getroffen werden, da sie in hohem Maße Arbeitskraft und Zeit für die Vorbereitungen bindet und ein rascher Wechsel zu einem anderen Verfahren zu einer instabilen Situation führen kann.

Primäre Tracheotomie

Indikationen (s. S. 612)
- „harte" Stenose, die durch den flexiblen Tubus nicht sicher überwunden werden kann (Narbe, fortgeschrittener Tumor)
- erwartete schwierige Intubation in Verbindung mit Stenose im Larynx (Fiberoptik ist flexibel, aber kraftlos)
- sowieso bald erforderliche Tracheotomie
  Bei Stridorpatienten immer an die Möglichkeit der primären Tracheotomie denken!

Vorgehen
- Primäre Tracheotomie in Lokalanästhesie durch Chirurg oder HNO-Arzt, in der Regel plastisch mit mukokutaner Anastomose.
- Anästhesie-Standby zur Überwachung der Vitalfunktionen und Optimierung der Sauerstoffversorgung.
- ggf. zur Minderung von Dyspnoe und streßbedingt erhöhtem O_2-Verbrauch titrierte Opiatgabe (z.B. Morphin 1–5 mg).

Wachintubation „par force"

Indikationen

- Überwindung einer „weichen" Stenose in Larynx oder Trachea mit dünnem, mit Führungsstab stabilisiertem Tubus beim Stridorpatienten. Die translaryngeale Intubation muß noch möglich erscheinen, es müssen bei der direkten Laryngoskopie ungestörte Sichtverhältnisse vorliegen (Absprache mit HNO-Kollegen!).

Kontraindikationen (Alternative: primäre Tracheotomie)

- harte Stenosen, z.B. Narbenzüge, oder derbe, nahezu okkludierende Tumoren im Larynx
- zu erwartende Einstellungsschwierigkeiten
- starke Blutungsgefahr durch direkte Laryngoskopie

Vorgehen

- Anwesenheit eines Kollegen der HNO bzw. Chirurgie in Koniotomiebereitschaft
- Bereitlegen von dünnen Spezialtuben (ID 4–5-6 mm, lang, große Blokkermanschette) mit passenden Führungsstäben
- Bereitlegen des starren Bronchoskops oder Notfalltracheoskops
- ggf. Schleimhautanästhesie von Zunge, Gaumensegel, Rachen und Kehlkopf wie zur fiberoptischen Wachintubation (s. S. 241)
- Kortikoidgabe (z.B. Solu-Decortin H® 250 mg)
- Lagerung des Patienten
  - verbesserte Jackson-Position oder
  - Kopf in maximaler Reklination (unangenehmer, jedoch Larynx besser fixiert)
- keine oder nur geringe Krümmung von Tubus und Führungsstab
- keine Sedierung, falls Freihalten der Atemwege mit Guedel und/oder Maskenbeatmung unsicher; sonst auch Sedierung/Narkose möglich.
- bei Laryngoskopie gute Sichtverhältnisse erforderlich: Cormack I oder II
- Einführen des Tubus mit dosierter Kraft, evtl. schraubend
- erster Hinweis auf korrekte Tubuslage sind Spontanatem- bzw. Hustenstoß aus Tubus
- Kontrolle der Tubuslage durch PetCO$_2$ und Auskultationsbefund
- Injektion des Einleitungshypnotikums

Fiberoptische Wachintubation

Indikationen. Erwartete schwierige Intubation bei
- voraussichtlich schwieriger Maskenbeatmung
- hohem Blutungsrisiko
- Patienten, die ihren Atemweg nur mit bewußtem Einsatz der Zungen- und Schlundmuskulatur offenhalten

Kontraindikationen
- Stenosen, die nur mit Kraft zu überwinden wären

Vorgehen (s. S. 241)

Konventionelle Wachintubation mit Sedierung

Indikationen
- Alternative zur fiberoptischen Wachintubation für den in der Technik der fiberoptischen Intubation Ungeübten bzw. bei fehlendem Instrumentarium

Vorgehen
- Schleimhautanästhesie (s. S. 241)
- Kopf unterpolstern, Tubus mit Führungsstab vorbereiten (s.Kap.14.1.2)
- titrierte Sedierung mit kurzwirksamen Medikamenten (Etomidat [Etomidat®] 2–6 mg, Propofol [Disoprivan®] 10–50 mg, Fentanyl 0,05–0,1 mg, Alfentanil [Rapifen®] 0,1-0,5 mg) unter Erhalt der Spontanatmung
- unter assistierender Beatmung prüfen, ob Maskenbeatmung möglich ist
- konventionelle Laryngoskopie und Intubation

Fiberoptische Intubation in Narkose

Indikationen
- Einstellungshindernisse aller Art bei gewährleisteter Maskenbeatmung
- zur Übung der fiberoptischen Intubation, da für den Patienten keine Belastung

Kontraindikationen
- voraussichtlich schwierige Maskenbatmung

Vorgehen (s. S. 240)

Konventionelle Intubation in Narkose

Indikationen
- nur mäßige Einstellungsschwierigkeiten (Cormack II – III) zu erwarten bei gewährleisteter Maskenbeatmung

Kontraindikationen
- voraussichtlich schwierige Maskenbeatmung

Vorgehen
- Kopf unterpolstern, Tubus mit Führungsstab vorbereiten
- titrierte Narkoseeinleitung mit kurzwirksamen Medikamenten
- assistierende Maskenbeatmung
- Relaxierung mit Succinylcholin 1,5 mg/kg KG, konventionelle Intubation

Optimierung der Sauerstoffversorgung bei erwarteter schwieriger Intubation

Präoxygenierung und Denitrogenisierung
- Austausch des gasförmigen Stickstoffs in der Lunge und gelösten Stickstoffs im Gesamtkörpervolumen durch möglichst hohe FiO_2. Minimum 3 min, weitere Verbesserung bis zu 30 min, z.B. während Schleimhautanästhesie. Ohio-Maske liefert bei gleichem O_2-Fluß höhere FiO_2 als Nasensonde (s. Tab. 42.1, S. 707)

Optimierung der Maskenbeatmung
- abschwellende Nasentropfen
- optimale Kopflagerung (verbesserte Jackson-Position)
- Guedel- oder größtmöglicher Wendl-Tubus
- rasches Auffüllen des Beatmungsbeutels mit dem O_2-Bypass, erhöhter O_2-Flow zur Kompensation von Leckagen
- frühzeitiges Abgeben des Beatmungsbeutels und Dichthalten der Maske mit beiden Händen

prophylaktische Inhalation von Betamimetika oder Kortikoid-Spray bei COPD

prophylaktische Theophyllingabe bei Apnoikern erwägen

Monitoring
- kontinuierliche SpO_2-Messung
- Dauer der Apnoephasen messen

- bei Unterbrechung der Maskenbeatmung Apnoephase möglichst nicht länger als zwei Minuten, Maskenbeatmung vor SpO_2-Abfall wieder aufnehmen
- effektive Kontrolle der Tubuslage
  - $PetCO_2$-Monitoring
  - Auskultation über Epigastrium, dann über den Lungen.

Alternativen und Rückzugsmöglichkeiten

Treten beim gewählten Verfahren Schwierigkeiten auf, können durch folgende Maßnahmen Alternativen und Rückzugsmöglichkeiten offengehalten werden
- Verwendung kurzwirksamer Medikamente
- Relaxierung erst nach erfolgreicher Maskenbeatmung
- Maskenbeatmung in jeder Phase gewährleisten. Bei Gesichtsanomalien oder Vollbart ggf. Dichtigkeit der Maske am wachen Patienten überprüfen: Patienten assistierend beatmen und auffordern, durch Blasen Druck im Kreisteil aufzubauen: mindestens 20 mbar sollten erreicht werden.
- ggf. Larynxmaske als Überbrückungshilfe einsetzen
- Nach mehreren fehlgeschlagenen Intubationsversuchen erschweren Speichel und Blut auch die fiberoptische Intubation. Nach Möglichkeit den Patienten aufwachen lassen und die fiberoptische Intubation zu einem späteren Zeitpunkt elektiv durchführen.

Notizen:

Notizen:

Kapitel 15

Die fiberoptische Intubation

Die fiberoptische Intubation kann sowohl beim wachen, spontan atmenden als auch beim narkotisierten Patienten durchgeführt werden. Die fiberoptische Wachintubation (s. S. 241) ist das sicherere Verfahren, wenn schwierige anatomische Verhältnisse vorliegen; sie ist aber für den Patienten unangenehmer und braucht Zeit für die Schleimhautanästhesie. Für eine Wachintubation sprechen alle Befunde, die Zweifel daran aufkommen lassen, daß in Narkose eine suffiziente Maskenbeatmung durchführbar ist (s. S. 141 u. 272). Als Alternativverfahren insbesondere bei Stridorpatienten müssen die konventionelle Wachintubation und die primäre Tracheotomie (s. S. 232) in Betracht gezogen werden. Bei der fiberoptischen Intubation sollten, wie bei allen erwarteten schwierigen Intubationen, eine zweite Anästhesiepflegekraft und ein Fach- oder Oberarzt bereitstehen.

Vorbereitung des Bronchoskops

- Bronchoskopwagen mit sterilem Tuch abdecken
- Bronchoskop auswählen (Olympus BF für Erwachsenentuben ID $\geq$6.0, Olympus LF 1 für kleinere Tuben)
- geeigneten Tubus (in der Regel bei Männern ID 7.0, bei Frauen ID 6.5) mit Silikon einsprühen, dann Konnektor entfernen
- Kompresse/Tupfer mit Silikonspray einsprühen und damit Bronchoskop abwischen
- Tubus steril auf das Bronchoskop aufziehen und oben mit Pflaster am Bronchoskop fixieren, Bronchoskop steril ablegen
- geöffnete 100 ml-Flasche Aqua dest.
- Schälchen mit ca. 20 ml Isopropylalkohol 70 %
- Silikonöl als Antibeschlagmittel
- Optosafe-Tubus passender Größe für die Intubation in Narkose bzw. einen ringförmigen Beißschutz für die Wachintubation

- Schlauchverlängerung für das Absaugsystem des Narkosegeräts
- bei Wachintubation: O_2-Nasensonde
- sterile Handschuhe
- evtl. Fußbänkchen für benötigten erhöhten Stand bereitstellen

1 Fiberoptische Intubation in Narkose

Vorbereitungen (s. S. 235)

- Zuständigkeiten im Anästhesieteam absprechen (fiberoptische Intubation, Narkoseeinleitung, Maskenbeatmung, Assistenz)
- Monitoring: EKG, NIBP, SpO_2; $PetCO_2$ bereitstellen
- Lagerung des Patienten in verbesserter Jackson-Position
- ggf. Absaugen von Sekret im Rachenraum, dann Saugung an das Bronchoskop anschließen
- Präoxygenierung mindestens 3 min, Narkoseeinleitung wie üblich
- Maskenbeatmung an Anästhesieschwester/-pfleger bzw. 2.Arzt übergeben
- sterile Handschuhe anziehen
- Funktionen des Bronchoskops überprüfen
    - Scharfeinstellung
    - Angulation und Absaugung (Isopropylalkohol durch den Absaugkanal)
- auf die Spitze des Bronchoskops einige Tropfen Silikonöl applizieren

Durchführung

Die eigentliche Intubation geschieht nun unter SpO_2-Überwachung in Apnoe. Bei unerwarteten Verzögerungen muß rechtzeitig zwischenbeatmet werden

- Optosafe-Tubus einführen, seine Spitze muß am Zungengrund in der Medianlinie liegen; ggf. zusätzlich Unterkiefer anheben
- Einführungsteil des Bronchoskops etwa 10 bis 12 cm tief durch den Optosafe einführen, Gerät am Zungengrund angulieren
- Epiglottis aufsuchen, ggf. Optosafe-Lage korrigieren, Larynxeingang aufsuchen
- beim Vorschieben durch die Stimmritze das Bronchoskop zunächst nach ventral und dann leicht nach dorsal angulieren. An den Trachealringen ist die Trachea sicher vom Ösophagus zu unterscheiden.

- Wenn die Carina erreicht ist, schiebt ein Helfer den Tubus mit drehenden Bewegungen vorsichtig bis zu einer Tiefe von etwa 22 bis 25 cm ab Zahnreihe vor
- beim Zurückziehen des Bronchoskops korrekte Tubuslage kontrollieren (Tubusspitze ca. 2 cm über der Carina), Manschette blocken
- Optosafe entfernen (cave: Tubus ggf. mit dickem Absaugkatheter zurückhalten), Konnektor aufsetzen
- PetCO$_2$-Messung und Kreisteil anschließen, beatmen (Im Zweifel richtige Intubationstiefe erneut bronchoskopisch kontrollieren.)
- Absaugkanal des Bronchoskops mit Aqua durchspülen, Schaft mit nassem Tupfer abwischen

2 Fiberoptische Wachintubation

Schleimhautanästhesie

Die Schleimhautanästhesie beansprucht etwa 30 min und wird nach Möglichkeit im Aufwachraum durchgeführt. Der Patient bleibt in seinem Bett in halb sitzender Position. Er erhält eine Brechschale, um Sekret und Lokalanästhetikum ausspucken zu können. Ziel der Schleimhautanästhesie ist es, das vernebelte Lokalanästhetikum mit tiefer Inspiration an Zungengrund, Kehlkopf und Trachea (bis an die Carina) zu applizieren.

Vorgehen
- EKG-, NIBP- und SpO$_2$-Monitoring, i.v.-Zugang, O$_2$ über Nasensonde
- zur Sekrethemmung 0.5 mg Atropin oder (bei Kontraindikationen) Glycopyrrolat (Robinul®) 0,2–0,4 mg i.v.
- „Spray as you go"; Medikamente: Xylocain®-Spray 4%; Oxybuprocain (Novesine®) 1% im Pumpzerstäuber mit „Windkessel" und abwärts gebogenem Sprührohr
- Zunge und Gaumen mit Xylocain® bzw. mit Novesine® betäuben
- den Patienten auffordern, mit weit geöffnetem Mund und vorgestreckter Zunge tief durch den Mund zu atmen
- Sprührohr in Höhe der Zahnreihe plazieren
- bei tiefer Inspiration kontinuierliche Novesine®-Vernebelung in den Mund des Patienten
- bei Hustenreiz Patienten auffordern und ermutigen, weiter bei geöffnetem Mund tief zu atmen

- nach mehreren Inspirationen mit erfolgreicher Novesine®-Applikation Pause einlegen (Erholung des Patienten, Wirkungseintritt abwarten)
- nach einigen Minuten Applikation wiederholen
- maximale Dosierung von Novesine® 1,5 mg/kg
- Hinweise für richtige und erfolgreiche Lokalanästhesie
  - bei Exspiration Ausatmung von vernebeltem Novesine®
  - inspiratorischer Hustenreiz von Applikation zu Applikation abnehmend
  - Angabe des Patienten über Wärme- und Taubheitsgefühl im Hals und hinter dem Brustbein

Durchführung der fiberoptischen Wachintubation

- Lagerung des Patienten und Monitoring anschließen
- 6 l/min Sauerstoff über Nasensonde
- Absaugen von Sekret im Rachenraum (ggf. unter direkter Laryngoskopie), dann Saugung an das Bronchoskop anschließen
- Bronchoskop vorbereiten (s. S. 239)
- sterile Handschuhe anziehen. Bronchoskop überprüfen, Bronchoskopschaft mit silikongetränktem Tupfer abwischen, auf die Spitze des Bronchoskops einige Tropfen Silikonöl applizieren
- den ringförmigen Beißschutz einsetzen und den Patienten auffordern, durch den Mund zu atmen
- unter Sichtkontrolle von außen (nicht durch das Bronchoskop) Bronchoskop etwa 10 bis 12 cm tief in den Mund des Patienten einführen, am Zungengrund angulieren, dabei in der Medianlinie bleiben. Jetzt sind beim Blick durch das Bronchoskop in der Regel schon die Epiglottis oder der Larynxeingang sichtbar.
- während einer Inspiration Bronchoskop durch die geöffnete Stimmritze vorschieben
- Wenn die Carina erreicht ist, schiebt ein Helfer den Tubus vorsichtig und mit drehenden Bewegungen bis zu einer Tiefe von etwa 22 bis 25 cm ab Zahnreihe vor.
- beim Zurückziehen des Bronchoskops korrekte Tubuslage kontrollieren, Manschette blocken
- Injektion des Einleitungshypnotikums, $PetCO_2$-Messung und Kreisteil anschließen, auskultatorische Lagekontrolle, Fortführung der Narkose

Eine zusätzliche Sedierung ist in der Regel nicht erforderlich. Bei ungenügender Schleimhautanästhesie insbesondere der Epiglottis oder des Larynxeingangs können diese Strukturen über den Absaugkanal zusätzlich anästhesiert werden (Xylocain® 2% 2 ml + 3 ml Luft in 5 ml-Spritze rasch injizieren). Ängstliche Patienten können mit Etomidat (Etomidat Lipuro®) 4 mg leicht sediert werden. Oft hilft es, für die Phase, in der der Patient nicht sprechen kann, einen Händedruck als „Telefonverbindung" zu vereinbaren.

3 Nasale fiberoptische Intubation

Kann sowohl beim wachen Patienten als auch in Narkose durchgeführt werden. Gegenüber dem oralen Vorgehen ergeben sich folgende Veränderungen

- Zum Abschwellen und Betäuben der Nasenschleimhaut Kokain Nasentropfen 10% (0,5 ml pro Nasenloch, Btm-pflichtig). Wenn möglich, dazu den Patienten flach mit überstrecktem Kopf lagern, damit die Nasentropfen einige Minuten im Epipharynx einwirken können. Anschließend Schleimhautanästhesie (s. S. 241).
- Spiraltubus verwenden
- Größeres Nasenloch auswählen, Xylocain-Gel® 2% applizieren. (In kritischen Situationen: Dehnung des unteren Nasengangs mit dem behandschuhten Kleinfinger, um nicht bei einer erforderlichen Fraktur der Muschel die Tubusmanschette zu gefährden.)

Notizen:

Notizen:

Notizen:

Kapitel 16

Kontrollierte Hypotension

1 Definition

- pharmakologisch induzierte Hypotension auf mittleren arteriellen Druck (MAP) zwischen 60 und 70 mm Hg

2 Indikationen

- in der Neurochirurgie bedarfsadaptiert kurz vor chirurgischer Präparation oder Clipping intrakranieller Aneurysmen, arteriovenöser Fehlbildungen und gefäßreicher Gehirntumoren.
- Sehr selten in der HNO-Chirurgie, in der Wirbelsäulenchirurgie, bei plastischen Operationen, bei intrathorakalen Aorteneingriffen
- nur noch selten angewendet

3 Kontraindikationen

- koronare Herzerkrankung, arterieller Hypertonus, zerebrovaskuläre Insuffizienz, Herzinsuffizienz, Karotisstenose, Niereninsuffizienz, Leberschaden, Hypovolämie, Anämie, schwere Ventilationsstörungen

4 Monitoring

- arterielle Druckmessung, bei Bedarf ZVK, linkspräkordiale EKG-Ableitungen (V_5), arterielle Blutgase, Pulsoximetrie, exakte Kontrolle des Blutverlustes, Urinproduktion

5 Durchführung

- angestrebte Drucksenkung: mittlerer arterieller Druck auf 60–70 mm Hg, einschleichend beginnen, möglichst kurze Dauer
- Neuroleptanästhesie
- Erzielung der Drucksenkung mittels Isofluran (Forene®)
    - in der Neurochirurgie bis maximal 1,0 Vol% (wegen steal-Phänomen)
    - bei extrakraniellen Eingriffen bei Bedarf auch höher
    - bei nicht ausreichender Drucksenkung Nitroglyzerin bzw. Nitroprussid-Natrium (s.Kap.31.6)
- bei Reflextachykardie (vor allem bei NPN) ß-Blocker
- $FiO_2 > 0,5$
- Blutverlust isovolämisch ersetzen
- physikalische Maßnahmen: Neigungslagerung, OP-Feld über Vorhofniveau
- ausschleichend beenden

▶ *Cave:*
Bei abruptem Beenden der kontrollierten Hypotension Gefahr der Rebound-Hypertension mit Nachblutung, intrakraniellem Druckanstieg, kritischer Erhöhung der myokardialen Nachlast

6 Medikamente

- zur kontrollierten Hypotension, bei Blutdruckentgleisung, bei intrathorakalem Aortenclamping

- Medikament der 1. Wahl: Nitroglyzerin
    - Dosierung: evtl. 0,1–0,25 mg Bolusgabe, 3–15 mg/h kontinuierliche bedarfsadaptierte Infusion über Perfusor; falls nicht ausreichend:
- Nitroprussid-Natrium: 1 Ampulle Trockensubstanz mit 60 mg in 250 ml G 5% = 0,24 mg/ml (s. S. 68)
    - Dosierung: 0,3–2 µg/kg/min kontinuierliche bedarfsadaptierte Infusion über Perfusor, höchste Infusionsgeschwindigkeit 10 µg/kg/min

> ▶ *Cave:*
> Nitroprussid-Natrium ist lichtempfindlich, Silberfolie als Lichtschutz um Infusionsflasche und Infusionsschlauch verwenden, Lösung nach 4 h verwerfen.

> ▶ *Cave:*
> Gefahr einer Zyanidintoxikation bei mehr als 2 µg/kg/min Nitroprussid-Natrium (NPN) oder Gesamtdosis > 0,5 mg/kg.

Bei längerem NPN-Bedarf über 2 µg/kg/min zusätzlich kontinuierliche Infusion von Natriumthiosulfat über Perfusor nötig (Nitroprussid-Natrium zu Natriumthiosulfat 1 : 10)
- Natriumthiosulfat 10 %: 1 Ampulle (10 ml) = 1 g auf 50 ml über Perfusor, 1 ml = 20 mg
  Rechnungsbeispiel: Patient 70 KG
  NPN 3 µg/kg/min = 210 µg/min = 12,6 mg/h
  simultan 6 ml = 120 mg/h Natriumthiosulfat

- bei Zyanidintoxikation: Antidot 4-Dimethylaminophenol (4-DMAP®)
  - Dosierung: 3–4 mg/kg KG i.v. (Ampulle mit 5 ml = 250 mg)

Notizen:

Notizen:

Notizen:

ANÄSTHESIEVERFAHREN

Kapitel 17

Hinweise für alle Anästhesieverfahren

Oberstes Prinzip im Handeln des Anästhesisten ist es, die Sicherheit des Patienten zu gewährleisten. Es ist wichtig, mögliche Probleme vorherzusehen und sich entsprechend vorzubereiten. Daher muß bei jeder anästhesiologischen Maßnahme grundsätzlich eine Basisausrüstung zur Beherrschung etwaiger Notfälle vorbereitet sein (s. S. 259). Der noch in der Weiterbildung stehende Anästhesist muß die Grenzen seiner Fähigkeiten abschätzen und rechtzeitig um die Unterstützung durch einen Erfahrenen (Facharzt oder Oberarzt) nachsuchen.

▶ *CAVE :*
Nichts ist gefährlicher für einen Patienten als ein angehender Anästhesist, der sich in falscher Selbsteinschätzung in Sicherheit wiegt !

Notizen:

Notizen:

Notizen:

Kapitel 18

Narkosevorbereitung

1 Narkosegerät

Eine tägliche (morgendliche) Geräteüberprüfung wird vom Anästhesiepersonal anhand einer Checkliste vorgenommen und auf einem am Gerät angebrachten Prüfzettel dokumentiert. Unabhängig davon muß vor jeder Narkoseeinleitung das Narkosegerät nochmals auf Vollständigkeit und Funktionsfähigkeit überprüft werden.

Bei Gasversorgung aus Stahlflaschen müssen zur Überprüfung einer ausreichenden Füllung folgende Berechnungen angestellt werden

Sauerstoffvorrat
- maximaler Füllungsdruck 200 kp/cm^2
- Flascheninhalt = aktueller Füllungsdruck × Flaschenrauminhalt
- Beispiel: Flascheninhalt = 50 kp/cm^2 × 10 l = 500 l

Lachgasvorrat
- maximaler Füllungsdruck 50–60 kp/cm^2
- Lachgas liegt flüssig vor, daher kann der angezeigte Druck nicht zur Errechnung des Flascheninhaltes verwendet werden.
- Wenn der Füllungsdruck abfällt, ist flüssiges Lachgas verbraucht, d.h. die Flasche ist fast leer !

2 Anästhesiezubehör

Überwachung
- EKG-Gerät/Klebeelektroden
- RR-Gerät/Stethoskop
- venöser Zugang (Verweilkanüle)
- Kapnometrie (Pe + CO_2)
- Pulsoximetrie (SaO_2)

Medikamente

- Atropin 0,5 mg (2ml- Spritze)
- Vecuronium (Norcuron®) 8 mg (10ml- Spritze)
- Etomidat (Etomidat Lipuro®) 20 mg (10ml- Spritze)
- Succinylcholin 100 mg (5ml- Spritze)
- Infusionslösung (Ringer-Laktat)

Zusätzliche Medikamente nach Indikationsstellung.

▶ *Merke:*
Bestimmten Medikamenten sind immer die gleichen Spritzengrößen
zugeordnet (Ausnahme Kinderanästhesie, s.Kap.32.3).

Intubationsbesteck

- passende Maske (andere Größe in Reserve)
- Laryngoskop und Spatel (Reservelaryngoskop vorbereitet)
- Endotrachealtubus dem Eingriff entsprechend
- Blockerklemme (bei entsprechendem Tubus)
- 10 ml-Spritze
- Guedel-Tubus
- Notfalltubus (Typ Magill) mit Führungsstab
- Magillzange und Stieltupfer

Bereitstellung für Notfälle

- Reanimationseinheit (tägliche Überprüfung!)
- Notfall-Medikamente (im Narkosewagen, tägliche Überprüfung)
- Koffer „schwierige Intubation"

3 Monitoring

Idealerweise wird bei der Prämedikation des Patienten das anästhesiologische Risiko definitiv beschrieben und damit das notwendige Monitoring
festgelegt. Sind invasive Monitoringmaßnahmen vorgesehen, sollte eine
entsprechende Information an den die Narkose durchführenden Kollegen
und das Anästhesiepersonal übermittelt werden. Dann können zeitauf-
wendige Vorbereitungen bereits vor Eintreffen des Patienten im OP abgeschlossen sein (z.B für arterielle Druckmessung, zentralen Venenkatheter).

4 Patientenvorbereitung

- nach Begrüßung des Patienten Vorstellung der eigenen Person und Funktion
- vor Einleitung der Narkose müssen folgende Punkte überprüft werden
    - Identität des Patienten
    - Aufklärungsbogen und Einverständniserklärung (Unterschriften!)
    - Prämedikationsprotokoll mit Anamnese und vollständigen Befunden
    - Diagnose und geplante Operation
    - Sind Medikamente zur Prämedikation verabreicht worden ?
    - Beurteilung der Effektivität der medikamentösen Prämedikation
    - Nüchternheit
    - Zahnstatus
    - Kontrolle auf
        - Zahnprothesen, Ringe, Uhren u.ä., Kontaktlinsen, etc. Rückgabe auf Station (Dokumentation)
        - Ausführung präoperativer Anordnungen (z.B. Blutbereitstellung, Laborkontrolle, alte Krankenakten, etc.)
- eigene Einschätzung der Intubationsbedingungen (s. S. 141 u. 272)
- endgültige Festlegung des Umfanges des geplanten Monitorings, Vorbereitung bzw. Überprüfung der dafür erforderlichen Geräte
- sicherer venöser Zugang mit einer Venenverweilkanüle
- vor Narkoseeinleitung Fixation beider Arme !

Notizen:

Notizen:

Notizen:

Kapitel 19

Verfahren der Allgemeinanästhesie

1 Grundsätze der Narkoseeinleitung

Eine Allgemeinanästhesie wird erst eingeleitet, wenn die Narkosevorbereitungen in Ruhe und vollständig beendet sind. Unabhängig vom geplanten Verfahren sollte vor Narkoseeinleitung

- das Narkoseprotokoll angefangen sein (Datum, Personalien, Uhrzeiten etc.)
- die erste Messung von Blutdruck- und Herzfrequenz eingetragen sein
- ein sicherer venöser Zugang liegen
- ca. 500 ml Ringer-Laktat infundiert sein
- Monitor mit (mindestens) einer EKG- Darstellung laufen
- ein Pulsoximeter angeschlossen sein

Mit Injektion der ersten Medikamente und Beginn der Präoxygenierung sollte der Patient über das weitere Vorgehen und den Beginn der Narkose informiert werden.

Vorgabe von Atropin

Indikationen
- Reduktion des Speichelflusses (rechtzeitige Gabe erforderlich – mindestens 5 min vor Narkosebeginn i.v.)
- Vorbeugung unerwünschter kardialer vagaler Reaktionen im Rahmen der Narkoseeinleitung und Intubation

Relative Kontraindikationen
- Tachykardie über 100/min
- Hyperthyreose
- Prädisposition zur malignen Hyperthermie
- Mukoviszidose

- koronare Herzkrankheit
- Phäochromozytom

Absolute Kontraindikationen
- absolute Tachyarrhythmie
- Herzklappenstenose

Dosierungen. Wird vor allem eine Hemmung der Speichelproduktion angestrebt (z.B. Augen-OP), so kann alternativ Glykopyrrolat (Robinul®) eingesetzt werden.
- Atropin: 0,5–1 mg
- Robinul®: 0,2–0,4 mg

Präoxygenierung

- Sauerstoffflow > 6 l/min
- Maske dicht vor das Gesicht halten, nicht aufsetzen
- mindestens 3 min forcierte Spontanatmung
  oder
- bei **dicht** aufgesetzter Maske 5 (fünf!) maximal tiefe Atemzüge
  (nur bei Patienten, die dazu in der Lage und kooperativ sind)

Präkurarisierung

- zeitgerechte Gabe mindestens 3 min vor Narkoseinduktion
- Wahl des Relaxans nach voraussichtlicher OP- Dauer
  - Vecuronium (Norcuron®) 1–1,5 mg
  - Atracurium (Tracrium®) 5–10 mg
  - Pancuronium (Pancuronium®) 1–1,5 mg

Opiate

- zeitgerechte Gabe mindestens 3 min vor Narkoseinduktion
- Wahl des Opiats nach voraussichtlicher OP- Dauer
  - Fentanyl 0,1 mg
  - Alfentanil (Rapifen®) 0,5–1,0 mg
  - Sufentanil (Sufenta®) 10–15 µg
- bei Patienten über 75 kg KG und/oder Narkosedauer voraussichtlich über 1 h auch doppelte Dosierung

Induktion

- zur Narkoseeinleitung für Ruhe im Raum sorgen
- eine Allgemeinanästhesie wird mit einem intravenösen Hypnotikum eingeleitet, um die Phase der Exzitation so kurz wie möglich zu halten (Ausnahme Kinderanästhesie, s. S. 525)
- Wahl des Einleitungshypnotikums entsprechend dem vorgesehenen Narkoseverfahren, Dosierung nach Wirkung unter Berücksichtigung des individuellen Zustandes des Patienten (s. S. 34, 149 u. 359)
  - Etomidat (Etomidat Lipuro®) 0,2- 0,3 mg/kg
  - Thiopental (Trapanal®) 3–5 mg/kg
  - Disoprivan (Propofol®) 2 mg/kg
- Injektionsgeschwindigkeit
  - schnell : schneller Anstieg des Blutspiegels, schneller Bewußtseinsverlust, relativ kurze Wirkdauer, kardiozirkulatorische Nebenwirkungen ausgeprägter
  - langsam : langsamerer Anstieg des Blutspiegels, häufig höhere Dosis nötig, langsameres Einschlafen, längere Wirkdauer, geringere Nebenwirkungen
- wesentlich für die Pharmakokinetik ist auch die Kreislaufzeit (myokardiale Pumpfunktion)

Relaxierung

Zur Intubation
- Succinylcholin 1,5 mg/kg KG
- bei Kontraindikation für Succinylcholin kann mit Pancuronium, Atracurium (Tracrium®) oder Vecuronium (Norcuron®) intubiert werden (s. S. 213)
- „priming dose" mindestens 3 min vor dem Induktionshypnotikum (Dosierung wie zur Präkurarisierung)
- nach Erlöschen des Lidreflexes Überprüfung der Maskenbeatmung, dann Vollrelaxierung und Intubation nach frühestens 2 min

▶ *Cave:*
Relaxierung zur Intubation erst, wenn nach Erlöschen des Lidreflexes Maskenbeatmung suffizient möglich ! (Ausnahme: nicht nüchterner Patient, s. S. 212)

Vollrelaxierung
- Vecuronium (Norcuron®) 0,1 mg/kg
- Atracurium (Tracrium®) 0,5 mg/kg
- Pancuronium (Pancuronium®) 0,1 mg/kg
- Kontrolle einer adäquaten Relaxierung mit Neurostimulator (s. S. 111)

2 Maskennarkose

Eine Maskennarkose wird üblicherweise mit einem intravenösen Hypnotikum eingeleitet (Ausnahme Kinderanästhesie). Die Aufrechterhaltung der Narkose kann mit einem Inhalationsanästhetikum oder durch repetitive Gabe von Propofol (Disoprivan®) erfolgen. Da in beiden Fällen die analgetische Komponente eher schwach ist, empfiehlt sich trotz möglicher Thoraxwandrigidität und Atemdepression die einmalige Gabe eines kurzwirkenden Opiats (z.B. Alfentanil [Rapifen®] 0,5–1 mg, Fentanyl 0,1 mg). Die Spontanatmung des Patienten sollte erhalten bleiben und lediglich assistiert werden.

Eine Maskennarkose ist nur geeignet für eine Anästhesiedauer bis 30 (maximal 45) Minuten.

▶ *Merke:*
Bei zu erwartender schwieriger Intubation ist von einer Maskennarkose dringend abzuraten.

Hinweise auf erschwerte Maskenbeatmung (vgl. S. 141 u. 272)
- extreme Adipositas, Vollbart, Gesichtsanomalien
- Hämatome, Abszesse, Schwellungen im Halsbereich und am Zungengrund
- behinderte Nasenatmung, Choanalatresie, „kissing tonsils"

Durchführung
- übliche Narkosevorbereitung
- zeitgerechte Gabe von Atropin bei Indikation
- Präoxygenierung
- Opiatgabe: 0,5–1 mg Alfentanil (Rapifen®) bzw. 0,1 mg Fentanyl

- Injektion des Einleitungsmittels nach Wirkungsbedarf (s. S. 34, 267, 359)
- Nach Verschwinden des Lidreflexes Maske dicht aufsetzen und assistiert oder (anfänglich) kontrolliert beatmen, dabei Begrenzung des Druckes auf ca. 10–12 cm H_2O (Eröffnung des Ösophaguseingangs bei höheren Drucken)
- Frischgasflow mind. 6 l/min, Lachgas/Sauerstoff 2:1
- während der Operation sollte immer eine assistierte Spontanatmung angestrebt werden
- Inhalationsanästhetikum zusetzen (Inspirationskonzentrationen: Enfluran (Ethrane®) bis 3,0 Vol%, Isofluran (Forene®) bis 2,5 Vol%)

oder

- bei Bedarf Propofol (Disoprivan®) nachgeben (0,1–0,2 mg/kg × min)
- Bei verlegten oberen Luftwegen Einführung eines oropharyngealen Guedel- oder nasopharyngealen Wendl-Tubus
- Bei Operationsbeginn muß das Stadium der chirurgischen Toleranz erreicht sein (Bulbi mittelständig, Pupillen eng), da sonst gefährliche Reflexe (z.B. Laryngospasmus) ausgelöst werden können
- Nach Beendigung der Lachgas-Zufuhr muß 3 bis 5 Minuten reiner Sauerstoff gegeben werden, um eine Diffusionshypoxie zu vermeiden (s. S. 45)

▶ *Merke:*
Bei Einführung des oropharyngealen Tubus muß eine ausreichende Narkosetiefe vorhanden sein, um keinen Würgereflex zu provozieren.

3 Larynxmaske

Die Larynxmaske bietet gegenüber der konventionellen Maske folgende Vorteile
- Maske muß nicht gehalten werden: eine Hand des Anästhesisten bleibt frei
- bessere Dichtigkeit: geringere Arbeitsplatzbelastung mit volatilen Anästhetika
- längere Narkosezeiten bis etwa 1 h möglich

> ▶ *Merke:*
> Im Gegensatz zur Intubation bietet die Larynxmaske keinen sicheren
> Schutz gegen Aspiration! Deshalb nur bei Narkosen bis etwa 1 h Dauer
> einsetzen.

Größen: I: Neugeborene und Säuglinge bis 6,5 kg
II: Kinder bis zu 25 kg
III: Kinder über 25 kg, Jugendliche
IV: Erwachsene

Durchführung

- übliche Narkosevorbereitung (s. S. 259)
- passende Larynxmaske bereitstellen, Überprüfung des Cuffs (30 ml-Spritze!), vollständige Entleerung des Cuffs
- Rückseite der Maske mit Wasser oder Xylocain® Gel gleitfähig machen
- Atropin (bei Fehlen von Kontraindikationen) (s. S. 265)
- Präoxygenierung (s. S. 266)
- Fentanyl 0,1 mg oder Alfentanil (Rapifen®) 0,5–1 mg
- Einleitung bevorzugt mit Propofol (Disoprivan®) 2 mg/kg KG, da beste Dämpfung der Rachenreflexe
- nach erloschenem Lidreflex Überprüfung der Beatembarkeit mit der Standardmaske
- Einführen der Larynxmaske entlang des harten Gaumens, bis die Spitze im Hypopharynx zu liegen kommt, evtl. mit Zeigefinger am Gaumen entlang führen, um Umschlagen zu verhindern
- vorsichtiges Blocken mit bis zu 30 ml Luft
- Überprüfen der Dichtigkeit, Auskultation beider Lungen, wenn nötig Lagekorrektur
- Guedeltubus partiell einführen und verkleben
- Narkoseführung wie bei Maskennarkose, Relaxierung meist nicht erforderlich

4 Intubation

Indikation zur Intubation

- alle Eingriffe in Allgemeinanästhesie mit voraussichtlicher Narkosedauer von über 30 bis 45 Minuten Dauer
- alle aspirationsgefährdeten Patienten in Allgemeinanästhesie (nicht nüchtern, akutes Trauma, Refluxkrankheiten, Magenausgangsstenose, Ileus)
- alle Allgemeinanästhesien für Operationen, die eine Körperhöhle, den Kopf- oder den Halsbereich umfassen
- alle Operationen in Allgemeinanästhesie, die nicht in Rückenlage durchgeführt werden

Intubationsinstrumentarium

▶ *Merke:*
Vor dem Beginn jeder Anästhesie muß das Intubationsinstrumentarium bereitliegen und auf Funktionsfähigkeit überprüft sein.

Trachealtuben
Größe
- Mann 7,5–8,5 mm ID (30–34 Ch)
- Frau 7,0–8,0 mm ID (28–32 Ch)
- Kinder siehe Kapitel 30
Material
- Einmaltuben mit High Volume/Low Pressure Cuffs
- Drahtverstärkte Tuben mit Low Volume/High Pressure Cuff
Formen
Standard: Magill
Präformierte Tuben: z.B. Kuhn, Oxford
Spiraltuben: Woodbridge
Doppellumen-Tubus: Linksendobronchial
Rechtsendobronchial

Laryngoskope
- Laryngoskope mit gebogenem Spatel verschiedener Größe (Typ MacIntosh)
- Laryngoskope mit geradem Spatel verschiedener Größe (Typ Foregger)

Zusatzinstrumentarium
- Magillzange (zur Plazierung des Tubus oder der Magensonde)
- Führungsmandrin (zur Formänderung des Tubus)
- Blockerspritze und Klemme
- Beißschutz (z.B. Guedel-Tubus)

Abklärung von Intubationshindernissen

Bei der Prämedikation und vor jeder Narkoseeinleitung muß nach Faktoren gefahndet werden, die eine schwierige Intubation und/oder eine schwierige Maskenbeatmung erwarten lassen (s. S. 141)
- anamnestische Hinweise auf frühere schwierige Intubation
- Schnarchanamnese
- kurzer Hals und vorgewölbter Thorax
- eingeschränkte HWS-Beweglichkeit (z.B. HWS-Trauma, PCP, M. Bechterew)
- verminderter Kinn-Kehlkopf-Abstand (Abstand Inzisur des Schildknorpels bis Unterseite der Kinnspitze < 6.5 cm)
- eingeschränkte Mundöffnung (< 4 cm)
- zurückweichender Unterkiefer (Mikrogenie, Pierre-Robin-Syndrom) oder vorstehender Oberkiefer (Prognathie)
- lange obere Frontzähne
- Makroglossie (M. Down, Quincke-Ödem, Akromegalie)
- Mundbodenphlegmone, Zungengrund-Tumor
- Verlagerung des Larynx, narbige Verhärtung der Halsweichteile nach OP oder Bestrahlung
- Stridor jeglicher Art!
- keine freie Sicht auf Uvula, Gaumenbögen oder Rachenhinterwand (Mallampati II bis III)

Beurteilung der Intubationsbedingungen nach Mallampati
Patient sitzt aufrecht, max. Mundöffnung, Zunge herausgestreckt (ohne „a" zu sagen), Untersucher in Augenhöhe
- Mallampati I: Uvula in ganzer Länge vor Pharynxhinterwand sichtbar
- Mallampati II: nur Uvulabasis sichtbar
- Mallampati III: Gaumensegel hebt sich nicht über Zungenrücken, keine Sicht auf Pharynxhinterwand und Uvula

> ▶ *Merke:*
> Die Abklärung möglicher Intubationprobleme **vor Narkosebeginn** ist
> eine wesentliche Aufgabe der Prämedikationsvisite mit dem Ziel, eine
> **unerwartete** schwierige Intubation zu vermeiden.

Durchführung der Intubation

Orotracheal

- Vorbereitung der geeigneten Einleitungsmedikamente
- Auswahl des geeigneten Tubus
- Oxygenierung für 3 Minuten über Maske
- Einleitung entsprechend dem gewählten Narkoseverfahren
- Vor Relaxierung muß die Möglichkeit der Maskenbeatmung überprüft
  sein; Ausnahme: nicht nüchterner Patient (s. S. 212)
- bis zur vollständigen Relaxierung Maskenbeatmung mit reinem Sauer-
  stoff
- Lagerung des Kopfes in Schnüffelstellung (verbesserte Jackson-Position)
- Intubation (in der Regel mit MacIntosh-Spatel)
- vorsichtige Blockung mit 6–8 ml Luft
- nach Intubation sofortige Auskultation über beiden Lungen sowie über
  dem Epigastrium
- Intubationstiefe auf dem Tubus ablesen (Richtwerte, ersetzen nicht die
  Auskultation!)
  - Mann ca. 22 cm ab Zahnreihe
  - Frau ca. 20–21 cm ab Zahnreihe
  - Kinder s.Kap.32.4.3
- Fixierung des Tubus
- nach Fixierung erneute Auskultation
- Überprüfung des Cuff-Drucks (Endotest®)

Nasotracheal

- abschwellende Nasentropfen (Otriven®- oder Ellatun®-Tropfen) in beide
  Nasenlöcher geben (5 Minuten vor Einleitung)
- Narkoseeinleitung wie oben geschildert
- Tubusgröße entsprechend der Nasenöffnung kleiner wählen (Männer
  ca. 8,0 mm, Frauen ca. 7,5 mm)
- vorsichtiges (!) Vorschieben des Tubus bis in den Oropharynx

- Einführen des Tubus unter laryngoskopischer Sicht
- ggf. erleichtert Anteflexion des Kopfes das Einführen des Tubus

Schnelleinleitung
- bei nicht nüchternen, aspirationsgefährdeten Patienten (crush-Intubation) (s.Kap.12)

Cormack-Einteilung

Die Sichtverhältnisse bei Laryngoskopie können mit der Einteilung nach Cormack beschrieben werden. Damit lassen sich die Intubationsbedingungen und der Grad der zu erwartenden Schwierigkeiten bei einem erneuten Intubationsversuch (durch 2. Arzt bzw. bei einer erneuten Narkose) abschätzen (s. S. 229).
- Cormack I: Stimmritze in ganzer Länge einsehbar
- Cormack II: Aryregion und hinterer Abschnitt der Stimmritze erkennbar
- Cormack III: nur Epiglottis erkennbar
- Cormack IV: auch Epiglottis nicht sichtbar

5 Inhalationsanästhesie

Eine Narkoseeinleitung per Inhalation wird vorwiegend im Kindesalter durchgeführt (s. S. 527). Als Nachteile sind die lange Anflutungszeit, das mögliche Auslösen von Bronchospasmen während des (verlängerten) Exzitationsstadiums sowie der unangenehme Geruch der Inhalationsanästhetika zu sehen. Deshalb wird die Inhalationsanästhesie in der Regel mit einem intravenösen Hypnotikum eingeleitet.

Einleitung einer Inhalationsanästhesie mit einem Hypnotikum

Nach den üblichen Vorbereitungsmaßnahmen (s. S. 259)
5 min vor geplanter Induktion
- bei Indikation 0,5 mg Atropin

3 min vor geplanter Induktion
- Präoxygenierung
- Präkurarisierung
- Opiatgabe

zur Induktion

- Etomidat (Dosis nach Wirkung, Richtdosis 0,2–0,3 mg/kg KG)
- nach erloschenem Lidreflex Überprüfung der Beatembarkeit mit der Maske, dann
  Relaxation (s.Kap.19.1.7)
- Nach erfolgter Intubation Beatmung mit Lachgas-Sauerstoff im Verhältnis 2:1 (Frischgasflow 6 l/min) unter Zusatz von Enfluran (Ethrane®, maximal 3,0 Vol.%) oder Isofluran (Forene®, max. 2,5 Vol%)

Narkoseführung

- Bei Intubationsnarkosen mit Inhalationsanästhetika empfiehlt sich eine Relaxierung mit nichtdepolarisierenden Muskelrelaxanzien und eine kontrollierte Beatmung
- Die Einstellung der Konzentration des Inhalationsanästhetikums wird nach klinischen Parametern vorgenommen
- Nach der Anflutungsphase kann die Konzentration des Inhalationsanästhetikums und der Frischgasflow reduziert werden
  Als Anhaltswert kann dabei für Enfluran (Ethrane®) eine inspiratorische Konzentration von 1,0 -1,5 Vol.% und für Isofluran (Forene®) von 0,7–1,2 Vol.% gelten
- Die Repetition von Relaxanzien richtet sich nach der Relaxometrie (s. S. 111)

Narkoseausleitung

- Vor Narkoseausleitung muß eine noch bestehende neuromuskuläre Blockade antagonisiert werden (Relaxometrie) (s. S. 111).
  Dosis: 0,1 mg/kg Pyridostigmin (Mestinon®), 0,01 mg/kg Atropin
- Es erfolgt jetzt der Übergang auf eine assistierte Spontanatmung.
- Der Zeitpunkt, zu dem mit der Reduktion der Inhalationsanästhetika begonnen werden muß, hängt von der Dauer der Exposition ab.
- Die Spontanatmung sollte noch im Narkosestadium einsetzen und darf nicht durch drastische Reduktion des Inhalationsanästhetikums erzwungen werden, da beim Durchgang durch die Exzitationsphase die Atmung durch Husten und Pressen insuffizient wird.
- Auf reine Sauerstoffatmung sollte kurz vor Beendigung der Hautnaht übergegangen werden, wenn das Atemzugvolumen 5 bis 6 ml/kg KG beträgt.

- Vor Einsetzen der Schutzreflexe wird der Mund- und Rachenraum gründlich abgesaugt; dabei ist auf hygienisches Arbeiten zu achten.
- Die Extubation erfolgt am Ende einer Inspiration unter Überdruck. Ein routinemäßiges endotracheales Absaugen ist nicht erforderlich.
- Nach Extubation muß der Kiefer mittels des Esmarch'schen Handgriffs gehalten werden, um für freie Atemwege zu sorgen.
- Über die Maske ist Sauerstoff zuzuführen.

Maßnahmen bei Laryngospasmus (s. S. 764)
- Beatmung mit reinem Sauerstoff über Maske
- Der Beatmungsdruck darf 15 cm H_2O nicht überschreiten; löst sich der Spasmus nicht, muß mit Succinylcholin 0,5–1 mg/kg KG relaxiert werden.
  Cave: Bradykardie durch Succinylcholin und Hypoxie

▶ *Merke:*
Als gefürchtete Komplikation bei der Extubation kann ein Laryngospasmus auftreten; als prädisponierende Faktoren gelten:
- Extubation in der Exzitationsphase, Relaxanzienüberhang, mechanische Irritation durch Schleim oder oropharyngeale Tuben

6 Die Kombinationsnarkose

Durch die Kombination eines Inhalationsanästhetikums mit einem Opioidanalgetikum in niedriger Dosierung kann die Konzentration des Inhalationsanästhetikums herabgesetzt werden (zur Kombination mit einer Periduralanästhesie s. S. 311).

Durchführung

- Fentanyl wird am besten kurz vor Gabe des Einleitungshypnotikums gegeben; dadurch lassen sich hypertensive Kreislaufreaktionen während der Intubation vermindern. Dosierung: 0,2 mg
- Repetitionsdosis: 0,05–0,1 mg etwa alle 60 min
- Die Konzentration des Inhalationsanästhetikums richtet sich nach der Klinik

7 Die Neuroleptanästhesie (NLA)

Narkoseeinleitung

- Droperidol (Dehydrobenzperidol®) 7,5–15 mg (0,1–0,2 mg/kg KG)
  oder Midazolam (Dormicum®) 0,1–0,15 mg/kg KG
- Fentanyl 5–10 µg/kg KG
- Bei Verwendung von Droperidol (Dehydrobenzperidol®) empfiehlt sich
  wegen der ausgeprägten Vasodilatation die Vorgabe von 500–1000 ml
  Ringer-Laktat oder eines kolloidalen Volumenersatzmittels.
- Wenn Succinylcholin oder Vecuronium (Norcuron®) zur Relaxierung
  verwendet wird, ist die Gabe von Atropin indiziert, da Fentanyl eine bra-
  dykardisierende Wirkung besitzt. Bei gleichzeitiger Verwendung von
  Pancuronium ist dies nicht unbedingt notwendig (Pancuronium wirkt
  vagolytisch)
- Bei Verwendung von Droperidol (Dehydrobenzperidol®) ist evtl. zusätzlich ein Hypnotikum (z.B. Etomidat [Etomidat-Lipuro®] 0,15–0,2 mg/kg
  KG) vor der Intubation erforderlich.
- Bei Verwendung von Midazolam (Dormicum®) ist ein Hypnotikum
  meistens nicht notwendig.

Narkoseführung

- Fentanyl sollte in Dosen von 0,05 bis 0,1 mg alle 30–45 min nachinjiziert
  werden
- Wegen der kurzen Halbwertszeit kann Midazolam (Dormicum®) nach
  90 bis 120 Minuten nachgegeben werden (3–5 mg)
- Bei hypertoner Kreislaufsituation kann diese Narkose durch ein Inhalationsanästhetikum in niedriger Dosierung (Enfluran [Ethrane®] max.
  0,6 Vol.%, Isofluran [Forene®] max. 0,4 Vol.%) supplementiert werden.

Narkoseausleitung

- Ist eine Extubation am OP-Ende geplant, sollte die letzte Fentanylgabe
  mindestens 30 min zurückliegen
- Außerdem muß die Gesamtdosis an Fentanyl ins Kalkül gezogen werden
  (Eliminationshalbwertszeit ca. 3 h!)
- Ausschluß einer noch bestehenden neuromuskulären Blockade (durch
  Nervenstimulator) und ggf. Antagonisierung (s. S. 111)

- Besteht eine opiatbedingte Atemdepression, kann mit Naloxon (Narcanti®) antagonisiert werden (Dosis 0,05–0,1 mg, ggf. Repetition nach 10 min).

> ▶ *Merke:*
> Naloxon kann in seltenen Fällen Hypertonie, Herzrhythmusstörungen und Lungenödem auslösen, daher vorsichtige Gabe in kleinen Dosen ("titrieren"). Risikopatienten besser nachbeatmen als antagonisieren! Wirkung von Naloxon kürzer als Fentanyl, daher Fentanyl-Rebound möglich

8 Die intravenöse Anästhesie

Intravenöse Narkose in Spontanatmung
("Ketanest-Narkose")
Diese Form ist bei kurzfristigen peripheren Eingriffen bei nüchternen ASA I- und II-Patienten möglich (s. S. 38).

Medikamente
- Ketamin (Ketanest®): Initialdosis 2 mg/kg KG, Repetitionsdosis 1 mg/kg KG
- plus Midazolam (Dormicum®): 0,1 mg/kg KG
- Sauerstoff bzw. Sauerstoff/Lachgas 1:2, Flow 6 l/min über Maske, ggf. assistieren

> ▶ *Beachte:*
> Atropinvorgabe wegen Salivation. Kein oropharyngealer Tubus

Intubationsnarkose mit Propofol (Disoprivan®) und Analgetikum (TIVA)

Bei Vorliegen von Kontraindikationen gegen Inhalationsanästhetika kann vor allem bei kurzen Eingriffen, bei denen schnelles postoperatives Erwachen erwünscht ist, eine totale intravenöse Anästhesie (TIVA) mit Propofol (Disoprivan®) und einem kurzwirksamen Analgetikum (z.B. Alfentanil [Rapifen®], Ketamin [Ketanest®]) durchgeführt werden. Bei einer „echten" TIVA erfolgt die Beatmung ohne Lachgas. Da Kontraindikationen gegen

Lachgas selten sind, wird man aber bei den meisten Patienten den analge-
tischen Effekt des Lachgases ausnutzen und mit N_2O/O_2 beatmen.

Narkoseeinleitung

Entspricht dem Vorgehen bei Einleitung einer Intubationsnarkose mit
Inhalationsanästhetika (s. S. 274).

Propofol (Disoprivan®) 2 mg/kg KG

Alfentanil (Rapifen®) 20 µg/kg KG (alternativ Fentanyl 0,1–0,2 mg oder
Ketamin (Ketanest®) 1 mg/kg KG)

Narkoseführung

Dauerinfusion von Hypnotikum (Propofol [Disoprivan®]) und Analgetikum (Alfentanil [Rapifen®]) über Perfusor. Bei kurzen, eher schmerzar-
men Eingriffen ist im allgemeinen die Intubationsdosis des Analgetikums
ausreichend. Die Beatmung erfolgt mit Sauerstoff/Lachgas 1:2 oder Luft/
Sauerstoffgemisch (Anwendungsbeispiel Bronchoskopien s. S. 381.

Dosierung
- Propofol (Disoprivan®) 100–200 µg/kg KG/min (s.Kap. 3.2.4)
- Alfentanil (Rapifen®) 0,3–0,5 µg/kg KG/min (5 mg mit NaCl 0,9 % auf
  50 ml)
- Praxis
  - Patient
    - Patient mit 70 kg KG Propofol 42–84 ml/h
    - Rapifen 12,6–21 ml/h

Narkoseausleitung

Der Perfusor mit Alfentanil (Rapifen®) kann etwa 30 min vor dem erwarteten OP-Ende abgestellt werden. Die Reduktion bzw. das Beenden der
Zufuhr von Propofol (Disoprivan®) richtet sich nach der Dauer der Narkose. Wie bei anderen Intubationsnarkosen erfolgt die Extubation erst bei
suffizienter Spontanatmung und intakten Schutzreflexen.

9 Betreuung im Aufwachraum

Jeder Patient sollte postoperativ durch den Anästhesisten so lange überwacht werden, bis keine anästhesiebedingte Gefährdung des Patienten mehr erwartet werden kann. Am besten läßt sich dies in einem Aufwachraum durchführen.

Nach Inhalationsanästhesien ist mit der wiedererlangten Vigilanz eine Verlegung auf die Station möglich, während bei Neuroleptanästhesien wegen eines möglichen Fentanyl-Rebounds eine kontinuierliche Überwachung für mindestens 3 h nach der letzten Fentanyl-Gabe empfohlen wird (s. S. 715).

10 Prinzipien der Narkosebeatmung

- Ziel der Beatmung während der Narkose ist eine Normoventilation mit angestrebten $PaCO_2$-Werten von 35–45 mm Hg. Durch Narkose und Relaxierung ist meist auch die CO_2-Produktion herabgesetzt.
- Als Anhaltswert für das Atemminutenvolumen gelten 100 ml/kg KG nach Broca-Gewicht.
- Die Atemfrequenz wird mit 10–12/min eingestellt
- Das Atemzeitverhältnis wird mit 1:1,5 oder 1:2 eingestellt
- PEEP nur bei Indikation
- zur Präoxygenierung und zur Extubation sollte der Frischgasflow 6 l/min betragen (reiner Sauerstoff)
- bei Narkosebeginn (zur schnellen Anflutung des volatilen Anästhetikums) und bei Narkoseende (zum schnelleren Auswaschen) sollte der Frischgasflow 6 l/min betragen (Sauerstoff/Lachgas 1:2)
- nach Erreichen des stady-state wird er auf 3 l/min zurückgestellt (Sauerstoff/Lachgas 1:2)

11 Low-Flow-Anästhesie

Beatmung während der Narkose mit einem reduzierten Frischgasflow von insgesamt 1 l/min.

Vorteile
- reduzierter Verbrauch von Narkosegasen

- geringerer intraoperativer Wärmeverlust
- bessere Anfeuchtung der Atemgase

Nachteile
- höhere Anforderungen an Monitoring und Aufmerksamkeit des Anästhesisten
- verzögertes Ansprechen des Systemes auf Änderungen der inspiratorischen Narkosegaskonzentration
- Rückatmung von Stickstoff und eventuell toxischen Metaboliten

Obligatorische Voraussetzungen zur Durchführung der Low-Flow-Anästhesie
- Intubationsnarkose
- Beatmungsgerät mit weniger als 100ml/min. Gasverlust (Cicero, Cato)
- Messung der inspiratorischen Sauerstoffkonzentration mit Alarmeinstellung (untere Grenze z.B. 30%)
- Messung der in- und (fakultativ) exspiratorischen Konzentration des volatilen Anästhetikums mit eingestellten Alarmfunktionen
- täglicher Wechsel des Atemkalkes

Kontraindikationen
- kritisch kranke Patienten (mögliche Akkumulation toxischer Stoffwechselprodukte im Rückatmungssystem, z.B. Coma diabeticum)
- Patienten mit erhöhtem Sauerstoffbedarf (evtl. Mangel durch erhöhte Sauerstoffentnahme aus System)
- Halothan oder Sevoflurane (Akkumulation toxischer Reaktionsprodukte)
- Maskennarkosen
- Narkosen mit hoher Leckage (Bronchoskopie)
- Alkoholintoxikation

Durchführung
- übliche Narkoseeinleitung
- in den ersten 15 Minuten Standard-High-Flow-Beatmung (s. S. 280)
- nach 15 Minuten Reduktion des Gesamtflows auf 1 l/min. (0.5 l Lachgas, 0.5 l Sauerstoff)
- eventuell nach 60 Minuten weitere Reduktion des Lachgases zugunsten von Sauerstoff, da kaum mehr Lachgas aufgenommen wird. Richtwert: inspiratorische Sauerstoffkonzentration.
- Richtwert für die Steuerung der Narkosetiefe ist die inspratorische (besser endexspiratorische, falls vorhanden) Konzentration des volatilen

Anästhetikums, nicht die vom Verdampfer ins Frischgas abgegebene (hoher Rückatmungsanteil).

- Änderungen der Narkosetiefe werden durch überproportionales Öffnen des Verdampfers erreicht, bis die inspiratorische Konzentration den gewünschten Wert erreicht hat, dann Verdampfer auf Sollwert zurückdrehen.
- Schnelle Änderungen der Narkosetiefe werden durch kurzfristige Flowerhöhung erreicht (**Cave:** Bei Flow-Erhöhung Verdampfer zurückdrehen. Deshalb **immer** Überwachung der inspiratorischen Narkosegaskonzentrationen mit Alarmen!)
- Die Gabe des Inhalationsanästhetikums kann in wesentlich größerem zeitlichen Abstand vom OP-Ende beendet werden, als bei High-Flow-Narkosen, da es lange rückgeatmet wird.
- Kurzfristige Auswaschung des Anästhetikums: Flow erhöhen
- Entsprechend wie bei allen Gasnarkosen 5 min. vor Narkoseende 100 % Sauerstoff atmen lassen, Flow 6 l /min.

12 Indikation für eine postoperative Nachbeatmung

- ausgekühlter Patient mit einer rektalen Körpertemperatur unter 35,0 °C
- instabiler kardiozirkulatorischer Zustand
- erhöhte intraoperative FiO_2-Werte notwendig
- Zustand nach Massentransfusion
- Patienten mit Opiat- oder Relaxansüberhang, bei denen eine Antagonisierung kontraindiziert ist (s. S. 59 u. 320)

Bei jeder postoperativen Nachbeatmung rechtzeitig (mindestens 30 min vorher) im AWR bzw. auf Intensivstation Bescheid sagen, damit der Patientenplatz entsprechend vorbereitet wird.

Notizen:

Notizen:

Kapitel 20
Regionalanästhesie

1 Vorbemerkungen

Zwei Fragen sollen diesem Kapitel vorangestellt werden, da sie bisher weder in der Literatur noch wahrscheinlich jemals bei der praktischen Arbeit einer einfachen Beantwortung zugänglich waren oder sein werden.

- Gegenüber dem Konzept der modernen Vollnarkose fehlt bei der Regionalanästhesie der Pfeiler der Hypnose. Da das Ziel der angstfreie Patient im OP ist, ergibt sich die Frage nach einer zusätzlichen Anxiolyse oder Sedierung, die kontrovers diskutiert wird.
- Wir wollen bei unseren Patienten ein sicheres, zuverlässiges und nebenwirkungsarmes Anästhesieverfahren anwenden. Hier ergibt sich die Frage, ob ein Regionalanästhesieverfahren risikoärmer als eine Allgemeinanästhesie ist, wenn beide Verfahren für die geplante Operation geeignet sind.

Beide Fragen müssen bei jedem Patienten individuell beurteilt und jeweils neu beantwortet werden!

Voraussetzungen
- Unabdingbare Voraussetzung für die erfolgreiche Durchführung von Regionalanästhesien sind gute *anatomische Kenntnisse*.
- Regionalanästhesieverfahren können nur dann mit hoher Akzeptanz und guter Erfolgsquote durchgeführt werden, wenn für sie ausreichend Zeit eingeplant ist.
- Regionalanästhesie durchzuführen bedeutet, auch Versager in Kauf zu nehmen.

▶ *Merke:*
Zeitgerechtes Bestellen des Patienten und rechtzeitiger Beginn der Blokkade muß in der Verantwortung des Anästhesisten liegen.

– Für eine Regionalanästhesie sollte der Patient einsichtsfähig sein und
während der Dauer des operativen Eingriffs in der benötigten Lagerung
nicht nur liegen bleiben **können** (kardiale oder pulmonale Einschränkungen?), sondern auch **wollen** (Kooperation?).

2 Indikationen

– als alleiniges Anästhesieverfahren prinzipiell für alle Eingriffe an den
Extremitäten sowie für manche Operationen im Bereich des Unterbauchs (Abdominalchirurgie, Gynäkologie, Urologie)
– als Kombinationsverfahren Vollnarkose + Regionalanästhesie bei abdominellen und thorakalen Eingriffen (in Einzelfällen auch bei Extremitäteneingriffen) (s. S. 311) sowie in der Kinderchirurgie (s. S. 531)
– als alleiniges Verfahren zur Schmerztherapie (auch OP-unabhängig)
(s. S. 320)

▶ *Merke:*
Die Wahl zwischen Regionalanästhesie und Vollnarkose sollte nie dem
Patienten überlassen bleiben, sondern ihm vom aufklärenden Anästhesisten nach einem Gespräch über seine Vorstellungen und Ängste empfohlen werden.

3 Kontraindikationen

absolut
– drohender oder manifester Schock
– Ileus aufgrund einer Obstruktion
– Gerinnungsstörungen (s. S. 287 u. 312)
– Infektionen am Ort der Blockade

relativ

- akut traumatisierte Patienten
- Bradykardie, Bradyarrhythmie
- neurologische Erkrankungen: Aus medikolegalen Gründen sollte hier präoperativ ein neurologischer Status erhoben werden. Sorgfältige Aufklärung des Patienten!

4 Standards

Gerinnung, Thrombozyten, Antikoagulation (vgl. S. 313)

- Bei ASA I-Patienten und in der Geburtshilfe ist bei leerer Anamnese kein Labor nötig. Als Grenzwerte für die Durchführung aller Regionalanästhesien gelten
    - Quick > 60 %
    - PTT > 45 s
    - Thrombozyten < 100 Giga/l
- In **Ausnahmefällen**, in denen wesentliche Gründe für eine Regionalanästhesie bei einem Patienten sprechen, sind für **Spinalanästhesie** und **periphere Nervenblockaden** nach Rücksprache mit einem Oberarzt auch folgende Werte zu tolerieren
    - Quick > 50 %
    - PTT < 50 s
Eine PDA wird dann jedoch nicht mehr durchgeführt!

- **Sonderfall: Ist eine PDA in Kombination mit einer Vollnarkose für große thorax-und abdominalchirurgische Eingriffe geplant, sind für Gerinnung und Thrombozyten Normalwerte zu fordern!** (s. S. 313)

- Low-dose Heparin stellt keine Kontraindikation für eine Regionalanästhesie dar. Eine intravenöse high-dose Heparintherapie sollte 6h präoperativ beendet und ein aktuelles Labor direkt präoperativ abgenommen werden. Niedermolekulares Heparin wird i.d.R. einmal täglich injiziert. Die übliche abendliche Gabe hat keinen Einfluß auf unser Vorgehen.
- ASS 5 Tage vorher absetzen. In Ausnahmefällen (s.o.) wird vor Anlegen einer Spinalanästhesie die subaquale Blutungszeit nach Marx (t < 5 min) durchgeführt (obwohl die Aussagekraft dieser Untersuchung sehr fraglich ist, wird sie momentan aus medikolegalen Gründen noch gefordert). Eine PDA ist kontraindiziert.

Prämedikation

- Stationäre Patienten werden mit Dikaliumclorazepat (Tranxilium®) oral prämediziert (s.Kap.2.8). Ambulante Patienten bekommen vor der Operation kein Tranxilium® (s. S. 350).

Vorgehen

- aseptisches Vorgehen beim Anlegen aller Blockaden!
- Die prä- und intraoperative Überwachung unterscheidet sich prinzipiell nicht von derjenigen bei einer Vollnarkose (EKG, Blutdruck, Pulsoximeter). Eine nasale Sauerstoffgabe ist nicht grundsätzlich nötig. Dies wird in Abhängigkeit vom Patienten, dem durchgeführten Regionalanästhesieverfahren und dem Operationsverlauf entschieden.
- Die postoperative Überwachung hängt vom angewandten Verfahren ab und wird in den entsprechenden Kapiteln besprochen.
- Regionalanästhesieverfahren werden auch heute noch häufig als Verursacher postoperativer **neurologischer Störungen** angeschuldigt. Zwar sind die meisten chirurgisch bedingt oder auf Lagerungsschäden zurückzuführen (cave: auch dafür sind wir mitverantwortlich), aber eine Schuldzusprechung ist rasch getan und der Gegenbeweis oft schwer zu erbringen.
Daher wird folgendes Vorgehen bei Durchführung einer Regionalanästhesie angeraten
- Bei Patienten mit bereits präoperativ auffälliger Neurologie, bei denen die Risikoabschätzung dennoch für ein Regionalanästhesieverfahren spricht, wird ein neurologisches Konsil veranlaßt.
- Wird postoperativ die Schuld für ein neurologisches Defizit bei der durchgeführten Regionalanästhesie gesehen, so ist so früh wie möglich auf ein neurologisches Konsil zu drängen.

5 Lokalanästhetika (s. S. 57)

6 Spinalanästhesie

Indikationen (notwendige obere Ausbreitung)
- Traumatologie: Operationen der unteren Extremität und am Hüftgelenk
- Abdominalchirurgie: Leistenhernien (Th 8), Operationen am Enddarm und am Gesäß, tiefe Unterbaucheingriffe

- Gynäkologie: Operationen am Genitale, vaginale Hysterektomie (Th 8), Sectio caesarea (Th 5)
- Urologie: Transurethrale Resektionen (Th 8), Eingriffe an Urethra und äußerem Genitale

spezielle Kontraindikationen
- Gefäßchirurgie: keine rückenmarksnahen Verfahren, falls die Patienten perioperativ voll heparinisiert sind oder gerade von der Dialyse kommen!

▶ *Merke:*
Wegen des höheren Risikos von postspinalen Kopfschmerzen bei sehr jungen Patienten ist die Indikation zur Spinalanästhesie um so strenger zu stellen, je jünger der Patient ist. Dies sollte auch bei der Patientenaufklärung berücksichtigt werden.

Vorbereitung
Da die meisten Patienten dehydriert sind und es durch die Sympathikolyse bei der Spinalanästhesie zu einer Vasodilatation mit Blutdruckabfall kommt, werden jedem Patienten vor Anlegen der Blockade 500–1000 ml Ringer-Laktat infundiert.

Technik
Die Blockade wird meist im Sitzen, selten in Seitenlage angelegt. Die Verbindungslinie beider Beckenkämme markiert fast immer den Zwischenwirbelraum L3/4, der in der Regel auch Punktionsort ist (danach L2/3; L4/5). Hautquaddel und Infiltration des tieferen Gewebes mit 2 ml Mepivacain 1%. Die Punktion erfolgt mit einer Sprottenadel 24 G durch eine vorher gelegte 1-er Führungskanüle. Nur in seltenen Fällen bei schwieriger Punktion sollte noch eine 22 G-Nadel benützt werden.

Als wichtige Gewebeschichten werden bei der Punktion die Dermis mit Subcutis, die Ligg. supraspinale, interspinale und flavum, der Epiduralraum sowie Dura und Arachnoidea passiert. Mit etwas Geduld tropft Liquor auch bei einer 24 G-Nadel spontan ab. Die Injektion des Lokalanästhetikums erfolgt innerhalb von 5–10 s. Das erreichte kraniale Blockadeniveau ist von zahlreichen Faktoren abhängig, deren wichtigste die injizierte Dosis darstellt. Eine Barbotage ist nicht notwendig, erhöht aber die eigene Sicherheit über die korrekte intrathekale Applikation.

Nachgewiesenen Einfluß auf die proximale Ausbreitung haben Alter, Adipositas (body mass index) und Injektionshöhe. Keinen Einfluß haben Größe, Gewicht, Geschlecht, Barbotage und Vasokonstriktoren.

Lokalanästhetikum. In Abhängigkeit von der zu erwartenden OP-Zeit benützen wir zwei verschiedene isobare Lokalanästhetika
- Bupivacain 0,5 % bei Eingriffen, die länger als 90 min dauern. Abhängig von der zu erreichenden rostralen Ausbreitung werden (3-) 3,5 (-4) ml injiziert. Damit sind je nach OP-Gebiet Operationszeiten von ≥180 min. möglich.
- Lidocain (Xylocain®) 2 % (4–5 ml) für Eingriffe, die weniger als 90 min dauern, um so die postoperative Überwachungszeit zu verkürzen.
- Bei isobaren Lokalanästhetika hat die Lagerung des Patienten keinen Einfluß auf die rostrale Ausbreitung.

Sattelblock

- für Operationen in der Analregion
- 1 ml Bupivacain 0,5 % oder Xylocain 2 %; durch Zugabe von 1–2 ml Glucose 10 % wird eine hyperbare Lösung hergestellt
- 0,5–1,0 ml Mepivacain 4 % hyperbar
- nach Injektion läßt man den Patienten noch weitere 5 min sitzen und lagert ihn danach mit erhöhtem Oberkörper. Dies stellt ein sehr kreislaufschonendes Verfahren dar (es werden keine sympathischen Fasern blockiert).

Komplikationen

- Die meisten Versager der Spinalanästhesie sind auf eine zu geringe rostrale Ausbreitung zurückzuführen.
- Bei ausbleibendem Anästhesieerfolg kam es meist zu einem unbeabsichtigten Zurückziehen der Nadel mit epiduraler Injektion. Eine Wiederholung der Spinalanästhesie darf frühestens nach 15 min erfolgen.
- Bei sehr adipösen Patienten und bei Schwangeren muß die applizierte Dosis verringert werden (z.B. Sectio mit 2,5 ml Bupivacain 0,5 %).

Postoperative Überwachung im AWR

Obwohl 60 min nach Anlage einer Spinalanästhesie mit einer weiteren rostralen Ausbreitung nicht mehr zu rechnen ist, wird aus Sicherheitsgründen nach wie vor empfohlen, die Verlegung aus dem AWR erst bei

Rückbildung der Spinalanästhesie zu veranlassen (wenigstens 2 Dermatome seit der maximalen Ausbreitung und < Th 10) (s.Kap.42.3.2).
Ein Patient mit Sattelblock kann postoperativ sofort auf die Station verlegt werden, falls keine operationsspezifischen Gründe dagegen sprechen.

Nebenwirkungen der Spinalanästhesie

- *Kreislaufdepression:* bei Ausbreitung oberhalb Th 12 ist mit einem Blutdruckabfall durch die auftretende Vasodilatation zu rechnen, oberhalb Th 4 zusätzlich mit einer Bradykardie durch die Blockade der Nn. accelerantes und konsekutiv mit einer schweren Kreislaufinsuffizienz.
  Therapie: Atropin 0,5(-1–2) mg bei Bradykardie; Akrinor 0,25(-0,5) ml wiederholt bei Hypotonie.
- *Hohe Spinalanästhesie* (bis unterhalb C4): Patient wird unruhig und klagt über Atemnot, da er die thorakale Atemhilfsmuskulatur nicht mehr einsetzen kann und ihm die Rückmeldung der Atemexkursion fehlt. Die Spontanatmung bleibt jedoch suffizient. In der Regel müssen die Patienten nicht intubiert werden, sondern können durch permanenten Kontakt mit beruhigender Zusprache (event. Midazolam) gut geführt werden.
- *Totale Spinalanästhesie* (s. S. 305) (sehr selten: Überdosierung)
  Atemnot bis Atemstillstand, Aufgeregtheit des Patienten bis Bewußtlosigkeit, Blutdruckabfall, Pupillenerweiterung
  Therapie: Intubation (keine Relaxanzien erforderlich), Sauerstoff, Blutdruck anheben.
- *Abfall der Körpertemperatur:* sollte möglichst durch Benutzen von Wärmematten vermieden werden
- *Übelkeit und Erbrechen* treten in Früh-und Spätphasen auf; nach Normalisierung des Kreislaufs und Gabe von Sauerstoff evtl. mit Antiemetika behandeln.
- *Harnretention* in der postoperativen Frühphase; „DARAN DENKEN" und bei Verlegung auf Station überwachen lassen. Therapie: nach >6 h Einmalkatheterisierung, evtl. Carbachol (Doryl®) s.c.
- *Neurologische Schädigung:* passagere Funktionsstörung der Hirnnerven durch Liquorverlust (Hörminderung, Abduzensparese) möglich (s.auch Kap. 20.4.3)

7 Periduralanästhesie (PDA)

Vorbemerkung

Während der Ausbildung beginnt der Assistent unter Anleitung mit dem Erlernen der lumbalen PDA. Erst nach selbständiger Durchführung von mindestens 50 lumbalen Periduralanästhesien sollte er erstmals eine thorakale PDA anlegen.

Indikationen

- Es bestehen im allgemeinen dieselben Indikationen wie bei der Spinalanästhesie. Besonders bei langdauernden Eingriffen ist wegen der Möglichkeit der Repetition die Periduralanästhesie vorzuziehen
- Die Katheter-PDA ist von Vorteil bei Kniegelenksoperationen, nach denen anschließend eine möglichst schmerzfreie Übungstherapie durchgeführt werden soll. In Absprache mit der Krankengymnastik erfolgt 1–2 mal/d das Aufspritzen des PDK.
- PDA in Kombination mit einer Vollnarkose bei großen abdominal- und gefäßchirurgischen Eingriffen (z.B. Pankreas-OP, Magen-OP, Colon-OP, OP der abdominellen Aorta) (s. dort).
- Eine geplante Sectio wird meist in Katheter- PDA durchgeführt.

Technik

Es gibt ein Einmalset für die Periduralanästhesie.

Die Durchführung erfolgt zumeist im Sitzen, selten (v.a. Schwangere) in Seitenlage. Der übliche lumbale Zugangsweg ist bei L 2/3 oder L 3/4. Thorakal ist er abhängig von der Operationslokalisation und dem gewählten postoperativen Schmerztherapieverfahren (s.Kap.21.5.3). Wir wählen den medianen Zugangsweg. Die Lokalanästhesie erfolgt fächerförmig bis zu den tiefen Bändern mit 5 ml Mepivacain 1%.

In unserer Klinik wird nur die Katheterperiduralanästhesie mit einer Touhy-Nadel 18 G durchgeführt. Die Nadel wird mit Mandrin bis in das Lig. interspinale vorgeschoben, danach der Mandrin entfernt und eine 10 ml-Spritze mit NaCl aufgesetzt. Nach der Loss-of-resistance Methode wird die Nadel unter kontinuierlichem Stempeldruck vorgeschoben (cave: nicht zuviel NaCl spritzen, sonst werden weitere Versuche schwieriger); im Lig. flavum ist ein Vorschieben des Spritzenstempels kaum noch möglich. Beim Eindringen in den Periduralraum erfolgt dann ein plötzlicher Widerstandverlust. (Memo: Durchmesser des Epiduralraumes lumbal 5–6 mm, thorakal 3–5 mm.) Beim anschließenden Einführen des Katheters wird es zu einem leichten Widerstand kommen, wenn die Markierung 10 cm im

Konus verschwindet, da nun die Spitze in den Epiduralraum eintritt. Der Katheter wird lumbal höchstens 3 cm tief eingeführt, da sonst die Gefahr wächst, daß er im Bereich der Spinalwurzel den Epiduralraum wieder verläßt. (Dieses Problem besteht thorakal nicht) (s. S. 315).

Ein Aspirationsversuch mit der 2 ml-Spritze sollte weder Blut noch Liquor ergeben, sondern zeigt typischerweise einige Luftbläschen in der Flüssigkeitssäule.

(cave: negative Aspiration schließt eine intravasale Fehllage nicht aus!) Es erfolgt eine sichere Verklebung mit Pflasterstreifen direkt neben der Einstichstelle und einem aseptischen Verband. Ein kleiner Tupfer wird über die Einstichstelle gelegt und nach Verkleben mit Braunol getränkt (s. S. 316).

Testdosis. Direkt präoperativ erfolgt die Testdosis bei lumbaler Lage mit 4–5 ml, bei thorakaler Lage mit 3 ml Bupivacain 0,5 % (ca. 1 ml in Katheter und Filter). Falls nach 5 min keine typischen Zeichen der Spinalanästhesie aufgetreten sind, kann die weitere titrierte Nachinjektion erfolgen.

▶ *cave:*
bei Schwangeren Testdosis nur mit 3 ml, da es sonst bei versehentlicher intrathekaler Lage zu einer hohen Spinalanästhesie kommt!

Bei Legen des Katheters am Vortag der Operation kann die Testdosis mit 5 ml Mepivacain 1 % erfolgen, um eine rasche Verlegbarkeit aus dem AWR zu erreichen.

Nachinjektion für ausreichende Blockade. Abhängig vom Operationsgebiet wird eine entsprechend hohe Anästhesieausbreitung angestrebt.

Wir benützen als Lokalanästhetikum Bupivacain 0,5 %, bei Extremitäteneingriffen besser 0,75 %, bei Schwangeren nur Bupivacain 0,5 %.
Das immer wieder zitierte „Bromage-Schema" kann für die Praxis nur Anhaltswerte liefern. Als kurzer Hinweis mag genügen, daß die benötigte Dosis des Lokalanästhetikums unabhängig vom Gewicht ist; man sollte sich an Alter und Größe orientieren. (z.B. Ausbreitung bis Th 4 bei üblicher lumbaler PDA: 1 ml LA/10 cm Körpergröße bis 150 cm, danach 1 ml/5 cm zusätzlich; mit zunehmendem Alter wird man diese Dosis reduzieren müssen).

In der Schwangerschaft und bei Vorerkrankungen wie Diabetes und Arteriosklerose ist der Bedarf vermindert.
Die Ausdehnung der Blockade ist vom Volumen abhängig, die Qualität jedoch von der verabreichten Menge.

Es gilt stets: Titration der Blockade. Für eine sichere Durchführung benötigt man deshalb Zeit.

> ▶ *Merke:*
> Vor jeder Nachinjektion des Lokalanästhetikums muß erneut eine Test-
> dosis injiziert werden.

Komplikationen

- Falls es nach scheinbar problemloser Anlage und normalem Aufspritzen nicht zu einer gewünschten Ausbreitung kommt, kann eine Röntgenaufnahme durchgeführt werden (5 ml Solutrast® 200M oder 250M, nicht über den Filter applizieren). Der Katheter kann mit der Spinalwurzel den Epiduralraum verlassen haben oder es liegt in seltenen Fällen ein mediales Septum vor.
- In den Segmenten L5 und S1 tritt die Anästhesie deutlich verzögert und manchmal nur unzureichend ein; dies könnte am größeren Durchmesser dieser Wurzeln liegen.

Besonderheiten der thorakalen PDA

- In der Regel wird diese in Kombination mit einer Vollnarkose durchgeführt (s. S. 311). Bei Operationen, die nur einen geringen bis mäßiggradigen Blutverlust erwarten lassen, wird der PDK auch intraoperativ bereits benützt und stellt somit das analgetische Standbein einer Kombinationsnarkose dar. Diese Funktion wird nahtlos in die postoperative Schmerztherapie übergeführt.
- Die Punktionshöhe wird in Abhängigkeit von der Operation gewählt: bei Oberbaucheingriffen zwischen Th 6–9, bei Unterbauch- und abdominellen Aortenoperationen Th 9–12 (s. S. 313).
- Zur Analgesie wird Bupivacain 0,25% benützt
- Bei ausreichender Ausbreitung wird intraoperativ alle 60–90 min die Repetition von 10 ml Bupivacain 0,25% nötig sein. Alternativ wird ein Perfusor angeschlossen mit 5–10 ml/h.

Postoperative Überwachung im AWR

Frühestens 30 min nach der letzten Nachinjektion ist mit keiner weiteren proximalen Ausdehnung mehr zu rechnen, so daß der Patient aus dem AWR verlegt werden kann. Auch hier stellt das Abwarten der Rückbildung eine zusätzliche Sicherheitsvorgabe dar (s. S. 715).

Nebenwirkungen

- Die *kardiovaskulären Nebenwirkungen* entsprechen – wenn auch verzögert auftretend – denen der Spinalanästhesie (s. S. 291).
  Systemische Wirkung: gegenüber der Spinalanästhesie werden bei der PDA große Mengen Lokalanästhetika injiziert, welche bei relativer oder absoluter Überdosierung sowie bei intravasaler Injektion zu toxischen Blutspiegeln führen können (Symptomatik und Therapie, s.Kap. 20.8.2). Primäre oder sekundäre intrathekale Fehllage: typische Zeichen einer Spinalanästhesie; ohne die bei jeder Bedienung des PDK durchzuführenden Testdosis geht man das Risiko einer hohen Spinalanästhesie (s. S. 291) ein. *Vorgehen:* Entfernen des PDK.
- Subduraler Block (0,3–0,8 %): in sehr seltenen Fällen kommt es zur versehentlichen Injektion in den potentiellen Raum zwischen Dura und Arachnoidea. Typisch ist die ungewöhnlich weit proximal und inhomogen ausgedehnte sensible Blockade (z.T. Hirnnerven) bei nur geringen motorischen und sympathischen Ausfällen. Die Ausbreitung erfolgt langsam innerhalb 20 min. Die Patienten sind in der Regel nicht beatmungspflichtig. Die Rückbildung erfolgt rasch innerhalb einer Stunde.
- Für den postoperativen Harnverhalt gilt entsprechendes wie für die Spinalanästhesie.
- Muskelzittern tritt relativ häufig auf; die Ursache ist nicht genau bekannt; es werden sowohl thermoregulative als auch andere Faktoren diskutiert.
- Falls mit der 18 G Touhy-Nadel versehentlich die Dura perforiert wurde, sind wegen der Größe der Perforationsstelle postoperativ schwere Kopfschmerzen nicht selten, so daß frühzeitig ein epiduraler Blutpatch angelegt werden sollte (s. S. 307).
- Kommt es bei länger liegenden Kathetern zur Infektion der Eintrittsstelle, so ist dies v.a. in Verbindung mit einem Druckschmerz der tiefen Gewebe eine dringliche Indikation, ihn zu entfernen.
- Neurologische Komplikation: hier steht im Vordergrund die sehr seltene Gefahr eines epiduralen Hämatome mit dem Risiko einer Querschnittslähmung. Da es bei länger liegenden Kathetern nötig ist, sich wiederholt einen Eindruck über die neurologische Unversehrtheit der unteren Extremität zu verschaffen, ist es nicht erlaubt, kontinuierlich Lokalanästhetika über den PDK in einer Dosierung zu geben, die v.a. die Motorik anhaltend beeinträchtigt.

Die Entfernung des Periduralkatheters ist ebenfalls eine Aufgabe der Anästhesie. Die meisten Katheter werden direkt postoperativ oder am nächsten Morgen entfernt. Der PDK für die Schmerztherapie wird in der Regel am 3. postoperativen Tag gezogen, manchmal bleibt er für Mobilisationsübungen länger liegen.

Da es auch beim Ziehen zu Blutungen kommen kann, ist es wichtig, zu diesem Zeitpunkt v.a. bei Problempatienten über die Gerinnung und den Thrombozytenwert Bescheid zu wissen. Die Kriterien entsprechen denen beim Legen.

8 Kombination Spinal- und Periduralanästhesie (Doppeltechnik)

Indikation

Zur Zeit wird dieses Verfahren an unserer Klinik nur für längerdauernde Eingriffe in der Urologie eingesetzt (z.B. Pigtaileinlage + Lithotrypsie, Schnittoperationen der Prostata [OP n. Freyer, Millin]) (s. S. 674).

Als Vorteil ist hier die kurze Anschlagszeit und hohe Erfolgsrate der Spinalanästhesie in Verbindung mit der Möglichkeit der Nachinjektion zu nennen.

Ein Nachteil dieser Technik ist, daß die korrekte Lage des PDK präoperativ nicht geprüft werden kann.

Technik

Es wird in üblicher Technik eine 18 G Touhy-Nadel bis in den Periduralraum vorgeschoben und danach eine spezielle überlange 24 G Sprotte-Spinalnadel durch die Touhy-Nadel bis in den Spinalraum vorgeschoben. Nach Injektion der für eine Spinalanästhesie üblichen Lokalanästhetikumdosis über die Spinalnadel wird diese entfernt und der PDK zügig durch die Touhy-Nadel vorgeschoben und fixiert (s.Kap.40.11).

Auch hier ist vor Nachinjektion an die Notwendigkeit einer Testdosis zu denken.

Kaudalanästhesie

Als eine Form der PDA wird die Kaudalanästhesie praktisch nur in der Kinderanästhesie durchgeführt (s.Kap.32.4.6).

Periphere Nervenblockaden (Kap. 9 und 10)
Das Ziel peripherer Blockaden ist die isolierte Anästhesie einer Extremität oder eines Teils von ihr, um dort operative Eingriffe durchführen zu können. Von den beiden Extremitätenplexus ist es dabei nur am Plexus brachialis möglich, durch eine einzige Injektion eine Anästhesie aller Nerven zu erreichen. Am Plexus lumbosacralis wird zumeist eine Kombination zweier Blockaden durchgeführt werden müssen.

9 Plexus brachialis (C 5 – Th 1)

Der Plexus brachialis ist auf verschiedenen Höhen der Blockade zugänglich, wobei man sich bisher insgesamt an dem Konzept einer gemeinsamen Gefäß-Nerven-Scheide von den zervikalen Wirbeln bis zur distalen Axilla orientierte. Wir wissen heute, daß wir es mit einer multikompartimentellen Struktur zu tun haben, die es uns zwar erlaubt, durch ein bestimmtes Volumen des Lokalanästhetikums einen „Raum" aufzufüllen, der jedoch einer ungehinderten Ausbreitung bindegewebige Septen entgegensetzt. Dies könnte mitverantwortlich für einige unvollständige Blockaden sein.

In der Literatur werden zahlreiche Zugangswege beschrieben, von denen hier nur die zwei für unsere Klinik maßgeblichen dargestellt werden sollen

– axilläre Blockade (bereits auf Höhe der peripheren Nerven)
– Interskalenusblockade (auf Höhe der Trunci)

Technische Voraussetzung
Wir führen alle Plexusanästhesien und peripheren Nervenblockaden mit der Technik der elektrischen Nervenstimulation durch. Die Gefahr einer Nervenverletzung ist dadurch deutlich vermindert, da wir uns diesem kontrolliert mit Hilfe eines relativ genau einstellbaren Stimulationsstromes nähern. Außerdem hat sich gezeigt, daß der Blockadeerfolg weitgehend unabhängig vom Ausbildungsstand des Durchführenden ist.
Wir benützen den Stimuplex „S" von Braun, bei dem der Stimulationsstrom kontinuierlich von 5 mA auf 0,1 mA reduziert und die Stimulationsfrequenz eingestellt werden kann. Von Nachteil ist, daß dieses Gerät nicht in der Lage ist, den effektiv fließenden Strom anzuzeigen.

Axilläre Blockade

Operationen an Hand und Unterarm bis zum Ellbogen: handchirurgische Eingriffe, Unterarmfrakturen, Cimino-Shunt und z.T. Ellbogen-Shunt in der Gefäßchirurgie.

Technik. Der Patient liegt auf dem Rücken und hat den Arm maximal 90 ° abduziert, da die sonst auftretende subakromiale Kompression der Gefäß-Nerven-Scheide die proximale Ausbreitung des Lokalanästhetikums behindert und das Tasten der Arterie erschwert (Optimierung der Lagerung z.B. auf Armschiene). An der Schulter wird die Neutralelektrode für den Nervenstimulator angebracht. Unter den üblichen aseptischen Bedingungen wird das Lokale-Set mit der Stimuplexnadel 22 G, einer 20-er Hautnadel sowie 2 ml 1% für die subkutane Lokalanästhesie vorbereitet. Wir führen die Technik der immobilen Nadel durch, bei der ein Helfer den Stimuplex bedient und das Lokalanästhetikum injiziert. Die Arteria axillaris wird möglichst weit proximal getastet und die Stimulationsnadel dann oberhalb des Gefäßes in einem Winkel von 30–45 ° zur Haut in proximaler Richtung eingeführt. Nach Durchstechen der Haut wird ein Stimulationsstrom von 1 mA eingestellt. Wir suchen die motorische Antwort der von den Nn. medianus oder ulnaris innervierten Handmuskeln. Danach wird der Strom unter Lagekorrektur bis auf einen Wert <0,5 mA reduziert und anschließend das Lokalanästhetikum injiziert.

Es wird empfohlen, distal von der Injektionsstelle mit den Fingern noch eine Zeitlang zu komprimieren, um die proximale Ausbreitung zu unterstützen.

Danach muß die Anschlagzeit von 20–30 min abgewartet werden. Der paretisch werdende Arm des Patienten sollte fixiert sein.

Lokalanästhetikum

- Im Prinzip ist jedes Lokalanästhetikum geeignet. Wir benützen Mepivacain 1% (Meaverin®). Nach dem Konzept eines Raumes (Gefäß-Nerven-Scheide) ist ein bestimmtes Mindestvolumen erforderlich, um diesen „aufzufüllen". Es hat sich gezeigt, daß eine hohe Erfolgsrate erzielt werden kann, wenn man 50 ml Mepivacain 1% (Meaverin®) injiziert, unabhängig von Größe und Gewicht des Patienten (Bei Patienten > 90 kg und > 190 cm sollte man eher 60 ml wählen, bei Patienten < 50 kg und < 160 cm nur 40 ml).
- Die Plasmaspiegel liegen dennoch stets im sicheren Bereich, solange man nicht versehentlich in ein Gefäß injiziert.

- Mepivacain ist für Operationszeiten von 2–3 Stunden einsetzbar.
  Bei Operationen, die absehbar an diese Zeit heranreichen oder länger
  sein werden, sollte Bupivacain dazugegeben werden: z.B. 30–40 ml
  Mepivacain (Meaverin®) 1% + 20 ml Bupivacain 0,5%.

Komplikationen

- Bei der Stimulation ist darauf zu achten, sich nicht nach der motorischen Antwort der vom N. musculocutaneus innervierten Unterarm-
  muskulatur zu richten, da dieser Nerv häufig bereits innerhalb des M.
  coracobrachialis verläuft. Das Lokalanästhetikumdepot würde dann an
  die falsche Stelle gesetzt werden.
- Die Toleranz der Blutsperre ist gelegentlich der limitierende Faktor für
  die Dauer auch einer primär erfolgreichen Blockade, v.a. bei sehr hoch
  sitzender Manschette. Schuld daran sind der N. intercostobrachialis aus
  Th 2, der die Haut der proximalen Oberarminnenseite innerviert, sowie
  der N. axillaris für die Außenseite. Die Manschette sollte daher eher tiefer angesetzt und im Bedarfsfall ein subkutaner Ringwall mit Lokalanästhetikum angelegt werden.
- Zu häufiges Testen nach Injektion verunsichert Patient und Anästhesist!
  Es sollte wenigstens 10–15 min gewartet werden. Eine komplette Parese
  muß sich nicht ausbilden.
- In Einzelfällen kann es vorkommen, daß der Patient plötzlich mitten in
  der Operation über (schmerzhafte?) Empfindungen während der Präparation tiefer Strukturen klagt. Falls möglich, kann der Chirurg etwas
  Lokalanästhetikum infiltrieren. Der Patient wird mit Midazolam (Dor-
  micum®) sediert, in Ausnahmefällen kann maximal 2 × 7,5 mg Piritramid (Dipidolor®) oder 0,1 mg Fentanyl gegeben werden.

Postoperative Überwachung im AWR
Dies ist nicht nötig. Die Patienten können sofort auf die Station verlegt
werden. Ambulante Patienten werden erst nach Rückkehr der Motorik
nach Hause entlassen (s.Kap.42.3.4).

Nebenwirkungen
- Versehentliche intravasale Injektion des Lokalanästhetikums mit Errei-
  chen von toxischen Blutspiegeln. Symptomatik und Therapie (s. S. 305).
- Eine Punktion der Arteria axillaris bleibt in der Regel folgenlos für den
  Erfolg der Blockade. Als obsolet ist dennoch das früher gebräuchliche
  transarterielle Vorgehen anzusehen.

- Nervenschäden kommen mit der Methode der elektrischen Stimulation praktisch nicht mehr vor. Voraussetzung ist, daß die Nervenstimulation mit einem Strom >0,1 mA durchgeführt wird, da es bei kleineren Werten zur intraneuralen Lage kommen kann (sehr schmerzhafte Injektion).
- Treten postoperativ neurologische Ausfälle oder Beschwerden auf, sollte ein neurologisches Konsilgutachten angefordert werden, um abzuklären, ob es sich um eine anästhesiologisch oder chirurgisch bedingte Schädigung handelt.

Interskalenusblockade

Schultergelenksluxation, arthroskopische Operationen am Schultergelenk. Operationen am proximalen Humerus und der lateralen Klavikula. In Kombination mit einer Vollnarkose zur perioperativen Schmerztherapie.

Technik. Der Patient liegt in Rückenlage mit gering zur Gegenseite gedrehtem Kopf. Auf einer Hilfslinie ausgehend vom Krikoid parallel zur Klavikula tastet man sich zum lateralen Rand des M. sternocleidomastoideus (Kopf anheben lassen!); der Finger liegt dann auf dem M. scalenus anterior. Er wird weiter nach lateral geführt bis die Interskalenuslücke zu tasten ist (kräftig durch die Nase einatmen lassen!). Meist kreuzt an diesem Injektionsort die V. jugularis externa. Nach einer kleinen Hautquaddel wird die Stimulationsnadel medial, leicht kaudal und dorsal vorgeschoben (Stimulationsstrom 1 mA), bis es zu Kontraktionen der Schulter oder Oberarmmuskulatur kommt. Der Plexus liegt oberflächlich und die Kanüle muß selten weiter als 2,5 cm vorgeschoben werden (!), es sollte dann eher der Winkel geändert werden. Bei einem Stimulationsstrom <0,5 mA wird das Lokalanästhetikum injiziert.

Lokalanästhetikum. Mepivacain 1% 40 (- 50) ml. Bei längeren Operationen wird 30 ml Mepivacain 1% mit 10 (- 20) ml Bupivacain 0,5% gemischt. Zur perioperativen Schmerztherapie 30 ml Bupivacain 0,2–0,25%

Postoperative Überwachung im AWR. Dies ist nicht nötig (s.Kap.42.3.2).

Nebenwirkungen
- Blockade des N. phrenicus: tritt häufig auf. Dies wird zwar von den Patienten subjektiv bemerkt, bleibt jedoch asymptomatisch, solange es sich nicht um einen respiratorisch insuffizienten Patienten handelt. **Patienten mit symptomatischer respiratorischer Insuffizienz sind für eine Interskalenusblockade daher nicht geeignet!**

- Ein *Horner-Syndrom* weist mehr als die Hälfte der Patienten auf, ohne daß dies Probleme bereiten würde.
- Die seltene *Blockade des N. recurrens* mit resultierender Heiserkeit bleibt bedeutungslos, solange keine kontralaterale Rekurrensparese vorbestehend ist.
- Eine *peridurale oder subarachnoidale Injektion* sollte ebenso wie eine *Injektion in die Arteria vertebralis* mit der Technik der elektrischen Nervenstimulation nicht mehr vorkommen (der Plexus liegt maximal 2,5 cm unter der Haut!)

10 Plexus lumbosacralis (L1-S3)

Um eine komplette Anästhesie eines Beines zu erreichen, müssen zwei Blockaden durchgeführt werden. Der Oberschenkel wird mit Ausnahme der dorsalen Seite vom Plexus lumbalis versorgt, deren wesentliche Nerven dabei die Nn femoralis, obturatorius und cutaneus femoris lateralis sind. Diese können zusammen mit der Technik des 3-in-1 Blockes (oder des Psoas Compartment Blockes) betäubt werden.

Der Unterschenkel wird vom Plexus sacralis versorgt (Ausnahme N. saphenus); eine Blockade des N. ischiadicus führt zu einer kompletten Anästhesie.

Die Kombination beider Blockaden führt zur Ischiadikus-Femoralis-Obturatorius-Blockade (IFOB).

3-in-1 Block (bei niedriger LA-Dosierung: Femoralisblockade)

- zusammen mit der Ischiadikusblockade für Operationen an Unterschenkel und Fuß, mit Einschränkung am Kniegelenk
- alleine für Weichteileingriffe am vorderen Oberschenkel, Obturatoriusblockade bei TUR-Blase (s.Kap.38.2.3)
- Schmerztherapie

Technik. Das Bein wird gering abduziert und außenrotiert. Der Injektionsort befindet sich ca. 1–2 cm lateral der A. femoralis und 2 cm distal des Leistenbandes. Die Stimulationskanüle wird nach Anlegen einer kleinen subkutanen Lokalanästhesie in einem 45 ° Winkel zur Haut in proximaler Richtung vorgeschoben (Technik der Stimulation wie oben beschrieben).

Als Stimulationsantwort sind bei Kontraktion des M. rectus femoris oder der Mm. vasti Bewegungen der Patella zu sehen.

Da beim 3-in-1 Block auch nach dem Konzept eines von einer Faszie umgebenen Raumes vorgegangen wird, ist es nötig, durch ein ausreichend großes Volumen die sehr hoch abgehenden Nn. obturatorius und cutaneus femoris lateralis zu erreichen. Es wird daher empfohlen, durch Kompression distal der Injektionsstelle die proximale Ausbreitung zu unterstützen.

Lokalanästhetikum. Für Eingriffe bis 120 Minuten ist Mepivacain (Meaverin®) 1% in einer Dosierung von 40 ml geeignet. Für länger dauernde Eingriffe werden 30 ml Mepivacain (Meaverin®) 1% und 15 ml Bupivacain 0,5% gemischt.
In einer Dosierung von 10–20 ml eines Lokalanästhetikums kann eine alleinige Blockade des N.femoralis durchgeführt werden.

Postoperative Überwachung im AWR
– nicht nötig

Nebenwirkungen
– Mit Ausnahme der Nebenwirkungen einer akzidentellen intravasalen Injektion (s.Kap.20.8.2) sind keine Probleme zu erwarten.
  (Für mögliche Nervenschäden gelten die Aussagen des Abschnittes Plexus brachialis.)

Ischiadikusblockade

Für die Blockade dieses Nerven gibt es mehrere Zugangswege. Wir wählen üblicherweise den posterioren Zugang in Seitenlage. Bei einer erfolgreichen Ischiadikusblockade wird stets auch der N. cutaneus femoris posterior für die Haut am dorsalen Oberschenkel blockiert (Blutsperre).

In Kombination mit 3-in-1 Block für alle Operationen an Unterschenkel und Fuß. Falls keine Blutsperre nötig ist, können Operationen am Fuß und lateralen OSG auch ohne 3-in-1 Block durchgeführt werden.

Technik. Der Patient liegt in Seitenlage, wobei das zu blockierende Bein obenliegend im Hüftgelenk 90° gebeugt ist, das untenliegende Bein bleibt gestreckt. Mit einem Farbstift werden Spina iliaca posterior superior und Trochanter major an seiner höchsten Stelle verbunden. Auf der nach kaudal gefällten Mittelsenkrechten wird nach 5 cm der Injektionspunkt markiert. (Eine weitere Hilfslinie vom Trochanter major zum Hiatus sacralis schneidet die Mittelsenkrechte in der Regel genau in diesem Punkt.) Nach Lokalanästhesie des Stichkanales mit einer 12er Kanüle wird eine 100 mm Stimulationskanüle vorgeschoben (spitz, 15°, da es zu weniger Gewebeverletzungen als bei stumpfen Nadeln kommt und dadurch für den Patienten sehr viel angenehmer ist) unter üblicher elektrischer Nervenstimulation. Als muskuläre Antwort suchen wir Pronations-oder Supinationsbewegungen im Sprunggelenk und Zehenbewegungen. Beim Vorschieben sollte man zügig über den Punkt hinausgehen, bei dem es zur Stimulation der Glutäalmuskulatur kommt.

Lokalanästhetika
- bei Operationen bis 120 Minuten Dauer 30 ml Mepivacain (Meaverin®) 1% injizieren
- bei absehbar länger dauernden Eingriffen werden 20 ml Mepivacain 1% und 10 ml Bupivacain 0,5% gemischt

Postoperative Überwachung im AWR und Nebenwirkungen wie bei 3-in-1-Block

Fußblock

Durch Blockade aller den Fuß versorgenden Nerven unmittelbar oberhalb des oberen Sprunggelenks lassen sich Operationen durchführen, die keine Blutsperre erfordern.
z. B. Zehenamputation

Technik. Es werden fünf Nerven blockiert: Der N. tibialis hinter dem Innenköchel, neben der A. tibialis posterior (3–5 ml LA); der N. suralis hinter dem Außenknöchel (5 ml LA); die übrigen drei Nerven können von einer Einstichstelle aus erreicht werden. Ventralseitig auf der Verbindungslinie beider Knöchel wird die A. tibialis anterior lateral der Sehne des m. tibialis anterior (Großzehenheber) getastet. Unmittelbar seitlich der Arterie verläuft der N. peroneus profundus subfaszial (3–5 ml LA). Vom gleichen Einstich wird subcutan zum Innenknöchel (N saphenus, 5–10 ml LA) und zum Außenknöchel (N. peroneus superficialis, 5–10 ml LA) infiltriert.

Lokalanästhetika. 30 ml Meaverin 1%

Eine postoperative Überwachung ist nicht nötig. Einzig zu erwartende Nebenwirkung wäre eine akzidentelle intravasale Injektion.

Intravenöse Regionalanästhesie (IVRA)

Die IVRA (oder auch Bier'scher Block nach dem Erstbeschreiber) stellt als Alternative zur Plexus brachialis Blockade am Arm ein sehr zuverlässiges (98%) und einfaches Verfahren für Operationen an Hand und Unterarm dar. Sehr viel seltener wird sie für Operationen am Fuß eingesetzt.

Indikationen. Alle Eingriffe an Hand und Unterarm, bei denen die Blutsperre nicht vor Ende der Operation geöffnet werden muß (z.B. zur Blutstillung).

Falls die Blutsperre in der Mitte des Unterschenkels angelegt werden kann (cave: Fibulaköpfchen, N. peroneus), ist die IVRA auch für Operationen am Fuß ein zuverlässiges Verfahren.

Technik. Es wird ein Doppelkammer-Tourniquet am Oberarm angelegt. Eine Kanüle (1,0 mm) wird am Handrücken oder distalen Unterarm plaziert (möglichst nicht direkt über dem OP-Gebiet). Mit einer Esmarchbinde wird der Arm von distal beginnend blutleer gewickelt und anschließend die proximale Manschette auf wenigstens 100 mm Hg über den systolischen Blutdruck aufgepumpt. Es werden im Durchschnitt 1 ml/kg Mepivacain 0,5 % injiziert.

Die Anästhesie tritt nach ungefähr 5–10 Minuten ein. (Eine entsprechende Dosierung gilt für den Unterschenkel). Danach wird die distale Manschette aufgeblasen, die proximale abgelassen.

▶ *Cave:*
Das Öffnen des Tourniquet darf nach frühestens 20 Minuten erfolgen, da sonst das Risiko toxischer Reaktionen besteht!

Postoperative Überwachung im AWR. Keine

Nebenwirkungen
- Toxische Reaktion durch zu hohe intravasale Lokalanästhetikaspiegel (s.Kap.19.8.2). Als Ursache kommen zu frühes Öffnen der Manschette, aber auch eine schadhafte Ausrüstung mit verfrühtem Druckabfall des Tourniquet in Frage. Die Patienten sind in der Öffnungsphase des Tourniquet sorgfältig zu überwachen.

11 Komplikationen der Regionalanästhesie

Die möglichen Nebenwirkungen totale Spinalanästhesie und toxische Reaktion bei rasch auftretenden hohen Blutspiegeln des Lokalanästhetikums sollen wegen ihrer Bedeutung hier gesondert dargestellt werden. Beide verlangen rasches Erkennen und zügiges, zielgerichtetes Handeln.

Allergische Reaktionen sind nach Gabe von Amid-Lokalanästhetika extrem selten und wahrscheinlich stets auf die zugesetzten Stabilisatoren zurückzuführen. Diese werden nur den 50 ml Vorratsflaschen beigemischt, so daß im Zweifelsfalle auf die Ampullen zurückgegriffen werden sollte.

Totale Spinalanästhesie

Ursache. Nicht erkannte subarachnoidale Injektion beim Aufspritzen einer PDA (primär oder sekundär).

In der Schmerztherapie als Fehlinjektion bei Stellatumblockaden oder zervikalen/thorakalen Facettenblockaden.

Symptomatik. Aufgeregtheit nach Injektion des Lokalanästhetikums, Atemnot, schwerer Blutdruckabfall, Atemstillstand, Pupillenerweiterung, Bewußtseinsverlust.

Therapie. Sofortige endotracheale Intubation und Beatmung mit Sauerstoff. (Relaxanzien sind für die Intubation nicht mehr nötig, evtl. Gabe von Hypnotikum.) Meist ist eine Beatmung für 1–2 Stunden nötig.
Kreislaufstabilisierung (Kopftieflagerung, Volumen, evtl. Atropin, Akrinor®, Noradrenalin [Arterenol®] bzw. Adrenalin [Suprarenin®]).

Toxische Reaktion

Ursache. Die intravasale Injektion des Lokalanästhetikums kann bei jeder Regionalanästhesie auftreten. Eine Aspirationsprobe ist daher zwingend vor jeder Injektion notwendig und muß bei Gabe größerer Mengen wiederholt durchgeführt werden. Der Plasmaspiegel des Lokalanästhetikums steigt nach intravasaler Injektion sehr rasch an, so daß innerhalb von Sekunden mit Auftreten von Nebenwirkungen zu rechnen ist.

Systemische Resorption. Anders sind die Auswirkungen der systemischen Resorption des Lokalanästhetikums am Injektionsort zu beurteilen. Das Ausmaß der Resorption ist vom Injektionsort, der Dosis und den physikochemischen Eigenschaften des Lokalanästhetikums, der Häufigkeit von Nachinjektionen und einem Vasokonstriktorzusatz abhängig. Die in der Literatur angegebenen Grenzspiegel sind durch i.v.-Gabe bei Probanden gewonnen worden und können nicht auf die systemische Resorption übertragen werden. So werden zum Beispiel bei Kathetertechniken weit höhere Spiegel durch Nachinjektionen erreicht, ohne daß dies zu Problemen führt.

Das Auftreten von Nebenwirkungen ist von der Anstiegsgeschwindigkeit des Plasmaspiegels abhängig.

Man ist sich inzwischen einig, daß je nach Injektionsort unterschiedliche Grenzdosierungen eines Lokalanästhetikums gelten. Über deren Höhe können wir heute noch wenig aussagen.

Angewandt werden sollen nur Dosierungen, die in neueren Untersuchungen als sicher belegt wurden. Die höchsten Plasmaspiegel in Verbindung mit einer relativ raschen Plasmaspiegel-Anstiegsgeschwindigkeit sind bei systemischer Resorption nach ca. 20 Minuten zu erwarten.

▶ *Merke:*
Bei allen Patienten muß das Augenmerk auf das Auftreten präkonvulsiver Zeichen gerichtet werden, da diese stets vor kardiovaskulären Symptomen auftreten.

Symptomatik
ZNS-Reaktionen
- Präkonvulsive Zeichen (1,5%)
  - taubes Gefühl von Lippen und Zunge
  - metallischer Geschmack im Mund
  - Schläfrigkeit
  - Schwindelgefühl
  - Ohrklingeln
  - verwaschene Sprache
  - Sehstörungen
  - (Muskelzittern)
- Generalisierter Krampfanfall (0,07–0,4%)
- Koma
- Atemstillstand
Herz-Kreislauf-System
Nach kurzer Kreislaufstimulation kommt es zur Depression
- Blutdruckabfall
- Sinusbradykardie, Kreislaufstillstand (Asystolie oder Kammerflimmern)
Therapie
- beim Auftreten von Warnzeichen Injektion des Lokalanästhetikums abbrechen
- Sauerstoffgabe, evtl. Patienten hyperventilieren lassen
- ein Benzodiazepin injizieren (am besten Diazepam [Valium®])

- ein Krampfanfall wird mit Diazepam (Valium®) oder (rascher) mit Barbiturat durchbrochen (Thiopental [Trapanal®])
- bei Bedarf wird der Patient beatmet

Kardiovaskuläre Nebenwirkungen werden entsprechend der Symptomatik behandelt; eine kardiopulmonale Reanimation hat sich in einzelnen Fällen bei Bupivacain als sehr schwierig oder gar unmöglich erwiesen.

Postspinaler Kopfschmerz

Liquorverlustsyndrom
- nach 1–3 Tagen auftretende lageabhängige Kopfschmerzen (beim Sitzen und Stehen v.a. im Hinterhaupt und Nacken)
- sowohl nach versehentlicher Durapunktion bei der Periduralänasthesie als auch nach Spinalanästhesie möglich
- kommt bei Verwendung der dünnen Spinalnadeln 24 G nur noch selten vor

Therapie
- in leichten Fällen genügt ausreichende Flüssigkeitszufuhr und die Gabe eines nichtsteroidalen Antiphlogistikums
- in schweren Fällen sollte frühzeitig ein autologer epiduraler Blutpatch angelegt werden
  - Durchführung einer periduralen Punktion mit den üblichen Materialien unter sterilem Vorgehen an früherer Punktionsstelle
  - über die in situ liegende Touhy-Nadel Injektion von 10 ml frisch entnommenem Patientenblut in den Periduralraum
  - ausreichende Flüssigkeitszufuhr
  - nichtsteroidale Antiphlogistika

12 Intravenöse Sedierung und Analgesie

Ein wesentlicher Baustein für eine erfolgreiche Regionalanästhesie ist eine gute Anxiolyse. Wir müssen bei zahlreichen Patienten feststellen, daß unsere orale Medikation mit Dikaliumchlorazepat (Dikaliumclorazepat [Tranxilium®]) nicht ausreichend ist. Ambulante Patienten werden überhaupt nicht prämediziert. Es empfiehlt sich daher, den meisten Patienten im Einleitungsraum vor der Durchführung der Regionalanästhesie bereits eine kleine Dosis Midazolam (Dormicum®) i.v. zu verabreichen. Dies sollte eine sedierende Dosierung sein (2–3 mg), die Patienten müssen nicht schlafen!

Periphere Leitungsanästhesien. Ein angstbesetzter Patient kann bei OP-Beginn eine Berührungsempfindung, die bei partieller Blockade durchaus möglich ist, als Schmerz interpretieren. Zusätzliche Gaben von Midazolam (Dormicum®) können bei diesen Patienten sinnvoll sein.
Eine inkomplette Blockade darf nicht polypragmatisch mit verschiedenen Analgetika supplementiert werden, um schließlich dann doch eine Vollnarkose durchführen zu müssen. Ketamin (Ketanest®) sollte aufgrund häufig auftretender Unruhe und Verwirrtheit nicht eingesetzt werden. Kommt es bereits zu OP-Beginn zu starken Schmerzangaben, sollte frühzeitig auf eine Vollnarkose gewechselt werden. Ein relativ häufiger Fall ist die plötzliche intraoperative Schmerzangabe bei Präparation eines umschriebenen Areals. Wenn möglich, sollte der Operateur ein Lokalanästhetikum infiltrieren. Gestattet ist hier die Gabe von $2 \times 7{,}5$ mg Piritramid (Dipidolor®) oder 0,1 mg Fentanyl. Sollte dies nicht ausreichen, empfiehlt es sich, auf eine Maskennarkose zu wechseln (N_2O/O_2, evtl. mit Enfluran [Ethrane®]), die dann meist nach gewisser Zeit wieder beendet werden kann, noch bevor die Operation zu Ende ist.

Notizen:

Notizen:

Kapitel 21

Kombination von Epidural- und Allgemeinanästhesie

Die Kombination einer rückenmarksnahen Leitungsanästhesie mit einer Allgemeinanästhesie ist nur im Hinblick auf die postoperative Analgesie sinnvoll. Da der Epiduralkatheter präoperativ gelegt werden muß, ist es ebenfalls sinnvoll (aber nicht unabdingbar), diesen auch zur Operation zu benutzen.

Durch eine thorakale Epiduralanästhesie ist die Kreislaufreaktion eingeschränkt (aber nicht aufgehoben). Das bewahrt den Patienten in der Regel vor Hypertensionen und Tachykardien, wogegen Hypotensionen häufiger therapiert werden müssen als bei bloßer Allgemeinanästhesie. Nach initialen (Kreislauf-) Turbulenzen, vor allem durch die Eventeration des Darmes bei Bauchoperationen (Eventerationssyndrom), ist das Kreislaufverhalten in der Folge in der Regel stabil und geprägt durch relative Bradykardie und niedrigen Blutdruck.

1 Indikationen

Allgemeinchirurgie. Ösophagusresektion, Gastrektomie, Pankreasresektion(en), Leberteilresektion, technisch schwierige Eingriffe an den ableitenden Gallenwegen, BI/BII-Umwandlung, Gastric-Banding, hormonaktive Tumoren (z.B. Adrenalektomie, Ausnahme Phäochromozytom), (Hemi)-Kolektomie, retroperitoneale Tumoren, abdomino-perineale Rektumamputation

Urologie. Nephrektomie, radikale retrograde Lymphadenektomie, radikale Prostatektomie, Zystektomie mit Neoblase

Gynäkologie. Große Tumorresektionen

Gefäßchirurgie. Abdomineller Aortenersatz, aorto-iliakale TEA

Relative Indikationen. Pneumonektomie, Bilobektomie, Mediastinaltumoren (Thymom). Sigmaresektion, proximal-selektive Vagotomie (Eingriffe „zu klein")

2 Kontraindikationen

- Phäochromozytom
- alle Operationen, bei denen eine postoperative Überwachung der Nierenfunktion unnötig erscheint (d.h. mit anderen Worten: Bei allen Operationen, für welche die Kombination verwendet wird, muß unabhängig davon die Indikation für eine mehrtägige Harnableitung bestehen, da Blasenentleerungsstörungen fast immer als Nebenwirkung der Methode auftreten.)
- alle vorbestehenden vaskulären, thrombozytären und plasmatischen Blutgerinnungsstörungen (s. S. 313 u. 287)
- Heparintherapie > 15.000 E/die, auch wenn sie erst postoperativ beginnt (z.B. Gefäßchirurgie)
- Patient hat Bedenken (sehr wichtige Kontraindikation)
- schwere anatomische Veränderungen der Wirbelsäule
- letzte ASS-Einnahme < 5 d bei normalen Thrombozytenwerten

3 Aufklärung

Es gelten die Regeln für die Aufklärung zur Allgemeinanästhesie und zur Epiduralanästhesie.

Spontanaufklärung. Der Patient wird darauf hingewiesen, daß neben der Narkose eine „rückenmarksnahe Leitungsanästhesie" durchgeführt wird. Ein Katheter werde durch eine spezielle Punktionskanüle so eingeführt, daß er mit der Spitze zwischen den äußeren Rückenmarkshäuten liege (Skizze auf dem gelben Bogen günstig).

Stufenaufklärung. Fragt der Patient nach Komplikationen, werden Punktionsverletzungen, epidurale Hämatome und Infekt erwähnt, mit dem Hinweis darauf, daß es sich um extrem seltene Komplikationen handelt und wie wir ihn davor schützen. Daneben werden dem Patienten die Vorteile der Methode für die postoperative Analgesie geschildert.

4 Die (thorakale) Epiduralanästhesie

Es ist günstig, epidurale Katheter am Vortag der Operation zu legen (günstige Punktionsbedingungen, kein Zeitdruck, Röntgenkontrolle leicht möglich). Die Punktion wird **immer** am wachen Patienten durchgeführt. Das Anlegen eines thorakalen Katheters bei narkotisiertem, intubiertem und relaxiertem Patienten ist **verboten**!

Fachärzte und Ärzte in Weiterbildung mit ausreichender Erfahrung auf dem Gebiet der thorakalen Punktionstechnik (z.B. nach dreimonatiger Tätigkeit in der postoperativen Schmerztherapie) führen die thorakale Epiduralanästhesie eigenverantwortlich durch.

Alle anderen informieren den für sie zuständigen Oberarzt. Dieser entscheidet, ob er die Punktion selbst überwachen will oder dies einem anderen Facharzt überläßt.

Gerinnung (s. S. 287)
- Low-dose-Heparin oder niedermolekulares Heparin am Vorabend sind keine Kontraindikationen
- Thrombozyten: > 100 Giga/l (Es sollten „normale" Thrombozytenwerte vorliegen, Kontrollen mit Werten zwischen 80 und 120 Giga/l bedeuten Thrombozytopenie).
- ASS: muß seit fünf Tagen abgesetzt sein. Andere NSAID (z.B. Diclofenac [Voltaren®], funktionelle Thrombozytenaggregationshemmung) stellen allein keine Kontraindikation dar.
- subaquale Blutungszeit (unsichere Methode zur Aufdeckung einer Thrombopathie) normal <5 Minuten (s. S. 287)
- plasmatische Gerinnung: normale Werte

Abdominelle Eingriffe. Es wird in der Regel ein thorakaler Zugang gewählt. Allgemein gilt, je jünger der Patient und je zwerchfellnäher der Eingriff, desto weiter rostral wird punktiert. Letztendlich gibt nicht die Operation, sondern die postoperative Schmerztherapie den Ausschlag für den Punktionsort.

Beispiel: Jüngerer Patient, Pankreasresektion, postoperativ wird eine gute Analgesie nur mit Bupivacain und/oder Clonidin (Catapresan®) erreichbar sein. Punktionsort Th7/8, Th8/9 oder Th9/10.

Beispiel: Abdomino-perineale Rektumamputation (auch kontinenzerhaltende Rektumresektion) beim älteren Patienten. Es ist anzunehmen, daß der Patient postoperativ mit epidural appliziertem Morphin auskommt. Punktion am thorako-lumbalen Übergang, auch lumbal möglich.

> ▶ *Merke:*
> Wird über einen lumbalen Katheter postoperativ mit Morphin keine ausreichende Analgesie erreicht, ist ein Übergang auf Bupivacain nicht möglich (Beeinträchtigung der Mobilisation).

Beispiel: Abdomineller Aortenersatz, Patient < 50 Jahre, Punktion Th8/9, Th9/10. Postoperative Analgesie mit Bupivacain/Fentanyl möglich. Patient > 50 Jahre, Punktion Th10/11 bis lumbal, postoperative Schmerztherapie nur mit Morphin in der Regel möglich.

Ösophagusresektion. Punktionsort Th7/8, Th8/9 angestrebt

> ▶ *Merke:*
> Da sich im thorakalen Bereich der Katheter in der Regel problemlos und ohne Gefahr der Fehllage bis zu zehn Zentimeter vorschieben läßt, kann die Katheterspitze im gewählten Bereich liegen, auch wenn ein bis zwei Segmente tiefer punktiert wird. Einen Katheter nach lumbaler Punktion in thorakale Segmente vorzuschieben, ist beim Erwachsenen nicht möglich.

Lungen- und Mediastinaleingriffe. Es ist von ausschlaggebender Bedeutung, daß eine Anästhesie mit Bupivacain nur drei bis fünf Segmente erfaßt. Eine strenge thorakale Punktion ist unumgänglich, um nicht gravierende postoperative Kreislaufnebenwirkungen zu provozieren. Punktion, je nach Art des operativen Zugangs, bei Th5/6, Th6/7 oder Th7/8.

> ▶ *Merke:*
> Bei Sternotomie ist das Segment C4 (obere Thoraxapertur) immer ausgespart.

Technik

Es gelten die allgemeinen Regeln der Kreislaufüberwachung beim Anlegen einer rückenmarksnahen Leitungsanästhesie.

In der Regel punktieren wir am sitzenden Patienten. Auch beim „Katzenbuckel" ist das Aufklappen der Dornfortsätze im Bereich der thorakalen Wirbelsäule gehemmt. In der Regel ist die mediane Punktion möglich. Die Punktionsrichtung ist im mittleren und unteren Bereich der Brustwirbelsäule nicht anders als bei lumbaler Punktion. Stichrichtung von sagittal bis 10–30 ° nach rostral. Keinesfalls „steil nach oben" punktieren. Die paramediane Punktion ist bei verkalktem Ligamentum supraspinale günstig. Wer Erfahrung mit der Punktion in Seitenlage und ein gutes räumliches Vorstellungsvermögen hat, kann diese Technik anwenden.

Infiltrationsanästhesie. 5 ml Mepivacain 1 % (Meaverin®), zunächst intrakutane Quaddel mit 20iger Kanüle (27 Gauge), dann 12er Nadel und fächerförmige Infiltration in Richtung auf das Ligamentum flavum und obere und untere Laminae der beiden Wirbelbögen. Bei der Infiltrationsanästhesie „ertastet" man die beste Stichrichtung für die Touhy-Nadel.

▶ *Merke:*
Eine gute Infiltrationsanästhesie ist ausschlaggebend für eine schmerzlose Punktion.

Ein Patient, der das Vorschieben der Touhy-Nadel, auch mit Knochenkontakten, nicht als schmerzhaft empfindet, läßt auch eine zweite oder dritte Punktion zu, wenn sich der Epiduralraum nicht auf Anhieb finden läßt. Eine gute Infiltrationsanästhesie schützt den Patienten auch vor punktionsbedingten Rückenschmerzen.

Loss-of-resistance-Technik. Durchführung mit einer dreiteiligen Injektionsspritze, die mit isotoner Kochsalzlösung gefüllt ist. Nach Eintreten des Widerstandsverlustes 6 bis 8 ml Kochsalzlösung in den Epiduralraum injizieren. Dann Katheter im thorakalen Bereich 6–8 cm, ausnahmsweise auch 8–12 cm vorschieben, aber nur so weit, wie der Katheter „butterweich" in den Epiduralraum gleitet. Bei lumbaler Punktion nicht weiter als 4–5 cm vorschieben.

▶ *Merke:*
Wenn die Markierung II im Konus der Touhy-Nadel verschwindet, tritt die Spitze des Katheters in den Epiduralraum (meist leichter Widerstand). Bei Markierung III liegt die Katheterspitze 5 cm, bei Markierung IV 10 cm im Epiduralraum.

Keinesfalls ist es richtig, daß nach Entfernung der Touhy-Nadel die Markierung II immer in Hautniveau liegen muß.

Bei Entfernung der Touhy-Nadel ist darauf zu achten, daß der Katheter nicht mit zurückrutscht. Danach wird der Konnektor (fest!) aufgeschraubt. Man vergewissere sich durch leichten Zug am Katheter, daß die Verbindung sicher ist. Jetzt zarte Aspiration mit der 2 ml-Spritze. Danach Injektion des Restes der Kochsalzlösung aus der Punktionsspritze, um zu prüfen, ob der Katheter durchgängig ist. (Es ist theoretisch möglich, daß eine Verkantung des Katheters im Konnektor eine Barriere darstellt).

Fixierung des Katheters. Ein Sicherungspflaster direkt neben der Einstichstelle, eine kleine (ca. 2 × 2 cm) Kompresse auf die Einstichstelle kleben. Das Ganze mit einer Tegaderm-Folie verkleben. Injektion von 2 ml Braunol® durch die Folie in die Kompresse. Lagerung des Patienten. Konnektor und Bakterienfilter an der linken Schulter mit Fixomull-Stretch® verkleben.

Erfolgskontrolle. Probeinjektion: 5 ml Mepivacain 1% (Meaverin®), Austestung der segmentalen Ausbreitung nach 15 -20 Minuten. Protokollierung von Punktion und segmentaler Ausbreitung.

Epidurographie. Bei Anmeldung zur Röntgenkontrolle eines Epiduralkatheters sollte der/die Röntgenassistent(in) gebeten werden, eine Kassette zum Schutz gegen Streustrahlung mitzubringen. (Bei lumbalen Kathetern Kassette 20/40, bei thorakalen Kathetern ± Rasterkassette. Rasterkassette so legen, daß – rostral und + kaudal liegt). Injektion von 5 ml Solutrast® 250 M in den Katheter ca. 2–3 min vor Belichtung. Abstand Focus – Film 100 bis 115 cm (auf jeder Kassette angegeben), Strahlengang senkrecht auf die Kassette, Einstellung 65 bis 70 kV, 70 bis 80 mAs. Die Beurteilung des Röntgenbildes ist Erfahrungssache.

Infusionstherapie. Wenn das Anlegen des Katheters am Vortag erfolgt, Infusion von 500 ml Ringer-Laktatlösung. Der Patient sollte vom Punktionszeitpunkt ab ca. eine Stunde Bettruhe einhalten, wenn zur Probeinjektion 1%iges Mepivacain (Meaverin®) verwendet wurde. Sonst keine weiteren Beschränkungen.
Wird der Katheter erst am Operationstag gelegt, ist es günstiger, die Probeinjektion mit 0,25%igem Bupivacain durchzuführen. Während der Anschlagszeit werden 500 ml Gelatine (Gelafundin®) + 500 ml Ringer-Laktat-Lösung infundiert.

5 Epidural- und Allgemeinanästhesie

Der Patient wird auf eine Wärmematte gelagert. Monitoring wie bei allen großen Eingriffen: arterielle Druckmessung, Kavakatheter, Harnableitung

Epiduralanästhesie

Im Folgenden wird davon ausgegangen, daß der Epiduralkatheter am Vortag gelegt wurde. Zunächst Kontrolle der Verklebung: liegt die Tegaderm-Folie überall glatt dem Rücken des Patienten an? (Ist für mehrtägige sichere Fixierung äußerst wichtig!) Eine Entfärbung der (gestern braunen) Kompresse unter der Folie deutet auf eine gereizte Einstichstelle hin (Leukozyten, Sauerstoffradikale aus Lysosomen bleichen Braunol®). Nachinjektion von 2 ml Braunol® in die Kompresse.

Lagerung des Patienten, Infusion von 500 ml Gelatine (Gelafundin®) + 500 ml Ringer-Laktat-Lösung. Injektion von 5 ml 0,25%igem Bupivacain.

Austesten einer sekundären subarachnoidalen Katheterlage: Man lasse den Patienten die Beine heben. Ist er dazu fähig, kneife man ihn (zart!) ins Gesäß. Spürt er das, so liegt der Katheter nicht subarachnoidal. Jetzt Nachinjektion (fraktioniert) von 2 × 5 ml 0,25%iges Bupivacain.

Katheter lumbal oder thorakolumbal: Es können größere Mengen (20–50! ml) 0,25%iges Bupivacain nötig sein, um die bei allen abdominellen Eingriffen notwendige rostrale Ausbreitung bis Th5/6 zu erreichen. Voraussagen sind nicht möglich. Das Bromage-Schema gilt nicht.

> ▶ *Merke:* Faustregel:
> Bei thorakalem Katheter erreicht man mit ca. 15 ml 0,25%igem Bupivacain ungefähr dieselbe segmentale Ausbreitung wie mit 5 ml 1%igem Mepivacain (Meaverin®).

Inhalationsanästhesie (sollte die Regel sein)

- Atropin (10 µg/kg) (relative Bradykardie!)
- Pancuronium als Muskelrelaxans in reduzierter Dosierung (nur nach Train-of-four), seltener Vecuronium (Norcuron®)
- Einleitung mit 2–3 µg/kg Fentanyl, 1 mg Pancuronium, 20 mg Etomidat (Hypnomidat Lipuro®), 1,5 mg/kg Succinylcholin
- Initialdosis Pancuronium: 0,1 mg/kg, Nachinjektionen bei Train-of-four II bis III 1 mg

- Inhalationsanästhesie mit ca. 1 MAC des verwendeten Inhalationsanästhetikums + Lachgas

> ▶ *Faustregel:* **Nachinjektionen von Bupivacain**
> Faustregel: Die Hälfte der bis zum Operationsbeginn gegebenen Initial-
> dosis alle 1,5 Stunden oder stündlich 0,1 ml/kg Sollgewicht
> Perfusor: Man kann vom Operationsbeginn an einen Perfusor mit
> 0,25%igem Bupivacain (+2 µg/ml Fentanyl) laufen lassen. Infusionsrate:
> 0,1 ml/kg Sollgewicht und Stunde.

Intravenöse Anästhesie (Alternative)

Midazolam (Dormicum®) – Fentanyl
- Atropin und Muskelrelaxans wie bei Inhalationsanästhesie (s.Kap.21.5.3)
- Einleitung: Einschlafdosis Midazolam (Dormicum®) (0,1–0,2 mg/kg) +
  5 µg/kg Fentanyl (Fentanyl nur injizieren, wenn Maskenbeatmung ohne
  Probleme möglich und keine Hinweise auf schwierige Intubation)
  (s. S. 141 u. 272)
- Fortführung der Anästhesie (Faustregel) mit 2–3 mg Midazolam [Dormi-
  cum®] ca. 1,5–2 stdl. und 0,05–0,1 mg Fentanyl/h. Lachgas – Sauerstoff

Die Zugabe eines Inhalationsanästhetikums bedeutet eine „dritte Anästhe-
sieart" und wird nicht empfohlen. Bei gut sitzender Epiduralanästhesie
sind Hypertension und Tachykardie nicht zu erwarten.

Propofol (Disoprivan®) (+ Lachgas)
- Atropin, Fentanyl und Relaxierung wie bei Inhalationsanästhesie (s.
  S. 274)
- Propofol (Disoprivan®): Initialdosis 1,5–2 mg/kg (kann aus der Perfusorspritze dosiert werden), anschließend Perfusor auf 2,5 mg/
  kg × Stunde einstellen
- Lachgas/Sauerstoff 2:1
  (Beispiel: Patient 80 kg, guter AZ, Einschlafdosis 120–160 mg, Perfusor
  20 ml/Stunde). Vom Operationsbeginn ab kann Propofol (Disoprivan®)
  in Stufen bis auf ca. 1 mg/kg und Stunde reduziert werden. Bei einer
  unter Umständen notwendigen Lachgasreduktion, z.B. Erhöhung der
  FiO_2 auf 50% muß Propofol (Disoprivan®) wieder höher dosiert werden,
  um ein Erwachen des Patienten zu verhindern.
  Bupivacain wird dosiert wie bei der Inhalationsanästhesie.

▶ *Merke:*
Eigene Untersuchungen haben ergeben, daß die Aufwachphase nach langdauernden Propofolnarkosen nicht rascher verläuft als nach Inhalationsanästhesien.

TIVA (Propofol – Alfentanil, Beatmung mit Luft)

- es liegen wenig Erfahrungen vor
- Dosierung des Propofol (Disoprivan®) wie oben
- Alfentanil (Rapifen®)
  - Einleitungsdosis ca. 0,05 mg/kg
  - Erhaltungsdosis ca. 0,01 mg/kg × Std

▶ *Merke:*
Eine reine TIVA als Allgemeinanästhesie zu einer Epiduralanästhesie ist nur dann sinnvoll, wenn aus irgendeinem Grund auf Inhalationsanästhetika und Lachgas verzichtet werden muß. Eine Propofolnarkose (siehe oben) leistet das Gleiche.

Kreislaufkontrolle und Infusionstherapie

Da die Epiduralanästhesie eine Kreislaufzentralisation verhindert, wird man bei der Kombination mehr Kolloide und Kristalloide infundieren als bei reiner Allgemeinanästhesie. Blut-und Flüssigkeitsverluste werden so substituiert, daß der ZVD zwischen 5 und 10 mmHg liegt. (Falls ein PAK benützt wird, PCWP 10–12 mm Hg).

Bei präoperativer isovolämischer Hämodilution gilt als Faustregel: 1000 ml Patientenblut werden durch 1500 ml HES ersetzt.

▶ *Merke:*
Blutdruckabfälle durch Epiduralanästhesie, Narkoseeinleitung und Eventeration werden nicht durch Volumensubstitution, sondern mit Katecholaminen therapiert.

> ▶ *Faustregel:*
> MAP < 70 mmHg, Puls relativ bradykard, es werden 0,2 bis 0,3 ml Akrinor i.v. injiziert. Falls danach die Herzfrequenz ansteigt, der MAP aber niedrig bleibt, werden 4 µg Noradrenalin (Arterenol®) i.v. gegeben (evtl. wiederholt).
> Bei Patienten, deren Kreislauf schwer zu stabilisieren ist, kann Dopamin in niedriger Kreislaufdosis (ca. 3 µg/kg × min) infundiert werden.

Extubation oder Nachbeatmung?

Auch nach sehr langen Operationen können Patienten auf dem Tisch extubiert werden, wenn folgende Kriterien erfüllt sind

- rektale Körpertemperatur > 35 °C
- stabiler Kreislauf, keine stärkeren Blutverluste mehr zu erwarten
- Train-of-four ohne fading (ggf. antagonisieren, aber keine Antagonisierung einer ausgeprägten Relaxierung)
- Der Patient atmet über den Tubus spontan. Bei einer FiO_2 von 0,5 sind $PaCO_2$ < 45, PaO_2 150 mmHg und SaO_2 96–100 %.

Falls aus übergeordneten Gründen eine Nachbeatmung geboten erscheint, kann eine Narkoseverlängerung mit Gamma-Hydroxybuttersäure (Somsanit®) erfolgen (4 g i.v.), Wirkdauer ca. zwei bis drei Stunden. Im Aufwachraum ist eine Beatmung mit Lachgas-Sauerstoff möglich.

6 Postoperative Schmerztherapie

Es ist der größte Vorteil dieser Methode, daß die Anästhesie in die postoperative Analgesie übergeht. Ein Patient kann völlig schmerzlos aus der Narkose erwachen. Diese Analgesie kann bis zum dritten, vierten oder fünften postoperativen Tag (wenn auch manchmal nicht lückenlos) aufrechterhalten werden. Diese Technik der postoperativen Schmerztherapie liegt ganz in den Händen der Anästhesie und ist sehr personal- und zeitaufwendig (s. S. 719).

Bupivacain + Fentanyl (Perfusor). Standardtechnik bei jüngeren Patienten und thorakalen Kathetern. Perfusorspritze (50 ml) mit 0,25%igem Bupivacain füllen und 0,1 mg Fentanyl zugeben (2 µg Fentanyl/ml). Infusionsrate zunächst 0,1 ml/kg Sollgewicht × Stunde, dabei sollten 10 ml/Std. (entsprechend 25 mg Bupivacain/Std.) nicht überschritten werden. Bei segmentaler

Ausdehnung der Anästhesie über die notwendigen Segmente hinaus (bei Oberbaucheingriffen in der Regel T5 bis T10) Reduktion der Infusionsmenge.

Erfolgskontrolle: Schmerzangabe des Patienten in Ruhe 0–3 auf der VAS, bei maximal möglichem Husten 3–5.

Beendigung der Therapie. Wenn der Perfusor abgestellt und der Katheter gezogen ist, droht dem Patienten eine unangenehme Schmerzphase.
Prophylaxe
- Vor Abklingen der Bupivacainanästhesie 0,2 mg/kg Piritramid (Dipidolor®) **i.m.** (nicht i.v.!); da der Patient noch keine Schmerzen hat, droht Atemdepression).
Alternativen:
- 0.2 mg Buprenorphin (Temgesic®) sublingual plus 100 mg Diclofenac (Voltaren) rektal oder
1 g Metamizol (Novalgin®) in 100 ml isotoner Kochsalzlösung als Kurzinfusion, kann auch oral gegeben werden, wenn der Patient schon Flüssigkeit zu sich nehmen darf.

▶ *Merke:*
Bei qualitativ sehr guter postoperativer Schmerztherapie mit Bupivacain und Fentanyl sollte die Methode am dritten bis fünften Tag nicht abrupt beendet werden: Gefahr des sympathikoadrenergen Rebounds !

Morphin. Sollte bei älteren und allgemeinreduzierten Patienten zunächst immer versucht werden, auch bei jüngeren Patienten und Eingriffen im Unterbauch oder kleinen Becken sowie nach Lungeneingriffen.

Am Ende der Operation bekommt der Patient Morphin epidural 0,05 mg/kg Sollgewicht in ca. 10 ml isotoner Kochsalzlösung oder mit Bupivacain (am besten mit der letzten Bupivacaininjektion).

Beispiel: Infrarenaler Aortenersatz, Patient 170 cm, 110 kg schwer. Morphindosis 3,5 mg

Der Patient wird (oft, aber nicht immer) über „Schmerzen" klagen, wenn die Bupivacainwirkung aufhört (ca. 1,5 bis 2 Stunden nach Aufnahme in den AWR, vorher Patient nicht verlegen!) Dann Nachinjektion der Initialdosis. Wenn der Patient nach ca. 30 Minuten eine gute Analgesie angibt (Responder), kann eine bis zu zehn (oder mehr)stündige Analgesie erwartet werden.

Ist die Analgesie nach dieser zweiten Morphininjektion unbefriedigend, bedeutet dies, daß der Patient auf jeden Fall länger im AWR überwacht werden muß. Folgende Möglichkeiten sind erprobt:

Übergang auf Bupivacain (wobei man in den ersten zehn Stunden z.B. bis zum Morgen des ersten postoperativen Tages) kein Fentanyl zugibt, da noch mit der Morphinwirkung gerechnet werden muß.

Bei lumbalen Kathetern kann ein Versuch mit Clonidin (Catapresan®)(ohne Morphin) gemacht werden: 4 µg/kg Sollgewicht. Falls dies gut (VAS < 3) und ausreichend lange (≥ 6 h) wirksam ist, Fortsetzung mit Clonidin (Catapresan®) + Morphin (s.u.)

▶ *Merke:*
Bei ungenügender epiduraler Morphinwirkung keine Polypragmasie (z.B. Verordnung von Diclofenac (Voltaren®), Metamizol (Novalgin®) usw. neben dem epiduralen Morphin). Besser ist es, das Verfahren zu beenden, wenn der Übergang auf Bupivacain nicht möglich ist, und eine PCA zu beginnen.

▶ *Cave:*
Epidurales Morphin + systemische Benzodiazepine sind besonders gefährlich (Atemdepression).

Clonidin (Catapresan®) (+ Morphin). Wenn die erste Morphindosis zu wirken aufgehört hat (meist im AWR), kann bei Patienten, die zu Hypertension (und Tachykardie) neigen, Morphin (2 mg!) und Clonidin (Catapresan®) (4 µg/kg) kombiniert gegeben werden. Wirkdauer 6–10 Stunden.

Bupivacain + Clonidin (Catapresan®). Wenn Patienten bei ausreichender segmentaler Ausdehnung einer Bupivacain/Fentanylanalgesie dennoch Schmerzen haben (VAS > 3 in Ruhe und > 5 beim Husten; meist bei jüngeren Patienten nach Pankreasresektionen) kann folgendermaßen vorgegangen werden:

Injektion von 300 µg Clonidin (Catapresan®) in 10 ml isotoner Kochsalzlösung über den epiduralen Katheter. Wenn der Patient nach ca. 30 Minuten eine deutlich bessere Analgesie angibt, weitere Infusion mit 0,25%igem Bupivacain + 150 oder 300 µg (je nach Kreislauf) Clonidin (Catapresan®) pro Perfusorspritze (kein Fentanyl mehr, Spritzenwechsel!). Infusionsrate zunächst auf 2/3 der Voreinstellung reduzieren.

Besonderheiten bei der patientenkontrollierten Epiduralanästhesie (PCEA)

- 50 ml Perfusorspritze mit 0,25%igem Bupivacain füllen und 2 ml (100 µg) Sufentanil (Sufenta®) dazugeben.
- Zum Programmieren die Konzentration des Lokalanästhetikums (2,5 mg/ml) verwenden.
- Bolusgröße ca. 0,05 ml/kg Sollgewicht
  Bsp.: Patient mit 80 kg Sollgewicht: Bolus 10 mg (4 ml)
- Dosisdauer auf 1 ml/min setzen, also hier 4 min, da sonst Druckalarm auftreten kann.
- Sperrzeit im AWR 0 min, auf Station 30 min.
  Patienten mit PCEA dürfen vom AWR nur auf die Intensiv- oder Wachstation verlegt werden. Von dort ist dann nach längerer Beobachtung die Verlegung auf eine Normalstation möglich.
  Indikation für die PCEA: Der kooperative Patient mit großem abdominellen Eingriff.

Zusätzliche systemische Analgesie. Bei korrekter Katheterlage und Erfolgskontrolle der segmentalen Anästhesie vor der Operation sollte jeder Patient mit einem der beschriebenen Verfahren zufrieden sein. Wenn dies aber nicht der Fall ist :

Bei Patienten, die zu ausgeprägten „entzündlichen" Reaktionen in der Operationswunde neigen, ist eine systemische Analgesie mit Diclofenac (Voltaren®)(Supp., i.m.) günstig.

▶ *Cave:*
Diclofenac (Voltaren®) und andere NSAID nicht geben bei eingeschränkter Nierenfunktion! Oligurie = Diclofenac (Voltaren®) nie!

Spastische Schmerzen (kolikartiger Charakter), besonders nach Oberbaucheingriffen ("vagale Schmerzen") reagieren oft gut auf Metamizol (Novalgin®)(1 g) + Butylscopolamin (Buscopan®) (20 mg) in 100 ml isotoner Kochsalzlösung als Kurzinfusion.

Spezielle Probleme. Patienten nach Ösophagusresektionen bleiben zwei bis drei Tage intubiert. Da Alkoholanamnese häufig, ist hier eine postoperative Analgesie mit Morphin + Clonidin (Catapresan®) gleichzeitig Prophylaxe des Entzugsdelirs. Es können bei stabilem Kreislauf größere Morphin-(0,05 mg/kg) und Clonidindosen (8 µg/kg) gegeben werden.

Patienten sollten bei lungenresezierenden Eingriffen nur dann eine thorakale Epiduralanästhesie bekommen, wenn sie über die Intensivstation gehen und eine Harnableitung indiziert ist. Die Katheterspitze sollte in Höhe der Thorakotomie liegen. Zur postoperativen Analgesie können dann 2 bis 3 ml/Std. 0,25%iges Bupivacain (+ Fentanyl s. o.) ausreichend sein.

Beispiel: Pneumonektomie, Thorakotomie Th4/5. Punktion bei Th6/7 (Th7/8), Katheter 6 bis 8 (bis 10) cm vorschieben (s.Kap.21.4.4). Probeinjektion mit 3 ml 1%iges Mepivacain: segmentale Ausbreitung sollte von Th3/4 bis Th6/7 (4 Segmente) sein.

Notizen:

Notizen:

Klinische Anästhesiologie

Kapitel 22

Anästhesie in der Allgemeinchirurgie

1 Allgemeine Vorbemerkungen

Patientengut

Das Altersspektrum der Patienten hängt ganz wesentlich mit der zugrundeliegenden Erkrankung zusammen. Dementsprechend variabel sind auch die bei allgemeinchirurgischen Patienten zu erwartenden Begleiterkrankungen und Risikofaktoren. Operationen der Allgemeinchirurgie sind in erster Linie abdominelle Eingriffe, aber auch Eingriffe am Hals (Schilddrüse und Epithelkörperchen) gehören dazu.

Präoperatives Vorgehen

Bei der Prämedikation von allgemeinchirurgischen Patienten ergeben sich neben den üblichen Kriterien (s. Kap. 2) einige Besonderheiten. Störungen des Elektrolyt- und Säuren-Basen-Haushaltes sind häufig, entweder bedingt durch die zugrundeliegende Erkrankung des Magen-Darm-Traktes oder aufgrund von vorbereitenden Darmspülungen. Eine präoperative Korrektur ist, soweit möglich, anzustreben, ebenso wie der Ausgleich eines bestehenden Volumenmangels.

Für die postoperative Phase ist die Einschätzung der pulmonalen Reserve extrem wichtig. Bei elektiven Eingriffen müssen Lungenerkrankungen (z.B. chronisch-obstruktive Erkrankungen) medikamentös optimal eingestellt sein, ggf. ist eine postoperative Nachbeatmung in Erwägung zu ziehen.

Die Anamnese sollte sich auch auf die Frage nach Entleerungsstörungen des oberen Gastrointestinaltraktes beziehen, für die Narkoseeinleitung ist die Abschätzung des Aspirationsrisikos entscheidend. Bei Risikopatienten muß wie bei nicht nüchternen Patienten vorgegangen werden.

Intraoperatives Vorgehen

Monitoring/Zugänge

Das erforderliche Monitoring richtet sich nach dem geplanten Eingriff und nach dem Allgemeinzustand des Patienten. Bei intraabdominellen Eingriffen ist eine Magensonde obligatorisch, sind größere Blutverluste zu erwarten, muß eine Kontrolle der Urinausscheidung möglich sein (in der Regel intraoperative Anlage eines suprapubischen Katheters, bei Unterbaucheingriffen und voroperierten Patienten Blasenkatheter nach Narkoseeinleitung). Dann ist auch eine arterielle Druckmessung sinnvoll, eventuell muß eine Überwachung des zentralen Venendruckes möglich sein (ZVK auch immer, wenn postoperativ längere Nahrungskarenz erforderlich). Rektale oder nasale Temperaturmessung muß bei längerdauernden Eingriffen durchgeführt werden. Auf die Anlage ausreichend vieler großlumiger Zugänge muß geachtet werden.

Narkoseführung

In der Regel muß bei abdominellen Eingriffen eine Allgemeinnarkose durchgeführt werden, nur bei wenigen Unterbaucheingriffen kommt eine rückenmarksnahe Leitungsanästhesie in Frage (z.B. konventionelle Leistenhernie, endoskopische Eingriffe an Anus und Rektum). Bei großen abdominellen Eingriffen kann, auch zur postoperativen Schmerztherapie, eine zusätzliche Epiduralanalgesie sinnvoll sein (s. Kap. 21).

Intraoperativ ist auf eine ausreichende Flüssigkeitssubstitution zu achten, da über exponierte Eingeweide viel Wasser per Verdunstung verloren geht. Eingesetzt werden isotone Elektrolytlösungen in einer Dosierung von 8–10ml/kg/h bei großen Eingriffen. Zur Flüssigkeitsbilazierung ist eine harnableitung notwendig; ist hierzu ein suprapubischer Katheter geplant, kann zu Beginn der Operation Furosemid in Boli von 5–10mg bei großzügiger Flüssigkeitssubstitution gegeben werden, um eine ausreichende Blasenfüllung zu erzielen und dem Operateur die Punktion frühzeitig zu ermöglichen.

Für das operative Vorgehen ist in der Regel eine gute Muskelrelaxierung notwendig, besonders bei Manipulationen im Oberbauch. Eine Kontrolle mit dem Relaxometer ist sinnvoll, häufig muß zu Operationsende eine Antagonisierung mit Mestinon durchgeführt werden.

Wärmeschutz. Auf Auskühlung des Patienten achten, bewährt hat sich der Einsatz von Wärmematten. Bei großem Volumenumsatz kann man Infusionswärmer verwenden. Ist die Körperkerntemperatur des Patienten trotzdem zu weit abgefallen (unter 35 °C), muß nachbeatmet werden, bis der Patient sich erwärmt hat.

Eventerationsreaktion. Ein weiteres typisches Problem bei abdominellen Eingriffen ist die Eventerationsreaktion bei Exploration des Abdomens. Es kommt dabei zu einem Flush der Gesichtshaut, peripherer Vasodilatation mit Blutdruckabfall und Abfall der Sauerstoffsättigung. Prophylaktisch können Prostaglandinsynthesehemmer eingesetzt werden (bei Risikopatienten, z.B. schwerer koronarer Herzkrankheit), therapeutisch ist die Gabe von Volumen und vor allem der Einsatz von Vasopressoren sinnvoll.

Sonstige Probleme. Bei Oberbaucheingriffen tritt häufig ein hartnäckiger Singultus auf. Zur Bekämpfung sollte die Narkose vertieft werden, die Magensonde muß abgesaugt werden, medikamentös können Triflupromazin (Psyquil®) 10mg i.v. oder Promethazin (Atosil®) 25mg i.v. versucht werden (cave Narkoseüberhang).

Postoperatives Vorgehen

Während der postoperativen Phase nach abdominalchirurgischen Eingriffen ist besonders auf eine ausreichende Oxygenierung zu achten, eine pulsoximetrische Überwachung ist daher obligatorisch, ggf. müssen Blutgasanalysen kontrolliert werden. So früh wie möglich sollte mit der Atemtherapie begonnen werden. Sind schon präoperativ kardiopulmonale Erkrankungen bekannt, muß eventuell eine Nachbeatmung geplant werden. Der extubierte Patient profitiert pulmonal von einer ausreichenden Analgesie, bei großen Eingriffen kann daher ein Epiduralkatheter auch in der postoperativen Phase günstig sein. Bewährt hat sich hier auch der Einsatz der patientenkontrollierten Analgesie (PCA) (s. S. 730).

2 Oberbaucheingriffe

Abdomino-thorakale Oesophagusresektion

Indikation
- Oesophaguskarzinom

Technik
ein- oder zweizeitige radikale Oesophagusresektion en bloc mit regionärer Lymphadenektomie, meist als Zweihöhleneingriff (rechtsseitige Thorakotomie). Ersatz durch Magenhochzug, Koloninterponat oder Dünndarminterponat im Oesophagusbett, retrosternal oder subkutan. Beim zweizeitigen Vorgehen wird zunächst eine kollare Oesophagostomie links angelegt, die Rekonstruktion wird nach etwa vier Wochen angestrebt.

Komplikationen
- Verletzung von Pleura und anderen mediastinalen Strukturen
  (vgl. Thoraxeingriffe und Magenoperationen)

Anästhesie
- präoperativ Risikoabschätzung (häufig starker Nikotin- und Alkoholabusus mit entsprechenden Folgeerkrankungen, reduzierter Allgemein- und Ernährungszustand)
- Narkoseführung als klassische oder modifizierte Neuroleptanalgesie, evtl. in Kombination mit Inhalationsanästhetika in niedriger Dosierung, Relaxierung mit Pancuronium. Zusätzliche Epiduralanalgesie ist wegen postoperativer Nachbeatmung und Intensivtherapie nicht sinnvoll.
- bei geplantem Zweihöhleneingriff Doppellumentubus zur Ein-Lungen-Ventilation (s. S. 595), nach Operationsende muß zur Nachbeatmung umintubiert werden
- Plazierung des zentralen Venenkatheters auf der rechten Halsseite (kollare Oesophagostomie linksseitig)
- Probleme während der Narkose können durch Gasaustauschstörungen unter Ein-Lungen-Ventilation entstehen, außerdem führen Manipulationen im Mediastinum möglicherweise zu Kreislaufinstabilitäten (Herzrhythmusstörungen, Blutdruckabfall durch V.cava-Kompression).

Monitoring
- EKG
- invasive Blutdruckmessung mit der Möglichkeit häufiger Kontrollen von Blutgasen und anderen Laborparametern

- ZVK, großlumige periphervenöse Zugänge
- Magensonde
- Temperatursonde (nasal oder rektal)
- Cystofix

Magenoperationen

Indikation
- Magenteilresektion und selektiv-proximale Vagotomie (SPV) bei gastro-
  duodenaler Ulkuskrankheit
- totale Gastrektomie bei Magenkarzinom
- Gastroenterostomie als Palliativeingriff bei nicht-operablen Stenosen im
  oberen Gastrointestinaltrakt

Technik
Magenteilresektion: Zweidrittelresektion des Magens mit Gastroduodeno-
stomie (Billroth I) oder Gastrojejunostomie (Billroth II, Anastomosierung
des Magenrestes mit einer hochgezogenen Jejunumschlinge und Anlage
einer Braun'schen Fußpunktanastomose bzw. Rekonstruktion mit einer
nach Roux Y–förmig ausgeschalteten Jejunumschlinge)
selektiv-proximale Vagotomie: Präparation des Vagus entlang der kleinen
Kurvatur des Magens, Durchtrennung der Fasern mit den begleitenden Gefäßen, anschließend evtl. Pyloroplastik. Kombination B I mit SPV möglich.
Gastrektomie: (je nach Tumorlokalisation mit Resektion des unteren Oeso-
phagus), Lymphknotendissektion, Resektion von großem und kleinem
Netz, evtl. Splenektomie. Rekonstruktion durch Ersatzmagen nach Y-
Roux (2 Anastomosen), Rodino (3 Anastomosen) oder Ulmer Ersatzmagen
(4 Anastomosen).

Komplikationen
- Verletzung von Gefäßen bei der Präparation
- Inoperabilität; dann Erhalt der Nahrungspassage durch Gastroentero-
  stomie oder Anlage einer Witzel-Fistel

Anästhesie
- Kombinationsnarkose mit geringen Konzentrationen von Inhalationsanästhetika
- günstig mit zusätzlicher Periduralanalgesie
- bei vorbestehender Stenosesymptomatik (Cardia, Magenausgang, Duodenum) Narkoseeinleitung wie beim nicht nüchternen Patienten (s. S. 211)

Monitoring
- je nach Umfang des geplanten Eingriffes und Zustand des Patienten

Leberteilresektionen

Indikation
- benigne Lebertumoren (Adenome, FNH, Hämangiome)
- Echinokokkuszysten
- hepato- und cholangiozelluläre Karzinome
- Metastasen bei kolorektalem Karzinom (seltener Mammakarzinom)

Technik
atypische Resektion an der Leberoberfläche, Segmentresektion bzw. Hemihepatektomie entlang anatomischer Grenzen; maximale Ischämietoleranz bei Abklemmen der A. hepatica 30 Minuten. Je nach Grundkrankheit kann anschließend ein Port zur intraarteriellen Chemotherapie implantiert werden.

Komplikationen
- starke Blutverluste (besonders bei Hemihepatektomie) aus dem Parenchym
- Verletzung von Strukturen der Leberpforte mit schweren Blutverlusten

Anästhesie
- präoperative Einschätzung der Leberfunktion (Syntheseparameter, spezifische Funktionstests) auch zur Beurteilung bestehender hepatozellulärer Vorschäden, evtl. Hepatologen konsultieren
- Narkoseführung mit Neuroleptanalgesie bei Leberschädigung, sonst Kombination mit niedrigen Konzentrationen von Isofluran. Günstig ist der Einsatz der thorakalen Epiduralanalgesie.
- Intraoperativ müssen Blutglukose, Thrombozytenzahl und evtl. weitere Syntheseparameter (Gerinnung, Albumin) überwacht werden, ausreichende Mengen von Erythrozyten und Thrombozytenkonzentraten sowie Frischplasma müssen bereitgestellt sein. Autologe Transfusion von Blut ist möglich (Eigenblut, isovolämische Hämodilution, Cell saver) bei nicht septischen und nicht malignitätsverdächtigen Prozessen.

Monitoring
- EGK
- invasive Blutdruckmessung

- ZVK, großlumige Venenkanülen
- Magensonde, Temperatursonde, Cystofix

Whipple'sche Operation

Indikation
- Malignom von Pankreaskopf, Papille, distalem Choledochus, Duodenum

Technik
zuerst Cholezystektomie, bei der klassischen Vorgehensweise dann Duodenohemipankreatektomie, zur Rekonstruktion wird eine Jejunumschlinge hochgezogen. Der Pankreasschwanz wird meist End-zu-Seit anastomosiert, danach wird die Choledochojejunostomie angelegt und schließlich die Nahrungspassage nach Billroth II rekonstruiert (Gastrojejunostomie mit Braun'scher Fußpunktanastomose). Beim alternativen Vorgehen wird der Pylorus erhalten und eine End-zu-Seit-Duodenojejunostomie angelegt.

Komplikationen
- Verletzung großer Gefäße (V. portae, A. mesenterica sup., Tripus halleri, Aorta, V. cava inf.) bei der Präparation des Pankreaskopfes mit erheblichem Blutverlust
- Blutung aus der Pankreasschnittfläche

Anästhesie
- präoperativ Abschätzung von Risikofaktoren (Alkohol, Nikotin) und Leberfunktionsstörungen, besonders bei cholestatischem Ikterus
- Bereitstellung ausreichender Mengen von Blutkonserven
- Narkoseführung wie bei Leberteilresektionen

Monitoring
- wie bei Leberteilresektionen (s. S. 334)

Duodenumerhaltende Pankreaskopfresektion

Indikation
- chronische Pankreatitis mit überwiegender Beteiligung des Pankreaskopfes und Komplikationen (Raumforderung des Pankreaskopfes, Malignomausschluß, konservativ nicht beherrschbare Schmerzen)

Technik

Cholezystektomie, dann Freipräparation des Pankreaskopfes von den darunterliegenden Strukturen (V. portae, V. mesenterica inf.). Durchtrennung des Pankreaskopfes über der V. portae und Resektion des Pankreaskopfes unter Belassung eines Parenchymsaumes entlang des Duodenums. Nach der Blutstillung wird eine End-zu-End-Pankreatikojejunostomie angelegt und dieselbe Schlinge mit dem Wundbett im Pankreaskopf anastomosiert.

Komplikationen

- Gefäßverletzung bei der Pankreaspräparation mit massiver Blutung
- Blutung aus dem Krater im Pankreaskopf (kann erhebliche Ausmaße annehmen)

Anästhesie

- Narkosevorbereitung und -durchführung wie bei Whipple-OP
- präoperative Eigenblutspende oder isovolämische Hämodilution können sinnvoll sein

Monitoring
- wie Whipple-OP (s. S. 335)

3 Sonstige abdominelle Eingriffe

Dickdarmoperationen

Indikation

- Neoplasma
- Divertikulose, Divertikulitis
- chronisch-entzündliche Darmerkrankungen (Colitis ulcerosa, M. Crohn)
- Angiodysplasien
- familiäre Colonpolypose

Technik

Segmentresektion je nach Lokalisation des Befundes, Mitnahme des Mesenteriums und der Lymphknoten, End-zu-End-Anastomose oder bei zweizeitigem Vorgehen Anlage eines temporären Anus praeter und spätere Rekonstruktion

Komplikationen

- Blutung, besonders bei Eingriffen im kleinen Becken
- Verletzung des Darmes

Anästhesie
- präoperativ muß mit Störungen des Elektrolyt- und Säuren- Basen-Haushaltes durch Darmspülungen gerechnet werden, besondes eine Hypokaliämie ist auszugleichen
- Narkoseführung mit Kombinationsanästhesie, ggf. zusätzlich Epidural-analgesie (s. S. 317)

Monitoring
- wie bei Ileusoperationen

Operationen beim Ileus

Indikation
Beseitigung mechanischer Hindernisse (z.B. Briden) beim mechanischen Ileus, Entlastung durch Anlage eines Anus praeter beim paralytischen Ileus, Resektion von geschädigten Darmabschnitten zur Prophylaxe einer Durchwanderungsperitonitis

Technik
explorative Laparotomie, dann je nach Befund Adhäsiolyse, Darm-segmentresektion etc., Dekompression des überblähten Darmes durch Ausdrücken nach oral

Komplikationen
- starke Blutverluste bei Lösung von schweren Verwachsungen
- versehentliche Darmverletzung

Anästhesie
- Präoperativ ist je nach Höhe des Darmverschlusses und dessen Dauer mit schweren Entgleisungen des Elektrolyt- und Säuren-Basen-Haushaltes zu rechnen bei gleichzeitigem intravasalem Volumenmangel und Eiweißverlust ins Darmlumen. Soweit möglich sollte ein Ausgleich angestrebt werden, der intraoperativ fortgesetzt wird.
- Vor der Narkoseeinleitung sind Magensonde und Blasenkatheter obligatorisch, sowie ggf. ein zentraler Venenkatheter die Einleitung wird wie beim nicht nüchternen Patienten (s. S. 211) durchgeführt. Wegen des bestehenden Volumenmangels ist mit schwerer Kreislaufdepression zu rechnen.
- vor der Extubation erneutes gründliches Absaugen des Magens
- wegen Aspirationsgefahr nur ganz wachen Patienten extubieren

Monitoring
- abhängig vom Allgemeinzustand des Patienten
- obligatorisch
  - ZVK
  - Magensonde
  - Blasenkatheter

Endoskopische Eingriffe
(Cholezystektomie, Appendektomie, Herniotomie)

Indikation
- Patienten ohne größere abdominelle Voroperationen

Technik
Anlage eines Pneumoperitoneums durch Insufflation von CO_2, Einführen von Kamera und Arbeitsinstrumenten, nach Beendigung der endoskopischen Manipulation Ablassen des intraperitonealen Gases und Verschluß des Peritoneums

Komplikationen
- Hautemphysem
- Pneumothorax, -mediastinum, -perikard
- Gasembolie
- Verletzung intraabdomineller Gefäße mit Blutung
- Verletzung von Magen oder Darm beim Einstechen der Trokare

Anästhesie
- Inhalationsanästhesie oder Kombinationsnarkose
- Magen vor Einstechen der Trokare absaugen, um Stichverletzungen intraabdomineller Organe zu vermeiden
- verschiedene Probleme durch Pneumoperitoneum mit gesteigerten intraabdominellen Drucken
  - Beeinträchtigung der Atemmechanik durch eingeschränkte Zwerchfellbeweglichkeit und evtl. Kopftieflage, Beatmung mit einem PEEP von + 5 cm H_2O ist günstig
  - Veränderung der Hämodynamik mit Anstieg des peripheren Gefäßwiderstandes und des arteriellen Druckes (Narkose vertiefen, ggf. Ebrantil), aber auch V.cava-Kompression mit Blutdruckabfall (Volumenmangel ausgleichen)

- Herzrhythmusstörungen durch Vagusreflex (Bradykardie) oder Hyperkapnie (ventrikuläre Arrhythmien)
- Resorption von CO_2, daher Anpassung des Atemminutenvolumens anhand des endtidalen CO_2 oder „blinde" Steigerung um 20–30% des Ausgangswertes nach Beginn der Insufflation
- bei Patienten mit erhöhtem kardiopulmonalem Risiko eventuell konventionelles Vorgehen bevorzugen

Monitoring
- EKG
- NiBP, bei kardiopulmonalen Vorerkrankungen ggf. auch arterielle Druckmessung und ZVK
- Pulsoximetrie
- $PetCO_2$
- Magensonde

4 Weitere allgemeinchirurgische Eingriffe

Herniotomie

Indikation
- angeborene und erworbene Hernien elektiv, bei Einklemmungen notfallmäßige Operation

Technik
Bruchsackeröffnung, Reposition des Inhaltes, Bruchpfortenverschluß und je nach Lokalisation muskuläre Deckung der Austrittsstelle

Komplikationen
- Blutung (sog. Corona mortis bei Leistenhernien)
- Verletzung benachbarter Strukturen

Anästhesie
- bevorzugt Inhalationsanästhesie, bei konventioneller Leistenhernien- operation auch Spinalanästhesie
- möglichst kein Husten und Pressen bei der Narkoseausleitung, deshalb entweder Extubation des spontan atmenden Patienten in tiefer Narkose oder Gabe von Xylocain i.v. vor Extubation

Monitoring
- EKG, NiBP, Pulsoximetrie

4.2. Analchirurgische Eingriffe

Indikation
- palliative Therapie von stenosierenden oder blutenden Rektum- oder Analkarzinomen
- endoskopische Polypabtragung
- blutende oder thrombosierte Hämorrhoidalknoten elektiv, bei akutem Schmerzereignis auch als Notfall

Technik
Steinschnittlagerung des Patienten, endoskopische Manipulation je nach Grundkrankheit

Komplikationen
- Darmperforation
- Induktion von Blutungen

Anästhesie
- Eingriffe sind extrem schmerzhaft, deshalb ist eine rückenmarksnahe Leitungsanästhesie oder tiefe Inhalationsnarkose günstig
- möglich ist die Durchführung einer Maskennarkose, bei starker Sphinkterdehnung kann aber ein Laryngospasmus auftreten

Monitoring
- EKG, NiBP, Pulsoximetrie

Schilddrüsenoperation

Indikation
- subtotale Thyreoidektomie bei autonomem Adenom, euthyreoter Struma und Immunthyreopathie (M. Basedow)
- subtotale oder totale Hemithyreoidektomie bei kaltem Knoten (Schnellschnitt)
- totale Thyreoidektomie mit regionaler Lymphknotendissektion (Schilddrüsenkarzinom)

Technik
schichtweises Freipräparieren der Schilddrüsenlappen unter Darstellung der Polgefäße, Resektion von Parenchym abhängig von Lokalbefund und Schnellschnittergebnis.

Komplikationen

- Luftembolie beim Eröffnen großer Halsvenen
- Verletzung der A. carotis
- Verletzung der Trachea
- Verletzung der Rekurrensnerven (ein- oder beidseitig, besonders bei voroperierten Patienten)
- versehentliche Mitresektion der Epithelkörperchen

Anästhesie (s. S. 170)

- präoperativ Hormonstatus erheben (zu Besonderheiten),
- außerdem HNO-Konsil, bei Stridor Tracheazielaufnahme, Lungenfunktionsprüfung und Blutgasanalyse
- bei Narkoseeinleitung kleinere Tuben bereithalten, gute Tubusfixierung vor Operationsbeginn
- Zur Prophylaxe von Luftembolien bei Eröffnung von Halsvenen (Lagerung mit erhöhtem Oberkörper) sollte ein Volumenmangel frühzeitg ausgeglichen werden, um für eine gute Venenfüllung zu sorgen, außerdem Beatmung mit einem PEEP von $+ 5cm\ H_2O$. Eine gute Muskelrelaxierung ist während der Tracheapräparation und beim manuellen Blähen bei der Blutstillung notwendig (Hustenreiz).
- Nach der Extubation kann eine laryngoskopische Inspektion der Stimmlippenbeweglickeit sinnvoll sein, auf Stridor muß geachtet werden (beidseitige Rekurrensparese, Nachblutung), bei Ateminsuffizienz frühzeitige Reintubation und Absprache mit dem Operateur wegen Tracheotomie bzw. Hämatomausräumung.

Monitoring
- EKG, NiBP, Pulsoximetrie

Nebenschilddrüsenoperationen

Indikation

- subtotale Parathyreoidektomie bei Adenom, Hyperplasie, sekundärem und tertiärerm Hyperparathyreoidismus
- totale (Hemi-) Parathyreoidektomie bei Malignom

Technik

Präparation der Schilddrüse und Darstellung der Epithelkörperchen in der Nähe der Polgefäße, Exploration des Mediastinums bei ektopischer Lage; normal imponierendes Gewebe wird kryokonserviert.

Komplikationen
- wie bei Schilddrüsenoperationen

Anästhesie (s. S. 177)
- präoperativ Hormonstatus und Kalziumhaushalt
- Narkoseführung wie bei Schilddrüsenoperationen
Monitoring
- EKG, NiBP, Pulsoximetrie

Notizen:

Notizen:

Kapitel 23

Anästhesie bei ambulanten Operationen

1 Allgemeine Vorbemerkungen

Das ambulante Operieren hat in den letzten Jahren einen erheblichen Zuwachs erfahren und wird nach den Vorstellungen des Gesundheitsstrukturgesetzes auch im klinischen Bereich an Bedeutung gewinnen. Die Fortschritte der Anästhesie sowie schonendere Operationsverfahren haben dazu geführt, daß bei vielen Eingriffen einer Entlassung am selben Tage nichts entgegensteht. Für den Patienten bringt dies den Vorteil einer kürzeren Trennung von der häuslichen Umgebung. Der Gesundheitspolitiker hofft, durch das ambulante Operieren die Kosten zu senken.

Für die sichere Durchführung ambulanter Anästhesien gelten folgende Leitlinien

- An der Qualität der anästhesiologischen Versorgung dürfen keine Abstriche gemacht werden. Dazu trägt vor allem die Beschränkung auf risikoarme Eingriffe und ausgewählte Patienten bei.
- An die räumliche, apparative und personelle Ausstattung sind dieselben Anforderungen zu stellen wie bei Anästhesien für stationäre Patienten.
- Ein hohes Maß an Standardisierung bei den Auswahlkriterien, der Prämedikation, den Organisationsabläufen im OP, beim Narkoseverfahren und bei den Entlassungskriterien dient nicht nur der Effizienz, sondern auch der individuellen Patientensicherheit.
- Kurze präoperative Kontakte mit den Patienten, kurze Eingriffsdauern und kurze Beobachtungszeiten bis zur Entlassung nach Hause verlangen ein hohes Maß an Wachsamkeit. Schon geringe Hinweise auf sich anbahnende Störungen müssen ernst genommen werden, um früh die richtigen Weichenstellungen vornehmen zu können.
- Das subjektive Wohlbefinden des Patienten hat während der gesamten perioperativen Phase einen hohen Stellenwert. Bei der präoperativen Nüchternheit ergeben sich Besonderheiten. Die Bekämpfung von Übel-

keit und Schmerzen verdient besondere Aufmerksamkeit und rechtfertigt die prophylaktische Gabe von Medikamenten.

2 Voraussetzungen

Patientengut

Oberste Priorität hat die Forderung, daß durch eine ambulant durchgeführte Anästhesie das Risiko für den Patienten im Vergleich zu einer Anästhesie mit stationärer Nachsorge nicht erhöht ist. Es ist zu berücksichtigen, daß im Alltag kompensierte Vorerkrankungen wie insulinpflichtiger Diabetes mellitus, Asthma bronchiale oder chronisch obstruktive Lungenerkrankung durch Operationstrauma und Narkose aggraviert werden können.

Bestimmte Vorbefunde wie Disposition zur malignen Hyperthermie (s. S. 189), ehemalige Frühgeburtlichkeit (s. S. 532) oder ein Schlafapnoesyndrom (s. S. 499) erfordern nach einer Narkose eine postoperative Überwachung unter stationären Bedingungen. (Die Voraussetzungen für ambulante Narkosen im Kindesalter s. S. 558).

Folgende Vorerkrankungen bzw. Befunde stellen eine Kontraindikation für eine ambulante Anästhesie dar
- akuter respiratorischer Infekt
- Disposition zur malignen Hyperthermie
- insulinpflichtiger Diabetes mellitus
- manifestes Asthma bronchiale
- COPD mit Bronchospastik und einer $FEV1 < 1,2$ l oder $< 70\%$ der VC
- koronare Herzerkrankung mit Ruheangina oder mit Belastungsangina unter antianginöser Therapie
- Brady- oder Tachyarrhythmie
- Herzinsuffizienz NYHA 3 oder 4
- dekompensierte Leberinsuffizienz
- Gerinnungsstörung
- dialysepflichtige Niereninsuffizienz
- entlegener Wohnsitz (Anfahrtzeit im Pkw mehr als 30–45 min)
- Fehlen einer Begleitperson oder Fehlen von häuslicher Betreuung in den ersten 24 h nach der OP

- ehemalige Frühchen jünger als 60. postkonzeptionelle Woche mit Apnoesymptomatik

Bei folgenden Befunden sollten keine ambulanten Narkosen durchgeführt werden (periphere Eingriffe in Regionalanästhesie erscheinen möglich)
- Fettsucht (Körpergewicht größer als Broca-Gewicht + 30%)
- obstruktives Schlafapnoesyndrom

Grundsätzlich sind ASA-III-Patienten nicht mehr von ambulanten Anästhesien ausgeschlossen. Im Einzelfall muß jedoch geprüft werden, ob mit dem ambulanten Vorgehen nicht doch eine Risikoerhöhung verbunden ist. ASA-III-Patienten werden nur nach Rücksprache mit einem Fach- oder Oberarzt, nach eingehender Aufklärung und nach Dokumentation der Gründe für das ambulante Vorgehen zur ambulanten Anästhesie freigegeben.

Operationen

Die ambulant durchzuführenden Eingriffe sollten zwischen den operativen Fächern und der Anästhesie abgesprochen und in einer Liste festgelegt sein. Andere Eingriffe können nur nach Rücksprache mit einem Fach- oder Oberarzt ambulant durchgeführt werden. Kriterien für geeignete Operationen sind
- OP-Dauer maximal 60–90 min (in besonderen Fällen, z.B. bei Zahnsanierungen, auch länger)
- minimales Blutungsrisiko (die Wahrscheinlichkeit einer transfusionspflichtigen Blutung sollte unter 1% liegen)
- keine Laparotomie (außer Herniotomie), keine intrathorakalen und intrakraniellen Eingriffe
- keine Eingriffe mit voraussehbarer Beeinträchtigung der Vitalfunktionen
- Beschränkung auf etablierte OP-Techniken

häufige ambulant durchgeführte Operationen mit Anästhesie
- Traumatologie und Handchirurgie
  Sehnennaht, Aponeurektomie bei M. Dupuytren, Neurolyse bei Karpaltunnelsyndrom, Korrekturoperationen nach größeren handchirurgischen Eingriffen, Frakturrepositionen, Versorgung peripherer Wunden, Abszeßspaltungen

- Gynäkologie
  In-vitro-Fertilisation, Abrasio, Konisation, Mamma-DE
- Urologie
  Zirkumzision, Orchidopexie
- HNO
  Parazentese, Einlegen von Paukenröhrchen, Adenotomie
- Augenheilkunde
  Tränenwegssondierung, Narkoseuntersuchung, Schieloperation

Apparative, räumliche und personelle Voraussetzungen

Unabhängig davon, ob ambulante Operationen im Zentral-OP oder einem eigenen OP-Bereich durchgeführt werden, sind die Anforderungen an Ausrüstung und Personal die gleichen wie bei stationären Anästhesien. Dazu zählen die Voraussetzungen zur adäquaten intraoperativen Überwachung und der sicheren Anwendung von Narkosemitteln, die Möglichkeit zur kardiopulmonalen Reanimation einschließlich Defibrillation, die Ausrüstung für unerwartete schwierige Intubationen, die Verfügbarkeit der notwendigen Medikamente zur Beherrschung von Komplikationen sowie die Berücksichtigung der Hygieneanforderungen. Für die erste postoperative Phase, in der noch mit einer Gefährdung der Vitalfunktionen gerechnet werden muß, ist eine Überwachung in einem speziell ausgerüsteten Aufwachraum durch anästhesiologisches Personal erforderlich. Später können die Patienten bis zur Entlaßfähigkeit in einen Ruheraum gebracht werden.

Ausstattung des Aufwachraums
an jedem Patientenbett
- Monitor-EKG, Blutdruckgerät, Sauerstoffsprudler, Absaugung, Beatmungsbeutel
im Raum
- Pulsoximeter, Anästhesiewagen mit Material für Intubation und Wiederbelebung, Defibrillator, Medikamentenschrank, Telefon
- rasch verfügbar: 6-Kanal-EKG
- Anästhesieschwester/-pfleger immer präsent
- Anästhesist in Rufweite und unmittelbar verfügbar

Ausstattung des Ruheraums
an jedem Patientenbett
- Klingel

im Raum
- Sauerstoff (Flasche mit Sprudler), Medikamentenschrank, Telefon, Notfallkoffer mit Instrumentarium für Intubation und Beatmung
- kontinuierliche Überwachung durch eingewiesene Pflegekraft
- Arzt (über Piepser) abrufbar

3 Präoperatives Vorgehen

Voruntersuchungen und Aufklärung

Für die präoperative Voruntersuchung (Prämedikation) von ambulanten Patienten spielt die Anästhesieambulanz die zentrale Rolle. Durch zusätzliche organisatorische Aufgaben und durch eine fehlende Rückgriffsmöglichkeit auf den Patienten lasten auf ihr noch mehr Arbeit und Verantwortung als bei stationären Patienten. Die Patienten sollten 2–3 Wochen vor dem geplanten Operationstermin in die Anästhesieambulanz kommen. Patienten über 60 Jahre sollten ein aktuelles Thorax-Röntgenbild vom Hausarzt bzw. niedergelassenen Radiologen mitbringen. Aktuelle Laborbefunde und EKG's sind hilfreich und können Doppelbestimmungen vermeiden helfen. Die präoperative Untersuchung vor ambulanten Eingriffen unterscheidet sich nach Art und Umfang nicht von der bei stationären Patienten (vgl. S. 10).

Aufgrund der Anamnese und des körperlichen Untersuchungsbefundes wird festgelegt, welche technischen Befunde (z.B. Thorax-Röntgenbild, Labor) noch angefordert werden müssen. Der Hausarzt wird in einem Schreiben darum gebeten. Das Gleiche gilt für Konsiliaruntersuchungen und ggf. eine präoperative Therapie. (Nach den Plänen des Gesundheitsstrukturgesetzes soll es aber in Zukunft den Kliniken erlaubt sein, die vorbereitende Diagnostik und Therapie selbst durchzuführen.)

Nun wird mit dem Patienten ein Aufklärungsgespräch geführt, auch wenn risikorelevante Informationen fehlen. Der Patient sollte seine Einwilligung zu dem besprochenen anästhesiologischen Vorgehen geben und mit seiner Unterschrift auf dem Aufklärungsbogen dokumentieren. Die Risikoaufklärung und die Einwilligung des Patienten erfolgen jedoch unter dem Vorbehalt, daß die ausstehenden Befunde normal sind und sich aus den ausstehenden Konsiliaruntersuchungen keine Änderungen der Risikoeinschätzung ergeben. Daher muß sich der Anästhesist vorbehalten, über eine definitive Freigabe zur ambulanten Anästhesie erst nach Vorliegen der ausstehenden Befunde, spätestens am Morgen des OP-Tages, zu entscheiden. Dies sollte aber explizit mit dem Patienten besprochen werden. In Zweifelsfällen ist ein neuer Ambulanztermin zu vereinbaren. In jedem Fall sollte schriftlich festgehalten werden, wie der Patient telefonisch erreichbar ist. Ebenfalls sollten schon jetzt die Begleitung nach Hause und die häusliche Betreuung in den ersten 24 h nach der Operation angesprochen werden.

Die Empfehlungen zur präoperativen Nüchternheit bei Erwachsenen weichen von denen unter stationären Bedingungen (s. S. 14) ab, da ambulante Patienten zu einer vermehrten Produktion von saurem Magensaft neigen. Es sollte 10–12 Stunden präoperativ nicht gegessen und nicht geraucht werden, Wasser oder Tee sind bis 4 Stunden präoperativ erlaubt.

Sollte der Patient für eine ambulante Anästhesie ungeeignet sein, wird mit dem Operateur bzw. der zuweisenden Ambulanz Rücksprache genommen und eine stationäre Aufnahme vereinbart.

Die Ergebnisse der angeforderten Untersuchungen und die Briefe der Konsiliarärzte werden in der Anästhesieambulanz gesammelt und ausgewertet. Eventuell wird telefonisch mit dem Patienten und/oder Hausarzt Kontakt aufgenommen, um die präoperative Vorbereitung zu optimieren.

Am Tag der Operation wird der Patient noch einmal angesehen, nach Infektfreiheit, Nüchternheit und gesicherter postoperativer Betreuung befragt, sowie die nachträglich eingetroffenen Befunde überprüft. Erst dann kann der Patient definitiv für die ambulante Anästhesie freigegeben werden.

Medikamentöse Prämedikation

Die medikamentöse Prämedikation hat eine geringere Bedeutung als unter stationären Bedingungen, da die Patienten mit der Aussicht, noch am selben Tag wieder nach Hause zurückkehren zu können, entspannter in die Operation gehen. Insgesamt kann die Prämedikation variabel gehandhabt werden. Bewährt hat sich folgendes Schema
- keine Prämedikation am Vorabend
- bei Kindern bis 30 kg Midazolam 0,4–0,5 mg/kg oral (als Dormicum®-Saft) 20–30 min vor OP
- bei größeren Kindern und Erwachsenen nur nach individueller Indikation Midazolam (Dormicum®) 5–10 mg oral als Saft oder Tablette
- bei Schwangeren im 2. und 3. Trimenon Natriumzitrat 25 ml unmittelbar vor Einleitung (s. S. 435)

4 Intraoperatives Vorgehen

Anästhesieverfahren

Allgemeinanästhesie

Bis auf die NLA sind alle Standardverfahren geeignet. Modifikationen zielen auf eine Verkürzung der Aufwachphase. Historisch überwiegen die Allgemeinanästhesien. Geeignet sind

- die klassische Inhalationsanästhesie mit Einleitungshypnotikum, N_2O/O_2, Inhalationsanästhetikum sowie mit oder ohne Opiat zur Intubation
- die i.v.-Anästhesie mit Propofol (Disoprivan®, N_2O/O_2 und Alfentanil (Rapifen®) als Bolus- oder Perfusortechnik
- die Ketamin/Midazolam- (Ketanest®/Dormicum®-) Narkose vor allem für kurze Eingriffe bei Kindern

Als Alternative zu einer Maskennarkose kann bei Eingriffen bis zu 60 min Dauer, bei denen der Zugang zum Kopf jederzeit möglich ist, eine Larynxmaske (s. S. 269) verwendet werden.

Die adjuvante Gabe eines Opiates zur Intubation (z.B. Alfentanil [Rapifen®] 7 µg/kg) ist bei Patienten mit eingeschränkter kardialer Reserve indiziert. Eine postoperative analgetische Restwirkung ist in der Regel erwünscht, allerdings ist mit einer höheren Nausearate zu rechnen.

Eine prophylaktische Gabe von antiemetisch wirkenden Substanzen (z.B. Droperidol [Dehydrobenzperidol®] 0,6 mg oder Metoclopramid [Paspertin®] 10 mg) erscheint sinnvoll, da Nausea und Erbrechen neben Schmerz ein Hauptproblem in der postoperativen Phase darstellen und die Wirksamkeit dieser Medikation nachgewiesen ist.

Bei Kindern mildert die intraoperative Gabe eines peripher wirksamen Analgetikums (z.B. Paracetamol Supp. ca. 25 mg/kg) den postoperativen Wundschmerz. Die vorübergehende Störung der rektalen Temperaturmessung kann dabei in Kauf genommen werden.

Rückenmarksnahe Leitungsanästhesien

Spinalanästhesie und Epiduralanästhesie gelten in vielen Zentren wegen der Gefahr des postspinalen Kopfschmerzes und möglicher langer Überwachungszeiten als ungeeignet für das ambulante Operieren. Dünne Spinalnadeln (24 oder 26 G) mit nichtschneidender Spitze sowie die Auswahl des Lokalanästhetikums nach der Wirkdauer lassen die Spinalanästhe für den ambulanten Bereich durchaus brauchbar erscheinen. Auch PDA ist bei guten Voraussetzungen (übersichtliche Anatomie des Rücke geübter Anästhesist) geeignet. Über das Risiko des postspinalen Ko_r-schmerzes sollte aber in jedem Fall aufgeklärt werden.

Regional- und Lokalanästhesien
Für Eingriffe am Arm, vor allem für handchirurgische Operationen, bieten sich axilläre Plexusanästhesien und intravenöse Regionalanästhesien des Armes an. Sowohl Eingriffe an der Hand als auch am Fuß sind mit entsprechenden peripheren Nervenblockaden durchführbar.

Monitoring

In der Literatur wird unterschieden zwischen Sicherheitsmonitoring und physiologischem Monitoring. Das Sicherheitsmonitoring dient der sicheren Anwendung einer Narkose unabhängig von der besonderen Situation des Patienten und muß bei allen Narkosen denselben Anforderungen genügen. Zum Sicherheitsmonitoring gehören die ununterbrochene Präsenz des Anästhesisten, Monitor-EKG, FiO_2-, Herzfrequenz- und Blutdruckmessung sowie die Verfügbarkeit von Pulsoximetrie und Kapnometrie, Temperaturmessung und Relaxometrie. Das physiologische Monitoring umfaßt zusätzliche individuelle Überwachungsmaßnahmen, die dem Patienten angepaßt zur Früherkennung und Korrektur spezifischer Probleme dienen.

Neben dem Sicherheitsmonitoring sollten folgende Maßnahmen auch in einem ambulanten OP-Bereich durchführbar sein
- arterielle Druckmessung
- zentralvenöser Katheter
- Blasenkatheter
- Blutzuckerbestimmung
- Blutgruppenschnelltest

„Conscious Sedation"

Die häufig empfohlene Sedierung mit Benzodiazepinen, Neuroleptika, Ketamin oder Opiaten als Ergänzung zu einer Lokalanästhesie ist mit einem relativ hohen respiratorischen Risiko behaftet (s. S. 307). Sie sollte nur nach Rücksprache mit einem Fach- oder Oberarzt eingesetzt werden.

5 Postoperatives Vorgehen

Postoperative Überwachung

Die postoperative Phase bis zur Entlaßfähigkeit nach Hause läßt sich unter praktischen Gesichtspunkten in eine Aufwach- und eine Ruhephase einteilen.

Die Aufwachphase umfaßt den Zeitraum von Narkoseende bis Wiedererlangung stabiler Vitalfunktionen. Der Patient liegt im Aufwachraum nahe dem OP und steht unter der kontinuierlichen Überwachung von anästhesiologischem Fachpersonal mit unmittelbarer Verfügbarkeit eines Anästhesisten. Während der Aufwachphase ist auch die Beobachtung des Wundgebiets (Blutverlust, Hämatome, Durchblutungsstörung, Funktionseinschränkung) Aufgabe der Anästhesie (s. S. 709).

Daran schließt sich eine Ruhephase an, in der sich der Patient in einem Ruheraum (auf peripherer Station in der Zuständigkeit des operativen Faches) oder aber weiterhin im Aufwachraum von den Nachwirkungen des Eingriffs erholt, bis er nach Hause entlassen werden kann. Am Ende der Aufwachphase wird der Patient auf bestimmte Kriterien hin untersucht und vom Anästhesisten zur Verlegung freigegeben (s. S. 716), das Ergebnis wird dokumentiert (s. S. 709).

Aufwachphase. Ziel der Aufwachphase sind stabile Vitalfunktionen (s. S. 705)
- Der Patient atmet regelmäßig, frei, hat einen kräftigen Hustenstoß und im Verhältnis zum präoperativen Befund eine akzeptable SpO_2.
- Er ist kreislaufstabil ohne Zeichen des Volumenmangels und in der Regel peripher rosig. Das Monitor-EKG entspricht dem präoperativen Ausgangsbefund. Der Patient ist nicht durch erkennbare chirurgische Blutung gefährdet.
- Der Patient ist bewußtseinsklar oder, wenn schläfrig, prompt auf Ansprache weckbar. Er kommt einfachen Aufforderungen wie Hände drücken, Backen aufblasen, Füße dorsal flektieren nach.

Ruhephase. Ziel der Ruhephase ist die Entlaßfähigkeit nach Hause (s. S. 354)
- Die Vitalfunktionen des Patienten sind mindestens 1 Stunde stabil, n einer Vollnarkose sind mindestens 2, in der Regel 4 Stunden vergang Der Patient ist zur Person sowie zeitlich und örtlich orientiert. N

einer Regionalanästhesie besteht keinerlei motorischer Block mehr, allenfalls noch geringe Sensibilitätsstörungen.
- Schmerz sollte nicht vorhanden oder subjektiv akzeptabel sein.
- Der Patient hat getrunken, ihm ist davon nicht übel geworden.
- Ältere Männer sollten nach Narkose oder Spinalanästhesie Wasser gelassen haben.
- Der Patient kann sich mit Hilfe anziehen und ohne Hilfe einige Schritte geradeaus gehen.

Entlassung nach Hause

Zusätzlich zu den medizinischen Kriterien sind vor der Entlassung nach Hause folgende organisatorische Punkte abzuklären
- Der Patient muß von einem verantwortungsvollen Erwachsenen nach Hause begleitet werden, der auch die Nacht über bei ihm bleibt.
- Der Patient wird noch einmal an die Instruktionen erinnert, die er bereits präoperativ erhalten hatte (Merkblatt): Für 24 Stunden kein Alkoholkonsum, keine Maschinen oder Küchengeräte bedienen, keine Verträge abschließen, kein Auto führen.
- Telefonnummern für den Ansprechpartner in der Klinik checken. Wahrscheinlichste Komplikationen der Anästhesie besprechen: Halsschmerz, Übelkeit, Schwindel, Erbrechen
- peripher wirkendes Analgetikum mitgeben
- Vor der Entlassung aus der Klinik ist eine abschließende anästhesiologische Beurteilung des Patienten anzustreben (postoperative Visite).
- Vorgehen bei ambulanten Kindern s. S. 558

Stationäre Weiterbehandlung

Ungeplante stationäre Übernahmen sind in etwa 1–4% der Patienten zu erwarten. Die Indikation richtet sich nach dem Einzelfall; für die Entscheidung ist ein Fach- oder Oberarzt hinzuzuziehen. Eine stationäre Übernahme ist in der Regel indiziert bei
- nicht gesicherter Betreuung in den ersten 24 h postoperativ
- anhaltendem Schwindel, Übelkeit oder Erbrechen
- Narkosekomplikationen wie Aspiration oder Stridor nach Extubation

- Angina pectoris, Neuauftreten oder Zunahme von Herzrhythmusstörungen oder Zeichen der Herzinsuffizienz
- verzögertes Aufwachen, neue neurologische Auffälligkeiten
- chirurgische Probleme (Nachblutung o.ä.)

Notizen:

Notizen:

Notizen:

Kapitel 24
Anästhesie in der Augenheilkunde

1 Allgemeine Vorbemerkungen

Patientengut

Es finden sich häufig extreme Altersgruppen. Anteilmäßig dominieren alte Patienten mit den altersentsprechend typischen Vorerkrankungen. Die kardiale Leistungsreserve dieser Patienten ist oftmals stark eingeschränkt, auch wenn sie klinisch kompensiert erscheinen. Besonders bei der Narkoseeinleitung ist daran zu denken, daß ein niedrigeres Herzminutenvolumen eine längere Kreislaufzeit bedingt und damit eine entsprechend längere Anschlagzeit für die Wirkung einer intravenösen Medikation verbunden ist. Langsames Einschlafen bei der Narkoseinduktion ist somit nicht immer Zeichen einer Unterdosierung des Hypnotikums. Zu frühe Repetition des Hypnotikums kann zu einer ungewollt tiefen Narkose mit der dazugehörenden Kreislaufsdepression führen (s. S. 34, 267).

Das oft beträchtliche Narkoserisiko muß gegen den Zugewinn an Lebensqualität durch den Eingriff abgewogen werden. Oft handelt es sich um Wahleingriffe (z.B. die häufigste ophthalmologische Operation: Kataraktextraktion). Auf eine sorgfältige präoperative Abklärung von Begleiterkrankungen und nötigenfalls Optimierung der entsprechenden Therapie ist hier ganz besonders zu achten.

Andererseits müssen häufig Kinder betreut werden, bei denen Operationen und diagnostische Eingriffe in der Regel eine Indikation zur Allgemeinanästhesie sind. Mit den zunehmenden Erfolgen der Neonatologie nehmen auch Untersuchungen und Eingriffe an Frühgeborenen und ehemals Frühgeborenen zu.

Allgemeinanästhesie

- Die Intubation ist Standard. Eine Maskennarkose kommt nur bei Narkoseuntersuchungen in Frage, bei denen die geplanten Untersuchungen dem Anästhesisten jederzeit den Zugriff zum Kopf zur Sicherung des Atemwegs erlauben.
- Atropin: anästhesiologisch übliche i.v.- Dosen von Atropin wirken am Auge weit geringer mydriatisch und somit Augeninnendruck-steigernd als lokal appliziertes Atropin. Die Gabe von Atropin ist bei Augenpatienten grundsätzlich erlaubt, sofern keine sonstigen Kontraindikationen bestehen. Dies gilt auch für Glaukompatienten, sofern diese mit lokaler Therapie (Augentropfen) gut eingestellt sind.
- Bei alten Patienten ist eine vorsichtige Dosierung der Einleitungshypnotika notwendig (s. S. 34, 267 u. 359). Andererseits ist eine tiefe Narkose bei Intubation erforderlich, um Blutdruckspitzen und Pressen zu vermeiden.
- Eine postoperative Atemdepression kann bei alten Patienten nach niedrigdosierter Opiatgabe auftreten. Die meisten Eingriffe sind relativ schmerzarm und nach Operationsende besteht häufig kein Schmerzreiz mehr. Bevorzugt sollte daher statt Fentanyl® das kürzer wirkende Alfentanil (Rapifen®) verwendet werden.
- Mit der Maske darf kein Druck auf ein erkranktes oder verletztes Auge ausgeübt werden. Die Maskenbeatmung kann dadurch, insbesondere bei alten zahnlosen Patienten, erschwert sein.
- Bei den meisten ophthalmologischen Eingriffen muß der Patient absolut still liegen. Der Operationsschmerz ist jedoch typischerweise gering. Diese Situation erschwert die Narkosesteuerung. Besonders bei Patienten mit Hypovolämie treten deshalb häufiger passagere Blutdruckabfälle auf, die mit kurzwirksamen Vasopressoren (z.B. Akrinor®) therapiert werden können. Volumengabe ist bei meist kurzer Eingriffsdauer, wegen der dann bei Narkoseende eventuell vorliegenden relativen Hypervolämie, weniger indiziert.
- Während aller Operationen am eröffneten Auge werden die Patienten mit Atracurium (Tracrium®) voll relaxiert (train-of-four: höchstens erste Zuckung schwach tastbar, s. S. 111). Dies gewährleistet intraoperativ die höchstmögliche Sicherheit vor plötzlichen Bewegungen.
- Husten, Pressen, Würgen und Druck auf das operierte Auge unbedingt vermeiden. Eine leichte Oberkörperhochlagerung ist günstig.

– Kontraindikation gegen Lachgas besteht, wenn bei Amotio-OP eine Gasblase in den Glaskörper eingebracht wird.

Lokalanästhesie und Stand-by

Eine Vielzahl von Eingriffen am Auge ist prinzipiell in Lokalanästhesie (Retrobulbärblock, appliziert durch den Augenarzt) durchführbar. Dies gilt vor allem für die Kataraktchirurgie. Voraussetzung ist ein kooperativer Patient, der während der gesamten Operation absolut still und flach liegen kann. Dementsprechend scheiden lange und diffizile Eingriffe aus, außerdem die gesamte Verletzungschirurgie am Auge, unkooperative oder schwerhörige Patienten sowie Patienten, die große Angst vor dem Eingriff haben.

Hat der Patient nur noch ein sehfähiges Auge, wird eine Operation in der Regel in Vollnarkose durchgeführt.

Stand-by. Lokalanästhesien bei Risikopatienten (größer ASA II) sollten mit anästhesiologischem Stand-by durchgeführt werden. Die Patienten müssen für ein Stand-by genauso umfassend anästhesiologisch abgeklärt und vorbereitet werden wie für eine Vollnarkose.

Die Frage, ob die Lokalanästhesie mit Stand-by gegenüber der Vollnarkose für den Risikopatienten letztlich das bessere Verfahren darstellt, konnte bisher nicht grundsätzlich geklärt werden. Die bisher bekannt gewordenen Studien zeigten beim Vergleich zwischen Stand-by und Vollnarkose keine Unterschiede bzgl. Mortalität und allgemeiner Morbidität. Es muß also nach den Gegebenheiten des Einzelfalls entschieden werden. Z. B. kann bei einem Patienten mit Angina pectoris auf geringer Belastungsstufe, der voll kooperativ und wenig ängstlich ist, die Lokalanästhesie mit Stand-by das risikoärmere Verfahren sein, weil die Kreislaufveränderungen bei Intubation und Ausleitung wegfallen. Jedoch sind orthopnoische kardiale sowie pulmonale Risikopatienten bei denen die Gefahr des Hustens besteht für die Lokalanästhesie ungeeignet.

Die überwiegende Mehrheit der Meinungen tendiert heute jedoch dahin, daß ein Eingriff mit zunehmender Ausprägung von kardiovaskulären und pulmonalen Begleiterkrankungen besser unter dem Schutz einer gut geführten Allgemeinanästhesie durchgeführt werden sollte.

Bei der Entscheidung über Lokalanästhesie mit Stand-by versus Intubationsnarkose sollte auch immer bedacht werden, daß die Möglichkeiten zum anästhesiologischen Eingreifen bei Notfällen am voll abgedeckten Patienten mit eröffnetem Auge erstens sehr begrenzt sind und zweitens solche Situationen für das Auge immer ein hohes Risiko darstellen.

> ▶ *Merke:*
> Wegen der Gefahren des Elektrokauterns in Anwesenheit von hohen Sauerstoffkonzentrationen (vgl. S. 383) wird über die Nasensonde kein Sauerstoff, sondern nur Luft als Frischgasflow angeboten.

Retrobulbäranästhesie

Der Retrobulbärblock ist nicht völlig risikolos. Er wird vom Anästhesisten oder vom Augenarzt durchgeführt, der dazu durch die Haut des Unterlides mit einer Kanüle eingeht. Retrobulbär werden zur Ausschaltung des Ganglion ciliare ca. 3 ml Lokalanästhetikum injiziert.

Komplikationen

- okulokardialer Reflex (relativ häufig)
- Orbitaeinblutung (venöse Einblutungen bedingen meist eine Verschiebung des OP-Termins, die sehr seltenen, bedrohlichen arteriellen Blutungen erfordern eine operative Revision)
- Verletzung von Bulbus und N. opticus (sehr selten)
- Gefäßverschlüsse von A. centralis retinae oder Ziliararterien
- zerebrale Krämpfe durch akzidentelle arterielle Injektion (sehr selten)
- allergische Reaktion auf das Lokalanästhetikum
- Bewußtlosigkeit und Atemstillstand (sehr selten, vermutlich durch Hirnstammanästhesie)

Postoperative Versorgung

Die Lagerung nach Augeneingriffen erfolgt mit leicht erhöhtem Oberkörper.

Eine postoperative Schmerztherapie ist meist nur nach Enukleation, transkonjunktivaler Kryochirurgie und nach Amotio-OPs erforderlich. Dabei genügen in der Regel peripher wirkende Analgetika, wie zunächst Paracetamol (Paracetamol®) 0.5 bis 1 g oder Diclofenac (Voltaren®) 100 mg als Suppositorium.

Übelkeit ist nach Augeneingriffen häufiger als nach sonstigen Operationen. Bereits im Aufwachraum sollte aufmerksam darauf geachtet werden und dann frühzeitig ein Antiemetikum verabreicht werden (z.B. Metoclopramid [Paspertin®] 10 mg i.v. oder/und Droperidol [Dehydrobenzperidol®] 1,25 mg i.v.).

2 Spezielle Aspekte

Der intraokulare Druck (IOD)

Perioperative Erhöhungen des intraokularen Druckes (IOD) stellen eine Gefährdung für das erkrankte Auge dar und können den Operationserfolg nachhaltig gefährden.

Der Augeninnendruck wird durch die folgenden Faktoren beeinflußt
- Kammerwasserbilanz
- Perfusionsbilanz
- Glaskörpervolumen
- osmotischer Druckgradient zwischen Plasma und Kammerwasser
- venöser Rückfluß der Halsvenen

Die Existenz eines zentralen IOD-Steuerzentrums wird angenommen.

Senkung des IOD durch
- Oberkörperhochlagerung (verbesserte venöse Drainage)
- Hyperventilation (Regulation des orbitalen Blutvolumens durch CO_2-Chemoreaktivität der uvealen Kapazitätsgefäße)
- Sedativa (als Ursache wird eine Dämpfung von Regelzentren im Mittelhirn angenommen)
- intravenöse Anästhetika (mit Ausnahme von Ketamin [Ketanest®], welches kontrovers diskutiert wird)
- volatile Anästhetika (dosisabhängige Senkung, vermutlich über Dämpfung zentraler Steuermechanismen sowie Perfusionsminderung durch Blutdruckabfall)
- nicht depolarisierende Muskelrelaxanzien (vermutlich über Relaxierung der Augenmuskulatur)
- Druck mit der Maske auf den Bulbus

Anstieg des IOD durch
- Husten, Pressen, Würgen (verminderter venöser Abfluß)
- ZVD-Erhöhung
- PEEP
- Intubationsstreß (sympathisch vermittelte Vasokonstriktion mit Zunahme des venösen Rückflusses und des ZVD)
- Hypoventilation mit Hyperkapnie
- Erhöhung des arteriellen Mitteldruckes über den Bereich der angenommenen Autoregulation (ca. 90 bis 130 mmHg)

- vermutlich Ketamin (Ketanest®) (kontroverse Ergebnisse)
- Succinylcholin (über einen Spasmus der Augenmuskeln sowie auch eine uveale Vasodilatation. Präkurarisierung verhindert den Effekt anscheinend nicht! Trotzdem sollte ausreichend präkurarisiert werden.)

Ein Zusammenhang zwischen perioperativen ophthalmologischen Komplikationen und Succinylcholingabe konnte bislang, auch bei perforierenden Augenverletzungen, nie gezeigt werden.

▶ *Merke:*
Die Vorteile von Succinylcholin müssen vor allem bei Einleitung des nicht nüchternen Patienten sowie bei Verdacht auf erschwerte Intubationsbedingungen gegenüber der Wirkung auf den IOD abgewogen werden

Besondere Druckverhältnisse liegen am eröffneten Auge vor (intraokulare Operationen, perforierende Verletzungen), der IOD fällt normalerweise von ca. 15 mm Hg auf 0 mm Hg ab. Die Blutfülle der massiv vaskularisierten Chorioidea wirkt in dieser Situation als „vis a tergo", die zu einem gefährlichen Vorwärtsdrängen des Iris-Linsen-Diaphragmas mit Prolaps von Augeninhalt führen kann.

Bei der intraokularen Chirurgie kommt es daher in erster Linie darauf an, das Blutvolumen in der Chorioidea möglichst gering zu halten durch
- ungehinderte venöse Drainage durch Vermeidung von Husten, Pressen, Würgen, Kopftieflagerung, hohen ZVD-Werten, PEEP und Hyperkapnie
- Vermeidung arterieller Blutdruckspitzen

Die spezifische Wirkung der Anästhetika auf den IOD spielt demgegenüber eine weniger bedeutende Rolle.

Okulokardialer Reflex (OKR)

Durch Manipulation am Bulbus wird häufig eine bradykarde Kreislaufreaktion ausgelöst, im Extremfall bis zur Asystolie. Es finden sich Sinusbradykardien und andere bradykarde Arrhythmien, auch Blockbilder und VES. Auslösend sind z.B. Bulbusdruck, Zug an den äußeren Augenmuskeln, intraorbitale Injektionen (Retrobulbärblock!) und Hämatome, auch Glaukomanfälle.

Therapie

Der OKR ist in der Regel nach Beendigung der Manipulation rasch reversibel. Ggf. Atropin 0.5–1 mg i.v geben. Die dem OKR meist folgende tachykarde Gegenreaktion wird durch Atropin jedoch verstärkt.

Eine generelle Atropinprophylaxe ist nur bei Kindern sinnvoll (bei Schiel-OPs ist der OKR sehr häufig!).

Nebenwirkungen von lokal applizierten Ophthalmologica

Lokal am Auge applizierte Medikamente können nach ausreichender Resorption systemische Wirkungen entfalten.

Phenylephrin (Neosynephrin®)
- ist ein α-Rezeptor-Agonist. Bei Anwendung der 5–10 % Lösung muß mit teils erheblichen Blutdruckanstiegen gerechnet werden.

Cholinesterasehemmer
- Das langwirksame Ecothiopat (Phospholinjodid®) kann eine bis zu vier Wochen anhaltende relevante Verminderung der Plasmacholinesterase-Aktivität bedingen und somit zu einer verlängerten Succinylcholinwirkung führen.

ß-Blocker
- Zur Glaukomtherapie lokal applizierte ß-Blocker sind z.B. Timolol (Dispatim®, duratimol®; nicht selektiv) und Betaxolol (Betoptima®). Systemische Wirkungen mit Bradykardien und Bronchokonstriktion sind möglich.

Nebenwirkungen systemisch applizierter Ophthalmologica

Acetazolamid (Diamox®)
- Der Carboanhydrasehemmstoff Acetazolamid wird systemisch verabreicht (i.v. oder p.o.). Bei Glaukompatienten und bei intraokularen Eingriffen senkt Acetazolamid den IOD durch eine Verminderung der Kammerwasserproduktion. Wenn Patienten über Tage mit Acetazolamid vorbehandelt wurden, muß man mit Hypovolämie, Hypokaliämie und metabolischer Azidose als Folgen der diuretischen Wirkung von Acetazolamid rechnen.

Osmotherapeutika
- Osmotisch wirksame Substanzen, z.B. Mannitol (Thomaemannit®), werden meist nur beim Glaukomanfall eingesetzt. Sie führen über vermehrten Kammerwasserabstrom zur Senkung des IOD. Die Diuresewirkung ist zu beachten.

3 Eingriffe ohne Eröffnung des Auges

Bei Eingriffen ohne Eröffnung des Auges kann eine normale Narkose durchgeführt werden wie in anderen OP-Bereichen auch. Husten und Pressen während des Eingriffs müssen sicher verhindert werden (Mikrochirurgie; intraokulärer Druck !), eine konsequente Vollrelaxierung während der gesamten OP-Dauer ist aber nicht nötig.

Amotio-OP, Cerclage, Plombe

Indikation
- Netzhautablösung

Technik
Durch Eindellung des Bulbus mit Hilfe aufgenähter Epiplantate aus Silikonkautschuk und ggf. Setzen von transskleralen Kryoläsionen wird versucht, abgelöste Netzhautareale in Kontakt mit der Aderhaut zu bringen und sie dort durch fibrotische Reaktion anzuheften. Es können kleinere episklerale Plomben aufgenäht werden oder aber ein längerer Materialstreifen, der den Bulbus gürtelförmig am Äquator eindellt (Cerclage). OP-Dauer 1–3 Stunden.

Anästhesie
- Jede Art der Intubationsnarkose ist geeignet.
- Operationen bei Netzhautablösungen sind meist Eingriffe mit aufgeschobener Dringlichkeit von, je nach Situation, mehreren Stunden bis wenige Tage. Die Nüchternheit kann in aller Regel abgewartet werden.
- Die Patienten haben präoperativ häufig Bettruhe einzuhalten (Prämedikation im Bett, eingeschränkte Möglichkeit von Konsilen). Besteht die Gefahr, daß die Netzhautablösung die Makula mit einbezieht, ergibt sich die Notfallindikation zur OP unter Beachtung der Nüchternheitsgrenze.
- Es handelt sich häufig um Patienten mit Diabetes mellitus und weiteren Begleiterkrankungen.

▶ *Cave:*
Langanhaltende arterielle Hypotensionen nach Plombenapplikation
können zu ischämiebedingten Netzhautschäden führen.

Dacryocysto-Rhinostomia ext., Toti-OP

Indikation
- Tränenwegsrekonstruktionen

Technik
Schaffung einer breiten Anastomose zwischen Tränensack und Nasenhöhle
auf Höhe des Tränensacks durch Osteotomie der lateralen Nasenwand und
Anastomose der Schleimhäute von Tränensack und Nase.

Anästhesie
- Jede Form der Intubationsnarkose ist möglich.

Tränenwegsspülungen

Indikation
- Tränennasengangsstenose

Technik
Spülung, ggf. Sondierung eines stenosierten Tränennasenganges von den
Tränenpünktchen aus. Der Spüllösung ist Fluorescein beigemischt. Durch
einen dünnen Absaugkatheter im unteren Nasengang wird Spülflüssigkeit
abgesaugt.

Anästhesie
- Häufig bei Kleinkindern unter einem Jahr, meist kurzer Eingriff.
- Intubationsnarkose, da prinzipiell die Gefahr der Aspiration von Spülflüssigkeit besteht.
- Bei reinen Sondierungen mit diagnostischer Applikation einer sehr
  geringen Menge von Fluorescein in die Bindehautfalte kann dagegen
  eine Maskennarkose durchgeführt werden.

Schieloperationen

Technik

Ziel der Operation ist es, durch Kürzung oder Ausdünnung eines oder mehrerer der äußeren Augenmuskeln oder Verlagerung ihres Ansatzpunktes am Bulbus das Auge in eine Stellung zu bringen, die ein Binokularsehen ermöglicht, oder wenigstens eine kosmetisch befriedigende Stellung zu erreichen. Verschiedene OP-Techniken, OP-Dauer variabel zwischen 30 und 120 Minuten.

Anästhesie

- Der Eingriff an den Augenmuskeln wird meist bei Kindern zwischen fünf und acht Jahren durchgeführt.
- Die Inzidenz der malignen Hyperthermie (s. S. 189) ist bei diesem Patientengut nach Meinung einiger Autoren bis zu zehnfach erhöht, da Strabismus wie auch Ptosis unter Umständen Ausdruck einer latenten Störung im Muskelsystem sein können.
- Temperatur- und CO_2-Messung sind obligat. Dennoch sind diese Patienten nicht allein auf Grund eines Strabismus der MH-Risikogruppe zuzurechnen, so daß Inhalationsanästhesien üblich sind.
- Auch Succinylcholin wird vielerorts problemlos eingesetzt. Von vielen Autoren wird jedoch empfohlen, Succinylcholin hier vorsichtshalber zu meiden.
- Der okulokardiale Reflex ist bei Strabismus-OPs sehr häufig. Atropin zur Narkoseeinleitung gilt bei diesen Kindern als obligat.
- Ebenfalls häufig ist nach Schiel-OPs mit Übelkeit zu rechnen. Kleine antiemetische Dosen von Droperidol (Dehydrobenzperidol®) sowie die Vermeidung von Opiaten sind hier sinnvoll.

Augenuntersuchung in Narkose

Indikationen

- Untersuchungen und diagnostische Eingriffe, wie z.B. Tonometrie, Sonographie, Fundusskopie
- bei unkooperativen Patienten
- sehr häufig ehemalige Frühgeborene mit Retinopathia praematurorum
- seltener Kinder oder debile Erwachsene

Anästhesie

- Im Regelfall ITN erforderlich, Maskennarkose nur im Einzelfall bei größeren Kindern und Erwachsenen sowie kurzen Untersuchungen möglich, wenn dem Anästhesisten vom Operateur jederzeit sofortiger Zugriff zum Kopf zugestanden wird. Für die Augeninnendruckmessung bedeutet die Maskennarkose keinen Vorteil gegenüber der ITN.
- Ketamin (Ketanest®) (Blepharospasmus, Augenbewegungen) und Succinylcholin (Augeninnendruckserhöhung, auch nach Relaxationsende anhaltendes Faszikulieren der Augenmuskeln) sind hier wenig geeignet.

Augeninnendruckmessungen

- Außer Ketamin (Ketanest®) und Succinylcholin sind alle intravenöse und Inhalationsanästhetika möglich. Um vergleichbare Druckwerte zu erhalten, sollte bei den oft mehrfachen Kontrolluntersuchungen immer das selbe Narkoseverfahren angewendet werden. Sind außer der Tonometrie noch andere operative Maßnahmen notwendig, so sollte die Augendruckmessung wenn möglich vor einer notwendigen Intubation erfolgen.

Entropium-OP

Indikation
- Erschlaffung der horizontalen und vertikalen Strukturen des Unterlides bei erhaltenem Tonus des M. orbicularis oculi (senilen Entropiums)

Technik
Wiederherstellung der normalen Lidposition und Beseitigung des Wimpernkontaktes mit dem Bulbus. Lidoperation bei meist älteren Patienten.

Anästhesie
- meist Lokalanästhesie
- bei unruhigen oder schwerhörigen Patienten Narkose oft besser, dann Intubationsnarkose

Ektropium-OP, Tarsorrhaphie

Indikation
- Erschlaffung der Lidstrukturen mit zusätzlich Schwäche des Orbicularis, so das das Unterlid durch die Schwerkraft nach außen kippt (senilen

Ektropium). Die Folgen sind Tränenträufeln und chronische Entzündung.

Technik
Durch die Operation soll der Lidrand gestrafft werden, so daß das Lid dem Bulbus wieder anliegt. Dazu werden eine oder mehrere Keilexzisionen des Unterlides durchgeführt, oder die Lidränder von Ober- und Unterlid werden im äußeren Lidwinkel adaptiert. OP-Dauer ca. 1 Stunde.

Anästhesie
- meist Lokalanästhesie
- bei unruhigen oder schwerhörigen Patienten Narkose oft besser, dann Intubationsnarkose

Enukleation

Indikationen
- blindes schmerzhaftes Auge
- intraokularer maligner Tumor
- schwere perforierende Bulbusverletzung, ohne Aussicht auf Wiederherstellung der Sehfunktion

Technik
Nach Eröffnen der Bindehaut und der Tenon'schen Kapsel und Absetzen der Augenmuskeln wird der Bulbus mit einem Teil des Sehnervs aus der Orbita entfernt. Die Augenmuskeln werden miteinander zu einer Art Ball vernäht, dann die Tenon'sche Kapsel darüber verschlossen und schließlich die Bindehaut vernäht. Um ein besseres kosmetisches Ergebnis zu erzielen, kann in den Muskeltrichter der Orbita ein kugelförmiges Implantat eingesetzt werden, über dem die Ansätze der Augenmuskeln und die Tenon'sche Kapsel mit einer großen Tabaksbeutelnaht zusammengefaßt werden. Darüber wird dann die Bindehaut verschlossen. Ggf. wird für die Heilungsphase ein schalenförmiger Platzhalter unter den Lidern eingelegt.

Anästhesie
- jede Form der Intubationsnarkose

Netzhaut-Kryochirurgie

Indikation
- Netzhautlöcher oder proliferative Durchblutungsstörungen (diabetische Retinopathie, ischämische Ophthalmopathie)

Technik
Vereisen der Netzhautperipherie

Anästhesie
- meistens in Lokalanästhesie

Zyklokryochirurgie

Indikation
- Reduktion der Kammerwasserproduktion beim therapieresistenten Glaukom, meist Sekundärglaukom

Technik
Vereisen des Ziliarkörpers

Anästhesie
- üblicherweise Lokalanästhesie

4 Eingriffe mit Eröffnung des Auges

Extrakapsuläre Kataraktextraktion und Einsetzen einer Hinterkammerlinse (ECCE + HKL)

Indikationen
- Katarakt
- häufigster Eingriff im Augen-OP

Technik
Limbusnaher Korneoskleralschnitt, Entfernung des trüben Linsenkerns und der Linsenrinde durch eine große zirkuläre Öffnung in der vorderen Membran der Linsenkapsel unter Schonung der Zonulafasern und der klaren hinteren Membran der Linsenkapsel. Expression des Linsenkerns in toto, Entfernung der Rindenreste mit dem Spül-Saug-System. Einsetzen einer Kunstlinse durch die vordere Kapselöffnung in den Kapselsack. OP-Dauer 25–60 Minuten.

Anästhesie
Oberstes Prinzip bei Operationen am offenen Auge ist, daß der Patient auf keinen Fall Husten, Pressen oder Würgen darf und Blutdruckanstiege vermieden werden müssen. Eine dadurch bedingte Verlagerung des Iris-Linsen-Diaphragmas mit Protrusion von Augeninhalt könnte zum Verlust des Auges führen. Deshalb sollte der Patient bis zum Verschluß des Auges, d.h. Skleranaht bzw. korneosklerale Naht (Kreuzstich- oder Einzelknopfnaht – Videoübertragung !) relaxiert sein. Der Skleranaht folgt als letzte Naht die der Kornea.

Intrakapsuläre Kataraktextraktion (ICCE)

Indikation
– Cataract

Technik
Totale Entfernung einer getrübten Linse durch limbusnahen Korneoskleralschnitt nach enzymatischem Lösen der Zonulafasern durch Instillation von Chymotrypsin in die Hinterkammer. Extraktion der Linse mit einer Kryosonde. Wegen Schwächung des normalen Iris-Linsen-Diaphragmas ist ein Glaskörperprolaps eher wahrscheinlich als bei der ECCE.

Anästhesie
– s. Kataraktextraktion

Phakoemulsifikation mit Tunnelschnitt

Indikation
– Katarakt

Technik
Das Auge wird über einen lamellierenden Skleratunnel eröffnet. Nach partieller Entfernung der vorderen Linsenkapsel wird der Linsenkern mit dem Phakoemulsifikationsgerät fragmentiert und abgesaugt. Entfernung der Rindenreste mit dem Saug-Spül-System. Implantation der Kunstlinse in den Kapselsack. OP-Dauer 30–90 Minuten.

Anästhesie
– s. Kataraktextraktion

Keratoplastik

Indikationen
- getrübte oder fehlgebildete Hornhaut
- Spenderhornhäute sind zwar 7–10 Tage haltbar, zur Keratoplastik stellt der Operateur aber häufig die Notfallindikation, wenn z.B. bei einem perforierten Hornhautulkus das Auge eröffnet ist.

Technik
Einnähen eines Hornhauttransplantats nach Exzision des zentralen Anteils der eigenen getrübten oder fehlgebildeten Hornhaut. OP-Dauer: 60–120 Minuten.

Anästhesie
- s. Kataraktextraktion

Triple Procedure

Indikation
- Hornhauttrübung mit gleichzeitiger Katarakt

Technik
Besteht neben einer Hornhauttrübung auch eine Katarakt, werden gewöhnlich neben einer Keratoplastik auch eine extrakapsuläre Katarakt-extraktion und eine Implantation einer Hinterkammerlinse durchgeführt.

Anästhesie
- s. Kataraktextraktion

Pars-plana-Vitrektomie oder vordere Vitrektomie mit Silikonfüllung

Indikation
- getrübter Glaskörper oder fibrotische Glaskörpermembranen

Technik
Die Pars plana stellt den dorsalen Anteil des Ziliarkörpers direkt hinter dem Iris-Linsen- Diaphragma dar, der wenig durchblutet ist, keine Funktion ausübt und deshalb einen guten Zugang zum Glaskörper erlaubt. OP-Prinzip: Entfernung von getrübtem Glaskörper oder fibrotischen Glaskörpermembranen mit mikroendoskopischem Spezialinstrumentarium,

das durch mehrere Stichinzisionen im Bereich der Pars plana in den Glaskörper eingeführt wird. Einblick in den Bulbus mit dem OP-Mikroskop über die maximal weite Pupille, wobei für die Beurteilung der äquatornahen Glaskörperabschitte eine starke Zerstreuungslinse auf die Hornhaut aufgesetzt wird. Oft Auffüllen des Glaskörperraumes mit hochviskösem Silikonöl. OP-Dauer 2–8 Stunden im zumeist abgedunkelten Raum.

Anästhesie
– s. Kataraktextraktion

Sekundäre Fremdkörper-Entfernung

Indikation
– Sekundäre Entfernung eines (oft metallischen) Fremdkörpers zur Verhinderung von Komplikationen. (Die Bulbusperforation wurde primär versorgt oder hat sich spontan verschlossen.)

Anästhesie
– s. Kataraktextraktion
– Anders als bei der frischen perforierenden Augenverletzung ist das Auge bei OP- Beginn geschlossen.

Filtrierende Operation, Goniotrepanation

Indikation
– dauerhafte Entlastung eines Glaukoms

Technik
Es wird eine Fistel zwischen Vorderkammer und Episkleralraum geschaffen, durch die Kammerwasser nach subkonjunktival austreten kann, wo es von der Bindehaut resorbiert wird. Dazu wird korneanah ein etwa 2 × 3 mm großer Skleralappen abgehoben, der seinen Ansatz am Limbus hat. An seinem Ansatz wird das untere, stehengebliebene Blatt der Sklera bzw. des korneoskleralen Überganges mit dem Trepan in die Vorderkammer hinein eröffnet (Goniotrepanation). Durch die Trepanationsöffnung entleert sich Kammerwasser, manchmal prolabiert die Iris. Basales Irisgewebe wird mit einer Pinzette durch die Trepanationsöffnung gezogen und abgeschnitten (basale Iridektomie). Der Skleralappen wird in sein ursprüngliches Bett

zurückverlagert und an den Ecken mit Nähten fixiert. Durch Adaptation der Bindehaut wird die Wunde verschlossen. Der Skleralappen stellt zwar einen gewissen Widerstand gegen den Austritt von Kammerwasser oder Glaskörper dar, trotzdem ist das Auge am OP-Ende als offen anzusehen.

Anästhesie

- Bei Glaukomoperationen (z.B. Sklerafensterung bei Weitwinkelglaukom, Synorektomie bei Engwinkelglaukom) sollte bei Einleitung besonders auf ausreichende Narkosetiefe zur Verhinderung des Intubationsstresses mit Blutdruck- und Augeninnendruckanstieg geachtet werden.
- Unter gut eingestellter Glaukomtherapie ist Atropin i.v. nicht kontraindiziert.
- Oberstes Prinzip bei Operationen am offenen Auge ist, daß der Patient auf keinen Fall Husten, Pressen oder Würgen darf und Blutdruckanstiege vermieden werden müssen. Eine dadurch bedingte Verlagerung des Iris-Linsen-Diaphragmas mit Protrusion von Augeninhalt könnte zum Verlust des Auges führen. Deshalb sollte der Patient bis zum Schluß der OP relaxiert sein.
- Wenn vom Allgemeinzustand und vom Intubationssitus her vertretbar, sollte der Patient in Narkose extubiert werden.

5 Eingriffe am primär offenen Auge

Perforierende Augenverletzung

Indikation
- Perforation von Sklera und/oder Kornea durch scharfen Gegenstand mit Eröffnung des Bulbus.

Technik
Versorgung und Naht der Perforation; Lokalisation und Extraktion von Fremdkörpern nach Röntgen- und CT-Befunden, bei eisenhaltigen Fremdkörpern auch Lokalisation mit Hilfe eines Fremdkörpersuchgerätes und Extraktion mit einem Bronson-Magneten.
Bei Glaskörpereinblutung oder -verlust ggf. Vitrektomie.

Komplikationen
Oft verbleibt ein intraokularer oder intraorbitaler Fremdkörper. Gefahren: Glaskörperaustritt mit konsekutiver Netzhautablösung, Infektion (Endophthalmitis), Glaskörpertrübung (kupfer-, eisenhaltige Fremdkörper).

Anästhesie

- Perforierende Augenverletzungen sind dringliche Eingriffe. Ob die Nüchternheitsgrenze eingehalten werden kann, hat im Einzelfall der Operateur zu entscheiden.
- Das Auge ist bei Narkoseeinleitung schon offen. Hauptaugenmerk muß vom Anästhesisten darauf verwendet werden, treibende Kräfte („vis a tergo") zur Verschiebung des Iris-Linsen-Diaphragmas möglichst klein zu halten, d.h unbedingt vermieden werden müssen
  - Hyperkapnie, Hypoxie
  - Kopftieflage
  - Würgen, Pressen
  - Blutdruckspitzen
- Auch bei angeblich 6- bis 8-stündiger Nahrungskarenz müssen Traumapatienten als nicht sicher nüchtern betrachtet werden (s. S. 211), weshalb die Einleitung mit Succinylcholin (nach Präkurarisierung) vorgenommen werden sollte (s. S. 212).

Schon bei der Prämedikation muß der Anästhesist streng darauf achten, daß keine Begleitverletzungen übersehen werden. Nicht zu selten werden Patienten mit übersehenen vital bedrohlichen Begleitverletzungen in die Augenklinik gebracht, weil einer beeindruckenden Augenverletzung vorschnell Priorität geschenkt wurde.

Notizen:

Notizen:

Kapitel 25

Anästhesie bei Bronchoskopien

1 Allgemeine Vorbemerkungen

Die meisten Bronchoskopien werden heutzutage mit dem flexiblen Bronchoskop in Lokalanästhesie durchgeführt. Eine Narkose ist in der Regel bei Risikopatienten bzw. bei Eingriffen mit erhöhtem Risiko notwendig. Auch die starre Bronchoskopie wird in Allgemeinanästhesie durchgeführt.

2 Die Bronchoskopie

Indikationen

- zur Diagnostik von
  - Lungen- und Mediastinaltumoren
  - Lungengerüsterkrankungen
- zur Stenteinlage

Technik

Mit einem starren oder flexiblen Bronchoskop wird das Bronchialsystem inspiziert, evtl. eine Biopsie entnommen. Bei obstruierenden Prozessen kann die Durchgängigkeit der Trachea durch eine Stenteinlage erhalten bzw. verbessert werden.

Unterscheide

starre Bronchoskopie (meist Verfahren der Wahl)
- bessere Sichtverhältnisse (in den großen Bronchien), aber Inspektion der Oberlappen evtl. schwierig
- erfordert Vollnarkose

flexible Bronchoskopie
- eingeschränkte Sichtqualität, bessere Beurteilung der Oberlappenbronchien und peripherer Bronchialabschnitte möglich
- auch in Lokalanästhesie durchführbar
- je nach Erfordernis Kombination der Verfahren möglich

Komplikation

- Verletzungen durch das Bronchoskop (flexibel und starr)
  - vor allem der Zähne (Fraktur, Luxation)
  - Läsionen im Pharynx-/Larynxbereich mit u.U. heftigen Blutungen
- bei starrer Bronchoskopie
  - Perforation des Bronchialsystems mit Pneumothorax und/oder Emphysem durch Biopsie oder Husten des Patienten

3 Anästhesiologisches Vorgehen

Grundsätzliches

Obligate Voruntersuchungen
- Lungenfunktion, BGA
- aktueller Röntgen-Thorax

Vorbehandlung
- In Abhängigkeit vom Zustand des Patienten und des geplanten Vorgehens kann eine prophylaktische Medikation mit Kortikoiden, Beta-Mimetika, Theophyllin u.a. sinnvoll sein

Lokalanästhesie
- durch Operateur (nur bei flexibler Bronchoskopie möglich)

Allgemeinanästhesie
- in jedem Fall Sicherstellung einer adäquaten Relaxierung
- evtl. Gabe von Lidocain (Xylocain®) 2% 1 mg/kg i.v. (s. S. 382)
- bei voraussichtlich kurzer Eingriffsdauer
  - Alfentanil (Rapifen®) 0,5–1,0 mg
  - Propofol (Disoprivan®) 1–2 mg/kg initial, Boli 20–40 mg repetitiv
  - Relaxation mit Succinyl-Tropf (s. S. 53)

- bei voraussichtlich längerer Eingriffsdauer
  - Alfentanil (Rapifen®) 1–2 mg
  - Propofolperfusor (Disoprivan®)
  - Relaxierung mit Atracurium (Tracrium®)

Propofolperfusor
Bewährt hat sich besonders bei Patienten mit eingeschränkter kardialer Reserve die Applikation von Propofol (Disoprivan®) mittels Perfusor (s. S. 279)
- eine 50 ml Flasche Propofol wird in eine 50 ml Perfusorspritze aufgezogen (1 ml = 10 mg)
- Induktionsdosis 1,5–2,5 mg/kg (Perfusor wird auf maximal gestellt, bis der Lidreflex erloschen ist)
- Aufrechterhaltung 6–10 mg/kg/h

Nur bei einer flexiblen Bronchoskopie ist die Inhalationsanästhesie ein alternatives Verfahren.

Monitoring
- Pulsoximetrie obligat!
- EKG, NiBP

Starre Bronchoskopie

Beatmung mit einem Fenster
Bei Einleitung der Narkose erfolgt die Beatmung zunächst wie üblich über die Maske, nach Relaxierung wird das Bronchoskop eingeführt. Das Y-Stück des Kreisteils wird an einen seitlichen Ansatz am Bronchoskop konnektiert, über den der Patient beatmet werden kann. Am Bronchoskop vorbei tritt ein u.U. hoher Gasverlust auf, deshalb ist ein hoher inspiratorischer Gasfluß erforderlich (bis zu 20 l/min). Durch Druck auf den Schildknorpel kann die Gasleckage vermindert werden.

Bei Entfernen des Fensters am Bronchoskop durch den Operateur (zum Einführen der Instrumente für Absaugen, Biopsie) Beatmung unterbrechen! 1–2 min Apnoe sind in Abhängigkeit von der zugrundeliegenden Lungenerkrankung möglich, enge Überwachung der Pulsoximetrie!

Nach Entfernen des Bronchoskops wird der Patient über Maske oder einen Endotrachealtubus so lange beatmet, bis die Wirkung der Anästhesie einschließlich der Muskelrelaxierung abgeklungen ist.

Beatmung mit Venturi-System

Das Venturi-System hat den Vorteil, daß keine Unterbrechung der Beatmung während der Untersuchung stattfindet. Nachteil ist jedoch, daß Inhalationsanästhetika nicht einsetzbar sind und die tatsächliche inspiratorische Sauerstoffkonzentration nicht bekannt ist. In seltenen Fällen Entwicklung eines Pneumothorax. Vor Anwendung sind immer die entsprechenden Anschlüsse am Bronchoskop sowie das Funktionieren des Jet-Systems zu überprüfen.

Flexible Bronchoskopie

Über einen Adapter am Tubus ist eine Beatmung auch während der Bronchoskopie möglich. Da es durch das Bronchoskop zu einer Einengung des Tubuslumens kommt, sollte der Tubusinnendurchmesser mehr als 8 mm betragen. Dies gilt auch für Frauen. Manuelle Beatmung über Kreisteil und Handbeatmungsbeutel.

Komplikationen

– Bronchospasmus, Schleimhautschwellung, Hypersalivation
  Alle Patienten mit einer Obstruktion müssen vor einer Bronchoskopie hinsichtlich des Bronchialtonus medikamentös gut eingestellt sein. Bei gefährdeten Patienten Inhalation eines Beta-Mimetikums unmittelbar vor dem Eingriff. Vor allem bei einer starren Bronchoskopie großzügige Indikationstellung für Cortison- (z.B. 50 mg Solu-Decortin H®) und Atropingabe. Bei besonders gefährdeten Patienten evtl. Vorgabe von Theophyllin (Euphyllin®) .

– Arrhythmien
  In Anbetracht der intensiven Irritation, die mit einer starren Bronchoskopie verbunden ist, können Arrhythmien auftreten (speziell unter Hypoxämie, Hyperkapnie, inadäquater Anästhesie oder zu schneller Theophyllinapplikation). Bei besonders gefährdeten Patienten daher Gabe von Lidocain (Xylocain®) 2% 1 mg/kg i.v. zur Vermeidung von Husten und Arrhythmien.

4 Laserchirurgische Eingriffe

Indikationen

- in der Regel handelt es sich um Palliativeingriffe
- Verkleinerung obstruierender Tumoren

Besonderheiten

Unter der Laserung (Dauer jeweils nur wenige Sekunden) darf nicht beatmet werden; die Patienten sind vorher und nachher kurzfristig zu hyperventilieren. Besondere Probleme mit dem Tubus bestehen nicht, da der Laser in der Regel durch ein flexibles Bronchoskop eingeführt wird und der Brennpunkt genügend weit vom Tubus entfernt liegt.

Komplikation

Tubusbrand (seltene, aber mögliche Komplikation)
- Tubus sofort entfernen, Reintubation
Die Beatmung erfolgt ohne Lachgas, d.h. mit Sauerstoff/Luft. Da eine hohe FiO_2 die Brandgefahr erhöht, ist die FiO_2 auf die niedrigst mögliche Konzentration zu reduzieren. Die Überwachung mittels Pulsoximeter ist dabei obligat (s. S. 502).

Anästhesie

- Narkoseführung als TIVA wie bei Bronchoskopien (s. S. 278 u. 381)

▶ *Merke:*
Bei jeder Bronchoskopie ist eine enge Kooperation zwischen Anästhesist und Operateur notwendig.

5 Postoperative Versorgung

- Nach der Bronchoskopie erhält jeder Patient mindestens für eine Stunde eine nasale O_2-Sonde
- Überwachung entweder im Aufwachraum oder auf einer Wachstation, Pulsoximeter
- BGA-Kontrolle.

Komplikationen

- Pneumothorax (nach Biopsie)
- Blutung (nach Biopsie)
- Stridor (besonders nach starrer Bronchoskopie)

Notizen:

Notizen:

Kapitel 26

Anästhesie in der Gefäßchirurgie

1 Allgemeine Vorbemerkungen

Patienten mit Gefäßerkrankungen sind häufig multimorbide ältere Patienten (6.-9. Lebensdekade), bei denen gehäuft internistische Risikofaktoren und Begleiterkrankungen zu finden sind
- Koronare Herzkrankeit, Herzinsuffizienz
- arterielle Hypertonie
- chronisch-obstruktive Lungenerkrankungen
- Niereninsuffizienz
- Diabetes mellitus
- Fettstoffwechselstörungen, Adipositas

Zur Risikoeinschätzung ist gerade bei diesen gefäßchirurgischen Patienten häufig eine umfangreiche präoperative Diagnostik notwendig. Die Begleiterkrankungen müssen vor der OP bestmöglich therapiert sein. Elektive Eingriffe sollten verschoben werden, wenn durch geeignete weitere Therapiemaßnahmen eine deutliche Verbesserung des Zustandes des Patienten und damit eine Reduzierung des Narkoserisikos zu erwarten ist.

2 Karotischirurgie (A.carotis-TEA, Glomustumor)

Indikationen

- signifikante Stenosen der A. carotis interna
- Glomustumor
- prophylaktisch sinnvoll zur Prävention irreversibler Ausfälle
    - bei symptomatischen Stenosen (TIAs und PRINDs)
    - bei asymptomatischen filiformen Stenosen

- bei asymptomatischen hochgradigen Stenosen mit kontralateralem
  ACI-Verschluß mit eingeschränkter intrakranieller Reservekapazität
  der Kollateralversorgung.
- therapeutisch bei progredientem Insult innerhalb der ersten 6 Stunden
  (bei abgelaufenem irreversiblem Insult sollte bis 6 Wochen danach keine
  Operation durchgeführt werden, da die Ausfälle zunehmen könnten)

Technik

In der Regel wird eine Thrombendarteriektomie (TEA) mit Einnähen eines
Kunststoffpatches, seltener autologer Venenpatch, durchgeführt (Karotis-
TEA). Nach Lagerung des Kopfes zur Gegenseite, und maximaler Reklination wird über einen lateralen Halsschnitt die Arteria carotis freipräpariert. Vor dem Abklemmen werden 10.000 IE Heparin iv gegeben. Zur Prophylaxe einer zerebralen Ischämie kann ein passagerer Shunt nach
Abklemmen und Arteriotomie zwischen A.carotis communis und interna
eingelegt werden, der den Blutfluß zum Gehirn auf der operierten Seite
aufrechterhält. Nach dem fast vollständigen Abschluß der Gefäßnaht wird
der Shunt wieder entfernt. Dadurch können die Abklemmzeiten in der
Regel unter 3 Minuten gehalten werden. Dies ist mittlerweile das am häufigsten praktizierte Verfahren. (Nur noch selten wird das Vorgehen mit der
Stumpfdruckmessung angewendet, da es als nicht sicheres Verfahren anzusehen ist.) Nach Freigabe des Blutstromes wird des gegebene Heparin mit
Protamin antagonisiert. Auf Wunsch des Operateurs erfolgt ein manuelles
Blähen mit einem Beatmungsdruck bis 30 cm H_2O, um venöse Blutungen
vor dem Wundverschluß leichter zu entdecken.

Komplikationen

- massive Blutungen bei Clampingproblemen
- Embolisation bei Shunteinlage und bei Wiederfreigabe der Strombahn
- Bradykardie bei Präparation am Sinus caroticus
- Verletzung von Nerven (N. hypoglossus, N. recurrens).

Anästhesie

Präoperatives Vorgehen

- Erfassung und Dokumentation von neurologischem Status und Gefäßstatus
- stabile Einstellung eines oft vorhandenen Hypertonus unter Berücksichtigung der veränderten zerebralen Autoregulation beim Hypertoniker (RR nicht unter 160 mm Hg systolisch)
- für A. carotis- TEA zwei Erythrozytenkonzentrate in Bereitschaft
- für Glomustumor-OP zwei Erythrozytenkonzentrate im OP, vier weitere in Bereitschaft

Monitoring

- arterielle Kanüle in Feldblockade (Mepivacain 1%) vor Einleitung
- Kapnometrie nach Intubation
- zerebrales Monitoring
  intraoperatives EEG
  - zuverlässige Korrelation zwischen EEG-Veränderungen und Hirndurchblutung: EEG-Veränderungen bei Absinken des Blutflusses unter 18 ml/min/100 g
  - Nachteile: technisch aufwendig, schwierige Interpretation, spezielle Schulung notwendig, daher kein allgemein gebräuchliches Routineverfahren
  Messung evozierter Potentiale (Medianus SSEP)
  - keine Routinemethode, da zu aufwendig
  Messung der Hirndurchblutung
  - keine Routinemethode, da zu aufwendig
- ZVK und Blasenkatheter nur bei Indikation

Narkoseeinleitung

- mit Fentanyl, Etomidate (Etomidat Lipuro®), Vecuronium (Norcuron®), Succinylcholin, ggf. Midazolam (Dormicum®)
- tiefe Narkose erforderlich, da Intubationsreiz zu einer ausgeprägten hypertonen Reaktion führen kann
- in der Phase bis zum Hautschnitt drohen massive Blutdruckabfälle (Lagerung mit erhöhtem Oberkörper, keine schmerzhaften Stimuli)
- Therapie : dosierte Volumengabe und ggf. Vasokonstriktoren (s.u.)

Narkoseführung

- als balanzierte Anästhesie unter Bevorzugung der Inhalationsanästhetika

- Manipulationen im Bereich des Karotissinus können zu Hypotonie und Bradykardie führen und sollten dem Operateur mitgeteilt werden, ggf. Scandicain® 1 % zur Unterspritzung des Karotissinusknoten durch Operateur
- Normoventilation ist anzustreben, da bei Hypokapnie eine zerebrale Vasokonstriktion eintritt.
- Während der Abklemmphase FiO_2 auf 1,0 erhöhen oder SpO_2 (Pulsoximeter) auf $\geq$ 98 % einstellen.
- Eine tiefe Narkose vermindert den Sauerstoffverbrauch des Gehirns, darf aber nicht zu einer Kreislaufdepression führen.
- Thiopental (Trapanal®) führt nachgewiesenermaßen zu einer erheblichen Reduktion des O_2-Verbrauchs des Gehirns. Ein hirnprotektiver Effekt ist aber nicht sicher nachgewiesen worden, daher ist die Gabe von Thiopental keine Routinemaßnahme.
- Der MAP sollte während der Clampingzeit $\geq$100 mmHg oder der systolische Druck $\geq$ 160 mmHg betragen bzw. 10–15 % über den mittleren Blutdruckwerten, die auf Station gemessen wurden, liegen.
- Oft zeigt sich eine ausgeprägte Hypertension in der Ausleitungsphase, die eine antihypertensive Medikation erforderlich macht. Bei Patienten mit gleichzeitig bestehender KHK und/oder Herzinsuffizienz droht eine Ischämie und/oder Linksherzdekompensation.

Therapie intraoperativer Blutdruck- und Herzfrequenzschwankungen
- Therapie kurzfristiger Frequenz- und Blutdruckschwankungen, vorbereitete Spritzen griffbereit
  - Atropin 0,5 mg
  - Nitroglycerin 0,1 mg/ml
  - Noradrenalin (Arterenol®) 4 µg/ml
- Therapie längerdauernder hypertensiver Phasen und zur Narkoseausleitung
  - Clonidin (Catapresan®), Urapidil (Ebrantil®) oder Metoprolol (Beloc®)

Postoperatives Vorgehen
- Dokumentation des neurologischen Status stündlich im AWR
- Benachrichtigung des Operateurs und des Neurologen bei neu aufgetretenen Defiziten.

Komplikationen

- Nachblutungen führen durch Kompression und Verlagerung der oberen
  Luftwege durch das Hämatom häufig zu Intubationsschwierigkeiten
- Intubation als Wachintubation
    - probeweises Einstellen des Kehlkopfes unter Schleimhautanästhesie
      oder primär
    - fiberoptische Wachintubation
- Bei vitaler Bedrohung und wahrscheinlichen Intubationsproblemen
  Entlastung des Hämatoms durch Entfernen der Haut- und Fasziennähte
  vor Einleitung der Narkose.

Besonderheiten

Für die Anästhesie bei Karotisoperationen sind die Regulationsmechanis-
men der Hirndurchblutung und der Schweregrad der Erkrankung besonders zu beachten (s. S. 567)

Zerebraler Perfusionsdruck (CPP)
Aufgrund der Autoregulation ist die Hirndurchblutung in großen Grenzen
vom arteriellen Blutdruck unabhängig. In ischämischen Gebieten kann
aber die Autoregulation aufgehoben oder beeinträchtigt sein, so daß die
Durchblutung hier druckpassiv erfolgt, also direkt vom CPP abhängt und
damit überwiegend vom arteriellen Mitteldruck, da der ICP bei diesen
Patienten in der Regel normal ist (10 mmHg).

Zerebraler Perfusionsdruck = mittlerer Aortendruck minus intrakraniellem Druck (CPP = MAP – ICP)

▶ *Beachte:*
Bei Hypertonikern ist die untere Grenze der Autoregulation nach oben
verschoben.

Klinische Manifestationen der zerebrovaskulären Insuffizienz
Transitorische ischämische Attacke (TIA)
- kurzdauernde Episoden ischämisch bedingter neurologischer Funktionsstörungen, Minuten bis höchstens 24 Stunden
- kein morphologischer Defekt im Hirngewebe

- Ursachen können Cholesterinembolien (arteriosklerotische ulzerierte Plaques) oder kleine Thromboembolien sowie hämodynamische Probleme (z.B. Karotisstenose [45 – 60 %]! oder Vertebralisstenose) sein.
- Die TIA ist ein Alarmzeichen für drohende permanente Ausfälle!

Prolongiertes reversibles ischämisches neurologisches Defizit (PRIND)
- Innerhalb von 2 -3 Tagen kommt es zu einer vollständigen Rückbildung der Symptome, bei unter Umständen möglichen kleineren morphologischen Defekten.

Progredienter Insult („stroke in evolution")
- Zunehmende neurologische Verschlechterung innerhalb von Stunden bis wenigen Tagen, die in einen letztlich irreversiblen Schaden mündet.
- Fortschreitende Thrombosen, zunehmendes Hirnödem, Hämorrhagien, Versagen der Kollateralversorgung bei bestehenden Gefäßstenosen (und evtl. zusätzlicher Kreislaufinsuffizienz)

Insult mit irreversiblem Funktionsausfall („completed stroke")
- Enzephalomalazie mit Lähmungen
- Befund stabil, keine weitere Verschlechterung

3 Operationen an der abdominellen Aorta

Allgemeine Vorbemerkungen

Die Kenntnis der Dringlichkeit der OP ist Voraussetzung für die Planung der präoperativen diagnostischen und therapeutischen Maßnahmen. Bei elektiver OP muß eine optimale Abklärung der Organfunktionen mit entsprechender Vorbehandlung erfolgen, bei symptomatischer koronarer Herzerkrankung kann hier die Koronarangiographie und ACVB-Operation vor der Aorten-OP notwendig werden.

Bei dringlicher OP (Aneurysma) orientiert sich der Umfang der Vorbereitung am Risiko einer Ruptur (kein Belastungs-EKG).

Grundsätzlich steht der Umfang der anästhesiologischen präoperativen Maßnahmen in umgekehrtem Verhältnis zur Dringlichkeit des Eingriffs.

Indikationen

- Aortenaneurysma
- Aortendissektionen
- arterielle Verschlußkrankheit

Technik

Nach einer medianen Laparotomie wird der gesamte Darm mobilisiert (Eventeration!) und in feuchten Tüchern zur Seite gelagert, um Zugang zum Retroperitoneum zu schaffen. Dann Eröffnung des Retroperitonealraumes und Präparation von Aorta und großen Gefäßen. Die Aorta wird oberhalb des Befundes (Aneurysma, Stenose) abgeklemmt. Wenn es der Befund erlaubt, erfolgt dieses Clamping der Aorta distal der Nierenarterien (infrarenal). Bei Nierenarterienstenosen oder einem weiter proximal sitzenden Befund an der Aorta müssen die Nierenarterien mit ausgeklemmt werden (suprarenal).

Bei einer geplanten Rohrprothese (tube resection) wird die Aorta unterhalb (distal) des Befundes, aber oberhalb der Aortenbifurkation ein zweites Mal abgeklemmt. Reicht der Befund weiter nach distal und erfolgen die distalen Prothesenanschlüsse an den iliakalen oder femoralen Gefäßen, werden diese peripheren Gefäße abgeklemmt.

Nach Fertigstellung der oberen Anastomose zwischen Aorta und Prothese wird (nach distalem Abklemmen des Prothesenendes) die proximale Klemme gelöst, um die Dichtigkeit der proximalen Anastomose zu prüfen.

Die Freigabe der peripheren Durchblutung erfolgt nach Abschluß der distalen Anastomosierung. Bei einer Rohrprothese erfolgt dies durch das Öffnen der distalen Aortenklemme, womit die gesamte Perfusion der unteren Körperhälfte freigegeben wird. Bei einer Y-Prothese (aorto-biiliakale oder aorto-bifemorale Prothese) erfolgt dieses Declamping zweizeitig entsprechend der Fertigstellung der rechten und linken Anastomose.
Bei größeren Undichtigkeiten der Anastomosen mit relevanter Blutung muß eine erneute Ausklemmung erwogen werden. Nach Stabilisierung der hämodynamischen Verhältnisse wird die Klemme dann schrittweise gelöst.

Komplikationen

- Eventerationsreaktion
- Blutung
- Ruptur eines Aneurysmas bei der Präparation
- Verletzung von Magen, Darm, Leber, Milz, Niere und Gefäßen
- postoperativ
    - ischämische Kolitis
    - Nierenversagen
    - Durchblutungsstörungen der unteren Extremitäten

Anästhesie

Präoperative Vorbereitungen
- immer vorbereitete Notfallmedikamente
    - Atropin 0,5 mg/ml
    - Noradrenalin (Arterenol®) 4 µg/ml
    - Nitroglycerin 0,1 mg/ml
- bei Hochrisikopatienten
    - Adrenalin (Suprarenin®) 10 µg/ml, Lidocain 10 mg/ml
- Perfusoren
    - immer Dopamin-Perfusor und Nitroglycerin-Perfusor
    - fakultativ Natriumnitroprussid-Perfusor
- sechs Erythrozytenkonzentrate im OP
- Bereitstellen des Cellsavers

Monitoring/Zugänge
- arterielle Kanüle (Druckmessung, Blutgasanalysen)
- zentraler Venenkatheter
- Blasenkatheter, Temperatursonde, Magensonde
- bei kardialen Vorerkrankungen V_5-Ableitung, Pulmonalarterienkatheter oder/und transösophageale Echokardiographie (TEE)
- mehrere großlumige Zugänge, ggf. Shaldon-Katheter oder PAK-Einführungsschleuse

Narkoseeinleitung
- Cave : Blutdruckspitzen ! – ausreichende Narkosetiefe bei der Intubation (bei Aneurysma Gefahr der Ruptur)

Narkoseführung

- balanzierte Anästhesie, wobei die Schwerpunkte je nach Vorerkrankung des Patienten und einer geplanten Extubation/Nachbeatmung gesetzt werden
  - Fentanyl, Midazolam (Dormicum®)/Flunitrazepam (Rohypnol®), Etomidate (Etomidat Lipuro®), Vecuronium (Norcuron®)/Pancuronium, Inhalationsanästhetikum
- Periduralkatheter
  - Benutzung zur Narkoseführung (s.Kap.) muß dem Erfahrenen vorbehalten bleiben, da Clamping und Declamping der Aorta, nicht vorhersehbare Blutverluste und die reduzierte kardiozirkulatorische Regulationsmöglichkeit dieses Kombinationsverfahren extrem schwierig steuerbar und somit nicht ungefährlich machen.
  - ist jedoch für die postoperative Schmerztherapie sinnvoll und sollte bereits bei der Narkoseausleitung aufgespritzt werden
- Grundsätzlich kann eine Extubation am Ende des Eingriffs angestrebt werden, muß aber nach den üblichen Kriterien abgewogen werden.

Postoperative Versorgung

- Fußpulse und periphere Durchblutung müssen mehrfach überprüft und dokumentiert werden.
- Vor allem bei suprarenalem Clamping engmaschige Kontrolle der Diurese und gegebenenfalls deren Stimulation.

Besonderheiten

Clamping. Nach der Laparotomie kann es durch die Eventerationsreaktion zu Flush, Tachykardie und Blutdruckabfall kommen, der durch repetitive und titrierende Gabe eines Vasokonstrikors und nur sekundär durch mäßige Volumenzufuhr beherrscht werden sollte (s.u.). Das Abklemmen der Aorta führt zur akuten Nachlasterhöhung des linken Ventrikels und zum Blutdruckanstieg. Bei kardial vorgeschädigten Patienten kann eine Ischämie und/oder eine Linksherzdekompensation ausgelöst werden

- im TEE massive Zunahme des endsystolischen und enddiastolischen linksventrikulären Durchmessers, deutliche Wandbewegungsstörungen
- im EKG Ischämiezeichen in der linkspräkordialen V_5- Ableitung
- mit Pulmonalarterienkatheter kritischer Anstieg des pulmonalarteriellen Druckes (kontinuierliche Darstellung im Monitor) und des

    linksventrikulären enddiastolischen Druckes und Abfall des HZV
    (Messung nach Clamping)

Bis zum Clamping daher möglichst wenig Volumen substituieren, um die Füllungsdrucke, d.h. die Vorlast und auch den arteriellen Blutdruck niedrig zu halten. Dabei immer kritischen Perfusionsdruck beachten. Die akute Nachlaststeigerung beim Clamping wird durch rechtzeitige Vertiefung der Narkose und Vasodilatatoren, wie Nitroglycerin/Regitin bolusweise iv oder Nitroglycerin-/Natriumnitroprussid-Perfusor, behandelt.

Die Höhe des aortalen Clamping entscheidet über die intraoperative Nierendurchblutung, suprarenales Abklemmen der Aorta führt zum völligen Sistieren der Perfusion mit höchster Gefahr des postoperativen Nierenversagens. Die Urinausscheidung sollte bei erhaltener Nierendurchblutung 1 ml/kg/h nicht unterschreiten. Dopamin in Nierendosis, ausreichende Volumen-/Kristalloidzufuhr, u.U. Osmodiuretika und als letzte Möglichkeit Furosemid (Lasix®) dienen der Nephroprotektion.

Die Uhrzeit und Lokalisation des Clamping muß im Anästhesieprotokoll vermerkt werden.

Declamping. Ein erster leichter Blutdruckabfall kann bereits bei Freigabe des Blutstromes in die Prothese auftreten. Die Freigabe des distalen Clampings führt zum meist therapiebedürftigen Blutdruckabfall, der bei einer Rohrprothese (Declamping der Aorta) ausgeprägter ist als bei Implantation der Y-Prothese (sequentielle Freigabe der Strombahn für die linke und rechte untere Extremität).

Neben dem hohen Volumenbedarf durch die reaktive Hyperämie kommt es zum Einströmen von sauren Stoffwechselmetaboliten und Mediatoren, was zur Kardiodepression mit arterieller Hypotension und Ansteigen der Pulmonalisdrucke beiträgt.

Rechtzeitig vor der Freigabe der Perfusion sollten daher

- ZVD bzw. PCWP mittels Volumengabe/Transfusionen in einen hochnormalen Bereich eingestellt werden ($\approx$ 12–15 mm Hg)
- die Therapie mit Vasodilatatoren beendet werden
- die Narkose flacher geführt werden (volatiles Anästhetikum reduzieren)

Der richtige Zeitpunkt für den Beginn dieser Maßnahmen kann nur durch enge Zusammenarbeit mit dem Chirurgen abgeschätzt werden !

Bei bedrohlichen und anhaltenden Hypotonien nach Declamping kann die Therapie mit Vasokonstriktoren und positiv inotropen Substanzen (Dopamin/(Noradrenalin) erforderlich werden. Kann der Kreislauf auch damit nicht stabilisiert werden, sollte erneut abgeklemmt und die Perfusion entsprechend der Kreislaufverhältnisse schrittweise freigegeben werden. Auch hier ist die interdisziplinäre Kooperation Voraussetzung.

Ein Ausgleich der bestehenden metabolischen Azidose wird nur nach Säuren-Basen-Status vorgenommen.

Uhrzeit des Declamping und der Ischämiezeit werden im Anästhesieprotokoll dokumentiert.

Besonderheiten beim rupturierten Aneurysma

Dringlichkeit

Eine freie Ruptur geht mit einem schweren hämorrhagischen Schock einher. Hier besteht praktisch immer die Indikation zur sofortigen Intubation und Beatmung. Ist in einem solchen Falle auch die Operation sofort indiziert, darf der OP-Beginn durch keine anästhesiologische Maßnahme verzögert werden. Eine Stabilisierung der Kreislaufverhältnisse ist meist erst nach intraoperativem Abklemmen der Aorta zu erreichen.

Bei einer gedeckten Ruptur steht in Abhängigkeit von der klinischen Situation des Patienten (Hämodynamik, Atmung, Bewußtseinslage) noch eine begrenzte Zeit für anästhesiologische Vorbereitungen zur Verfügung. Vor einer Narkoseeinleitung können die Kreislaufverhältnisse stabilisiert und das Monitoring installiert werden. Blutdruckspitzen sind unbedingt zu vermeiden (Gefahr der freien Ruptur), ggf. sind Antihypertensiva indiziert (Ebrantil®- Boli, Nitro-Perfusor)

Mit dem Chirurgen ist die Dringlichkeit einer präoperativen Diagnostik (CT, DSA) und das weitere Vorgehen zu besprechen.

Anästhesie

Präoperatives Vorgehen (nach Dringlichkeit)
- mehrere großvolumige venöse Zugänge und kolloidaler Volumenersatz
- Oxygenierung mit hohem Fluß (10 l/min, s. Tab. 39.1, s. S. 707)
- wenn sofortige Transfusion notwendig, Erythrozytenkonzentrate der Gruppe o rh negativ transfundieren
- Kreuzblut abnehmen, blutgruppengleiche Erythrozytenkonzentrate ohne Abwarten der Kreuzprobe in den OP bestellen
- wenn periphere Pulse tastbar arterielle Kanüle
- wenn möglich großlumige zentralvenöse Katheter
- Shaldonkatheter und PAK- Schleuse, sollten spätestens beim chirurgischen Abwaschen gelegt werden

- bei nicht mehr tastbarem Puls der A. carotis primäre Punktion der V. subclavia
- Labor, Blutgasanalyse
- Rö-Thorax, EKG, Ultraschall, wenn Zuwarten noch möglich
- Blasenkatheter, nach Rücksprache mit Operateur alternativ suprapubischen Katheter intraoperativ
- Magensonde (nach Intubation!)

Narkoseeinleitung

Der Zeitpunkt der Narkoseeinleitung richtet sich nach der klinischen Situation
- Einleitung wie bei vollem Magen (s. Kap.)
- Medikamente wie zum elektiven Eingriff
- Dosierung an der Kreislaufsituation ausrichten
  - Bei freier Ruptur und schwerem hämorrhagischem Schock sind oft wenig bis keine Medikamente zur Intubation notwendig.
  - Bei gedeckter Ruptur und relativ stabilem Blutdruck muß ausreichend dosiert werden, um einen Blutdruckanstieg zu verhindern.

Intraoperatives Vorgehen und Anästhesieverlauf
- grundsätzlich wie bei der Elektivoperation (s. S. 394)

Postoperative Nachsorge

- Nachbeatmung auf Intensivstation
- wie nach elektiver OP (s. S. 395)

Komplikationen

- bei gedeckter Ruptur: freie Ruptur mit hämorrhagischem Schock während Diagnostik und Vorbereitungen oder bei Narkoseeinleitung (Cave Blutdruckspitzen!)
- Niereninsuffizienz
- ischämische Kolitis
- Durchblutungsstörungen der unteren Extremitäten

4 Operationen an der thorakalen Aorta

Allgemeine Vorbemerkungen

Meist handelt es sich um ein traumatisches Aneurysma mit oder ohne Dissektion oder um eine akute Symptomatik eines vorbestehenden Aneurysmas (z.B. beim Marfan- Syndrom).

Da die genaue Lokalisation eines Aneurysmas und vor allem einer Dissektion über den chirurgischen Zugangsweg entscheidet, ist auch bei schlechtem Zustand des Patienten eine weiterführende Diagnostik (DSA, CT mit Kontrastmittel) notwendig.

> ▶ *Merke:*
> Das chirurgische und anästhesiologische Vorgehen wird von Lokalisation und Ausdehnung der Dissektion bzw. des Aneurysmas bestimmt.

Klassifikation

DeBakey-Klassifikation

Typ I: Intimariß beginnt in der Aortaascendens und kann über die ganze Länge der Aorta verlaufen, die Aortenklappe kann mitbetroffen sein (Aorteninsuffizienz).

Typ II: wie Typ I, doch endet die Dissektion proximal der linken A. subclavia

Typ III: Dissektion beginnt distal der linken A. subclavia und verläuft über die Aorta descendens

Stanford-Klassifikation

Typ A: mit Beteiligung der Aorta ascendens unabhängig vom Ort der Dissektion

Typ B: auf Aorta descendens beschränkt (distal der linken A. subclavia)

Operationen der Aorta ascendens und des Aortenbogens

Indikationen
- Aneurysma (oft Marfan-Syndrom)

- Aneurysma nach Trauma mit und ohne Dissektion (DeBakey I und II)
  - Aortenklappeninsuffizienz (durch Dissektion oder durch Dilatation des Klappenringes bei Aneurysma)

Technik

Nach medianer Sternotomie erfolgt die Operation immer unter Einsatz der Herz-Lungen- Maschine (HLM) in kardioplegischem Herzstillstand. Die arterielle Kanülierung erfolgt meist vor der Sternotomie über die A. femoralis, die venöse Kanülierung über die V. femoralis oder wie üblich über den rechten Vorhof. Die Durchblutung der hirnzuführenden Arterien erfolgt dabei retrograd über die arterielle Kanüle aus der A. femoralis.

Eine aortale Kanülierung ist möglich, wenn der Befund auf die Aorta ascendens beschränkt ist, ein Clamping proximal des Truncus brachiocephalicus sicher möglich ist und operative Maßnahmen am Aortenbogen mit Ausklemmung der hirnzuführenden Gefäße ausgeschlossen werden können. Die hirnzuführenden Arterien werden dabei über die Aortenkanüle direkt distal des Clampings perfundiert.

Bei Operationen des Aortenbogens müssen zwangsweise auch die hirnversorgenden Gefäße mit ausgeklemmt werden, so daß der Hirnprotektion bei diesem Eingriff Bedeutung zukommt (s.u.).

Nach Erreichen des berechneten Maschinenflow (2,4 l/m²/min) erfolgt das Aortenclamping und der kardioplegische Herzstillstand (s. S. 458).

Bei Dissektionen vom Typ I und II besteht das operative Ziel im Verschluß des falschen Lumens zu Beginn der Dissektion. Vernähung der beiden Wände des falschen Lumens nach Durchtrennung der Aorta, anschliessend Reanastomosierung oder Prothesenersatz. Bei herznaher Dissektion oder großem Aneurysma (Dilatation des Klappenringes) unter Umständen mit Aortenklappenersatz (klappentragendes Konduit) und Reinsertion der Koronararterien in die Aortenprothese.

> ▶ *Merke:*
> Operationen mit Clamping der Aorta ascendens proximal der hirnzuführenden Gefäße erfordern den Einsatz der Herz-Lungen-Maschine

Komplikationen
- Blutung
- Ruptur des Aneurysmas bei der Sternotomie/Präparation
- Blutungen nach Declamping

Besonderheiten

Hirnprotektive Maßnahmen bei Aneurysmaoperationen, die den Aorten-
bogen einschließen
- Perfusion der hirnversorgenden Arterien
  - Kanülierung von Truncus brachiocephalicus, A. carotis communis
    sinistra, Koronararterien
    und Perfusion über eigene Pumpen
  - Keine eigenen Pumpen, sondern Abzweigung von Perfusionsschläu-
    chen aus der arteriellen Hauptkanüle und zwar in rechte A. brachialis
    (in der Axilla kanüliert) und in die linke A. carotis communis (aus
    der Brachialiskanüle). Keine Perfusion der linken A. vertebralis ! und
    der linken A. subclavia.
- Totaler Kreislaufstillstand in tiefer Hypothermie
  - Während Standard-EKZ mit cavo-femoralem Bypass wird die Tempe-
    ratur ösophageal auf etwa 12–15 °C (Kühlung des linken Ventrikels auf
    4 °C) gesenkt. In totalem Stillstand wird der Aortenbogen rekonstru-
    iert. Zusätzliche externe Kühlung des Kopfes mit Eispackungen.
- Rekonstruktion ohne Herz-Lungen-Maschine
  - Nach vollständiger Heparinisierung werden externe Shunts von der
    Aorta ascendens zur A. femoralis gelegt, von denen Abzweigungen zu
    den Carotiden gehen.

Anästhesie

Präoperatives Vorgehen und Narkoseführung
- entsprechen dem zur Koronar- bzw. Herzklappenoperation mit Herz-
  Lungen-Maschine (s.Kap.27).
- Vor dem totalen Kreislaufstillstand sollte die Narkose und Relaxation
  nochmals vertieft werden, da während des Stillstandes keinerlei Medikamente appliziert werden können.

Besonderheiten
- Bei Operationen mit totalem Kreislaufstillstand müssen genügend
  Eispackungen zur externen Kühlung des Kopfes bereitstehen.

Operationen an der Aorta descendens

Indikationen
- Aortendissektion Typ III
- Aneurysma der Aorta descendens, wenn für die OP ein Clamping distal
  der linken A. subclavia ausreicht

- Notfallindikation
  - Organischämie, Ruptur, Hämatothorax
- dringliche Indikation
  - Dissektion, schwere Begleitverletzungen

Technik

Linkslaterale Thorakotomie, Ein- Lungen- Beatmung, Resektion der Aorta descendens, Protheseninterponat, Reinsertion abgehender Gefäße (z.B. Truncus coeliacus, Nierenarterien), ggf. extrakorporale Zirkulation oder Bypassverfahren und/oder rückenmarksprotektive Maßnahmen (s.u.).

Besonderheiten

Das für diese Operation notwendige hohe Clamping der thorakalen Aorta distal der linken A.subclavia bringt zwei gravierende Probleme mit sich

Nachlast
- Eine massive Nachlaststeigerung für den linken Ventrikel, da das Schlagvolumen des linken Ventrikels nur noch durch die aus dem Aortenbogen abgehenden Gefäße abfließen kann.
- Folge dieser Nachlaststeigerung ist eine Zunahme des Blutdruckes in der oberen Körperhälfte, eine Abnahme des Schlagvolumens, eine Zunahme des linksventrikulären endsystolischen und enddiastolischen Druckes und Volumens sowie eine Steigerung des myokardialen Sauerstoffverbrauches.
- Bei vorbestehender koronarer Herzerkrankung oder kompensierter Herzinsuffizienz kann es zu myokardialer Überdehnung, Ischämie und zum akuten Linksherzversagen kommen.

Perfusion
- Das Stromgebiet, das unterhalb des thorakalen Clamping nicht mehr perfundiert wird, ist sehr groß. Der komplette Ausfall der Perfusion der unteren Körperhälfte kann zur ischämischen Schädigung des Rückenmarks (Arteria spinalis anterior-Syndrom), der Niere, der Leber und des Darms führen.

Maßnahmen

Um diese Risiken und Komplikationen des thorakalen Abklemmens zu vermindern, werden neben dem Bemühen um schnelles chirurgisches Vorgehen auch distale Perfusionsverfahren (s.u.) angewandt. Möglich sind
- ein femoro-femoraler Bypass
- ein Linksherzbypass

– die operative Anlage eines „Gott-Shunt" (Verbindung zwischen proximaler und distaler Aorta).

▶ *Merke:*
Operationen der thorakalen Aorta mit Clamping distal der linken A. subclavia können u.U. ohne Bypassverfahren durchgeführt werden. Häufiger ist jedoch der Einsatz des Linksherzbypass, der erhöhte Anforderungen an Monitoring und Narkoseführung stellt.

Darüber hinaus sind rückenmarksprotektive Maßnahmen zu nennen
– Zur Überwachung der Rückenmarksfunktion können somatosensorisch evozierte Potentiale eingesetzt werden. Dabei ist zu bedenken, daß die überwachten sensorischen Leitungsbahnen im Hinterhorn verlaufen, die durch das Clamping ischämiegefährdeten Bereiche (A. spinalis anterior) in den motorischen Vorderhörnern lokalisiert sind. Daher haben die SSEP bezüglich der Erkennung einer Ischämie nur eine geringe Sensitivität.
– Durch die Einlage eines Shunts oder den Einsatz einer extrakorporalen Zirkulation soll der Perfusionsdruck in der unteren Körperhälfte angehoben bzw. aufrechterhalten (> 60 mmHg) werden. Da der Zufluß zur Arteria spinalis anterior anatomisch sehr weiten Schwankungen unterliegt, kann mit keinem Verfahren die Perfusion des Rückenmarks garantiert sichergestellt werden, auch wenn der Perfusionsdruck in der unteren Körperhälfte ausreichend hoch eingestellt wird.
– Die Anwendung einer milden Hypothermie von 33–34 °C wirkt rückenmarksprotektiv. Die Steuerung der Temperaturabsenkung ist allerdings sehr schwierig und die kardialen Nebenwirkungen einer Hypothermie unter 32 °C (ventrikuläre Irritabilität und Extrasystolie) nehmen sehr stark zu, so daß zusätzliche kardiozirkulatorische Probleme daraus resultieren können.
– Während des Clamping ist der Druck im Spinalraum erhöht. Es gibt experimentelle Ansätze, den Druck durch eine Liquordrainage mittels eingelegtem Katheter zu senken, um damit den effektiven Perfusionsdruck des Rückenmarks zu erhöhen. Dies bringt die Gefahr einer zerebralen Herniation mit sich. Die Einlage eines Katheters in den Spinalraum und anschließende Vollheparinisierung für ein Verfahren der extrakorporalen Zirkulation könnte eine spinale Blutung auslösen.

- Die Effektivität einer medikamentösen Rückenmarksprotektion mit Steroiden, Barbituraten oder Radikalenfängern muß ebenfalls noch nachgewiesen werden.
- Die beste Protektion ist ein kurzes Clamping, d.h. schnelles chirurgisches Vorgehen. Alle anderen Verfahren sind nicht unumstritten und werden nicht routinemäßig eingesetzt.

Operationen der Aorta descendens ohne Perfusionsverfahren

Technik

Linkslaterale Thorakotomie mit Ein-Lungen-Beatmung. Die proximale Aortenklemme muß distal des Abgangs der linken A. carotis zu liegen kommen, damit die Hirnperfusion noch gewährleistet ist. Oberhalb des Clamping erfolgt die Perfusion durch das Herz, unterhalb der Klemme gibt es keinen Blutfluß mehr. Eine Heparinisierung ist nicht notwendig.

Komplikationen

- Aortenruptur bei Thorakotomie und Präparation (selten)

Anästhesie

Präoperatives Vorgehen
- bestmögliche Diagnostik aller Organsysteme (s. abdominales Aneurysma)
- bestmögliche Therapie aller Begleiterkrankungen
- Lungenfunktionsdiagnostik mit arterieller Blutgasanalyse obligat
- vor der Prämedikation des Patienten geplantes chirurgisches Vorgehen mit Operateur besprechen (notwendig für anästhesiologische Aufklärung und Vorbereitungen der Narkose)
- Notfallmedikamente routinemäßig vorbereitet
  - Nitroglycerin 100 µg/ml
  - Noradrenalin (Arterenol®) 4 µg/ml
  - Adrenalin (Suprarenin®) 100 µg/ml und 10 µg/ml
- Perfusorspritzen routinemäßig vorbereitet
  - Nitroglycerin 50 mg / 50 ml
  - Dopamin 250 mg / 50 ml
  - Natriumnitroprussid 60 mg / 50 ml (s. S. 248)
- acht Erythrozytenkonzentrate im OP

Monitoring/Zugänge
- arterielle Kanüle rechte A.radialis
- zentraler Venenkatheter

- Pulmonalarterienkatheter
- EKG mit V_5-Ableitung
- Pulsoximeter
- Blasenkatheter, Magensonde, Temperatursonde
- mindestens eine periphervenöse Kanüle 2,0 mm
- optimale Zusatzüberwachung: transösophageale Echokardiographie

Narkoseeinleitung/Narkoseführung
- wie bei Herzoperationen
- Cave: Blutdruckspitzen bei Intubation (Narkosetiefe!)
- Doppellumentubus, nach Thoraxeröffnung Ein-Lungen-Beatmung, FiO_2 1,0 (s. S. 595)

Besonderheiten/Probleme

- Vorlast vor und während des thorakalen Clamping niedrig halten, zurückhaltende Infusion von Kristalloiden und Kolloiden, zusätzlich Perfusor mit Nitroglycerin, Perfusionsdruck muß aber in einem adäquaten Bereich aufrechterhalten werden.
- Dopaminperfusor mit 3 µg/kg/min zur Verbesserung der Durchblutung des Nieren- und Splanchnikusgebietes, evtl. Mannit 0,5 g/kg KG und Furosemid (Lasix®)
- Die Reaktionen und Probleme von Clamping und Declamping sind bei thorakalem Vorgehen sehr viel ausgeprägter als abdominal.
  - Die Nachlasterhöhung erfordert praktisch immer eine pharmakologische Nachlastsenkung und eine enge Überwachung der linksventrikulären Funktion (PAP, PCWP, HZV, TEE)
  - Der Blutdruckabfall und die Azidose beim Declamping erfordern immer die volle Aufmerksamkeit und schnelle Therapie; die Gabe von positiv inotropen Substanzen und gegebenenfalls von Vasokonstriktoren ist häufig notwendig.
- Bei eingeschränkter Leberperfusion während der Clampingphase und gleichzeitiger Gabe von Erythrozytenkonzentraten kann das infundierte Zitrat nicht abgebaut werden, so daß die Gabe von Kalzium notwendig ist.
- Eine metabolische Azidose sollte aggressiv mit Bikarbonat angegangen werden, da sie ebenfalls zur kardiodepressiven Wirkung beiträgt und die applizierten Katecholamine weniger effektiv sind.

Operationen der Aorta descendens mit Bypassverfahren
Techniken
Linkslaterale Thorakotomie mit Ein-Lungen-Beatmung. Die proximale Aortenklemme muß distal des Abgangs der linken A. carotis zu liegen kommen, damit die Hirnperfusion noch gewährleistet ist. Oberhalb des proximalen Clamping erfolgt die Perfusion durch das Herz, unterhalb der distalen Klemme wird der Blutfluß durch verschiedene Bypassverfahren aufrechterhalten.

Bypassverfahren
Gott-Shunt

Operative Shuntanlage von proximal des Clampings (A.subclavia, Aorta ascendens) nach distal des Clampings (Aorta) mittels einer heparinbeschichteten Prothese. Daher keine systemische Heparinisierung nötig. Praktisch normaler Fluß des Blutes in oberer und unterer Körperhälfte.

Femoro-femoraler Bypass

Kanülierung von A. und V. femoralis und Anschluß an Herz-Lungen-Maschine (HLM)(wie bei Herz-OP, s. S. 457). Das femoralvenöse Blut fließt passiv in die HLM und wird nach Oxygenisierung von der HLM in die A. femoralis zurückgepumpt. Das Blut fließt also weder durch die Lunge noch durch das Herz, die EKZ versorgt „nur" die untere Körperhälfte unterhalb des distalen thorakalen Clamping, wobei durch den retrograden Fluß von der Femoraliskanüle aus auch die thorakalen Spinalarterien versorgt sind. Außerdem wird die Vorlast des Herzens gesenkt.

Der oberhalb des proximalen Aortenclamping vom Herzen aufrechterhaltene Kreislauf der oberen Körperhälfte kann in üblicher Weise mit einem Pulmonalarterienkatheter überwacht werden.

Nach Freigabe der Aorta kann der Kreislauf mit der HLM durch Blutentnahme oder Volumenrückführung über die entsprechenden Kanülen unterstützt werden.

Linksherzbypass

Kanülierung des linken Vorhofes und einer A. femoralis. Mit einer extrakorporalen Pumpe (ohne Oxygenator) wird das oxygenierte Blut aus dem linken Vorhof aktiv entnommen und in die A. femoralis gepumpt. Das oxygenierte Blut aus dem linken Vorhof fließt damit zum Teil in den extrakorporalen Kreislauf, das von der Pumpe nicht entnommene Blutvolumen wird vom Herzen regulär weitergepumpt. Der Kreislauf oberhalb der proximalen Aortenklemme wird damit durch das Herz aufrechterhalten („oberer Kreislauf"), die untere Körperhälfte distal des Clamping wird

über die Femoraliskanüle durch die Pumpe perfundiert („unterer Kreislauf"). Mit der Höhe des von der Pumpe geförderten Minutenvolumens lassen sich also steuern
- der Grad der Entlastung des linken Ventrikels (Vorlastsenkung)
- der Blutdruck in der oberen Körperhälfte (oberer Blutdruck)
- Blutfluß und Blutdruck in der unteren Körperhälfte (unterer Blutdruck)

In Abhängigkeit von Bypassflow, Narkosetiefe und Volumenstatus ergeben sich unterschiedliche Konstellationen beider Drucke
Druck oben zu hoch, unten zu niedrig
- zu geringe Entlastung durch Bypass, Flow erhöhen!
  - plötzliches Auftreten dieser Situation mit exzessivem Druck oben: atriale Kanüle zu tief im Vorhof, keine Entlastung und/oder Blockierung der Mitralklappe, Gefahr der Ventrikelüberdehnung, akuter Handlungsbedarf !
Druck oben zu niedrig, unten zu hoch
- zu starke Entlastung durch Bypass, Flow reduzieren!
Druck oben zu hoch und unten zu hoch
- zu flache Narkose
Druck oben zu niedrig und unten zu niedrig
- Volumenmangel

Da das venöse Blut aus beiden Kreisläufen den regulären Weg über rechten Ventrikel und Lungen nimmt, ist mit dem Pulmonalarterienkatheter ein Minutenvolumen meßbar, das sich aus dem Bypassflow und dem vom Herzen gepumpten Minutenvolumen zusammensetzt.

Der pulmonalkapilläre Verschlußdruck kann zur Steuerung der Vorlastsenkung herangezogen werden. Wegen des partiellen Blutabflusses in die Vorhofkanüle ist eine Aussage zur Volumensituation und zur linksventrikulären Pumpfunktion jedoch nur eingeschränkt möglich.

Mit Declamping der Aorta wird der Linksherzbypass abrupt abgestellt. Eine Vorlastsenkung durch Entnahme aus einer Kanüle oder eine Volumenzufuhr (wie beim femoro- femoralen Bypass möglich) sind danach nicht mehr möglich. Ein möglicher Blutverlust und Blutdruckabfälle müssen durch Volumensubstitution kompensiert werden. Trotz des Bypassverfahrens kann eine erhebliche metabolische Azidose nach Freigabe der Aorta auftreten. Die negativ inotrope Wirkung der anflutenden ischämiebedingten Stoffwechselmetabolite und eine hypotensionsbedingte myokardiale Ischämie (niedrige koronare Perfusionsdrucke) in Kombination mit erhöhten Füllungsdrucken (durch die oft notwendige forcierte Volumen-substitution) können zu schneller kardialer Dekompensation führen.

Anästhesie
Präoperatives Vorgehen
- bestmögliche Diagnostik aller Organsysteme (s.abdominales Aneu-rysma)
- bestmögliche Therapie aller Begleiterkrankungen
- Lungenfunktionsdiagnostik mit arterieller Blutgasanalyse obligat
- vor der Prämedikation des Patienten geplantes chirurgisches Vorgehen mit Operateur besprechen (notwendig für anästhesiologische Aufklä-rung und Vorbereitungen der Narkose)
- Notfallmedikamente routinemäßig vorbereitet
    - Nitroglycerin 100 µg/ml
    - Noradrenalin (Arterenol) 4 µg/ml
    - Adrenalin (Suprarenin) 100 µg/ml und 10 µg/ml
- Perfusorspritzen routinemäßig vorbereitet
    - Nitroglycerin 50 mg / 50 ml
    - Dopamin 250 mg / 50 ml
- acht Erythrozytenkonzentrate im OP

Monitoring
- zwei arterielle Druckmessungen
    - A.radialis/brachialis rechts („oberer Kreislauf")
    - A.femoralis („unterer Kreislauf")
- zentralvenöser Katheter
- Pulmonalarterienkatheter
- EKG mit V_5-Ableitung
- Blasenkatheter, Magensonde, Temperatursonde
- mindestens eine periphere Kanüle 2,0 mm
- optimale Zusatzüberwachung: transösophageale Echokardiographie

Narkoseeinleitung/Narkoseführung
- wie bei Herzoperationen
- Cave: Blutdruckspitzen bei Intubation (Narkosetiefe!)
- Doppellumentubus nach Thoraxeröffnung Ein- Lungen- Beatmung – FiO_2 1,0 (s. S. 595)

Besonderheiten
- bei extrakorporalem Bypassverfahren (bei femoro-femoralem oder beim Linksherz-Bypass)

- vor dem Kanülieren Heparin 350 IE/kg KG i.v. und Kontrolle der ACT (s. S. 457)
- vor Anfahren des Bypassverfahrens Abstellen der Lachgaszufuhr (Bildung von Gasblasen, s. S. 457)
- Heparinantagonisierung mit Protamin nach Dekanülierung vor Thoraxverschluß

Postoperative Nachsorge
- Nachbeatmung auf Intensivstation obligat
- Kontrolle des neurologischen Status
- Kontrollen der Nieren-/Leber-/Darmfunktion und der Durchblutung der unteren Extremitäten

Besonderheiten bei akuter Dissektion
Ziel ist die Operation vor der Ruptur! Blutdrucksenkung z.B. mit Nitroprussidnatrium oder Nitroglycerin (aber nicht mit Hydralazinen oder Diazoxid, da diese die hydraulischen Scherkräfte verstärken können), Verminderung der Myokardkontraktilität z.B. mit ß-Blockern, aber nur, wenn keine Herzinsuffizienz besteht. Urinproduktion als Maß für die tolerable Blutdruckgrenze, diese liegt meistens bei etwa 100–120 mm Hg.

5 Thrombektomien

Implantation eines Kavaschirmes

Indikationen
- Thromben im Bereich der Vena cava inferior
- rezidivierende Lungenembolien aus Becken-/Beinvenen

Technik
Über eine mediane Laparotomie wird die Vena cava inferior freipräpariert und proximal des Thrombus geklemmt. Mittels eines Fogarthy-Katheters wird die Vena cava orthograd embolektomiert und anschließend wieder übernäht. Vor der Venennaht kann ein Kavaschirmchen eingelegt werden. Soll ausschließlich eine Embolieprophylaxe mittels Kavaschirmchen durchgeführt werden, kann dieses ohne Narkose unter Durchleuchtung via transfemoraler Schleuse von einem interventionell tätigen Radiologen eingelegt werden.

Anästhesie
Präoperatives Vorgehen
- obligat sind Untersuchungen, die auf eine abgelaufene Lungenembolie Hinweise geben könnten
    - aktuelles EKG
    - arterielle Blutgasanalyse
    - aktueller Röntgen-Thorax
    - ggf. Pulmonalisangiographie
- Routineparameter der klinischen Chemie, Hämatologie und Hämostaseologie
- mindestens 6 Erythrozytenkonzentrate bereitgestellt
- Cellsaver/ MAT sehr empfehlenswert
- Ein Notfallset kreislaufwirksamer Medikamente (s. S. 453) sollte bereitgehalten werden

Monitoring
- arterielle Kanüle (invasive Druckmessung, BGA)
- zentraler Venenkatheter
- mindestens zwei dicke periphervenöse Zugänge, alternativ zentralvenöser Shaldonkatheter
- Temperatur- und Magensonde
- Dauerkatheter
- PetCO$_2$ (besonders wichtig, PetCO$_2$-Abfall frühestes Zeichen einer Lungenembolie)

Narkoseführung
- Verfahren der Wahl ist eine balanzierte Allgemeinanästhesie
- Fentanyl, Etomidate, Succinylcholin, Norcuron, volatiles Anästhetikum
- Beatmung mit Sauerstoff/Lachgasgemisch.
- Eine Extubation am Ende des Eingriffs wird die Regel sein.

Besonderheiten/Komplikationen
- In der Phase der abdominellen Präparation kann es zu einer Eventerationsreaktion kommen.
- Beim Präparieren und Manipulieren an der Vena cava sowie beim Lösen der Klemme auf eine Lungenembolie unterschiedlichsten Ausmaßes gefaßt sein
- Das Klemmen der Vena cava und der massive Blutverlust bei der Thrombektomie führt zu einer raschen Senkung der Vorlast mit nachfolgendem Blutdruckabfall. Es ist daher sinnvoll, die Füllungsdrucke im hochnormalen Bereich zu halten durch die Gabe von Kristalloiden, Kolloiden und, falls trotz MAT nicht zu vermeiden, auch EKs.

Postoperative Versorgung
Frühzeitige Heparinisierung im AWR, langfristig Markumartherapie

Drei-Etagen-Thrombose (Becken-/Beinvenenthrombose)

Indikation
- Thromben im Bereich der Becken-/Beinvenen

Technik
Über einen transfemoralen Zugang wird die Vena femoralis freigelegt. Mittels Fogarthykatheter unterschiedlicher Größe werden die Thromben aus der venösen Beckenstrombahn entfernt. Die Präparation der gegenüberliegenden V. femoralis dient der Einlage eines Fogarthy-Katheters, um die Vena cava inferior zu blockieren. Zur Prophylaxe einer erneuten Thrombose wird meist eine arterio-venöse Fistel in der Leistenregion angelegt.

Bei Thrombose der Beinvenen wird die betroffene Extremität intraoperativ ausgewickelt, um die dort lokalisierten Thromben auszupressen. Vor Abschluß der Operation Kontrollphlebographie

Komplikation
- Lungenembolie durch Einschwemmen von peripher gelösten Thromben

Anästhesie
Präoperatives Vorgehen
- aktuelles EKG
- BGA
- 4–6 EK bereitgestellt
- bei Schwangeren
    - gynäkologisches Konsil
    - CTG, Sonographie

Monitoring
- arterielle Kanüle
- zentraler Venenkatheter
- mindestens zwei dicke peripher-venöse Zugänge, alternativ zentralvenöser Shaldonkatheter
- Temperatur- und Magensonde, Dauerkatheter
- $PetCO_2$ (obligat, Diagnose einer intraoperativen Lungenembolie!)

Narkoseführung
- Verfahren der Wahl ist eine balanzierte Allgemeinanästhesie
- Fentanyl, Etomidate, Succinylcholin, Norcuron, volatiles Anästhetikum
- Beatmung mit Sauerstoff/Lachgasgemisch.
- Eine Extubation am Ende des Eingriffs wird die Regel sein.

Besonderheiten/Komplikationen
- Bis zur eigentlichen Thrombektomie mit dem Fogarthykatheter bietet die Narkose keine Besonderheit.
- Der Anästhesist muß jederzeit auf eine mögliche Lungenembolie unterschiedlichsten Ausmaßes gefaßt sein und den Patienten diesbezüglich lückenlos überwachen.
- Zur Thrombektomie wird der Patient in eine steile Kopfhochlage gebracht und manuell mit einem hohen PEEP beatmet bzw. bei Extraktion der Thromben die Lunge gebläht gehalten. Dies vermindert den venösen Rückstrom zum Herzen und wirkt einer Embolie prophylaktisch entgegen. Bei diesem Manöver kann rasch sehr viel Blut verloren werden, das bei Einsatz des Cellsaver aufgearbeitet und in Kürze retransfundiert werden kann. Akut muß der Volumenverlust mit künstlichen Kolloiden/EKs ausgeglichen werden, um einen adäquaten arteriellen Blutdruck in dieser speziellen Lagerungs- und Beatmungssituation aufrechtzuhalten.
- Das Anlegen einer AV-Fistel bietet anästhesiologisch keine Probleme. Möglich ist ein Abfall des arteriellen Blutdruck aufgrund des niedrigeren peripheren Widerstandes durch das Fistelvolumen von ca. 1 l/min. Gesunde Patienten können dies gut kompensieren.

Postoperative Versorgung
- frühzeitige Heparinisierung im AWR
- langfristig Markumartherapie
- postoperativ dopplersonographische Kontrolle (incl. Druckmessung)

6 Operationen an peripheren Gefäßen

Gefäßrekonstruktive Eingriffe

Indikationen
- AVK der verschiedenen Stadien und Etagen
- Embolien, Thrombosen

Operationen

Femoro-poplitealer Bypass, femoro-cruraler Bypass, iliaco-femoraler Bypass, Thrombektomien, Embolektomien, Profundaplastik, lumbale Sympathektomie

Technik

Das Gefäß wird auf den betroffenen Etagen operativ freigelegt zum Einführen von Ringstrippern/Fogarthy-Kathetern/Ballondilatatoren, Aufnähen eines Patch, Interposition einer Prothese (künstlich oder Vena saphena) mit abschließender angiographischer Kontrolle. Nicht selten Einlage eines lokalen Lysekatheters zur intra-/perioperativen Strepto-/Urokinase-Lyse (cave: Kontraindikationen!).

Anästhesie

- Operationen mit Eröffnung des Peritoneums oder des Retroperitoneums sollten in Allgemeinanästhesie durchgeführt werden.
    - in der Regel balanziertes Anästhesieverfahren
    - bei Immobilisation (Patienten mit AVK Stadium IV oder nach Amputationen) kein Succinylcholin
- Die anderen Eingriffe sind in Regionalanästhesie (SpA oder PDA) durchführbar
    - bei präoperativ normalen plasmatischen Gerinnungsparametern, normaler Thrombozytenzahl und wenn die Einnahme von Thrombozytenaggregationshemmern mehr als 5 Tage zurückliegt.
    - keine PDA bei unmittelbar postoperativ geplanter PTT-wirksamer Heparinisierung
    - Die Dauer der Operation sollte bei Regionalanästhesien zwei Stunden nicht übersteigen.

Monitoring
- stark abhängig vom Zustand des Patienten und der geplanten Operation

Postoperative Betreuung
- Kontrolle der Gerinnung bei intraoperativer Heparingabe und Antagonisierung
- frühzeitige Heparinisierung
- Kontrolle der peripheren Pulse
- Kontrolle auf Nachblutung

Varizenoperation

Operationen
- Stripping der Vena saphena magna und/oder parva
- Ligatur der Vv. perforantes je nach Ausdehnung des Befundes

Technik
Zunächst wird die V. saphena über dem Innenknöchel aufgesucht und eine Babkock-Sonde eingeführt, die in der Leistenregion wieder ausgeleitet wird. Anschließend wird die Sonde durchgezogen und damit die Vene entfernt. Im zweiten Schritt werden Perforansvenen ligiert.

Komplikation
- Blutung

Anästhesie
- geeignet ist jedes Anästhesieverfahren der Allgemeinanästhesie und auch der Regionalanästhesie
- zu berücksichtigen ist, daß bei Lokalisation der Varizen am dorsalen Oberschenkel oder in der Kniekehle der Operateur möglicherweise die Bauchlage des Patienten wünscht, so daß in diesen Fällen eine Allgemeinanästhesie dem Komfort des Patienten dient.
- stärkster Schmerzreiz der OP kurz vor OP-Ende !

Amputationen

Operationen
- Amputation der unteren Extremität in verschiedenen Höhen: Zehen, Vorfuß, Unterschenkel, Knie, Oberschenkel
- selten Amputationen der oberen Extremität

Indikation
- AVK IV (trockene/feuchte Gangrän) mit nicht mehr besserbarer Durchblutungssituation

Technik
Nach dem Festlegen der Amputationshöhe werden die Weichteile durchtrennt, größere blutende Gefäße ligiert und stärkere Nervenstränge abgebunden. Nach Resektion und Entgraten des Knochens werden die Weichteile spannungsfrei darüber vernäht.

Komplikationen
- Blutung
- bei entsprechendem Befund septische Einschwemmung

Anästhesie
- Grundsätzlich sind regionale Anästhesieverfahren bei diesen multimorbiden Patienten zu bevorzugen, insbesondere wenn schwerwiegende pulmonale Begleiterkrankungen vorliegen.
- Für Zehenamputation kann ein Fußblock mit Mepivacain 1% ausreichen, sofern ohne Blutsperre operiert wird.
- Alternativ Spinalanästhesie oder lumbaler Periduralkatheter
  - Spinalanästhesie bietet intraoperativ die bessere Anästhesie
  - Katheter-Epiduralanästhesie vorteilhaft wegen der Möglichkeit der unterbrechungsfreien Analgesie, die für mehrere Tage aufrechterhalten werden kann (regelmäßige Bolusgaben oder besser Perfusor mit Lokalanästhetikum), um so einem Phantomschmerzsyndrom vorzubeugen.
- Bei Patienten mit feuchter Gangrän muß mit einer kontinuierlichen Bakteriämie gerechnet werden. Ein Katheter sollte daher nur unter Antibiotikumschutz – den die meisten Patienten ohnehin erhalten werden- eingelegt werden.
- zusätzliche Sedierung, da dieser Eingriff für die meisten Patienten psychisch sehr belastend ist (z.B. Midazolam [Dormicum®] in Boli à 1 mg)
- Für eine Allgemeinanästhesie ist jedes Verfahren adäquat, das die Risikofaktoren und Begleiterkrankungen des Patienten berücksichtigt.

7 Eingriffe an der oberen Extremität

A. carotis-A. subclavia-Bypass, Resektion einer Halsrippe

Indikationen
- subclavian-steel-Syndrom
- Kompression der A. subclavia durch eine Halsrippe

Technik
Nach Freilegen und Präparieren der entsprechenden Gefäße werden nach dem Clamping die Anastomosen oder ein Patch eingenäht. Nach der Freigabe der Perfusion muß auf Dichtigkeit der Gefäßnähte kontrolliert werden.

Eine Halsrippenresektion kann transaxillär oder von ventral ausgeführt werden. Die Lagerung beim ventralen Zugang entspricht derjenigen zur A. carotis-TEA. Für den transaxillären Zugang muß der Patient auf die gegenüberliegende Seite gelagert werden. Bei dieser Operation werden keine Gefäße abgeklemmt, es kann aber während der Präparation zur Kompression der A. subclavia durch den Operateur kommen.

Komplikationen
- Blutung
- Nervenverletzung
  Pneumothorax

Anästhesie
- wie bei Carotis-TEA (s. S. 389)
- sonst entsprechend dem Zustand und Risiken des Patienten
- Ort der Blutdruckmessung bedenken (z.B. Halsrippe beidseits: Messung am Oberschenkel mit großer Manschettte)

postoperative Betreuung
- Thorax-Röntgen im Aufwachraum (Ausschluß Pneumothorax)

Arteriovenöse Fisteln zur Hämodialyse

Allgemeine Vorbemerkungen
Die Anlage eines Shunts hat das Ziel, eine Strombahn zu schaffen, deren Blutumlauf groß genug für das Hämodialysegerät (150–300 ml/min) ist. Ein Shunt hat normalerweise ein Fistelvolumen von ca. 0,5–1,0 l/min und führt daher auch zu einer Volumenbelastung des linken Ventrikels.

Patienten, die sich dieser Operation unterziehen müssen, sind häufig Diabetiker (Typ I oder II) mit diabetischem Spätsyndrom, mit pyelonephritischen Schrumpfnieren, Zystennieren, chronischem Analgetikaabusus oder nach einer Glomerulonephritis. Sie haben oft einen manifesten, schwer einstellbaren, renalen arteriellen Hypertonus mit Zeichen der Linksherzschädigung. Im Rahmen der chronisch bestehenden Urämie entwickelt sich eine Perikarditis und Pleuritis oftmals mit Ergüssen. Eine renale Anämie und ein sekundärer/tertiärer Hyperparathyreoidismus sind Auswirkungen gestörter Hormonregelkreise. Die Regulation des Flüssigkeitshaushaltes ist sehr eingeschränkt. Für eine perioperative Bilanzierung muß die Urin-Restausscheidung der Patienten berücksichtigt werden.

Patienten, die in einem Transplantationsprogramm geführt werden, sind ärztlich regelmäßig untersucht und meist gut behandelt.

Es ist zu berücksichtigen, daß die Blutgerinnung durch die urämische Thrombozytopathie und durch die regelmäßigen Heparingaben während der Dialyse (ca. 3.000–5.000 IE Heparin iv.) bei Patienten, die schon dialysiert werden, beeinträchtigt ist.

Falls eine Bluttransfusion notwendig werden sollte, müssen frühzeitig leuko-/thromboarme Erythrozytenkonzentrate angefordert werden, da deren Herstellung ca. zwei Stunden beansprucht.

Operationen
– Ciminoshunt, Unterarmloopshunt, Oberarmshunt, Shuntrevision

Indikation
– terminale Niereninsuffizienz mit chronischer Hämodialyse

Technik
Die am häufigsten angelegte Cimino-Fistel ist eine arteriovenöse Fistel zwischen der A. radialis und der V. cephalica am Unterarm. Nach Präparation, Anschlingen und Abklemmen der Gefäße wird entweder eine direkte Anastomose hergestellt oder ein Kunstoffinterponat eingenäht. Auch am Oberarm und am Hals werden Shunts angelegt, z.B. als Prothese zwischen A. carotis und V. jugularis der Gegenseite.

Eine Shuntthrombektomie wird mittels Fogarthykatheter durchgeführt, nachdem der Shunt freipräpariert wurde. Oftmals muß eine Engstelle, die für die Thrombose verantwortlich ist, zusätzlich revidiert werden.

Komplikation
– Blutung

Anästhesie
– Allgemeinanästhesie und Plexusanästhesie möglich, in der Regel ist der Plexusanästhesie der Vorzug zu geben, ggf. nach Rücksprache mit dem Operateur und Kontrolle der Hämostase
– Bei jedem Verfahren muß der Kaliumspiegel im Normbereich sein. Dies ist vor Narkosebeginn zu überprüfen, falls die letzte Kaliumkontrolle mehr als 4 Stunden zurückliegt.

Narkosedurchführung
– wie bei Patienten mit terminaler Niereninsuffizienz
– Einleitung wie bei vollem Magen (s. S. 211)

- Etomidate (Etomidat Lipuro®), Succinylcholin bei normalem Kaliumspiegel nicht kontraindiziert, Vecuronium (Norcuron®) oder Atracurium (Tracrium®), Fentanyl, volatiles Anästhetikum
- Bei Shuntanlagen am Hals wie zur Karotis-OP (s. S. 389) (A. carotis muß kurzfristig abgeklemmt werden, um die seitliche Anastomose herzustellen)

Besonderheiten/Komplikationen
- Bei den regulären Shuntanlagen am Arm gibt es keine Besonderheiten, die für den Anästhesieverlauf relevant sind.
- Häufig Tendenz zur Hypertonie unmittelbar nach Intubation.
- Im weiteren Verlauf ausgeprägte und protrahierte Hypotension möglich, insbesondere bei
    - Antihypertensivaeinnahme
    - exsikkierten Patienten
    - kurz zurückliegender Dialyse mit deutlicher Minusbilanz (s. Dialyseprotokoll).
- Therapie ist die rasche Infusion von NaCl 0,9 %-Lösung, überbrückend die vorsichtige Gabe eines Sympathomimetikums (z.B. Akrinor®).
- Der Volumenersatz des Blutverlustes erfolgt isovolämisch mit Humanalbumin 5 %.
- Sofern die Patienten dialysiert werden müssen und der Shunt nach der Anlage oder der Revision nicht sofort benutzbar ist, sollte noch in Narkose ein doppellumiger Shaldon-Katheter eingelegt werden.

Postoperative Versorgung
- Kalium- und Hk-Kontrolle im Aufwachraum
- Schmerztherapie mit Novalgin und titrierender Gabe eines Opiates
- Bei der Erstellung eines Dosisintervallschemas für die Schmerztherapie auf Station ist der verlängerten Halbwertszeit der Opiatmetabolite bei niereninsuffizienten Patienten Rechnung zu tragen.

Notizen:

Notizen:

Kapitel 27
Anästhesie in der Gynäkologie und Geburtshilfe

1 Allgemeine Vorbemerkungen

Anästhesieverfahren

Präoperative Maßnahmen, Narkoseführung und intraoperative Infusionstherapie sowie postoperative Betreuung folgen bei gynäkologischen Operationen den allgemeinen Anästhesierichtlinien, wie sie weiter vorn dargestellt sind. Die Anästhesie für abdominelle Operationen und für alle laparoskopischen Eingriffe entspricht dem Vorgehen bei allgemeinchirurgischen Eingriffen. Meist ist eine Intubationsnarkose erforderlich.

Vaginale Eingriffe sind bei nicht zu langer Operationsdauer auch in Regionalanästhesie möglich.

Bis einschließlich zur 12. Schwangerschaftswoche sind Maskennarkosen möglich. Ab der 13. Schwangerschaftswoche werden wegen der erhöhten Aspirationsgefahr nur noch Intubationsnarkosen mit Crush-Intubation durchgeführt, falls Verfahren der Regionalanästhesie nicht möglich sind.

Bereitstellung von Blut

- Mammachirurgie einschließlich Ablation und Axillarevision sowie bei
- abdominaler und vaginaler Hysterektomie samt Adnexektomie
    - bei normalem Ausgangshämatokrit nur Blutgruppenbestimmung und Antikörpersuchtest („type and screen")
    - bei pathologischem Ausgangshämatokrit (Tumoranämie) in Abhängigkeit vom Zustand der Patientin und vom geplanten Eingriff Bereitstellung von 2–4 Erythrozytenkonzentraten

- Operation nach Wertheim - Meigs, nach Telinde und Explorativlaparo-
  tomien
  - 6-10 Erythrozytenkonzentrate
- Mammareduktionsplastik
  - 2 Erythrozytenkonzentrate (immer Eigenblutspende anstreben)

2 Vaginale Eingriffe

Anästhesie

- Für die in-vitro Fertilisation (IVF), Abrasiones und Abruptiones sowie
  Aborte bis zur 12. Schwangerschaftswoche können Maskennarkosen
  (konventionell oder auch Larynxmaske) (s. S. 269) durchgeführt werden.
- Ab der 13. Schwangerschaftswoche und unmittelbar postpartal (z.B.
  manuelle Plazentalösung) muß bei Allgemeinanästhesien immer intubiert werden und zusätzlich immer eine Crush-Intubation (rapid
  sequence induction, s. S. 212) durchgeführt werden.
- zur Narkoseeinleitung Propofol (Disoprivan®) 2-2,5 mg/kg KG)
- Vor Dilatation der Zervix empfiehlt sich die zusätzliche Gabe von Alfentanil (Rapifen®) 0,5 - 1 mg

Monitoring
- EKG
- nichtinvasive Blutdruckmessung (NiBP)
- Pulsoximetrie
- evtl. PetCO$_2$

Abrasio

Indikationen
- Abortus incompletus
- V.a. inkomplette Plazentalösung
- Postmenopausenblutung (DD: Myom / Malignom)
- Abruptio

Technik
schrittweises Aufweiten der Zervix mittels Hegarstiften zunehmenden
Durchmessers, anschließend Abrasion des Cavum uteri. Bei der Postme-

nopausenblutung wird eine fraktionierte Abrasio durchgeführt, bei der Abruptio in der Regel eine Saugkürettage.

Komplikation
- Perforation des Uterus

Anästhesie
- s. S. 422

Fertilisationen

Indikationen
- primäre und sekundäre Sterilität

Techniken

In vitro- Fertilisation (IVF). Unter vaginaler Ultraschallkontrolle werden Follikel der Eierstöcke (meist in Allgemeinanästhesie) punktiert und der Inhalt abgesaugt. Das Punktat wird mit gewaschenem Sperma inkubiert und später über die Zervix (ohne Narkose) in den Uterus injiziert.

intratubarer Gametentransfer (GIFT). Eine Variante der IVF, wobei der Zugang nicht vaginal, sondern laparoskopisch erfolgt und das mit Sperma inkubierte Punktat in die Fimbrientrichter injiziert wird. Die Erfolgsrate soll bei diesem Verfahren etwas höher sein als bei der konventionellen IVF.

Komplikationen
- Blutungen
- Darm- und Harnblasenverletzungen

Anästhesie
- s. S. 422

Manuelle Plazentalösung, Nachtastung

Indikationen
- unvollständige Plazentalösung (bei ca 1% aller vaginalen Entbindungen), oft von anhaltender Blutung begleitet

Technik
Eingehen der Hand mit langem Handschuh ins Cavum uteri, Plazenta wird mit der Handkante von der Wand des Uterus abgelöst und extrahiert,

gleichzeitig Kompression des Uterus von außen. In gleicher Sitzung in der Regel Nachkürettage mit großer, stumpfer Kürette (Bumm'sche Kürette).

Komplikationen
- Perforation des Uterus
- Blutung

Anästhesie
- s. S. 422
- Syntocinon zur Uteruskontraktion nur auf Anforderung des Operateurs
    - intraoperativ Bolus 5–10 IE i.v.
    - postoperativ über Infusion 10–60 IE in 500 ml (z.B. Ringer- Laktat) über 2–6 Stunden
    - bei starker Nachblutung wesentlich höhere Dosierungen
- ggf. Therapie mit Prostaglandinen (PGE2, PGF2alpha)

3 Abdominelle Eingriffe

Anästhesie
- Bei den hier genannten gynäkologischen Eingriffen entspricht das anäs-thesiologische Vorgehen weitgehend dem bei großen abdominalchirur-gischen Eingriffen (s. S. 332).
- Da es sich praktisch immer um tumorchirurgische Operationen han-delt, müssen ausreichend Blutkonserven bereitgestellt sein.
- Um eine suffiziente Volumensubstitution zu gewährleisten, kann es bei schlechten peripheren Venenverhältnissen vorteilhaft sein, einen zen-tralvenösen Shaldon-Katheter zu plazieren.

Monitoring/Zugänge
- EKG
- Pulsoximetrie
- mindestens zwei dicke periphervenöse Kanülen (2,0 mm), alternativ zentraler Shaldon-Katheter
- arterielle Kanüle
- zentralvenöser Katheter
- Dauerkatheter
- Temperaturmessung
- Magensonde
- PetCO$_2$

Narkoseführung
- meist balanzierte Anästhesie
- bei Unsicherheit über die OP- Dauer (OP- Beendigung nach Schnellschnitt) und voraussichtlich möglicher Extubation auch Inhalationsanästhesie

Besonderheiten
- bei Wartezeit auf Schnellschnitt geringere Narkosetiefe sinnvoll, da
  Blutdruckabfall wegen fehlender chirurgischer Stimuli möglich

Explorative Laparotomie

Indikationen
- unklarer Tumor des kleinen Beckens, am häufigsten Ovarialkarzinom

Technik
Mediane Längsschnittlaparotomie von Symphyse bis Rippenbogen,
schwieriger Zugang bei Netzmetastasen und Verwachsungen, ggf. Adhäsiolyse. Bei Ovarial-Ca (Schnellschnitt!) Hysterektomie und beidseitige Sal-
pingooraerektomie, Douglasresektion, Netzresektion, Appendektomie, ggf.
Darmresektion, ggf. Lymphonodektomie iliakal und paraaortal.
Analoges, aber in der Regel weniger radikales Vorgehen bei fortgeschritte-
nem Uterus- Ca oder -Sarkom.

Komplikationen
- Blutung vor allem bei Adhäsiolyse und Lymphknotenausräumung
- Blasen-, Ureteren- und Darmläsionen

Anästhesie
- 6–10 Erythrozytenkonzentrate bereitstellen
- Monitoring und Narkoseführung s. S. 424
Besonderheiten
- bei inoperablem Tumor auch Abbruch der OP möglich
- bei ausgedehntem Befund oft hoher Volumenumsatz
- bei entsprechender OP-Dauer postoperative Nachbeatmung

OP nach Wertheim-Meigs

Indikation
- Cervix-Ca mit ausschließlichem Befall der Cervix (Stadium I), mit
  Beteiligung des oberen Scheidendrittels (Stadium IIa) oder mit Parame-
  trienbefall (Beckenwand frei)(Stadium IIb), Endometrium- Ca Stadium II

Technik

Meist Längsschnittlaparotomie, Lymphknotenausräumung iliakal und paraaortal, Schnellschnitt, nach Befund ggf. Abbruch des Eingriffs oder radikale Lymphonodektomie mit Skelettierung der iliakalen Gefäße (Cave: corona mortis und tiefer Venenplexus des Beckenbodens) und Ausräumung des Obturatorius-Lymphknotenpaketes bis zur Beckenwand, Hysterektomie, Resektion der Parametrien und einer Scheidenmanschette.

Komplikationen

- sehr starke Blutung aus iliakalen Gefäßen möglich
- Ureteren-, Blasen- und Darmverletzungen

Anästhesie

- 6–10 Erythrozytenkonzentrate bereitstellen
- Monitoring und Narkoseführung s. S. 424

Besonderheiten

- intraoperative Wartezeiten bei Schnellschnitt
- hämodynamisch relevante Blutungen bei Skelettierung der Iliakalgefäße
- bei ausgedehntem Befund oft hoher Volumenumsatz
- bei entsprechender OP-Dauer postoperative Nachbeatmung

OP nach Telinde

Indikation

- Endometrium- Ca (Stadium I) mit schlechten prognostischen Kriterien (Wandinfiltration, undifferenziertes Ca)

Technik

Ähnlich wie OP nach Wertheim-Meigs (s.o.) aber weniger radikal, Lymphknotensampling iliakal, ggf. paraaortal, Hysterektomie, Parametrienteilresektion, Resektion einer Scheidenmanschette

Komplikationen

- wie OP nach Wertheim-Meigs (s.o.)

Anästhesie

- 6–10 Erythrozytenkonzentrate bereitstellen
- Monitoring und Narkoseführung s. S. 424

4 Mammachirurgie

Mammatumoren

Indikation
- klinisch oder radiologisch auffällige Herdbefunde der Brust

Technik
bei tastbarem Knoten
- Tumorausräumung im Gesunden, Schnellschnitt, kosmetischer Wundverschluß, bei Karzinomnachweis s.u.

bei nicht tastbarem Knoten (radiologisch suspekter Befund)
- präoperativ radiologisch gesteuerte Drahtdurchführung zur Markierung des Befundes, Exzision des markierten Areals, Präparateradiographie, in Ausnahmen Schnellschnitt, bei Karzinom s.u., ggf. Nachresektion, weiteres Vorgehen in der Regel zweizeitig nach Histologie

bei nachgewiesenem Mamma-Karzinom
- Tumorausräumung im Gesunden, Radikalität abhängig von Größe und Grading bis hin zur Mastektomie, Axillaausräumung mit Freilegung der Mm. pectorales und Darstellung der axillären Nerven, Skelettierung der V. axillaris vom M. latissimus dorsi bis zur Thoraxwand

Komplikationen
- Blutung
- Nervenläsion

Anästhesie
- Inhalationsanästhesie oder balanzierte Anästhesie
- Narkoseführung und Monitoring entsprechend dem Zustand und der Risikofaktoren der Patientin
- keine Relaxierung bei Axillaausräumung zur intraoperativen Identifizierung der axillär verlaufenden Nerven

Besonderheiten
- Intraoperative Wartezeiten durch Schnellschnitt

Mammareduktionsplastik

Indikationen
- Mammahyperplasie mit psychischem Leidensdruck oder orthopädischen Problemen

Technik
Nach präoperativer Anzeichnung der Schnittführung subkutane Resektion von Fettgewebe und überschüssiger Haut, Reimplantation der Areola

Komplikationen
- große Wundfläche, hoher Blutverlust möglich
- postoperativ Mamillennekrose

Anästhesie
- meist Inhalationsanästhesie (überwiegend junge Patientinnen)
Monitoring
- EKG
- nichtinvasive Blutdruckmessung
- Pulsoximetrie
- mindestens eine dicklumige periphervenöse Kanüle
Besonderheiten
- postoperativ auf gute Perfusion der Mammillen achten
- ggf. Rheologie verbessern (z.B. Haes®)
- großzügige Transfusionsindikation (Hkt hoch halten), daher nach Möglichkeit präoperativ Eigenblut spenden !
- wenn möglich Cellsaver einsetzen

5 Hysterektomie

Die Hysterektomie wird entweder abdominal (bei großem oder hoch sitzendem Uterus, großem Myom, Inkontinenz mit geplanter Kolposuspension an der Symphyse (n. Burch) oder zusätzlichem Adnextumor) oder vaginal (bei beweglichem, transvaginal zugänglichem Uterus, Inkontinenz mit ausgeprägter Cystocele bei geplanter vaginaler Plastik) durchgeführt.

Abdominal

Indikationen
- maligne und benigne Tumore (Uterus myomatosus häufigste Indikation)
- Descensus uteri
- Inkontinenz

Technik

Quere Unterbauchlaparotomie (bei Karzinom Längsschnitt), Absetzen der Lig.teres uteri, ggf. unter Mitnahme der Adnexe, nach Absetzen der A.ovarica Absetzen des Uterus von den Parametrien und uterinen Gefäßbündeln mittels Wertheim-Klemmen

Komplikationen

- Blutungen
- Ureteren- und Harnblasenverletzung

Anästhesie

- bevorzugt Inhalationsanästhesie, auch balanzierte Anästhesie
- Blutbereitstellung s. S. 421

Monitoring

- EKG
- nichtinvasive Blutdruckmessung
- Pulsoximetrie
- Magensonde
- Dauerkatheter

Postoperative Besonderheiten

- im Unterschied zur vaginalen Hysterektomie handelt es sich hier um eine Laparotomie mit den entsprechenden postoperativen abdominalen Problemen und Komplikationen

Vaginal

Indikationen

- maligne und benigne Tumore (Uterus myomatosus häufigste Indikation)
- Descensus
- Inkontinenz

Technik

Zirkuläre Umschneidung der Portio, Abschieben der Harnblase von der Cervix, Eröffnung des Douglas, Absetzen des Uterus von den Parametrien und uterinen Gefäßbündeln, Stürzen des uterus und Exstirpation nach Durchtrennung der Tuben, ggf. Fassen der Ovarien und Absetzen von der A.ovarica (schwierig bei hochsitzenden Ovarien!), Peritonealverschluß mit Tabaksbeutelnaht, ggf. Plastiken

vordere Plastik: Vaginalhaut von Blase abpräparieren, Raffen der Blasenfaszie, Scheidennähte nach Resektion überschüssiger Vaginalhaut
hintere Plastik: Levatorraffung nach Abpräparation der Scheidenhaut

Komplikation
- wie abdominale Hysterektomie

Anästhesie
- bevorzugt Inhalationsanästhesie, auch balanzierte Anästhesie
- Blutbereitstellung s. S. 421

Monitoring
- EKG
- nichtinvasive Blutdruckmessung
- Pulsoximetrie

Besonderheiten
- zusätzlichen Zeitbedarf bei geplanten Plastiken berücksichtigen

6 Laparoskopische Eingriffe (vgl. S. 338)

Indikation
- Infertilitätsabklärung
- Endometriose
- Diagnostik benigner und maligner Raumforderungen
- postpartale Tubenligatur
- Vermeidung ästhetischer (Narbe) und funktioneller Nachteile einer Laparotomie (Schmerzen, Immobilisation, Infektion)

Technik
Punktion der Bauchhöhle mittels eines Trokars zum Einführen der Laparoskopie-Instrumente (Optik, Schere, Elektrokauter, Faßzange u. ä.) an 3-4 Stellen. Um eine möglichst gute Sicht zu ermöglichen, wird CO_2 in die Bauchhöhle insuffliert, damit sich die Bauchdecke vom Operationsfeld abhebt.

Komplikationen
- intraabdominelle Gefäßverletzung
- Verletzung intraabdominell liegender Organe (Darm, Magen, Uterus, Blase, Ureter)
- Pneumomediastinum, Pneumothorax
- CO_2-Emphysem, das die Klavikula überschreitet und die Halsweichteile betrifft, erfordert eventuell Nachbeatmung, da die Gefahr der Komprimierung des Pharynx besteht

Anästhesie

- nach Narkoseeinleitung Entleerung des Magens mittels Sonde oder Absaugkatheter (Gefahr der Magenperforation bei Einstich mit Verris-Nadel oder Trokar)
- adäquate Ventilation wegen der hohen Absorptionsrate von CO_2 (Kapnometrie)
- PetCO$_2$- Überwachung; (ist dies nicht möglich, Steigerung des Atemminutenvolumens bei Beginn der CO_2-Insufflation um ca. 30 %
- Relaxierung in Abhängigkeit von der Zeitdauer des Eingriffs (s. S. 268)
- eine Begrenzung des intraabdominellen Drucks auf maximal 20 mm Hg ist vom Operateur zu fordern

Besonderheiten

- gesteigerter intraabdomineller Druck durch Anlage eines Pneumoperitoneum
- Kopftieflagerung, Zwerchfellhochstand, eingeschränkte Zwerchfellbeweglichkeit
- Insufflation von CO_2 mit der Gefahr der Hyperkapnie

Komplikationen

- Herzrhythmusstörungen
- Bradykardien (Vagusreflex), ventrikuläre Arrhythmien (Hyperkapnie, respiratorische Azidose)
- Kompression der Vena cava inferior
- hämorrhagischer Schock (Gefäßverletzung)
- Gasembolie

7 Anästhesie in der Schwangerschaft

Physiologische Veränderungen

Respirationstrakt und Atmung
- Vermehrte Durchblutung und Schwellung der Schleimhäute der oberen Luftwege
- Abnahme der funktionellen Residualkapazität (- 20 % zum Termin)
- Zunahme der alveolären Ventilation (Bedarfshyperventilation, + 50 % zum Termin)
- erhöhter Sauerstoffverbrauch (+ 20 % zum Termin)

Kardiovaskuläres System

- Zunahme des Herzzeitvolumens (+ 30 %)
- Verminderung des peripheren Widerstandes
- Verminderung des mittleren arteriellen Blutdruckes

▶ *Beachte:*
Aortokavales Syndrom
In Rückenlage Kompression der Aorta und der Vena cava inferior durch den graviden Uterus mit Schocksymptomatik (Verminderung des venösen Rückflusses mit Verminderung des HZV).
Therapie: Linksseitenlage mit Verlagerung des Uterus nach links und Dekompression der V. cava inf. Auswirkungen auf das Herzzeitvolumen bereits ab Beginn des zweiten Trimenon.

Blutvolumen

- Zunahme des Gesamtblutvolumens, insbesondere des Plasmavolumens (von 40 auf 70 ml/kg) mit Hämodilution und relativer Hypoproteinämie

Gastrointestinaltrakt

- erhöhtes Aspirationsrisiko durch
  - Erhöhung des intragastralen Druckes
  - herabgesetzte Magen-Darm-Motilität
  - vermehrte Nüchternsekretion
  - Tonusreduzierung des unteren Ösophagussphinkters

Allgemeinanästhesie

- bis 12. Woche Maskennarkose möglich
- ab 13. Woche immer ITN mit Crush-Intubation
- ab dem 2. Trimenon Aspirationsprophylaxe (s. S. 350 u. 435)
- ausreichende Präoxygenierung mit dichtsitzender Maske für mindestens 3 Minuten
- stattdessen bei Notsectio 5 tiefe Atenzüge über die dichtsitzende Maske (s. S. 266)
- Narkoseeinleitung mit Thiopental (Trapanal®) oder Ketamin (Ketanest®)
- hohe Dosen Ketamin (Ketanest®) vermeiden (Induktion der Wehentätigkeit)

Die Anwendung von Etomidate (Etomidat Lipuro®) und Propofol (Diso-
privan®) wird nicht empfohlen (Vermerk der Hersteller: Mißbildungen
nicht auszuschließen)
- Cave: Hypoxie und Hypotension
- $FiO_2 \geqq 0,5$ (Pulsoximetrie), $PetCO_2 = 35-45$ mm Hg (Kapnometrie),
  strenge Vermeidung von Hypo- oder exzessiver Hyperventilation
  (Hypokapnie führt zu Vasokonstriktion der Uterusgefäße)
- Inhalationsanästhetika: rasche An- und Abflutung, Anwendung in niedriger Dosierung wegen des verminderten Bedarfs (MAC um 25-40 %
  reduziert (s. Tab. 3.1, S. 44), dosisabhängige Dämpfung der Uterus-
  aktivität möglich (nur bei Sectio relevant)
- Linksseitenlagerung der Patientin (Vermeidung eines aortokavalen Syndroms)
- In Abhängigkeit von der Art des Eingriffes (Manipulation am Uterus)
  kann perioperativ die Gabe von Tokolytika notwendig werden
- postoperativ CTG-Kontrolle

▶ *Beachte:*
Aufgrund der möglichen Schädigung des Feten durch die Narkose sehr
strenge Indikationsstellung für operative Eingriffe !
Im ersten Trimenon Regionalanästhesieverfahren bevorzugen ! (s.u.)
▶ *Merke:*
Ab der 13. Schwangerschaftswoche wird eine Allgemeinanästhesie
immer in Intubationsnarkose mit crush-intubation (rapid sequence
induction) durchgeführt werden.

Regionalanästhesie

- Eine EPH-Gestose ist keine Kontraindikation gegen eine Regionalanästhesie. Vor Anlegen der Regionalanästhesie müssen jedoch die Laborbefunde vorliegen, da diese Patienten nicht mehr der ASA I Klasse ange-
  hören.
- ausreichende Volumen- und Flüssigkeitssubstitution
- adäquate Lagerung, da rückenmarksnahe Anästhesien die Auswirkungen einer aortokavalen Kompression verstärken

- bei Spinal- und Periduralanästhesie Reduktion der Dosis von Lokalanästhetika um 30 % (Verkleinerung des Epiduralraumes und Verminderung der Liquormenge im unteren Subarachnoidalraum durch verstärkte Füllung der Vertebralvenen und des Plexus venosus vertebralis internus)

▶*Merke:*
Erhöhtes kardiopulmonales Risiko bei tokolysierten Patientinnen im Rahmen einer Anästhesie (Betasympathikomimetikum). Gefahr eines Lungenödems, insbesondere bei intravenöser Anwendung von Fenoterol (Partusisten®) in Kombination mit Kortikosteroiden (zur fetalen Lungenreifung) durch erhöhte Flüssigkeitsretention.
→ Restriktive Flüssigkeitszufuhr!

Sectio caesarea

Indikationen
- anatomisches Mißverhältnis, Malposition (z.B. Beckenendlage)
- Wehen-Dysfunktion
- Placenta praevia, Abruptio placentae, Blutungen, Plazentainsuffizienz,
- fetale Asphyxie
- Nabelschnurvorfall
- Eklampsie

Technik
Quere Unterbauchlaparotomie, zügige Eröffnung der Bauchdecken, des Peritoneums und des Uterus in der Regel am isthmischen Querschnitt, Entwicklung des Kindes unter Fundusdruck, Absaugung und Abnabelung, Extraktion der Placenta, schichtweiser Verschluß von Uterus und Bauchdecken

Komplikationen
- Blutung (bis Abnabelung des Kindes durch Blutstillung)
- Fruchtwasserembolie
- Harnblasenverletzung

Allgemeinanästhesie
- immer medikamentöse Aspirationsprophylaxe
  - Natriumzitrat 0,3 molar 20–30 ml p.o. 10–15 min vor Einleitung (keine korpuskulären Antacida wie z.B. Aluminium-Magnesiumsilikat [Gelusil®])
  - bei geplanter Sectio H_2- Antagonisten (Ranitidin [Sostril®] 150 mg p.o.) am Vorabend und Morgen des OP-Tages (6 Uhr)
  - bei dringlicher Sectio H_2- Antagonisten (Ranitidin [Sostril®] 50 mg i.v.) 1 h vor Narkosebeginn
  - bei Notfallsectio gegebenenfalls zusätzlich Metoclopramid (Paspertin®) 10 mg i.v. (erhöht Verschlußdruck des distalen Ösophagussphinkters)
- es muß immer ein zweiter Anästhesist anwesend sein (Fach- bzw. Oberarzt) !
- auf Intubationsschwierigkeit vorbereitet sein (Führungsstab!)
- möglichst 2 großkalibrige Venenzugänge
- ausreichende Flüssigkeitssubstitution
- Lagerung in Links-Seiten-Lage mit erhöhtem Oberkörper
- Präkurarisierung
- Thiopental (Trapanal®) 3–4 mg/kg KG oder Ketamin (Ketanest®) bis 1 mg/kg KG (evtl. Thiopental (Trapanal®)3 mg/kg KG plus Ketamin (Ketanest®) 0,5 mg/kg KG)
- Succinylcholin 1,5–2 mg/kg KG
- Crushintubation (s. S. 212)
- Relaxierung mit Vecuronium (Norcuron®) bis 0,06 mg/kg KG
- kontrollierte Beatmung mit N_2O/O_2, FiO_2 0,5; $PetCO_2$ ca. 30 mm Hg
- Inhalationsanästhetika bis zur Entwicklung des Kindes: Enfluran (Ethrane®) bis 1,0 Vol%, Isofluran (Forene®) bis 0,7 Vol%
- bei erforderlicher zusätzlicher Uterusrelaxierung Konzentration des Inhalationsanästhetikums erhöhen oder Tokolyse mit Fenoterol
  - Verdünnung : 1 Amp. Partusisten intrapartal® = 1 ml = 25 µg Fenoterol, mit 4 ml NaCl 0,9% verdünnen, 1 ml = 5 µg Fenoterol
  - Dosierung : 1 ml der Lösung = 5 µg Fenoterol als Einzelbolus i.v.
- nach Entwicklung des Kindes
  - 0,1 mg Fentanyl i.v.
  - zur Uteruskontraktion 10 IE Oxytocin (Syntocinon®) i.v. nach Angabe des Operateurs
  - FiO_2 reduzieren (bis 0,3) unter Pulsoximeterkontrolle

Regionalanästhesie

Kontraindikation (geburtshilfliche Gründe)
- fetale Notsituation (Sectio innerhalb von 30 min)
- hämorrhagischer Schock (vorzeitige Plazentalösung, Placenta praevia)
- drohende Uterusruptur
- Gerinnungsstörungen im Rahmen von Eklampsie, HELLP-Syndrom oder geburtshilflicher Sepsis
- Placenta praevia

Lumbale Katheterperiduralanästhesie
- Prähydratation (500–1000 ml Ringer-Laktat)
- Punktion L2/3 – L3/4
- erforderliche Anästhesiehöhe Th5 – Th6
- Testdosis: Bupivacain 0,5 % 3,5 ml über Filter (entspicht etwa 2,5 ml an Katheterspitze)
- Dosierung: Bupivacain 0,5 % 15–25 ml
- langsame, fraktionierte Verabreichung des Lokalanästhetikums (Einzeldosis nicht über 25 mg)
- Fentanyl 0,05–0,1 mg in 5 ml Bupivacain nach den ersten 10 ml Bupivacain
- bei aufgeregten Patienten ist eine Sedierung mit 1–2 mg Midazolam i.v. (Dormicum®) möglich
- engmaschige Überwachung des Kreislaufs (2–3minütlich) und Kontrolle der Sensibilitätsgrenzen
- Sauerstoff 2 l/min über Nasensonde
- Bei Blutdruckabfall verstärkte Linksseitenlagerung und zusätzliche Flüssigkeits- und Volumenzufuhr, Kopftieflagerung. Falls kein ausreichender Effekt, fraktionierte Gabe von Akrinor® (0,5 ml). Der systolische Blutdruck darf nicht um mehr als 30 % vom Ausgangswert bzw. nicht unter 100 mmHg abfallen
- Bei ungenügender Analgesie Ketamin (Ketanest®) in kleinen Dosen (20 mg i. v.) bei Entwicklung des Kindes; bei nicht ausreichender PDA (Schmerz beim Hautschnitt) Intubationsnarkose
- Sedierung nach Entwicklung des Kindes 2–4 mg Midazolam (Dormicum®) i. v.

Spinalanästhesie
- wenn Regionalanästhesie wünschenswert, jedoch PDA aus Zeitgründen nicht mehr durchführbar und vorhersehbar schwierige Intubation (s. S. 141 u. 272) (hohe Treffsicherheit der Spinalanästhesie!)

- Verwendung von 24–26 G-Nadeln
- Lokalanästhetikum: Bupivacain 0,5 % isobar 12,5 mg (entspricht 2,5 ml)
- hyperbares Bupivacain 10–15 mg mit Lagerung ergibt eine bessere Kontrolle der Ausbreitung der Anästhesie, ist jedoch nur auf einem OP-Tisch oder in einem Intensivbett (wegen der Lagerung) anzuwenden, nicht auf einer Trage oder im Kreißbett
- reduzierte Dosis bei Injektion in Seitenlage (insbesondere Rechtsseitenlage)
- erhöhte Gefahr rasch eintretender Blutdruckabfälle

▶ *Beachte:*
Wenn möglich, sollte zur Anästhesie bei Sectio die Regionalanästhesie (Katheterperiduralanästhesie) der Allgemeinanästhesie vorgezogen werden (bessere APGAR- Werte der Kinder).

Vaginale Entbindung in Katheter-PDA

Indikationen
- Wunsch der Mutter
- starker Wehenschmerz
- erhöhtes mütterliches Risiko (Gestose, kardiopulmonale Vorerkrankungen, Diabetes)
- erhöhtes fetales Risiko (Plazentainsuffizienz, Unreife)
- geburtshilfliche Komplikationen (protrahierter Geburtsverlauf, Beckenendlage, Mehrlinge, evtl. operative Entbindung nötig, vorausgehende Sectio)

Anästhesie
- Auf adäquaten Volumenstatus achten, ggf. 500–1000 ml Ringerlaktat vorinfundieren
- Punktion L2/3, L3/4
- Lokalanästhetikum: in der Regel Bupivacain 0,25 %
- Dosierung: Testdosis Bupivacain 0,5 % 3,5 ml (Mikrofilter !)
- intermittierende Applikation nach Testdosis
  - Erstinjektion Bupivacain 0,25 % 8–10 ml
  - Nachinjektion Bupivacain 0,25 % 8–10 ml
  - perineale Analgesie Bupivacain 0,25 % 10–12 ml

- In den ersten 15 min nach Gabe der Testdosis muß der Blutdruck in 3 - minütigen Abständen gemessen und protokolliert werden. In den folgenden 15 min wird der Blutdruck alle 5 min gemessen und protokolliert.
- Bei Blutdruckabfällen schnelle Infusion von Ringerlaktatlösung. Falls der Blutdruck systolisch um mehr als 30 % oder unter 100 mm Hg abfällt, muß 0.5 ml Akrinor® iv gegeben werden.
- Kontinuierliche Applikation über Infusionspumpe
  - Bupivacain 0,125 % plus 0,1 mg Fentanyl/50 ml mit 8 ml/h (6–12 ml/h), eventuell zusätzliche Bolusgaben (5 ml Bupivacain 0,25 %)
  - Dieses Verfahren ist nur möglich, wenn gewährleistet ist, daß alle 30 min der Blutdruck gemessen und die Ausbreitung der PDA (Beweglichkeit der Beine) überwacht wird !
  - Die kontinuierliche kardiotokographische Überwachung ist erforderlich!
  - Sind diese Voraussetzungen nicht erfüllt, keine kontinuierliche sondern intermittierende Applikation des Lokalanästhetikums !
- Eine Bupivacainkonzentration von > 0,25 % kann zur Parese der Bauch- und Beckenbodenmuskulatur führen und damit den Geburtsfortschritt verzögern.
- Bei einseitiger Ausbreitung der Lokalanästhesie
  - Katheter 1 bis 2 cm zurückziehen. Zur Nachinjektion Patientin auf die schlechter anästhesierte Seite legen, eventuell Konzentration des Lokalanästhetikums erhöhen. Bei kontinuierlicher Verabreichung Seitenlage in halbstündlichen Abständen wechseln.
- bei operativer Geburtsbeendigung (Forceps, Vakuum), manueller Plazentalösung (s. S. 423), Nachtastung: Bupivacain 0,375–0,5 % 10 ml
- Überwachung der Kreislaufparameter insbesondere im Anschluß an jede Anästhetikagabe. Bei kontinuierlicher Applikation Kontrolle in stündlichen Abständen!
- Bei Nachinjektion über den Katheter immer Probeinjektion!
- Keine Oxytocingaben (Syntocinon®) in den ersten 30 min nach Anlegen der Anästhesie (cave Hypotonie)
- bei versehentlicher Duraperforation (s. S. 307)
  - großzügig Flüssigkeit, Paracetamol (3–4 mal 1 g/Tag), Bettruhe, evtl. auch Flachlagerung
  - Blutpatch unter sterilen Kautelen nach 24–48 Stunden, falls starke Beschwerden persistieren

Anästhesie bei Präeklampsie und Eklampsie

Pathophysiologie
- generalisierte Vasokonstriktion, Ablagerung von Fibrin und Thrombozyten-Fibrinaggregaten in verschiedenen Organen. Störungen der Mikrozirkulation, Gewebshypoxie mit nachfolgender Störung von Organfunktionen (insbesondere Niere und Plazenta)
- hohe renale Proteinverluste und Hypoproteinämie
- intravasales Volumendefizit durch Verschiebung von Flüssigkeit aus dem Intravasalraum in das Interstitium

Komplikationen
mütterlicherseits
- Koma, Konvulsionen, Hirnödem, Hirnblutung
- interstitielles Lungenödem mit akuter respiratorischer Insuffizienz
- Linksherzinsuffizienz mit Lungenödem
- Hämostasestörung im Sinne einer Verbrauchskoagulopathie mit schweren Blutungen

kindlicherseits
- Plazentainsuffizienz – Mangelkind, Unreife mit hoher Morbidität und Mortalität
- akut: in Folge der mütterlichen Komplikationen

Präoperatives Vorgehen
Diagnostik
- umfangreiches Labor!
  - Hb/Hkt, Elektrolyte, Harnstoff, Kreatinin, Harnsäure, Gesamteiweiß, Serumosmolalität, Transaminasen, Bilirubin, Blutzucker, Blutgasanalyse, Gerinnungsstatus, Thrombozyten, Urinstatus
- EKG
- Augenhintergrund
- neurologischer Status

Vorbereitungsmaßnahmen
Präoperativ sollte die Patientin bestmöglich medikamentös eingestellt werden. Die Vorbereitungsmaßnahmen umfassen Prophylaxe und Therapie und müssen postoperativ (meist im Rahmen einer intensivmedizinischen Versorgung) weitergeführt werden.
- ruhige Atmosphäre um die Patientin !!

- Verminderung des Vasospasmus, d. h. kontrollierte Blutdrucksenkung, präpartal maximale Drucksenkung um 20% des Ausgangswertes/ Stunde und diastolisch nicht unter 100 mmHg.
- Prophylaxe bzw. Therapie von Konvulsionen durch Dämpfung des ZNS mit Diazepam (Valium®) und/oder Magnesium
  - Magnesium Bolus: 2 g (5,4 mmol Mg^{++}) langsam i.v. (1 Amp. a 5 ml Magnesiumsulfat 20% [Magnorbin®] enthält 1 g, entsprechend 2,7 mmol Mg^{++})
  - Magnesium- Perfusor: Magnesiumsulfat-Lösung (Mg 5-Sulfat Amp. 50%®) (1 Amp.= 10 ml = 5 g = 20,25 mmol/l), 50 ml unverdünnt in Perfusorspritze
  - Dosierung nach Reflexstatus 1 g/h und mehr (2 ml/h = 1 g/h)
  - stündliche Kontrolle des Reflexstatus
  - Überwachung des Mg-Spiegels (therapeutischer Wert 3–4 mmol/l, toxische Grenze 6–7 mmol/l)
- Antidot: Kalzium-Glukonat 10% i.v., Dosierung nach Wirkung
- Wirkungsverstärkung der Muskelrelaxanzien durch Magnesium beachten
- Blutdruckeinstellung mit Hydralazin (Nepresol®, 1 Amp. enthält 25 mg Trockensubstanz)
  - Boli a 5 mg, insgesamt meist 10–25 mg initial, danach gemäß Blutdruck Applikation mit Perfusor (50 mg/50 ml NaCl, 4–10 ml/h)
  - in leichteren Fällen Methyldopa (Presinol®) oral 1,5–3 g/Tag
- Korrektur der Hypovolämie (Humanalbumin 5%) und Hypoproteinämie (Humanalbumin 20%) unter ZVD- und KOD-Kontrolle
- Korrektur des Wasser-Elektrolyt- und Säuren-Basen-Haushalts
- Therapie von Gerinnungsstörungen (Frischplasma)
- bei einer Thrombozytenzahl < 100 Giga/l auch bei bettlägerigen Patientinnen kein Heparin

Therapie des eklamptischen Anfalls

- Durchbrechung des Anfalls mit Thiopental (Trapanal®) oder Diazepam (Valium®) i.v.
- sofortige Intubation und konsequente Weiterbehandlung auf der Intensivstation

Monitoring
- Blutdruck- und Pulskontrolle
- EKG-Überwachung
- zentraler Venenkatheter (ZVD- Messung, Medikamentenapplikation)
- nach Möglichkeit invasive Blutdruckmessung (Arteria radialis)
- bei schwerer Beeinträchtigung der Lungenfunktion Pulmonaliskatheter
- Blasenkatheter mit stündlicher Urinmessung

Anästhesie
bei Präeklampsie
- zur vaginalen Entbindung oder Sectio ist eine Katheter-PDA vorteilhaft
- Kontraindikation: Gerinnungsstörungen
- vorsichtige Flüssigkeits- und Volumensubstitution unter ZVD-Kontrolle

bei Eklampsie
- Allgemeinanästhesie vorteilhaft
- Vermeidung von weiteren Blutdruckanstiegen bei der Narkoseein- oder ausleitung (zu oberflächliche Anästhesie)
- Vermeidung von Hypotension
- Muskelrelaxanzien in reduzierter Dosis (Magnesium und Diazepam verstärken ihre Wirkung)
- postoperativ Nachbeatmung und Intensivtherapie

▶ *Merke:*
Bei Präeklampsie ist (bei intakter Gerinnung) eine Katheter-PDA vorteilhaft.
Bei manifester Eklampsie ist die Allgemeinanästhesie vorzuziehen, da sie eine bessere Kontrolle der Vitalfunktionen ermöglicht.

▶ *Merke :*
Die typischen Symptome einer Präeklampsie oder Eklampsie können sich auch nach der Entbindung entwickeln oder verstärken, daher: postoperative Überwachung auf einer Intensivstation, ggf. mit Magnesiumgabe, antihypertensiver Therapie und Sedierung.

HELLP-Syndrom

Das HELLP-Syndrom (**h**emolysis, **e**levated **l**iver enzymes, **l**ow **p**latelets) stellt eine Sonderform der schweren Gestose dar, bei der die neurologische Symptomatik nicht so sehr im Vordergrund steht. Es kommt zu Oberbauchbeschwerden im Epigastrium oder unter dem rechten Rippenbogen. Laborchemisch steht ein Thrombozytensturz (häufig auf Werte unter 50 Giga/l) und ein starker Anstieg der Transaminasen im Vordergrund. Es können sich subkapsuläre Leberhämatome bilden und spontane Leberrupturen auftreten, die zu einem schweren hämorrhagischen Schock führen können.

Diagnostik
- 4–6 stdl. Kontrolle von Hk, Thrombozyten, Quick, PTT, SGOT, SGPT
- Oberbauchsonographie mit Darstellung der Leber

Therapie
- sofortige Beendigung der Schwangerschaft durch Sectio

Anästhesie
- Intubationsnarkose
  - initial wie bei Sectio
  - Weiterführung je nach Befund und operativem Verlauf (Blutverluste) meist als NLA
- arterielle Kanüle (Druckmessung, BGA)
- zentraler (mehrlumiger) Venenkatheter, eventuell Sheldonkatheter
- 2 großlumige peripher-venöse Zugänge
- Bereitstellung von 10 Erythrozytenkonzentraten
- Substitution von Thrombozyten ab 60 Giga/l
- postoperativ obligate Überwachung auf der Intensivstation mit engmaschigen Laborkontrollen und Oberbauchsonographie
- weitere Maßnahmen wie bei Gestose bzw. Eklampsie

8 Cardiotokographie (CTG)

Mit dem CTG wird die Wehentätigkeit und die fetale Herzfrequenz überwacht. Die normale Herzfrequenz zwischen den Wehen liegt zwischen 120–160 Schlägen / min. Eine Akzeleration ist meist harmlos, eine Dezeleration (Abfall der Herzfrequenz > 20 Schläge / min) meist pathologisch.

Die Herzfrequenz des Feten oszilliert normalerweise um einen Mittelwert.
- normale Oszillation
    - Bandbreite von 10–25 Schlägen / min
- saltatorische Oszillation
    - Bandbreite > 25 Schläge / min
- eingeschränkte Oszillation
    - Bandbreite 5–10 Schläge / min
- silentes CTG
    - Bandbreite < 5 Schläge / min

Das Dezelerationsverhalten wird folgendermaßen eingeteilt
DIP 0
- Spike nach unten, meist harmlos
DIP I
- Frühdezeleration. Die fetale Herzfrequenz sinkt wehensynchron ab. Vor Geburtsbeginn pathologisch, unter der Geburt in der Regel harmlos, jedoch kontrollbedürftig
DIP II
- Spätdezeleration. Die fetale Herzfrequenz fällt erst nach dem Wehenmaximum auf ihren minimalen Wert ab. Immer pathologisch, Mikroblutuntersuchung (MBU) indiziert. Es liegt eine Störung der uteroplazentaren Funktion vor.
Kombination von DIP I und DIP II
- variable Dezeleration, kann auf Nabelschnurkomplikation hinweisen: MBU.

Mikroblutuntersuchung (MBU)
- in der Eröffnungsperiode
    pH 7,32–7,25 normal
    pH 7,24–7,20 Kontrolle nach 15 min
    pH < 7,20 sofortige Sectio!
- in der Austreibungsperiode
    normal ph > 7,20
    untere Grenze pH 7,15

9 Neugeborenenversorgung/ Reanimation

Die Beurteilung des postpartalen Zustandsbildes des Neugeborenen wird mit Hilfe des Apgar- Status nach 1, 5 und 10 min sowie des arteriellen Nabelschnur-pH-Wertes vorgenommen.

Tab. 27.1 Apgarstatus

Score	0	1	2
Herz	0	< 100/min	> 100/min
Atmung	0	unregelm.	regelmäßig
Hautfarbe	blaß/zyanotisch	Stamm rosig	ganz rosig
Muskeltonus	schlaff	gebeugt	bewegt
Reflexaktivität	0	Grimasse	Niesen/Husten Schreien

Apgar-Score:
8–10 lebensfrisch , 5 – 7 mäßig deprimiert , 1 – 4 schwer deprimiert

Erstversorgung

- Respiratorische und kardiozirkulatorische Überwachung mit präkordialem Stethoskop
- Freimachen der Atemwege
- Absaugen von Nase-Rachen-Raum und Mund-Rachen-Raum mit ausreichend dickem weichem Katheter (z.B. 8F) und reduziertem Sog (ca. 0,3 bar)
- Wahrung einer adäquaten Körpertemperatur
    - Trockenreiben, Heizstrahler, Heizmatte, Inkubator
- Sauerstoffzufuhr, wenn bei ausreichender Spontanatmung eine Zyanose bestehen bleibt

Beatmung
- bei insuffizienter Eigenatmung, zunächst assistiert über Maske, großzügige Indikation zur Intubation (Tubusgrößen 2,0 bis 3,5 mm Innendurchmesser; Vygon, Portex, Rüsch) Die schwarze Markierung an der Spitze des Tubus sollte in der Stimmritze gerade noch sichtbar sein (s. S. 528)
- Falls endotracheale Absaugung notwendig, diese unter Sichtkontrolle mit Laryngoskop durchführen. Danach Blähen der Lunge mit Baby-Ambu-Beutel unter Anwendung von PEEP.
- Beatmungsfrequenz 40/min bei reifen Neugeborenen (40–80/min bei unreifen Neugeborenen)
- PEEP 4 cm H_2O

- sorgfältig auskultieren, Gefahr der einseitigen Intubation, Markierung am Tubus beachten
- Sondierung des Ösophagus mit 8F-Katheter um Atresie auszuschließen (Luftprobe mit 2–3 ml)

Vorgehen bei Apgar 7–10

Bei lebensfrischen, spontanatmenden, schreienden Kindern sind außer dem Absaugen des Mundes und der Nase und dem Abtrocknen des Kindes keine weiteren Maßnahmen notwendig. Bei guter Atmung sollte erst nach dem Verschwinden der Zyanose und bei normaler Herzfrequenz abgesaugt werden.

Vorgehen bei Apgar 4- 6

- O2 über Maske (Flow $<$ 6l/min), Ambubeutel mit Schlauch oder Reservoir (vgl. Tab. 39.1, S. 707)
- bei Spontanatmung Atmung stimulieren durch Reiben des Rückens, der Flanken und der Füße
- wenn Herzfrequenz $<$ 100/min und/oder Atmung insuffizient IPPV mit Maske, so lange wie nötig
- Herzfrequenz und Atmung überwachen; bei Verschlechterung weitere Maßnahmen

Vorgehen bei Apgar 0–3

- so früh wie möglich IPPV mit O_2- Flow $>$6 l/min über Maske, Ambubeutel mit Reservoir
- wenn kein Erfolg (kein Anstieg der Herzfrequenz, keine Spontanatmung) Intubation und Beatmung über Tubus, dabei leichte Reklination des Kopfes, eventuell Unterlage unter Scapulae (Gefahr der Trachealverlegung)
- bei Persistieren einer Herzfrequenz $<$ 100/min trotz suffizienter Beatmung muß Adrenalin (Suprarenin®) über den Tubus gegeben werden (s.Kap.43). Bei fehlendem Herzfrequenzanstieg CPR mit 120/min mit Daumen auf Sternum (mittleres bis unteres Drittel) und Zeigefinger auf Rücken
- Absaugen des Magens nur, wenn Magen stark gebläht ist oder bei Verdacht eine auf tracheoösophageale Fistel
- Monitoring durch Auskultation von Beatmung und Herz, ggf. Lagekorrektur des Tubus

Vorgehen bei mekoniumhaltigem Fruchtwasser
- Absaugung des Mund-Rachen-Raumes und der Nase nach Geburt des Kopfes (bei erhaltener Thoraxkompression im Geburtskanal) durch den Gynäkologen/Hebamme.
- *Keine Maskenbeatmung ohne Absaugen des Nasopharynx!*
- Nach Abnabelung Stimmritzen einstellen
- Bei mekoniumhaltigem Fruchtwasser im Larynxbereich endotracheale Absaugung mit großlumigen Absaugkatheter
- Falls dies nicht suffizient möglich ist, Intubation und Absaugen über Tubus
- keine Lavage der Trachea wegen Gefahr der Verteilung des Mekonium in distale Lungenabschnitte
- Verlegung in die Kinderklinik

Erweiterte Maßnahmen

Azidosekorrektur
Bei optimaler Ventilation und einem arteriellen Nabelschnur pH-Wert unter 7,1 Alkalisierung mit Natriumbikarbonat erforderlich. Über Perfusor Natriumbikarbonat 8,4 % und Glukose 5 % im Volumenverhältnis von 1:2 gemischt durch die Nabelvene langsam infundieren. Empfohlene Dosierung: 1 mmol/kg Natriumbikarbonat. Weitere Korrektur entsprechend den Werten der Blutgasanalyse.

Stoffwechsel
Blutglukosebestimmung mittels Stix-Methode: Bei Hypoglykämie (reife Neugeborene Blutglukose unter 30 mg/dl, Frühgeborene unter 20 mg/dl) Glukosezufuhr in Form von Glukose 10 % (5 ml/kg), bis die Werte im Normbereich liegen.

Volumen- und Flüssigkeitskorrektur
Bei Volumenmangel Humanalbumin 5 % über Nabelvenen- oder Nabelarterienkatheter. Dosierung: 10–15 ml/kg KG Humanalbumin in 10 min. Zur Flüssigkeitssubstitution Pädiafusin I® 2,5 ml/kg KG/h.

Medikamentendosierung während der Wiederbelebung
- Adrenalin (Suprarenin®)
  - 10–50 µg/kg min i.v. oder
  - 10–50 µg/kg endotracheal
    (entspricht 0,1 ml – 0,5 ml/kg einer 1:10 verdünnten Adrenalinlösung (100 µg/ml)

- Atropin
  - 0,01–0,03 mg/kg KG
- Naloxon (Narcanti®) ((bei Opiatüberhang der Sectio-Narkose der Mutter)
  - 0,005–0,02 mg/kg KG

Verlegung in die Kinderklinik

In Absprache mit dem Pädiater und Geburtshelfer Verlegung in die Kinderklinik, wenn der Zustand des Neugeborenen sich nicht entscheidend bessert.

Voraussetzung zur Verlegung
- falls intubiert: gut fixierter nasotrachealer Tubus (Lagekontrolle des Tubus mit Laryngoskop unter Sicht vor der Fixation)
- Alkalisierung nach Kreislaufstabilisierung und Blutgasanalysen bei BE $\geq$ - 10mmol/l
- gründlich durchgeführte Bronchialtoilette
- Verlegung im Transportinkubator

Notizen:

Notizen:

Notizen:

Kapitel 28

Anästhesie in der Herzchirurgie bei Erwachsenen

1 Allgemeine Vorbemerkungen

Die Aufgaben der Anästhesie in der Herzchirurgie umfassen neben der Durchführung der Narkose und der üblichen Überwachung der Vitalfunktionen ein invasives Monitoring der Herz- Kreislauf- Funktion sowie eine differenzierte Diagnostik und Therapie kardiozirkulatorischer Funktionsstörungen. Das Organ Herz steht dabei nicht nur im Mittelpunkt des anästhesiologischen Interesses, sondern ist auch Zielorgan des Chirurgen. Daraus ergibt sich die Notwendigkeit der engen Kommunikation zwischen Anästhesist und Operateur und ein hohes Maß an interdisziplinärer Zusammenarbeit.

Eine ausführliche Darstellung der Kardioanästhesie würde den Rahmen dieses Buches sprengen, der Interessierte sei auf weiterführende Fachbücher verwiesen.

2 Präoperatives Vorgehen

Aufklärung

Der Leidensdruck herzchirurgischer Patienten ist mehrheitlich groß, ihre Information über die eigene Herzerkrankung umfassend. Das anästhesiologische Aufklärungsgespräch sollte deshalb beruhigen und betonen, daß das allgemeine Anästhesierisiko im Vergleich zum Operationsrisiko völlig in den Hintergrund tritt. Schwerpunkt des Gesprächs ist die Erläuterung des Ablaufes am Operationstag sowie der postoperativen Phase auf der Intensivstation.

Voruntersuchungen

Zur präoperativen Einschätzung des Patienten müssen neben der gründlichen körperlichen Untersuchung folgende Untersuchungen durchgeführt sein und die Befunde zum Zeitpunkt der Prämedikation vorliegen
- Herzkatheterbefund
- EKG
- Röntgen-Thorax
- Lungenfunktion, BGA
- Karotisdoppler
- Labor

Medikamentöse Prämedikaton

Vorabend
- Normalpatient: Flunitrazepam (Rohypnol®) 2 mg p.o.
- reduzierter Allgemeinzustand/hohes Alter:
  Flunitrazepam (Rohypnol®) 1 mg p.o. oder
  Dikaliumclorazepat (Tranxilium®) 10–20 mg

OP-Tag
- Flunitrazepam (Rohypnol®) 2 mg bzw 1 mg p.o. (siehe oben)
- normale kardiale Dauermedikation
  Ausnahmen
  - Diuretika
  - Digitalis, wenn nicht als Antiarrhythmikum indiziert
  - Vorsicht: ACE-Hemmer im Zweifelsfall nicht geben

3 Intraoperatives Vorgehen

Vorbereitungen

Perfusoren
routinemäßig vorbereitet sind vor Beginn der Narkoseeinleitung Perfusoren mit

- Dopamin (250 mg/50 ml)
- Nitroglycerin (50 mg/50 ml)
- Kalium (1 mmol/ml)

Die Perfusoren sind über eine gemeinsame Hahnenbank mit dem distalen Lumen des dreilumigen zentralen Venenkatheters verbunden. Zur Vermeidung von „Bolusinjektionen" wird die Hahnenbank mit einem kontinuierlichen Flow von ca. 100 ml/h Ringerlösung gespült.

Sollte die Gabe von Adrenalin oder Noradrenalin über Perfusor nötig sein, so werden diese Medikamente separat über einen Dreiwegehahn in das proximale Lumen des ZVK infundiert.

Notfallmedikamente

routinemäßig vorbereitet sind vor Beginn der Narkoseeinleitung Notfallmedikamente
- Lidocain (Xylocain®) 10 mg/ml
- Nitroglycerin 100 µg/ml
- Noradrenalin (Arterenol®) 4 µg/ml
- Adrenalin (Suprarenin®) 10 µg/ml und 100 µg/ml

Antibiotikaprophylaxe. Bei allen Operationen mit extrakorporaler Zirkulation wird eine Antibiotikaprophylaxe durchgeführt:
- nach Narkoseeinleitung 2 g Cephazolin (Gramaxin®) als Kurzinfusion
- am OP-Ende 2 g Cephazolin (Gramaxin®) als Kurzinfusion

Monitoring

vor Narkoseeinleitung zu installieren
- EKG mit 7 Ableitung (I-III, aVF, aVL, aVR, V_5)
  Monitor-Kanal 1: Ableitung II (P-Welle)
  Monitor-Kanal 2: Ableitung V_5 (ST-Senkung)
  Die 5 Elektroden und Elektrodenkabel sind mit einer Schlinge zur Zugentlastung und einem zusätzlichen Pflasterstreifen **zuverlässig** zu sichern.
- Pulsoximetrie
- arterielle Druckmessung: primär A. radialis
  die linke Femoralarterie sollte für eine Notfallkanülierung bzw. die intraaortale Ballonpumpe freibleiben)
- 2 venöse Kanülen G 14 am Arm bzw. 1 venöse Kanüle bei geplantem Pulmonaliskatheter (PAK)
- Nach arterieller und venöser Kanülierung werden beide Arme in Handtücher gewickelt (Ulnarisschutz!), am Körper mit den Handflächen nach innen angelegt und mit den Armschalen gesichert.

Tab. 28.1 Indikationen für Pulmonalarterienkatheter in der Herzchirurgie

---

1. Koronarchirurgische Patienten mit
   a) Linksherzinsuffizienz (LVEDP $>$ 18 mm Hg, EF $<$ 40%, „deutliche Einschränkung der Globalfunktion")
   b) Hauptstammstenose
   c) Infarkt vor weniger als 6 Monaten
   d) Infarktkomplikationen wie Mitralinsuffizienz bei Papillarmuskelabriß, Ventrikelseptumruptur oder Aneurysma.
   e) signifikante Wandbewegungsstörungen
   f) kombinierte Erkrankungen (z.B. KHK und Mitralinsuffizienz)
2. Klappenvitien (bei Aortenstenose mit erhaltenem Sinusrhythmus strenge Indikationsstellung)
3. Pulmonale Hypertonie (PAP $_{sys}$ $>$50 mmHg)
4. Idiopathische hypertrophe Subaortenstenose (IHSS)

(Modifiziert nach Kaplan)

▶*Merke:*
Die arterielle Druckmessung muß unter allen Umständen zuverlässig funktionieren. Kompromisse, wie „Dorsalzügelung der Hand" oder Ähnliches zur Erzielung einer „guten" Druckkurve sind provisorische Maßnahmen, die jederzeit versagen können, und sind daher nicht statthaft.

Monitoring (nach Narkoseeinleitung zu installieren)
- Blasenkatheter
- rektale Temperatursonde
- oral-ösophageale Temperatursonde
- Magensonde
- 7 F Dreilumenkatheter in V. jug. interna rechts
  - distales Lumen: Sammelleitung der Standardperfusoren Dopamin, Nitroglycerin, Kalium
  - mittleres Lumen: ZVD, Bolusgabe von Medikamenten
  - proximales Lumen: zusätzliche Perfusoren
- PAK bei entsprechender Indikation (s.Tab.28.1)
  (Doppelpunktion V. jug. int. rechts: Zunächst beide Führungsdrähte legen, dann Katheter vorschieben)

– Transösophageale Echokardiographie (TEE) bei entsprechender Fragestellung (z.B.: Mitralklappenplastik, Aortendissektion, Kardiomyopathie, Herztumore)

Anästhesie

Grundsätze

Oberstes Gebot bei der Narkoseführung bei allen herzchirurgischen
Patienten ist eine Optimierung der Energiebilanz des Herzens und das Vermeiden ungünstiger Veränderungen von Blutdruck und Herzfrequenz. Die
jeweils günstigste Konstellation Blutdruck/Herzfrequenz wird von der kardialen Grunderkrankung (KHK, Klappenstenose oder -insuffizienz)
bestimmt. Dies hat wesentlichen Einfluß auf die Wahl der Narkosemedikamente und kann im Narkoseverlauf einen unterschiedlichen Einsatz von
Katecholaminen und/ oder vasoaktiven Pharmaka notwendig machen. Die
Indikation zur pharmakologischen Intervention ist damit von der kardialen Grunderkrankung und der individuellen Gesamtsituation des Patienten abhängig.

Die im folgenden dargelegten Richtlinien gelten primär für den koro-
narchirurgischen Patienten. Auf die Besonderheiten bei Klappenerkran-
kungen und Perikardtamponade wird in Kap. 28.5 eingegangen.

Narkoseeinleitung
– Sauerstoffinsufflation über Maske
– Flunitrazepam (Rohypnol®) 0,01 mg/kg
– Fentanyl 10 µg/kg (fraktioniert)
– Pancuronium 0,1 mg/kg
– Etomidate (Etomidat Lipuro®) 0,2 mg/kg

Bei hohem kardialem Risiko evtl. Fentanyl-Monoeinleitung
– Fentanyl 20–30–(50) µg/kg langsam und fraktioniert nach Wirkung und
  mittlerem arteriellem Blutdruck (MAD) injizieren. (Vorsicht: Atemdepression vor Amnesie möglich)
– Pancuronium 0,1 mg/kg

Die angegebenen Dosierungen müssen im Einzelfall modifiziert werden.
Auf Etomidate (Etomidat Lipuro®) kann verzichtet werden, wenn die
Patienten nach Flunitrazepam (Rohypnol®) schon eingeschlafen sind. Bei
sehr gut wirksamer Prämedikation kann das Flunitrazepam (Rohypnol®)
zur Narkoseeinleitung reduziert oder weggelassen werden. Umgekehrt, bei

ungenügend wirksamer Prämedikation, sollte Flunitrazepam (Rohypnol®) schon nach venöser Kanülierung und vor arterieller Punktion gegeben werden.

▶ *Merke:*
Häufigstes Problem während Narkoseeinleitung ist ein relevanter Blutdruckabfall durch Senkung des Sympathikotonus und Demaskierung eines Volumenmangels.

Therapie eines Blutdruckabfalles
- primär: Volumengabe (500 ml Ringerlösung)
- sekundär: Vasopressor 4–8 μg Noradrenalin (Arterenol®) als Bolus
- Vor extrakorporaler Zirkulation können neben Ringer-Laktat-Lösung übliche Volumenersatzmittel (z.B. Hydroxyethylstärke [HAES-steril 6%®]) gegeben werden.

Während Narkose werden für Blutdruck und Herzfrequenz angestrebt
- systolischer Blutdruck 100–120 mmHg (MAD 65–80 mmHg)
- Herzfrequenz vor extrakorporaler Zirkulation 50–80 Schläge/min, nach extrakorporaler Zirkulation 70–90 Schläge/min

Narkoseführung
- hauptsächlich intravenöse Narkose, basierend auf Fentanyl (Fentanyl®) und Flunitrazepam (Rohypnol®)
- Relaxierung mit Pancuronium
- Als Richtdosis der i.v. Anästhetika für eine durchschnittliche Bypassoperation kann gelten
  - Fentanyl 30–50 μg/kg (meist 2–3,5 mg pro Patient)
  - Rohypnol® 30 μg/kg (meist 2 mg pro Patient)
  - Relaxans: Pancuronium insgesamt 12–20 mg (meist 16 mg pro Patient)
- Lachgas kann bis zur extrakorporalen Zirkulation zu 50% beigegeben werden, sofern es toleriert wird (Vorsicht bei pulmonaler Hypertension).
- Inhalationsanästhetika (Forene®, Ethrane®) können zur Komplettierung der Amnesie und zur Blutdrucksenkung in Einzelfällen ebenfalls eingesetzt werden (Vorsicht Kardiodepression).

Bei einem unkomplizierten operativen Verlauf sollte die Dosierung der Anästhetika eine ausreichende intraoperative Narkosetiefe garantieren und eine frühzeitige (4–6 Stunden) postoperative Extubation ermöglichen.

Präbypassphase

Vor Operationsbeginn werden arterielle Blutgase, Elektrolyte, Hämoglobin und ACT (activated clotting time) bestimmt. Die Narkose wird zum Hautschnitt mit 10 µg/kg Fentanyl vertieft.

Vor Sternotomie wird noch einmal Fentanyl (10 µg/kg) injiziert. Blutdruckanstiege bei der Sternotomie können durch die Gabe von Vasodilatantien (Nitroglycerin 50–100 µg bolusweise) oder durch den vorübergehenden Einsatz von Inhalationsanästhetika (Isofluran [Forene®], Enfluran [Ethrane®]) abgeschwächt werden. Zum Durchsägen des Sternums wird der Beatmungsschlauch dekonnektiert, um die Gefahr von Mediastinalverletzungen durch die Sternumsäge zu vermindern.

Bis zum Bypassbeginn wird Flunitrazepam (Rohypnol®) in Einzeldosen von 0,2–0,4 mg injiziert, bis die kalkulierte Gesamtdosis (inkl. Einleitungsdosis meist 2 mg) erreicht ist. Nach Kanülierung der Aorta und vor Kanülierung der Venen wird Pancuronium 0,1 mg/kg injiziert. Die Beatmung wird vor Kanülierung auf reinen Sauerstoff umgestellt, etwaige volatile Anästhetika abgestellt.

Für die Phase der arteriellen Kanülierung wird ein systolischer Blutdruck von <100 mmHg angestrebt, um das Risiko einer aortalen Dissektion zu reduzieren.

Nach erfolgter arterieller Kanülierung und Konnektion mit dem arteriellen Schenkel der Herz-Lungen-Maschine kann eine Volumensubstitution über die Herz-Lungen-Maschine erfolgen (der Kardiotechniker kann arteriell „reinfahren"). Blutdruckabfälle, bedingt durch die Manipulationen bei den Kanülierungen, können so meist rasch therapiert werden. Treten durch die venöse Kanülierung des rechten Vorhofes hämodynamisch relevante Rhythmusstörungen auf, so kann eine Defibrillation indiziert sein.

Heparinisierung

Vor Kanülierung der großen Gefäße werden 350 IE/kg Heparin nach Rücksprache mit dem Chirurgen injiziert. Vor Injektion des Heparins in den zentralen Venenkatheter wird der Katheter durch Aspiration von Blut auf intravasale Lage überprüft. Die erfolgte Injektion des Heparins ist dem Chirurgen und Kardiotechniker mitzuteilen. Die ACT wird anschließend überprüft und muß vor Anfahren der extrakorporalen Zirkulation über 400 Sekunden liegen.

Bypassphase

Das System der **Herz-Lungen-Maschine** (HLM) ist mit 1500–2000 ml Flüssigkeit (Ringer-Laktat- Lösung und Humanalbumin) gefüllt. Dadurch tritt bei Beginn der extrakorporalen Zirkulation ein Hämatokritabfall auf. Meist wird während der Bypassphase eine Kühlung des Patienten auf 28–32 °C durchgeführt. Eine Flußrate an der Herz-Lungen-Maschine von 2,0-2,4 l/min x m² KOF bei Normothermie wird angestrebt. Unter Hypothermie kann der Fluß um bis zu 50 % reduziert werden. Eine Kontrolle, ob die Perfusion des Patienten adäquat ist, erfolgt über Blutgasanalysen des vom Patienten drainierten venösen Blutes. Die extrakorporale Zirkulation (EKZ) hat Auswirkungen auf die Spiegel endogener Hormone des Patienten. Drastische Anstiege der Katecholamine und des Renin-Angiotensin-Aldosteron Systems sind bekannt. Ferner finden Interaktionen zwischen den Kunststoffteilen der HLM und den Anästhetika statt. Letztere werden in Abhängingkeit von den verwandten Oxygenatoren, vom zeitlichen Verlauf und von der Temperatur in schwer überschaubarem Maße gebunden und auch wieder freigesetzt. Die aktuelle Narkosetiefe ist dadurch schlecht kalkulierbar. Vegetative Reaktionen wie Schwitzen während der Aufwärmphase können durch eine zu flache Narkose bedingt sein, aber auch eine physiologische Reaktion auf eine zentrale Temperaturänderung darstellen. Blutdruckanstiege während der extrakorporalen Zirkulation sind hauptsächlich durch die beschriebene Aktivierung endogener Vasopressoren verursacht und seltener Zeichen einer inadäquaten Anästhesie.

Säuren- Basen- Status

Der Säuren-Basen Status unter hypothermer EKZ wird nach der „alphastat" Methode beurteilt. Die bei 37 °C gemessenen Blutgaswerte werden nicht auf die aktuelle Patiententemperatur korrigiert und in der Therapie werden die Normwerte bei 37 °C angestrebt. Betroffen von einer Temperatur-Korrektur wären vor allem der $PaCO_2$ und konsekutiv der pH (die Löslichkeit des CO_2 steigt mit sinkender Temperatur, dadurch fällt der PCO_2 und steigt der pH).

Mit Beginn der extrakorporalen Zirkulation hat der Anästhesist auf Zeichen der venösen Stauung des Kopfes und auf eine eventuelle ungleichmäßige zerebrale Perfusion (Harlekin Phänomen = halbseitige Blässe des Kopfes) zu achten und dies ggf. dem Chirurgen mitzuteilen. Nach Auslösung von Kammerflimmern wird die Beatmung unterbrochen.

Pulmonalarterieller Druck und zentralvenöser Druck sollten während EKZ um 0 mm Hg sein. Hohe Drücke (>10 mm Hg) können Zeichen einer ungenügenden Ventrikeldrainage (Pulmonalarteriendruck) oder einer venösen Stauung (ZVD) sein. Sind diese Ursachen auszuschließen, so dürfen mechanische Gründe angenommen werden (Tourniquet der oberen Hohlvenendrainage, Knickung, „Wedge Position"). Es sollte versucht werden, durch vorsichtiges Zurückziehen des Pulmonalarterienkatheters den Pulmonalarteriendruck zu normalisieren.

▶ *Merke:*
Während der extrakorporalen Zirkulation werden sämtliche Injektionen in das Reservoir der Herz-Lungen-Maschine vorgenommen.

Perfusionsdruck

Der Perfusionsdruck (MAD während EKZ) sollte zwischen 50 und 80 mmHg betragen. Zu Beginn der Bypassphase fällt der Perfusionsdruck auf Grund der plötzlichen Viskositätsabnahme oftmals stark ab. Es können vorübergehend Drücke von 30–40 mmHg toleriert werden, wenn der Patient gleichzeitig gekühlt wird.

Während der Phase der kardialen Ischämie (Aorta abgeklemmt und damit keine Perfusion über die Koronarien) steigt der MAD meist an. Die Gabe von Fentanyl 0,25–0,5 mg zum Ausschluß einer zu flachen Narkose kann versucht werden. Oftmals ist aber eine pharmakologische Intervention mit Vasodilatantien nötig. Nitroglycerin wird bolusweise (0,1 mg) oder kontinuierlich über Perfusor in die HLM gegeben. Als Alternative kann Urapidil (Ebrantil®) in Einzeldosen von 10 mg eingesetzt werden. Bei Persistenz hoher Perfusionsdrücke muß gegebenenfalls auf Nitroprussid-Natrium (Nipruss®) zurückgegriffen werden.

In der Aufwärmphase (nach Eröffnen der Aorta) fällt der Blutdruck oftmals ab, vor allem bei großzügiger Gabe von Vasodilatantien während der Ischämie. Um eine suffiziente Reperfusion der Koronarien zu gewährleisten, sollte der MAD in dieser Phase nicht unter 50–60 mmHg absinken. Als Vasopressor wird Noradrenalin (Arterenol®) in Einzeldosen von 4–8 µg angewandt.

Hämatokrit

Der Hämatokrit sollte während der hypothermen Phase der extrakorporaler Zirkulation nicht unter 20 % (Hb 7 g%) abfallen. In der Aufwärmphase sollte ein Wert > 25 % (Hb > 8 g%) angestrebt werden.

Labor

Blutproben (arteriell und gemischtvenös) unter EKZ zur Bestimmung des Säuren-Basen-Status, der Blutgase, des Hämoglobins, der Elektrolyte und der ACT werden in 20minütigen Abständen vom Kardiotechniker entnommen. Die Resultate werden dem Anästhesisten mitgeteilt. Eine metabolische Azidose kann Ausdruck einer inadäquaten Perfusion sein (Flow überprüfen, gemischtvenöse Sättigung, Hämoglobin).

Diurese

Die Urinausscheidung sollte mindestens 5–10 ml/kg/Stunde betragen. Mangelnde Urinausscheidung bei normalem Perfusionsdruck wird zuerst mit 250 ml Mannit (Osmofundin®) und erst in zweiter Linie mit Furosemid 10 mg (Lasix®) behandelt. Ein neu auftretendes völliges Sistieren der Urinausscheidung bei normalem Perfusionsdruck ist fast immer durch eine mechanische Verlegung der Urinableitung bedingt.

Ende der extrakorporalen Zirkulation („Abgehen")

▶ **Checkliste vor Abgang von HLM**
- Beatmung (beidseitige, suffiziente Inspiration und Exspiration)
- Temperatur (rektal > 35 °C)
- Hämatokrit (>25 %)
- Blutgasanalyse (ausgeglichen)
- Elektrolyte (Kalium 4,5–5,0 mmol/l)
- Herzfrequenz (70–90 Schläge/min)
- Rhythmus (möglichst Sinusrhythmus, evtl. AV-sequentielle Stimulierung)
- Preload (adäquate links- und rechtsventrikuläre Füllung)
- Afterload (normaler bis niedriger peripherer Widerstand)
- Kontraktilität (frühzeitige und ausreichende Katecholamingabe)

Nach Fertigstellung der Anastomosen am Herzen bzw. Verschluß des Herzens wird der Patient in Kopftieflage gebracht. Zur Entlüftung des Herzens und der Lungenvenen wird in Kopftieflage nach Eröffnung der Aortenklemme die Lunge manuell gebläht und vom Chirurgen der linke Ventrikel entlüftet. Nach Naht der Punktionsstelle wird die Beatmung wieder begonnen und der Patient mit 100 % Sauerstoff beatmet. Lachgas sollte in der Postbypassphase nicht angewendet werden.

Bei Kammerflimmern wird das Herz defibrilliert. Normalerweise genügen dazu 10 Ws. Wiederholt auftretendes Kammerflimmern ist meistens durch zu niedrige Herztemperatur in Kombination mit Manipulationen am Herzen verursacht. Durch Injektion von Lidocain 1 mg/kg (Xylocain®) kann versucht werden, die Flimmerschwelle zu erhöhen.

Besteht eine Asystolie, so wird das Herz über ein bipolares Schrittmacherkabel („Flimmerkabel") stimuliert (Stimulationsfrequenz anfangs 50/min, später 70–90/min).

Nach Fertigstellung der proximalen Anastomosen, Erreichen von 35 °C Rektaltemperatur und einer Reperfusionszeit von mindestens 15 Minuten (Reperfusionszeit abhängig von der Ischämiedauer), wird schrittweise vom Bypass abgegangen. Dazu werden zunächst die Tourniquets der venösen Drainagen gelöst und die linksventrikuläre Drainage (Vent) entfernt. Da die Lungen jetzt wieder teilweise durchblutet werden, befindet sich der Patient am partiellen Bypass. Vom Anästhesisten wird eine Infusion von Dopamin 6 µg/kg/min begonnen. Vor Abgehen vom Bypass werden alle Druckaufnehmer rekalibriert und der Patient in Horizontallage gebracht.

Unter schrittweiser Reduktion der venösen Drainage und des Maschinenflusses wird das Herz zunehmend wieder belastet. Allmählich ansteigende Füllungsdrucke bei zunehmender Füllung des Herzens sollten zu adäquater systolischer Entleerung und ansteigenden arteriellen Drücken führen. Nach Abstellen der Herz-Lungen-Maschine wird die weitere Kreislaufsituation anhand der hämodynamischen Parameter unter direkter Beobachtung der Herzfunktion beurteilt. Oftmals besteht noch ein Volumenbedarf, der durch intraarterielle Transfusion von Einzelportionen von 50–100 ml aus der Herz-Lungen-Maschine behandelt wird. Läßt sich durch Volumensubstitution kein ausreichender arterieller Druck aufbauen (systolischer Blutdruck < 90 mm Hg), so muß die Ursache der Kreislaufinsuffizienz weiter differenziert werden (s. S. 465).

Postbypassphase

Auf eine ausreichende Flüssigkeitszufuhr nach arterieller Dekanülierung ist zu achten. Primär sollte das aufbereitete HLM-Blut oder ein Plasmaexpander eingesetzt werden. Gegebenenfalls ist die Gabe von Erythrozytenkonzentraten, Fresh Frozen Plasma (FFP) oder Humanalbumin indiziert.

▶ *Merke:*
Nach Abgang von der HLM besteht häufig noch ein deutlicher Volumenbedarf.

Heparinantagonisierung

Nach abgeschlossener venöser und arterieller Dekanülierung wird die systemische Heparinisierung antagonisiert. Protamin wird im Verhältnis 1:1 zu der vor dem Bypass intravenös gegebenen Heparinmenge appliziert (25 ml Protamin für 25.000 I.E. Heparin). Die Protamingesamtmenge wird über mindestens 15 Minuten infundiert. Danach werden die ACT sowie Blutgase, Elektrolyte und Hämoglobin überprüft. Die ACT sollte der Ausgangs-ACT vor Heparin entsprechen bzw. < 140 Sekunden sein. Ist die ACT erhöht, werden 3–5 ml Protamin nachgegeben und die ACT erneut kontrolliert.

<table>
<tr><td></td><td>

Transfer-Bogen

für Patienten nach
kardiochirurgischen Eingriffen

Universität Ulm -Klinikum
Universitätsklinik für Anästhesiologie
Ärztlicher Direktor: Prof.Dr. M. Georgieff
Steinhövelstr. 9; 89075 Ulm (Donau)

</td></tr>
</table>

Patienten - Informationen

Hauptdiagnose:

relevante Vorerkrankungen:
- ☐ *Arterielle Hypertonie*
- ☐ *Carotisstenose*
- ☐ *AVK*
- ☐ *C O P D*
- ☐ *Raucheranamnese*
- ☐ *Hyperlipidämie*
- ☐ *Niereninsuffizienz*
- ☐ *Diabetes mellitus*

Myokardinfarkt _____

ASA:

Medikation:

Herzinsuffizienz: NYHA-Schweregrad _____

Angina Pectoris: CCS-Schweregrad _____

Perioperativer Verlauf

Durchgeführter Eingriff:

Ischämiezeit: _____ min

Operateur:

Anästhesist:

Einfuhr:		Ausfuhr:		Probleme <u>vor</u> EKZ:
Kristalloide: ____ml		Urin: ____ml		
HÄS 6%: ____ml		Blut: ____ml		
HA 5%: ____ml		Flüssigkeit: ____ml		Probleme <u>während</u> EKZ:
EK: ____ml				
FFP: ____ml				Probleme <u>nach</u> EKZ:
TK: ____ml				
Cell-Saver: ____ml				
Maschine: ____ml		Maschine: ____ml		
Summe: ____ml		Summe: ____ml		

Gesamtbilanz: _____ ml

Übergabestatus

ZNS:
- ☐ in Narkose   ☐ path.Bef.: __________

WELH:
- ☐ gute Diurese   ☐ Oligo-/Anurie

CVS:
- ☐ stabil   ☐ instabil   ☐ IABP

  <u>laufende Kreislauftherapie:</u>

☐ Dopamin	[250 mg/50 ml]	____ ml/h	
☐ Nitro	[50 mg/50 ml]	____ ml/h	
☐ Noradrenalin	[2 mg/50ml]	____ ml/h	
	[10 mg/50 ml]	____ ml/h	
☐ Adrenalin	[2 mg/50 ml]	____ ml/h	
	[10 mg/50 ml]	____ ml/h	
☐ Xylocain	[1 g/50 ml]	____ ml/h	
☐ Inzolen	[50 ml]	____ ml/h	
☐ ______________			

gelegte Zugänge:

	rechts	links
☐ A. radialis	☐	☐
☐ A. femoralis	☐	☐
☐ ZVK (3-Lumen): V. jug. int.	☐	☐
V. subclavia	☐	☐
☐ PAK: V. jug. int.	☐	☐
V. subclavia	☐	☐
☐ LA-Katheter		
☐ IABP A. femoralis	☐	☐

Pulmo: intubiert, CPPV

AMV ____ l/min   AF ____ bpm

PEEP+ ____   I : E ____

FiO_2 ____

Hämodynamik:

RR ___ / ___ mmHg

HR ___ /min   CI ___

ZVD ___ mmHg   LAP ___ mmHg

PAP ___ mmHg   PCWP ___ mmHg

Pacemaker:
- ☐ VVI   ☐ DDD   Freq- _____ /min
- ☐ getestet. o.k.   AV-Del. _____ ms
- ☐ Vorhofdrähte   ☐ Probleme

letztes Labor:

Hb	____	pH	____
Na^+	____	pO_2	____
K^+	____	pCO_2	____
Ca^{++}	____	BE	____
BZ	____	ACT	____

Aktuelle Probleme:

Weiteres Management

Einwände gegen Digitalisierung: ☐ ja   ☐ nein

Sonstiges

Datum:	Uhrzeit des Transfers	Unterschrift (lesbar!):

> ▶ *Merke:*
> Der Beginn der Protamininfusion muß dem Kardiotechniker unverzüglich mitgeteilt werden, da der Maschinensauger daraufhin abgestellt werden sollte (Maschinenfüllung muß für eine notfallmäßige Reintervention in der frühen Postbypassphase protaminfrei bleiben).

Durch den Thoraxverschluß treten oftmals Blutdruckabfälle auf. Diese beruhen auf einer Erhöhung des intrathorakalen Druckes mit konsekutiver Änderung der Vorlast und der Ventrikelgeometrie. Auf eine Anpassung der Flüssigkeitszufuhr und der Dosierung der positiv inotropen Substanzen ist zu achten.

Postoperativer Transport
Als minimales Transportmonitoring sind zu fordern
– EKG
– blutige Druckmessung

Übergabeprotokoll
Bestandteil der Übergabe ist der Verlegungsbericht, auf welchem die wichtigsten Mitteilungen über Blutsubstitution, Beatmung, letzte Laborwerte sowie Hämodynamik, Nierenfunktion und Gefäßzugänge dokumentiert sind (s. S. 463).

4 Vorgehen bei Herz-Kreislauf-Insuffizienz nach extrakorporaler Zirkulation

Linksherzversagen

> ▶ *Merke:*
> Bei niedrigen arteriellen Drucken nach extrakorporaler Zirkulation ist zuerst zu überprüfen, ob die arterielle Druckmessung korrekt anzeigt. Insbesondere bei niedrigem peripherem Widerstand kann die Druckmessung in einer Arteria radialis falsch niedrige Werte anzeigen (gedämpfte Kurve, fehlende Inzisur).
> Eine Kontrolle des arteriellen Druckes kann über eine Messung in der Aorta ascendens oder über einen in den linken Vorhof vorgeschobenen linksatrialen Katheter erfolgen. Bei Druckdifferenz sollte zur weiteren Druckmessung die A. femoralis kanüliert werden.

Die Herzfunktion ist gegeben durch Vorlast, Nachlast, Kontraktilität und Herzfrequenz (und Herzrhythmus). Sind Vorlast (Füllungsdrucke, sichtbarer Füllungszustand des Herzens) und Herzfrequenz normal, so handelt es sich in der Mehrzahl der Fälle um eine eingeschränkte Kontraktilität und seltener um ein reines Nachlastproblem. Am Ende der EKZ befindet sich das Herz in einem Zustand nach globaler myokardialer Ischämie. In dieser Situation ist das Myokard oftmals nicht in der Lage, energetisch günstig zu arbeiten. Bringt eine Erhöhung der Dopamin-Dosis auf 10 µg/kg/min nicht rasch eine Besserung, wird auf Adrenalin 0,05-0,15 µg/kg/min umgestiegen. Häufig wird Adrenalin dann mit einem Phosphodiesterasehemmer kombiniert (z.B. Milrinon (Corotrop®, Dosierung siehe Tab. 3.5, S. 65).

Ist bei optimierter Kontraktilität das Herzzeitvolumen hoch (bzw. ist die beobachtete systolische Entleerung gut, wenn kein Pulmonalarterienkatheter vorhanden ist), die Füllung adäquat und der Blutdruck nieder, so ist eine Anhebung des erniedrigten peripheren Widerstandes indiziert. Dazu wird Noradrenalin (Arterenol®) 0,05–0,15 µg/kg/min infundiert.

Bei ausreichendem arteriellem Druck, aber ungenügendem Auswurf des Herzens, sollte ein Vasodilatator (Nitroglycerin) oder ein Phosphodiesterasehemmer infundiert werden. Läßt sich unter Ausschöpfung von Katecholaminen und Vasodilatatoren keine genügende linksventrikuläre Funktion erzielen, so wird vom Chirurgen eine intraaortale Ballonpumpe über die linke Arteria femoralis implantiert (verbesserte diastolische Koronarperfusion, systolische Entlastung durch Vergrößerung des Windkessels). Sind alle diese Maßnahmen nicht ausreichend, so kann über eine erneute Perfusionsphase (das heißt, zurück an die extrakorporale Zirkulation) versucht werden, eine Erholung des Myokards zu erreichen.

Rechtsherzversagen

Ein besonderes Problem stellt das Rechtherzversagen dar. Ursachen sind entweder ischämische Myokardschädigung oder Minderperfusion bei inkompletter oder unmöglicher Revaskularisierung, oder es handelt sich um ein Rechtsherzversagen durch Nachlasterhöhung (primäre pulmonale Hypertension, sekundäre pulmonale Hypertension durch Linksherzinsuffizienz). Typische hämodynamische Konstellationen sind hoher oder normaler ZVD bei niedrigem PCWP und normalem Pulmonalarteriendruck, oder der ZVD ist größer als der PCWP bzw. Linksvorhofdruck bei erhöhtem pulmonalarteriellem Druck.

Bei normaler linksventrikulärer Funktion versucht man, über einen erhöhten Perfusionsdruck (Noradrenalin [Arterenol®], evtl. intraaortale Ballonpumpe) und Vorlastminderung (Fußtieflage, Nitroglycerin) die rechtsventrikuläre Funktion zu verbessern. Ist die erhöhte Nachlast Ursache des Rechtsherzversagens, sind Vasodilatatoren und Phosphodiesterasehemmer indiziert. Eine Anhebung des pH-Wertes in den normalen bis leicht alkalischen Bereich sowie eine Senkung des PCO_2 kann eine pulmonale Vasokonstriktion reduzieren.

▶ *Merke:*
Bei hoher rechtventrikulärer Compliance kann auch bei „normalem" ZVD ein Rechtsherzversagen vorliegen – Kontraktionsablauf beobachten!

5 Spezielle Gesichtspunkte bei einzelnen Krankheitsbildern und Operationen

Koronare Herzkrankheit

Grundprinzip der Narkoseführung ist es, die myokardiale Sauerstoffversorgung aufrecht zu erhalten und jede Steigerung des myokardialen Sauerstoffverbrauches zu vermeiden. Die Hauptdeterminanten des O_2-Verbrauches sind Herzfrequenz, Kontraktilität und systolische Wandspannung. Die Sauerstoffversorgung des Herzens ist abhängig vom diastolischen Aortendruck.

Tachykardien (>90 Schläge/min), Blutdruckabfälle (MAD <65 mmHg) und Blutdruckanstiege (MAD >100 mmHg) sind zu vermeiden.

Bei stabilen Kreislaufverhältnissen wird den Patienten zur Verbesserung der Koronarperfusion intraoperativ routinemäßig Nitroglycerin 0,5–1 µg/kg/min infundiert.

▶ *Merke:*
Beim Koronarkranken ist unter Normofrequenz ein relevanter Blutdruckabfall (MAD <65 mmHg) meist problematischer als ein Blutdruckanstieg. Am ungünstigsten ist ein Blutdruckabfall in Kombination mit einer Tachykardie (>100/min).

Hauptstammstenose

Patienten mit einer Hauptstammstenose sind für den Anästhesisten Risikopatienten, da die Minderperfusion den gesamten linken Ventrikel betrifft. Eine Ischämie kann deshalb sehr schnell in einen kardiogenen Schock und Kammerflimmern münden. Eine Reanimation ist bei diesem Gefäßbefund nicht immer erfolgreich. Bei einer akut auftretenden Ischämie empfiehlt es sich deshalb, sofort den Chirurgen zu rufen und den Patienten so schnell wie möglich an die extrakorporale Zirkulation anzuschließen.

Mammaria interna Bypass

Neben aortokoronaren Venenbypässen (ACVB) wird häufig die linke Arteria mammaria interna (eigentlich: A. thoracica interna) zur Revaskularisation herangezogen (in der Regel für den Ramus interventricularis anterior). Die Präparation der Arterie dauert ca. 15- 30 Minuten und kann mit einem relevanten Blutverlust einhergehen.

Mitralklappenstenose

Durch die geringe Öffnungsfläche der Mitralklappe ist die Füllung des linken Ventrikels behindert. Der linke Ventrikel ist klein und weder an Druck- noch an Volumenbelastungen adaptiert. Der linke Vorhof ist durch die erhöhte Volumenbelastung vergrößert. Bei längerem Krankheitsverlauf besteht oftmals Vorhofflimmern. Die Füllung des linken Ventrikels ist entscheidend von der Dauer der Diastole und somit von der Herzfrequenz abhängig. Der langfristig erhöhte Druck im linken Vorhof führt zu einem Anstieg der pulmonalvenösen und pulmonalarteriellen Drücke. Eine schwere pulmonale Hypertension mit Überlastung des rechten Ventrikels und funktioneller Trikuspidalinsuffizienz kann daraus resultieren.

Oberstes Gebot der Narkoseführung ist eine adäquate Kontrolle der Herzfrequenz. Es wird empfohlen, die Digitalistherapie auch am Morgen des Operationstages fortzuführen. Perioperativ kann zur Frequenzkontrolle neben Digitalis vor allem auch der kurzwirksame Betablocker Esmolol (Brevibloc®) eingesetzt werden.

Wichtig ist ferner, die pulmonale Hypertension günstig zu beeinflussen. Eine gute Oxygenierung und Hyperventilation sind vorteilhaft, umgekehrt müssen Hypoxie und Azidose vermieden werden. Nicht angewandt werden sollte Lachgas.

Auf Grund einer langfristigen Diuretikatherapie wegen des erhöhten Flüssigkeitsgehaltes der Lungen sind diese Patienten oft deutlich hypovolämisch. Andererseits wird eine Kopftieflagerung (Trendelenburg Lagerung) wegen der zusätzlichen Stauung der apikalen Lungenpartien oft schlecht toleriert. Der limitierende Faktor für eine Volumenzufuhr ist der rechte Ventrikel. Bei einem relevanten Blutdruckabfall nach Narkoseeinleitung muß die Volumenzufuhr an die Leistungsfähigkeit des rechten Ventrikels angepaßt werden.

Nach Klappenersatz bestehen zwei Probleme. Einerseits muß der „untrainierte", kleine linke Ventrikel mit einem plötzlich vergrößerten Volumenangebot fertig werden. Andererseits wird der vorgeschädigte rechte Ventrikel durch die veränderte pulmonale Compliance nach EKZ zusätzlich belastet. Die Volumensubstitution muß deshalb auch nach Klappenersatz behutsam erfolgen. Die Füllungsdrücke beider Ventrikel müssen verfolgt werden, um zu sehen, welcher Ventrikel die kardiale Gesamtfunktion begrenzt.

Mitralklappeninsuffienz

Eine Insuffizienz der Mitralklappe führt zu einer reinen Volumenbelastung des linken Ventrikels. Die Druckentwicklung im linken Ventrikel ist gering, da die insuffiziente Mitralklappe als „Überdruckventil" fungiert. Die Compliance des linken Ventrikels ist hoch. Damit führt das vergrößerte enddiastolische Volumen nur zu einem geringen Anstieg des LVEDP. Das Schlagvolumen des linken Ventrikels ist erhöht, wobei der Fluß durch die Aortenklappe entscheidend vom peripheren Widerstand abhängig ist.

Der linke Vorhof ist beim chronischen Verlauf deutlich vergrößert. Der Anstieg des Druckes im linken Vorhof und damit in der pulmonalen Strombahn ist oftmals auf Grund einer sehr stark erhöhten Compliance des linken Vorhofes relativ gering. Abhängig vom Ausmaß der Regurgitation und vom zeitlichen Verlauf kann aber auch eine signifikante pulmonale Hypertension bestehen. Vor allem bei einer sich akut entwickelnden Mitralinsuffizienz kann die Regurgitation in den nicht vergrößerten Vorhof (geringe Compliance) zu raschen Druckanstiegen mit pulmonaler Stauung und akutem Rechtsherzversagen führen.

Ziel der Narkoseführung ist es, Anstiege des peripheren Widerstandes zu vermeiden. Die Gabe von Vasodilatatoren kann den Fluß über die Aortenklappe deutlich verbessern. Auf eine ausreichende Volumenzufuhr ist dabei zu achten. Die Gabe von Vasopressoren ist ungünstig.

Die Herzfrequenz sollte in der Narkose bei leicht tachykarden Werten (90–110 Schläge/min) liegen, um die prozentuale Regurgitation zu mindern. Als positiv inotrope Substanzen kommen vor allem Orciprenalin (Alupent®) und Dobutamin (Dobutrex®) in Frage.

Bei einer bestehenden pulmonalen Hypertension gelten die bei der Mitralstenose besprochenen Grundsätze: Vermeide Hypoxie, Hyperkapnie und Azidose!

Der Mitralklappenersatz nach Mitralinsuffizienz ist für den linken Ventrikel funktionell eine Nachlastzunahme, da das „Überdruckventil" wegfällt. Der periphere Widerstand muß niedrig gehalten werden, um den linken Ventrikel einer möglichst geringen Druckbelastung auszusetzen. Neben einem Vasodilatator (Nitroglycerin) ist oftmals die Gabe positiv inotroper Substanzen (Dopamin, Dobutamin) nötig.

Aortenklappenstenose

Die Aortenklappenstenose bewirkt eine reine Druckbelastung des linken Ventrikel. Es entsteht eine konzentrische Hypertrophie der Muskelmasse bei unverändertem intraventrikulärem Volumen. Die Compliance des linken Ventrikels ist drastisch reduziert. Die diastolische Füllung ist entscheidend von der Vorhofkontraktion (Sinusrhythmus) und von einem adäquaten intravasalen Volumenstatus abhängig.

Der hypertrophierte, druckbelastete linke Ventrikel reagiert empfindlich auf Ischämie. Der basale Sauerstoffbedarf ist erhöht, die koronare Perfusion ist reduziert und die Vaskularisation des Myokards ist im Verhältnis zur Masse inadäquat.

Es ist essentiell, daß der Sinusrhythmus in der Narkose erhalten bleibt. Vorhofflimmern, aber auch Knotenrhythmen können zur kardialen Dekompensation führen und müssen aggressiv behandelt werden (Kardioversion bei Vorhofflimmern). Vorsicht ist auch geboten bei Sinustachykardien wegen des erhöhten Sauerstoffbedarfes und bei ausgeprägten Sinusbradykardien wegen des stark reduzierten HZV auf Grund des eingeschränkten Schlagvolumens.

Blutdruckabfälle müssen rasch und suffizient behandelt werden. Es empfiehlt sich, primär einen Vasopressor einzusetzen (Noradrenalin 4–8 µg bolusweise). Auf eine ausreichende Flüssigkeitszufuhr ist zu achten.

> *Merke:*
> Der Sinusrhythmus muß bei Aortenstenosen unbedingt erhalten bleiben. Vorsicht beim Legen zentralvenöser Katheter.

Nach Klappenersatz bieten diese Patienten meist wenig Probleme, da der Klappenersatz zu einer akuten Entlastung des linken Ventrikels bei gleichzeitig dramatisch verbesserter myokardialer und peripherer Durchblutung führt. Katecholamine sind oftmals nicht notwendig. Bei stark erniedrigtem peripherem Widerstand ist in der frühen postoperativen Phase gelegentlich die Gabe eines Vasopressors (Noradrenalin) nötig, um einen adäquaten Perfusionsdruck zu erzielen.

Aortenklappeninsuffizienz

Bei Aortenklappeninsuffizienz besteht eine Volumenbelastung des linken Ventrikels durch die Regurgitation aus der Aorta. Der Umfang des Rückstromes ist abhängig vom Ausmaß der Klappeninsuffizienz, vom diastolischen Druckgradienten zwischen Aorta und linkem Ventrikel und von der prozentualen Diastolendauer, die wiederum mit der Herzfrequenz korreliert. Die Volumenbelastung des linken Ventrikel führt zu einer Zunahme des Kammervolumens und der Muskelmasse (exzentrische Hypertrophie). Die Sauerstoffbilanz des Myokards ist bei der exzentrischen Hypertrophie günstiger als bei der konzentrischen (Aortenstenose). Bei chronischen Verläufen ist der Anstieg des LVEDP auf Grund der hohen Compliance des dilatierten Ventrikels relativ gering. Die plötzliche Volumenbelastung bei der akuten Aortenklappeninsuffizienz führt zu einem raschen Anstieg des LVEDP und oft zu einem schweren Linksherzversagen.

Die Narkoseführung sollte Bradykardien und Anstiege des peripheren Widerstandes vermeiden, um eine ausreichende Perfusion der Peripherie zu gewährleisten und um eine Überdehnung des linken Ventrikels zu verhindern. Ein Anstieg der Herzfrequenz kann die Ventrikelgröße reduzieren und den diastolischen Aortendruck anheben. Bei der Gabe von Vasodilatantien ist auf ein adäquates Preload zu achten.

Der Klappenersatz führt zu einer akuten Volumenentlastung des linken Ventrikel bei gleichzeitig verbesserter myokardialer Sauerstoffbilanz.

> ▶ *Merke:*
> Herzfrequenz bei insuffizienten Herzklappen eher hoch halten (>70 Schläge/min), bei stenosierten Herzklappen eher niedrig (< 70 Schläge/min). Bei kombinierten Vitien führende Komponente beachten.

Vorhofseptumdefekt (ASD)

Es besteht ein Links-Rechts-Shunt auf Vorhofebene. Die Lungendurchblutung ist vermehrt, rechter Vorhof und rechter Ventrikel aufgrund der Volumenbelastung (und Druckbelastung) dilatiert. Die Patienten neigen aufgrund der Vorhofüberdehnung zu supraventrikulären Arrhythmien.

Der Vorhofseptumdefekt wird am fibrillierenden Herzen verschlossen (meist Direktnaht, gelegentlich Patch).

Nach Defektverschluß ist zu beachten, daß der dilatierte rechte Ventrikel relativ niedrige Füllungsdrücke benötigt, um ein ausreichendes Schlagvolumen zu fördern. Ein „normaler" ZVD kann deshalb schon eine Volumenüberladung anzeigen. Das Neuauftreten von supraventrikulären Arrhythmien kann Zeichen der Vorhofüberdehnung sein. Die Volumensubstitution sollte sich deshalb besser an der sichtbaren Füllung des Herzens und am arteriellen Blutdruck als am ZVD orientieren.

Implantation eines automatic implantable cardioverter defibrillator (AICD)

Patienten, die zu einer Implantation eines AICD anstehen, sind kardial häufig nur grenzwertig kompensiert mit schlechter Ventrikelfunktion (NYHA III). Nicht selten sind diese Patienten im Rahmen schwerer ventrikulärer Rhythmusstörungen reanimiert worden. Häufig nehmen die Patienten hochdosiert antiarrhythmische Medikamente ein. Die kardiale Grunderkrankung ist oft eine ischämische/dilatative Kardiomyopathie oder ein Ventrikelaneurysma. Die präoperative Abklärung entspricht der eines Patienten zu herzchirurgischen Eingriffen.

Die Antiarrhythmika sollen, in Absprache mit dem Operateur, auch am Morgen des OP-Tages verordnet werden.

Monitoring

Zusätzlich zum Standardmonitoring wird obligat eine invasive Blutdruckmessung und ein einlumiger, nur bei sehr instabilen Patienten ein mehrlumiger, zentralvenöser Zugang angelegt. Die Relevanz von Meßwerten eines Pulmonalarterienkatheters muß gegen das Infektionsrisiko für die transvenöse Sonde des AICD abgewogen werden. Ein Dauerkatheter wird nur bei spezieller Indikation eingelegt.

Vorgehen

Es wird eine balanzierte Anästhesie mit Fentanyl (Alfentanil)/Midazolam/Lachgas/volatilem Anästhetikum unter Relaxation mit Vecuronium durchgeführt, so daß der Patient am Ende des ca. 45 min dauernden Eingriffs extubiert werden kann.

Unmittelbar vor Einleitung werden in Absprache mit dem Operateur 2 Defibrillations-Klebeelektroden (Fast-Patch®) befestigt und mit dem Defibrillator verbunden. Dieser muß eine gute EKG-Ableitung registrieren (Funktionskontrolle!).

Üblicherweise werden die Defibrillationselektroden des AICD transvenös über die linke Vena subclavia eingeschwemmt. Die Funktionsfähigkeit der Elektroden wird durch Auslösen von Kammerflattern/-flimmern und anschließendes Defibrillieren getestet. Zuvor werden 5.000 IE Heparin i.v. gegeben. FiO_2 wird auf 1,0 erhöht und die Dosis des volatilen Anästhetikums reduziert. Mit Beginn der ausgelösten Arrhythmie muß der externe Defibrillator mit 360 Ws geladen werden. Falls der interne Schock nicht erfolgreich war, wird in Absprache mit dem Operateur sofort extern defibrilliert. Nach Einsetzen des Aggregates wird die Funktionsfähigkeit des Gesamtsystems in gleicher Weise getestet. Dies bedeutet, daß bei problemloser Implantation der Patient zwei Kreislaufstillstände von ca. 30 s Dauer erleidet!

Am Ende der Operation muß der Aktivitätszustand ein/aus und die Funktionsgrenzwerte auf dem Narkoseprotokoll vermerkt werden, z.B. Schock 25 Ws intern, Trigger bei 170 Schlägen/min, Postschock-Pacing 40 Schläge/min.

Falls über die transvenösen Sonden kein befriedigendes Defibrillationsergebnis zu erzielen ist, können alternativ auch epikardiale Elektroden via linkslateraler Thorakotomie oder Sternotomie aufgenäht werden. Diese Patienten werden intubiert und beatmet auf die Intensivstation verlegt.

Allgemeines zu Notfalloperationen in der Herzchirurgie

Zumindest die mündliche Information über eine durchgeführte Herzkatheteruntersuchung sollte vorliegen, um die aktuelle Situation einschätzen zu können. Im Vorfeld das geplante operative Vorgehen mit dem zuständigen Herzchirurgen besprechen. Nüchternheit, Dauermedikationen, relevante Begleiterkrankungen (Lunge, Niere, Stoffwechsel, ZNS, Allergien) und ernsthafte Probleme bei früheren Narkosen sollten – sofern Zeit ist – kurz erfragt werden.

Von der Herzkatheteruntersuchung liegende arterielle Kanüle (meist in der Leiste) zur Druckmessung verwenden.

▶ *Merke:*
Je schlechter der kardiale Zustand des Patienten, desto rascher Entlastung des Herzens durch extrakorporale Zirkulation nötig. In Extremsituationen (Reanimation) keine Zeit durch aufwendige arterielle und venöse Kanülierungen verlieren.

Narkosebeginn möglichst im Operationssaal bei bereitstehendem OP-Team.

Bei nicht nüchternem Patienten rasche Narkoseeinleitung mit folgenden Medikamenten:
- Präkurarisierung mit Pancuronium oder Vecuronium (Norcuron®) 1–2 mg
- Präoxygenierung
- Analgesie mit Fentanyl 5–10 µg/kg
- Hypnose mit Etomidate 0,2–0,3 mg/kg
- Relaxierung mit Succinylcholin 1–1,5 mg/kg

Nach Intubation Vertiefung der Narkose mit Fentanyl und Rohypnol nach klinischen Erfordernissen. Relaxierung mit Pancuronium. Beatmung im Zweifelsfalle mit 100 % Sauerstoff.

Gerinnungsstatus des Patienten vor systemischer Heparinisierung und EKZ bestimmen, um entsprechende Substitution für die Phase nach der EKZ rechtzeitig vorbereiten zu können.

Perikardtamponade

Die Perikardtamponade führt zu einer Behinderung der diastolischen Ventrikelfüllung. Das Ventrikelvolumen und das Schlagvolumen sind reduziert, die Herzfrequenz steigt kompensatorisch an. Der arterielle Blutdruck ist bei gesteigertem peripherem Widerstand erniedrigt, der Venendruck erhöht.

Die Narkoseeinleitung bei schwerer Peridardtamponade ist äußerst problematisch. Ein Abfall des Preload durch die Narkosemedikamente oder die Beatmung können die Ventrikelauswurfleistung so stark vermindern, daß es zum akuten Herz-Kreislauf-Stillstand kommt.

Vorgehen. Sofern es der Zustand des Patienten noch zuläßt, sollten eine arterielle Druckmessung und ein zentraler Venenkatheter vor Narkoseeinleitung gelegt werden.

Die Narkose wird im Operationssaal in Anwesenheit des fertig gewaschenen OP-Teams mit Ketamin (Ketanest®) eingeleitet (Ketamin hält den peripheren Widerstand aufrecht).

Die Entlastungsoperation sollte nach Intubation möglichst bald beginnen.

Notizen:

Notizen:

Notizen:

Kapitel 29

Anästhesie und Herzschrittmacher

1 Allgemeine Vorbemerkungen

Das kardiale Risiko und damit das Anästhesierisiko ist bei diesen Patienten deutlich erhöht, da sich die Indikation für die Implantation eines Schrittmachers oder eines Defibrillatorsystems aus einer – anders nicht therapierbaren – kardialen Grunderkrankung ergibt.

Ein erhöhtes Risiko von Rhythmusstörungen (Cave: Kammerflimmern) besteht vor allem bei Narkoseein- und -ausleitung, sowie bei jeglicher Manipulation an den endokardialen Elektroden.

Elektromagnetische Interferenzen durch die intraoperative Diathermie können zu gravierenden Fehlfunktionen der implantierten Geräte führen.

2 Anästhesie zur Schrittmacherimplantation

Indikationen

- AV- Block III °
- AV- Block II ° Typ Mobitz
- Sick- Sinus- Syndrom mit klinischer Symptomatik
- Karotis- Sinus- Syndrom mit klinischer Symptomatik
- Bradyarrhythmie bei Vorhofflimmern (VF) mit klinischer Symptomatik
- bifaszikulärer Block mit klinischer Symptomatik
    - Rechtsschenkelblock plus linksposteriorer Hemiblock
    - Rechtsschenkelblock plus linksanteriorer Hemiblock
    - Linksschenkelblock
      (Indikation für passageren Schrittmacher s. S. 137)

Technik

Nach Hautschnitt Direktpunktion des Gefäßes und Elektrodenapplikation mit Seldinger-Technik oder Freilegung des Gefäßes und Elektrodenapplikation durch Venotomie. Elektrodenplazierung unter Durchleuchtung im rechten Vorhof und/oder im rechten Ventrikel je nach System.

Komplikationen

intraoperativ
- Luftembolie bei V. jug. int. Zugang
- Pneumothorax
- Myokardperforation

postoperativ
- frühzeitige Dislokation der Elektrode

Präoperatives Vorgehen

- aktuelle Laborwerte (Serumkalium ?)
- bei Bedarf passageren Schrittmacher legen (s. S. 137)
- Vorbereiten eines Set von Antiarrhythmika
    - Atropin 0,5 mg
    - Orciprenalin (Alupent®) 0,5 mg
    - Lidocain (Xylocain®) 2%ig 100 mg
- externe Defibrillatoreinheit bereitstellen und überprüfen
- Überprüfung des passageren SM (Sensing, Pacing)
    - Reduktion der Stimulationsfrequenz des passageren SM unter die intrinsische Frequenz des Patienten: Eigenrhythmus?
    - Erhöhung der Stimulationsfrequenz des passageren SM über die Eigenfrequenz des Patienten: SM-Impulse beantwortet?

Intraoperatives Vorgehen

Anästhesie
- Lokalanästhesie oder
- jede Form der Allgemeinanästhesie (empfohlen: Inhalationsanästhesie)

Monitoring
- EKG (entstört, mit Darstellung des SM-Impulses)
- Blutdruck, ggf. invasiv
- Pulsoximetrie
- den der Schrittmacher-Implantationsstelle gegenüberliegenden Arm für i.v.-Zugang verwenden

Postoperatives Vorgehen

- Ruhiglagerung des Patienten wegen Gefahr der Elektrodendislokation
- passageren Schrittmacher auf Demand-Stimulationsfrequenz 40/min einstellen
- Kontrolle und Ausgleich der Serumelektrolyte (Kalium!)

3 Anästhesie bei Patienten mit Schrittmacher

Präoperatives Vorgehen

- aktuelle Laborwerte (Serumkalium im Normbereich!)
- Röntgen-Thorax (Sondenlage) und EKG
- Schrittmachereinstellungen und letzte Schrittmacherkontrolle? (Schrittmacher Paß!)
- falls Schrittmacherkontrolle mehr als ein Jahr zurückliegt aktuelle Kontrolle
- EKG unter Magnetauflage zur Bestimmung der genauen Magnetfrequenz
- Aufklärung und Prämedikation in üblicher Weise

Intraoperatives Vorgehen

Anästhesie
- Wahl des Narkoseverfahrens nach Operation und Zustand des Patienten
- Bereithalten eines Magneten

Monitoring
- EKG
- Pulsoximetrie

- Blutdruck
- invasives Monitoring (arterielle Druckmessung, ZVK) je nach Zustand des Patienten und Umfang der Operation
- Kanülierung zentraler Venen nur auf der dem SM-System gegenüberliegenden Seite

Probleme/Komplikationen

- Hemmung des Schrittmachers durch Succinyl-induzierte Muskelfaszikulationen
- Beeinflussung der Reizschwelle des Schrittmachers durch Hypo- oder Hyperkalämie
- Ein Volumenmangel ist wegen des fehlenden Frequenzanstiegs leicht zu übersehen
- Direkter Störeinfluß (Schrittmachersystem liegt in einem durch direkten Kontakt des Patienten mit einer Störquelle erzeugten Stromkreis): Elektrokauter, Resektoskope zur TUR-Prostata/Blase
- eventuell Störung der Sensing-Funktion bei Demand-Schrittmacher
  - Schrittmacher interpretiert Kauterimpuls als Herzaktion und stellt Tätigkeit ein (Inhibition)
  - Kauterimpuls wird als Störsignal interpretiert, Demand-Schrittmacher stellt auf Fixfrequenz um (Gefahren s.u.)
- Durch Auflage eines Magneten (steril eingeschweißt) kann der Demand-SM auf fixfrequente Stimulation umgeschaltet werden

▶ *Beachte:*
Gefahren bei Magnetauflage
Wettstreit zwischen Schrittmacher-induzierten und spontanen Herzaktionen (Parasystolie) mit Abfall des Herzzeitvolumens, Auslösen von Kammerflimmern durch Einfallen der Schrittmacherimpulse in vulnerable Phase (selten).

- Überspringen der Schutzdioden des Schrittmachers, Folge: Elektrodenkabel führt als niederohmiger Leiter zum Herzen mit Gefahr von Kammerflimmern und myokardialen Verbrennungen
- indirekter Störeinfluß (Einwirkung elektromagnetischer Felder auf den Schrittmacher ohne direkten Kontakt des Patienten mit Störquelle): Gefahr der Umprogrammierung bei neuen Schrittmachertypen

> *Merke:*
> – Bei Schrittmacher- Patienten wenn möglich keine unipolare,
>   sondern bipolare Koagulation
> – Elektroschocktherapie: Abschirmung des Schrittmachers durch
>   Magneten

Zusätzliche Risiken bei externem passagerem Schrittmacher (bipolar)
Gefahr von Kammerflimmern durch Kriechströme bei Kontakt der nicht-
isolierten Schrittmacher-Elektroden mit netzbetriebenen Geräten (Moni-
tore, OP-Tische, Elektrokauter) über den Patienten, Personal oder nasse
OP-Tücher. Daher Elektroden des passageren SM vor Berührung schützen
– Umwickeln des Schrittmachers mit Kompressen
– Festkleben des Schrittmachers auf der Haut entfernt von elektrischem
  Gerät
– Umhüllen des Schrittmachers mit chirurgischem Handschuh (Isolator)

4 Spezielle Eingriffe bei Patienten mit Schrittmacher

Vorgehen bei TUR-Prostata/Blase

– Indifferente Elektrode so weit wie möglich vom Schrittmacher entfernt
  und so nah wie möglich am OP-Situs
– Dauer des Kauterns auf < 5 s in 10 s-Intervallen beschränken
– Magneten bereithalten (bei Auflage auf den SM: Fixfrequenz)

Defibrillation/Herzdruckmassage bei Patienten mit Schrittmacher

– Paddel entfernt vom Schrittmachersystem plazieren
– Durch externe Herzmassage sind Elektrodendislokation oder Elektro-
  denbruch möglich

> Nach allen Maßnahmen Schrittmacherkontrolle!

5 Anästhesie bei Patienten mit implantiertem AICD

Die Grundsätze bei der anästhesiologischen Versorgung von Patienten mit
AICD entsprechen denen für Patienten mit Schrittmacher (s. S. 481) und
denen für die Implantation des AICD (s. S. 472).

Präoperative Maßnahmen

- aktuelle Laborwerte (Serumkalium?)
- Röntgen- Thorax (Sondenlage) und EKG
- aktuelle Funktionsüberprüfung durch Kardiologen mit Befundbericht
    - Triggerfrequenz
    - Pacingfrequenz
    - Systemtyp
    - Höhe der Schockenergie

Intraoperative Maßnahmen

Vorbereitungen
- AICD ausgeschaltet
- Patienten daher kontinuierlich überwachen (Monitor)
- Bereithalten eines steril eingeschweißten Magneten und eines externen
  Defibrillators unmittelbar in Patientennähe

Anästhesie
- Wahl des Narkoseverfahrens nach kardialer Grunderkrankung, Zustand
  des Patienten und Umfang der Operation

Monitoring
- in jeder Phase der Betreuung Monitorüberwachung und Defibrillator
  bereit halten
- EKG
- Pulsoximetrie
- dem Eingriff und dem Zustand des Patienten entsprechend invasives
  Monitoring:
    - zentraler Zugang auf der dem AICD-System gegenüberliegenden
      Seite (Abwägen des Infektionsrisikos für die transvenös liegenden
      Sonde, im Zweifelsfall zuständigen Oberarzt hinzuziehen)
    - arterielle Druckmessung A. radialis

Probleme/Komplikationen

- Bei epikardial aufgenähten Elektroden ist mit einem höherem Energiebedarf für die Kardioversion/Defibrillation von extern zu rechnen.
- Die Paddels sollten entgegengesetzt zu den implantierten Elektroden und fern vom AICD-Aggregat angepresst werden (event. anterior-posterior oder lateral links-rechts am Thorax)
- Es sollte ausschließlich ein bipolarer Kauter verwendet und die Energieabgabe des Kauters auf unter 5 s begrenzt werden, da das Erkennen einer Rhythmusstörung durch den AICD mindestens 5 s dauert (falls AICD nicht ausgeschaltet ist).
- Falls der Patient einen Schrittmacher benötigt, sollte ausschließlich ein bipolares Gerät eingesetzt werden.

Notizen:

Notizen:

Notizen:

Kapitel 30

Anästhesie in der HNO-Heilkunde

1 Allgemeine Vorbemerkungen

- Grundsätzlich ist jede Form der Allgemeinanästhesie geeignet.
- Bei den meist relativ kurzen Eingriffen sollte man die Indikation zur Neuroleptanästhesie (auch in modifizierter Form) jedoch eng stellen, da eine entsprechend lange postoperative Überwachung notwendig wird (s. S. 714). Dies kann bei vielen, kurzen Eingriffen hintereinander zu Engpässen in der Kapazität des Aufwachraumes führen. Falls eine Neuroleptanästhesie notwendig ist, sollte eine postoperative Überwachung auf der Intensivstation erwogen werden.
- Um die Sekretion von Speichel zu mindern, erhalten alle Patienten Atropin (0,5 mg i.v.), bei Kontraindikationen gegen Atropin Glykopyrroniumbromid (Robinul®) 0,1–0,2 mg (= 1/2–1 Ampulle)
- Die Relaxierung wird entsprechend der Dauer des Eingriffs durchgeführt
    - Vecuronium (Norcuron®) 1–1,5 mg Präkurarisierung, 2,5–3 mg nach Intubation, bei langen Eingriffen Repetition nach Relaxometrie (s. S. 111)
    - Succinyltropf (s. S. 53) bei kurzer OP- Dauer und Bedarf einer kompletten Relaxierung
- Bei vielen Eingriffen ist eine tiefe Narkose mit vollständiger Relaxierung bis zum Ende des Eingriffs erforderlich, wobei es vor allem darauf ankommt, daß der Patient nicht schluckt.

Sicherung der Atemwege

- Der Sicherung des Luftweges und der Überwachung der Beatmung kommt eine besondere Bedeutung zu, da der Kopfbereich während der meisten operativen Eingriffe weitgehend unzugänglich ist.
- Dies erfordert besondere Aufmerksamkeit bei der Tubusfixierung und eine besonders enge Kooperation und Absprache mit dem Operateur bezüglich Lagerung, Herausleitung des Trachealtubus und über das Vorgehen während des Eingriffes.

Intubationsprobleme

- Patienten mit Tumoren im HNO-Bereich können, besonders wenn sie vorbestrahlt oder voroperiert sind, schwierig zu intubieren sein
  - eingeschränkte Mundöffnung!
  - erschwerte Einstellung!
  - Sichtbehinderung!
  - Blutungsgefahr!
- Auch bei allen Erkrankungen und Operationen im Bereich von Nase, Pharynx oder Larynx besteht eine erhöhte Gefahr von Einengung und Verlegung der Atemwege durch Entzündung, Weichteilschwellung, Tumormassen, Aspiration von Blutkoageln, Laryngospasmus, Nasentamponade, Überschlucken, Borkenbildung etc. Oft ist Vorausplanung nötig, um einen sicheren Atemweg zu erhalten (vgl. S. 229).

▶ *Merke:*
Der aktuelle präoperative HNO-Spiegelbefund muß dem Anästhesisten bekannt sein.

Intraoperative Besonderheiten

Operation

- Der intraoperative Blutverlust ist in der Regel gering. Andererseits ist im Nasen- und Rachenraum eine vollständige Blutstillung häufig nicht möglich. Bestehende Sickerblutungen bedeuten postoperativ eine Aspirationsgefahr und können Auslöser für einen Laryngospasmus nach der Extubation sein.

- Bei Nasen- und Ohroperationen wird durch den Operateur häufig eine Lokalanästhesie (mit Adrenalin 1:200 000) des OP-Gebietes durchgeführt, wodurch eine geringere Narkosetiefe erforderlich ist.

Tubus
- Der Standardtubus für alle nicht oralen Eingriffe ist ein normaler Super-Safety-Tubus.
- Für enorale Eingriffe und Eingriffe am Kehlkopf werden Woodbridge-Tuben benutzt.
- Die Fixierung und Ausleitung des Tubus aus dem Mund erfolgt
    - grundsätzlich auf der Gegenseite zum Operationsgebiet
    - in der Mitte bei Adenotomie und Tonsillektomie
    - im linken Mundwinkel bei allen Naseneingriffen, Ösophagoskopie, Stütze
- Die Tuben werden sorgfältig mit Heftpflaster verklebt; insbesondere muß die Verbindung Tubus-Beatmungsschläuche mit einem breiten Pflaster gesichert werden.
- Abweichend von normalen Tubusgrößen bei Erwachsenen werden für Eingriffe am Kehlkopf 26er oder 28er Tuben, für die UPPP (Uvulo-palatino-pharyngeale Plastik) grundsätzlich 30er Woodbridge-Tuben verwendet.

Augensalbe und Verklebung der Augenlider
- grundsätzliche Maßnahme bei allen HNO-Operationen
- einzige Ausnahme ist die Siebbeinzellenausräumung (intraoperativ Beobachtung der Okulomotorius-Funktion durch den Operateur)

Extubation
- Nach Eingriffen im Nasen-Rachen-Raum ist zur Prophylaxe eines Laryngospasmus eine Überdruck-Extubation günstig
    - nach Wiederkehren von Spontanatmung und Schutzreflexen, nach Absaugen der Mundhöhle und dreiminütiger Oxygenation zur Verhinderung einer Rediffusionshypoxie Extubation bei gleichzeitigem Druck auf den Atembeutel (Überdruckventil geschlossen, Druck etwa 20 mbar)
- bei Sickerblutung Seitenlage des Patienten noch auf dem OP-Tisch

Kinder im HNO-OP
- Prämedikationsvisite nach gängigen Richtlinien (s. S. 520)
- bei ambulanten Kindern präoperativ aktuellen Gesundheitszustand überprüfen

- nach Legen des i.v.-Zuganges im OP Narkoseeinleitung mit Thiopental (Trapanal®) bzw. Ketamin (Ketanest®) und Atropin (s. S. 528)
- alternativ Maskeneinleitung (s. S. 527)

▶ *Merke:* Immer vor Intubation venöser Zugang

- Für enorale Eingriffe bei Kindern werden nicht blockbare Spiraltuben verwendet.
- Die Tuben können beim Lagern des Kopfes durch den Operateur und beim Einführen und Entfernen des Boyle-Davis-Spatels leicht aus der Trachea herausrutschen, tiefergleiten oder abgedrückt werden, so daß eine einseitige Intubation vorliegen oder eine Beatmung nur erschwert möglich sein kann. Wichtig sind deshalb:
  - die sorgfältige Überprüfung des Atemgeräusches nach Tubusfixierung;
  - die kontinuierliche intraoperative Überwachung mittels präkordialem Stethoskop
- Für alle Eingriffe an Gesicht, Hals und Ohr sowie für alle endonasalen Eingriffe werden die Kinder mit den gewohnten Portex-Tuben intubiert. Für spezielle Eingriffe im Larynxbereich bei Kindern stehen blockbare Super-Safety-Tuben mit Innendurchmesser 3, 4, 5 und 6 mm zur Verfügung.
- Zur Extubation müssen die Kinder wach sein sowie Schlucken und Husten können, da durch Blut und Speichel postoperativ leicht Probleme mit dem Freihalten der Atemwege auftreten können.

Besonderheiten bei Patienten mit obstruktivem Schlafapnoesyndrom

- Verminderung des Muskeltonus infolge Schlaf, Sedierung oder Narkoseeinleitung führt bei diesen Patienten mit pathologisch instabilen oberen Atemwegen zu einem Zurücksinken des weichen Gaumens und der Zunge sowie zu einem Kollaps der seitlichen Hypopharynxwände während der Inspiration.
- Als Folge der Apnoephasen mit Hyperkapnie und Hypoxie können ein Cor pulmonale, eine Hypertonie oder Arrythmien auftreten.

▶ *Merke:*
Keine Prämedikation mit Benzodiazepinen, Opiaten oder Neuroleptika!

- Schlafapnoiker haben die UPPP, nicht als einzige OP sondern kommen häufig auch zur TE, AT, Septum-OP oder Konchotomie.
- Patienten mit Schlafapnoesyndrom müssen postoperativ zur Überwachung auf Intensivstation

Postoperatives Vorgehen

- Da oft intraoperativ keine komplette Blutstillung möglich ist: auf Sikkerblutungen achten!
- Blutansammlungen im Hypopharynx können zu Atemwegsverlegung und stiller Aspiration führen, Prophylaxe:
    - späte Extubation des wachen Patienten
    - Oberkörperhochlagerung
    - bei Kindern Flachlagerung in Seiten- oder Bauchlage
- extreme Blutdruckanstiege möglichst vermeiden (Nachblutungsgefahr!)

2 Eingriffe von außen

Neck-dissection

Indikation
- in die Halslymphknoten metastasierendes Larynx- und Hypopharynxkarzinom

Technik
Zusammen mit dem Primärtumor werden bei der *kurativen Neck-dissection* das die gesamten Lymphgefäße und -knoten enthaltende Gewebe am Hals entfernt, d.h. V. jugularis int., M. sternocleidomastoideus und das Fettgewebe bis zum Vorderrand des M. trapezius einschließlich des N. accessorius. Erhalten bleiben A. carotis und N. vagus.

Bei der *funktionellen Neck-dissection* werden die Muskulatur und die V. jugularis int. geschont.

Anästhesie
- Inhalationsanästhesie mit Intubation
- lange Operationsdauer, unter Umständen großer Blutverlust möglich

- PEEP (5 cm H$_2$O) indiziert wegen möglicher Eröffnung großer Venen
- postoperative Überwachung auf der Intensivstation, eventuell Nachbeatmung

Laryngektomie

Indikation
- Larynxkarzinom

Technik
Der Kehlkopf wird vom Hypopharynx und der oberen Trachea abgesetzt. Der Trachealstumpf wird als Tracheostoma in die Haut eingenäht, das Pharyngostoma verschlossen. Dadurch kommt es zur kompletten Trennung von Luft- und Speiseweg. Dies beinhaltet auch den Verlust der Bauchpresse durch fehlenden Glottisschluß, den Verlust der Nasenatmung und des Riechvermögens. Als Ersatzsprache kann die sogenannte Rülpssprache erlernt werden.

Handelt es sich lediglich um ein isoliertes, streng einseitiges Stimmbandkarzinom mit vollständig erhaltener Stimmbandbeweglichkeit, so wird die *Laser-Chordektomie* (Exzision des Stimmbands und des M. vocalis) durchgeführt. Anstelle des Stimmbands bildet sich eine straffe Narbe mit brauchbarer Stimme.

Anästhesie
- Inhalationsanästhesie mit Intubation und Relaxierung
- Zunächst Tubus bis dicht an die Carina einführen (Auskultationskontrolle), nach Tracheotomie Umintubation auf U-Tubus (Rüsch, Laryngoflex).
- Vor Verlegung auf die Intensivstation möglichst Trachealkanüle (Rügheimer) vom Operateur einlegen lassen.

Parotidektomie

Indikation
- Adenome (meist pleomorphe Adenome) und Karzinome der Glandula parotis.

Technik
Die Drüse wird vollständig unter Schonung des N. facialis exstirpiert. Der N. facialis wird am Foramen stylomastoideum aufgesucht und mit seinen Ästen durch die Drüse hindurch präpariert.

Anästhesie

- Inhalationsanästhesie mit Intubation
- Keine Relaxierung, damit der Operateur intraoperativ die Funktion des N. facialis kontrollieren kann.

Parazentese und Paukenröhrchen

Indikation

- Otitis media

Technik

Schnitt im vorderen oder hinteren unteren Trommelfellquadranten (nicht im hinteren oberen Quadranten wegen der Gefahr einer Gehörknöchelchenluxation) und Einlegen eines Röhrchens zum Sekretabfluß.

Anästhesie

- In Maskennarkose möglich (im Zweifelsfall aber Intubation)

Tympanoplastik

Indikation

- Hörverbesserung bei Schalleitungsschwerhörigkeit infolge chronischer epitympanaler Otitis media oder Cholesteatom. Voraussetzung für eine Hörverbesserung ist ein funktionstüchtiges Innenohr.

Technik

Besteht lediglich ein Trommelfelldefekt bei erhaltener schwingungsfähiger Gehörknöchelchenkette wird eine Trommelfellplastik (*Myringoplastik*) durchgeführt. Nach operativer Behandlung der chronischen Knocheneiterung und nach Entfernung des Cholesteatoms kann bei defekter Gehörknöchelchenkette ein Wiederaufbau der Kette mittels Kunststoff- oder Keramiktransplantaten erfolgen.

Anästhesie

- Inhalationsanästhesie mit Intubation und Relaxierung
- gute Relaxation
- Wegen des zirkulären Kopfverbandes nach Operationsende Narkose lange genug aufrechterhalten.

Stapesplastik

Indikation
- Otosklerose mit Fixierung des Steigbügels

Technik
Resektion des gesamten Stapes einschließlich der Fußplatte und Ersatz durch einen Drahtbügel, der am Amboßschenkel fixiert wird.

Anästhesie
- Inhalationsanästhesie mit Intubation und Relaxierung
- gute Relaxation
- Wegen des zirkulären Kopfverbandes nach Operationsende Narkose lange genug aufrechterhalten.

3 Endonasale Eingriffe

Konchotomie

Indikation
- Behinderte Nasenatmung infolge Muschelhyperplasie

Technik
endonasale Abtragung der Nasenmuscheln

Anästhesie
- Inhalationsanästhesie mit Intubation und Relaxierung
- Bei Normotonikern sollte während der Operation, v.a. bei Osteotomien, der systolische Druck zwischen 90 und 100 mm Hg liegen, bei Hypertonikern um 30 % unterhalb des Ausgangswertes, um den Blutverlust und die Ödemneigung postoperativ zu vermindern.

Septumplastik

Indikation
- Septumdeviation mit behinderter Nasenatmung und Beeinträchtigung des Riechvermögens.

Technik
Die Knorpelplatte des Septums wird vom knöchernen Nasenboden gelöst und durch Knorpeleinschnitte spannungsfrei in die Mittellinie gebracht. Evtl. zu entfernende Knorpelanteile werden später replantiert.

Anästhesie

- Inhalationsanästhesie mit Intubation und Relaxierung
- Bei Normotonikern sollte während der Operation, v.a. bei Osteotomien, der systolische Druck zwischen 90 und 100 mm Hg liegen, bei Hypertonikern um 30 % unterhalb des Ausgangswertes, um den Blutverlust und die Ödemneigung postoperativ zu vermindern.

Funktionelle Rhinoplastik

Indikation

- Angeborene oder nach Traumen oder spezifischen Entzündungen erworbene Formfehler der Nase, nicht selten mit behinderter Nasenatmung.

Technik

Korrektur sowohl der knorpeligen als auch der knöchernen Anteile der Nase, Höckerentfernung, Anhebung der Nasenspitze, Flügelknorpelplastik etc. .

Anästhesie

- Inhalationsanästhesie mit Intubation und Relaxierung
- Bei Normotonikern sollte während der Operation, v.a. bei Osteotomien, der systolische Druck zwischen 90 und 100 mm Hg liegen, bei Hypertonikern um 30 % unterhalb des Ausgangswertes, um den Blutverlust und die Ödemneigung postoperativ zu vermindern.

Endonasale Kieferhöhlen-, Siebbein- und Stirnhöhlenausräumung

Indikation

- In den Nebenhöhlen bildet sich polypöse Schleimhaut, die durch die Ostien in die Nasenhaupthöhle vorwächst. Folge der Polyposis nasi ist oft die völlige Verlegung der Nasenatmung mit einer chronischen Otitis media und evtl. einem Cholesteatom als Komplikation. Handelt es sich um die eitrige Form der Sinusitis, kommt es v.a. im Liegen zum Abfluß von Eiter in den Rachen.

Technik

Ausräumung der Schleimhaut aus der Nebenhöhle und Schaffen einer breiten Dauerverbindung zur Nasenhaupthöhle.

- Kieferhöhle: Der endonasale Zugang wird unter der unteren Muschel im unteren Nasengang angelegt. Kann über diesen Zugang die Kieferhöhle nicht suffizient entlastet werden, wird die Radikaloperation nach *Caldwell-Luc* über einen Schleimhautschnitt in der Umschlagfalte im Mundvorhof durchgeführt.
- Siebbein: Zugang entweder unter der mittleren Muschel oder transmaxillär.
- Stirnhöhle: endonasaler Zugang über den mittleren Nasengang nach Ausräumung der vorderen Siebbeinzellen oder von außen nach einer Beck-Bohrung.

Anästhesie
- Inhalationsanästhesie mit Intubation und Relaxierung
- Die Patienten weisen häufig eine allergische Disposition mit asthmatischer Komponente auf: entsprechende Vorbereitung notwendig.
- Falls erforderlich intraoperativ medikamentöse Therapie mit Theophyllin (Euphyllin®), Fenoterol-Spray (Berotec®) und Prednisolon (Solu-Decortin H®).

4 Enorale Eigriffe

Tonsillektomie

Indikation
- Chronische Tonsillitis, rezidivierende Anginen, rezidivierende Peritonsillarabszesse.

Technik
Am reklinierten Kopf wird die Tonsille halbscharf aus dem Tonsillenbett herauspräpariert und am Zungengrund mit einer Schlinge abgeschnürt. Blutstillung wird mittels Koagulation und Naht gemacht.

Anästhesie
- Anästhesieverfahren der Wahl ist die Inhalationsanästhesie
- Relaxierung nur bei Erwachsenen mit Succinylcholin-Tropf (s. S. 53) oder mit Vecuronium (Norcuron®) zur Verhinderung des Schluckvorgangs. Monitoring der Relaxierung mittels Relaxometrie (s. S. 111).

> ▶ *Beachte:*
> Der mittelständig herausgeleitete und mit Pflaster fixierte Tubus wird
> zusätzlich vom Boyle-Davis-Spatel des Operateurs auf der Zunge gehal-
> ten.
> *Cave:* Hineingleiten und einseitig bronchiale Intubation bei Einführen
> des Spatels.
> *Cave:* Bei Entfernung des Spatels akzidentelle Extubation (sorgfältige
> Auskultation).

Adenotomie

Indikation
- Rachenmandelhyperplasie mit ständigem Schnupfen, Behinderung der
  Nasenatmung, Schnarchen, rezidivierende Mittelohrkatarrhe.

Technik
Am reklinierten Kopf Abtragen der vergrößerten Rachenmandel mit dem
Beckmann-Ringmesser.

Anästhesie
- Inhalationsanästhesie mit Intubation (s. Tonsillektomie)

Uvulopalatopharyngoplastik (UPPP)

Indikation
Elimination der Schnarchgeräusche des sog. Velumschnarchers, dessen
charakteristische anatomische Merkmale eine lange und breite Uvula mit
queren Schleimhautfalten, ein ausgeprägter hinterer Gaumenbogen, ein
kurzer Abstand zwischen weichem Gaumen und Rachenhinterwand und
eine kranio-kaudale Faltenbildung in der Mesopharynxhinterwand sind.

Technik
Ohne die Velummuskulatur zu tangieren wird nur die überschüssige
Schleimhaut des Velums und der Uvula reseziert. Auch der M. uvulae wird
weitgehend geschont, sodaß beim Schlucken und Phonieren keine Komplikationen auftreten. Sofern nicht früher schon geschehen, wird die beider-
seitige Tonsillektomie zusammen mit der UPPP durchgeführt.

Anästhesie
- keine medikamentöse Prämedikation
- Intubation mit 30er Woodbridge-Tubus
- Inhalationsanästhesie und Relaxierung mit Vecuronium (Norcuron®)
- postoperative Analgesie mit Diclofenac (Voltaren-Supp.®)
- ab Narkosebeginn Cephazolin (Gramaxin®) 3 × 2 g über 3 Tage
- postoperative Überwachung auf Intensivstation (s. S. 492)

Cave:
Bei Patienten mit habituellem Schnarchen muß doppelt so häufig mit einer schwierigen Intubation gerechnet werden wie bei anderen Patienten aus dem HNO- Fachgebiet.

Ursächlich hierfür sind häufig Malampati 3-Situationen, kurzer dicker Hals, kleine Mundöffnung, Makroglossie, Retrognathie und Adipositas. Eingeschränkte Reklination, vorstehende Oberkiefer-Frontzähne, kurzer Kinn-Kehlkopf-Abstand (<6cm am maximal reklinierten Kopf) und hochstehender Larynx sind weitere Hinweise sowohl auf eine möglicherweise schwierige Intubation als auch auf eine erschwerte Maskenbeatmung. Bei der Narkoseeinleitung sollte auf eine suffiziente Präoxygenierung geachtet werden; eine sichere Maskenbeatmung vor Relaxierung ist essentiell; die Möglichkeit zur fiberoptischen Intubation sollte gegeben sein, ggf. sogar im Wachzustand nach Lokalanästhesie des Mund-Rachen-Raums.

5 Eingriffe im Larynx- und Pharynxbereich

Stützautoskopie nach Kleinsasser, Kehlkopfmikrochirurgie

Indikationen
Stimmlippengranulome, Stimmlippenzysten, Entnahme von Gewebeproben bei Epitheldysplasien der Stimmbänder (Vorerkrankung eines Kehlkopfkarzinoms), Dokumentation der Tumorausdehnung bei Hypopharynx- bzw. Larynxkarzinom, v.a. vor und nach Radiatio, Diagnosesicherung bei V.a. Rezidivtumor.

Technik
Einführen des Kleinsasser-Rohrs, bei guter Sicht auf den Larynx wird das Rohr durch eine Abstützung auf der Brust des Patienten in dieser Position fixiert, anschließend Vergrößerung der Strukturen mit Mikroskop und Einführen der mikrochirurgischen Instrumente in das Kleinsasser-Rohr.

Anästhesie

Unter Berücksichtigung der Kontraindikationen ist ein Hochfrequenz-Jet-Ventilation (HFJV) möglich.

- Voraussetzung ist eine FEV 1 von $\geq$ 2 l
- nur intravenöse Anästhesie mit Propofol (Disoprivan®) und Alfentanil (Rapifen®) (s. S. 279)
    - Vorgabe von Alfentanil 0,5–1,0 mg
    - Präkurarisierung mit 1 mg Vecuronium (Norcuron®)
    - Einleitung mit Propofol 2 mg/kg KG
    - nach Sicherung der Maskenbeatmung Relaxierung mit Succinylcholin 1,5 mg/kg
    - nasale Intubation mit dem Jet-Ventilation-Katheter (Bard-Sonde), Magill-Zange oft hilfreich
    - Narkoseführung mit fraktionierten Gaben von Propofol (20–40 mg) und Alfentanil bzw. kontinuierlich (s. S. 279)
    - weitere Relaxierung mit Vecuronium bzw. Succinyl-Tropf (s. S. 53)
- nach OP-Ende und Relaxierung mit Vecuronium (Norcuron®) Antagonisierung mit 0,1 mg/kg KG Pyridostigmin (Mestinon®), wenn im TOF die zweite Zuckung durchkommt (s. S. 111). In dieser Phase muß der Patient mit Propofol in Narkose gehalten werden.
- nach Abklingen der Relaxierung Reduktion des Beatmungsminutenvolumens Entfernung der Bard-Sonde nach Wiederkehren der Spontanatmung unter Sog. Die Bard-Sonde ist kein Einmalartikel!
- Einstellung des Jet-Ventilators:
    - Flow-Minuten-Volumen 200–250 ml/kg KG
    - FiO_2 bei Beginn und Ende der Jet-Ventilation 1,0, intraoperative Senkung der FiO_2 nach Pulsoximeterkontrolle
    - Sicherung des Gasabflusses nach außen (Cave: Barotrauma, Pneumothorax!), daher Unterbrechung der Beatmung, wenn der Gasabstrom nicht gewährleistet ist (z.B. bei Wechsel zwischen Guedel-Tubus und Stützautoskop)
- *Monitoring*
  präkordiales Stethoskop, Pulsoximeter, Relaxometer

Bei jeglicher Stenose im Bereich der Atemwege oder bei zu erwartenden Intubationsschwierigkeiten sollte eine Inhalationsnarkose über einen dünnen Endotrachealtubus (26 oder 28 Ch, Größe nach Rücksprache mit dem Operateur festlegen) durchgeführt werden. Wegen der Gefahr des Tubusbrandes darf intraoperativ nicht gekautert werden!

Lasereingriffe (vgl. S. 383)

Anästhesie
- Es werden ausschließlich Metalltuben (Laser-Flex) eingesetzt. Diese Tuben sollten in zwei Größen vorgehalten werden, nämlich im Durchmesser 4,5 oder 6 mm entsprechend einem Außendurchmesser von 6 oder 8,5 mm. Die Tuben haben einen Doppel-Cuff; beide Cuffs werden mit physiologischer Kochsalzlösung geblockt (Blockung und Entblockung gehen sehr langsam). Die beiden Cuff-Zuleitungen liegen im Tubusinnern, so daß Absaugen und Einsetzen eines Führungsstabs vorsichtig geschehen sollten.
- Zum Schutz der Patientenaugen werden die Lider verklebt und mit einer feuchten Kompresse bedeckt. Die im OP Anwesenden müssen eine Schutzbrille tragen. Es dürfen nur nichtexplosive Narkosegase verwandt werden.
- Wegen der Brandgefahr darf die FiO_2 0,4 nicht überschreiten (s. S. 383).

6 Eingriffe an der Trachea

Eingriffe an der Trachea bzw. am Kehlkopf (Trachealrinnenplastik, Thyreotomie) werden bei Patienten durchgeführt, die aufgrund einer Langzeitintubation eine Trachealstenose entwickelt haben (z.B. nach Schädel-Hirn-Trauma oder bei Kleinkindern, die als Neugeborene längere Zeit intubiert und beatmet waren). Das wesentliche Problem ist weniger die Narkose als das gute Zusammenspiel mit dem Operateur (Tubuswechsel unter der Operation) (s. S. 611).

7 Notfalleingriffe

Fremdkörperentfernung/Notfalldiagnostik

Ösophagus
- tiefe Narkose
- optimale Relaxierung (Erwachsene mit Succinylcholin-Tropf (s. S. 53), Kinder mit tiefer Narkose)

Trachea und Hauptbronchien
- Patienten sind häufig Kleinkinder
- über das starre Bronchoskop ist nur eine intermittierende Beatmung möglich, deshalb enge Kooperation mit dem Operateur!
- Pulsoximetrie

Tonsillarabszeß

- Inhalationsanästhesie mit Intubation und Relaxierung.
- Wegen einer möglicherweise vorhandenen Kieferklemme ist mit Intubationsschwierigkeiten zu rechnen (s. S. 141 u. ggf. fiberoptische Intubation vorbereiten (s. S. 239).

Blutungen im Nasen-Rachen-Raum
(Nasenbluten, Nachblutung nach Tonsillektomie)

- Inhalationsanästhesie mit Intubation und Relaxierung.
- an Intubationsschwierigkeiten und Atemwegsverlegung durch Blutkoagel denken!
- meist hypovolämische Patienten, rechtzeitig Volumen substituieren;
- verschlucktes Blut im Magen
    - Magensonde
    - Crush-Intubation (s. S. 211).

Notizen:

Notizen:

Notizen:

Kapitel 31
Anästhesie in der Inneren Medizin

1 Allgemeine Vorbemerkungen

Besonderheiten und Probleme der anästhesiologischen Versorgung in der inneren Medizin ergeben sich aus dem Patientengut mit extremen Altersklassen und/oder multiplen chronisch-internistischen Vorerkrankungen. Wegen der speziellen diagnostischen und therapeutischen Ausrüstung müssen viele vom Internisten ausgeführte Eingriffe in den Funktionsräumen, in denen diese Geräte aufgestellt sind, durchgeführt werden. Daraus resultiert für die Anästhesie ein ständig wechselnder Arbeitsplatz mit unterschiedlicher räumlicher und apparativer Ausstattung. Die genaue Kenntnis der jeweiligen Arbeitsbedingungen und die Überprüfung aller Narkoseutensilien sind daher Voraussetzung für eine sichere Narkosedurchführung.

Wenn keine Wandanschlüsse für die Gasversorgung des Narkosegerätes vorhanden sind, muß eine Gasversorgung über Flaschen gewährleistet sein. Daher ist unbedingt immer den Füllungsstand beider Flaschen zu prüfen (s. S. 259).

Patientengut/Eingriffe
- Frühgeborene, Neugeborene, Säuglinge und Kleinkinder zu diagnostischen und interventionellen Herzkathetern
- Säuglinge, Kleinkinder und Schulkinder zur radiologischen, nuklearmedizinischen und endoskopischen Diagnostik
- Erwachsene und geriatrische Patienten zur Diagnostik und zu therapeutischen Eingriffen

2 Anästhesie in der Kardiologie

Herzkatheteruntersuchungen bei Kindern

Indikation
- Diagnostik bei V.a. ein kongenitales Vitium
- perioperative Verlaufskontrolle

Technik
Venöse, seltener arterielle transfemorale Punktion, Katheterplazierung unter Durchleuchtung, biplane Angiographie mit Kontrastmittel. Bei Säuglingen und Kleinkindern Heparinisierung mit 50 IE Heparin/kg KG vor Einlegen einer arteriellen Schleuse.

Anästhesie
Kinder < 12 Monate
- ITN, Narkoseeinleitung und -führung je nach Art des kongenitalen Fehlers und der kardiopulmonalen Beeinträchtigung
- Einleitung mit Ketamin oder Thiopental
- Midazolam/Fentanyl und Vecuronium mit/ohne Lachgas
- Fentanyl/volatiles Anästhetikum mit/ohne Lachgas

Kinder > 12 Monate
- bevorzugt in Sedierung und erhaltener Spontanatmung (Raumluft!) oder
- Midazolam/Ketamin oder Propofol/Ketamin
- FiO_2 immer so gering wie möglich wählen (am besten Raumluft wegen Oximetrie)
- falls keine Kontraindikation Kombination mit Kaudalanästhesie möglich
- bei Interventionen (Rashkind-Manöver, Ductus-Schirmchen, Ballondilatation Pulmonalstenose) ITN bevorzugen (s. oben), bereitgestelltes EK abrufen
- postoperativer Transport zur Station in Begleitung des Kinderkardiologen

Schrittmacherimplantation/Katheterablation (z.B. His-, Kent-Bündel)

Indikation
- Herzrhythmusstörungen
- aberrante Leitungsbündel des kardialen Reizleitungssystems

Technik

Für Schrittmacher Punktion/Präparation der V. cephalica oder V. subclavia, subkutane Hauttasche für Schrittmacheraggregat.

Bei Katheterablation femorale Punktion, gezieltes Auslösen von Arrhythmien zur Herdlokalisation und Bestimmung der Lage und der Impedanz der Sonden.

Komplikationen

- Pneumothorax
- Herzrhythmusstörungen
- Verletzungen von Herzklappen
- Perforation mit Hämoperikard

Anästhesie

- meist in Lokalanästhesie mit stand by
- sonst übliche ITN
- elektrische (Kardioversion, Defibrillation, Schrittmacher) oder medikamentöse Intervention, sobald hämodynamisch relevante und/oder nicht spontan terminierende Rhythmusstörung.
- bei Katheterablation: Bereithalten des wirksamsten Antiarrhythmikums zur Behandlung der Tachykardie (meist durch progammierte Stimulation in vorangegangenen Herzkathetern ausgetestet)
- postoperativ Röntgen-Thorax-Aufnahme

Kardioversion

Indikation

- Versuch der Rhythmisierung bei absoluter Arrhythmie

Technik

transthorakale Kardioversion mit steigenden Energien 200–360 Joule

Komplikationen

- Rhythmusstörungen
- komplette AV- Blockierung

Anästhesie

- Maskennarkose mit Rapifen 0,5–1,0 mg und 10–20 mg Etomidate
- cave: kompletter AV-Block, Asystolie, da Patienten lange Zeit verschiedenste Antiarrhythmika in hohen Dosierungen einnehmen

3 Anästhesie bei Endoskopien

Bronchoskopie

Indikationen
- bronchiale und pulmonale Erkrankungen zur Diagnostik und Materialgewinnung für Mikrobiologie und/oder Histologie

Technik
starre Bronchoskopie (immer in Vollnarkose) bietet bessere Möglichkeiten zur Biopsie allerdings nur in den großen Atemwegen. Flexible Bronchoskopie (Schleimhautanästhesie möglich falls rein diagnostisch und bei funktionell gering eingeschränkten Patienten) dringt weiter peripher vor.

Komplikationen
- Zahnschäden/-verlust (Aspiration!)
- Schleimhautödem oder Blutung durch Verletzung von Kehlkopf, Trachea und Bronchien
- bei transbronchialer Biopsie Pneumothorax, bronchiale Blutung
- Schleimhauteinriß mit Emphysem, Pneumothorax/-perikard
- Bronchospasmus

Anästhesie
- Abhängig von Allgemeinzustand und geplantem Eingriff Bett auf Intensivstation vorsehen!
- starre Bronchoskopie
    - Stent-Implantation/Laserung
    - intravenöse Narkose (Propofol/Rapifen) mit Succinylcholin-Tropf (s. S. 53, 279 u. 381)
    - Jet-Ventilation grundsätzlich möglich aber nahezu immer kontraindiziert (Stenose bei Bronchialkarzinom, deutlich eingeschränkte Lungenfunktion (s. S. 501)
- flexible Bronchoskopie
    - zur Laserung Lasertubus verwenden (s. S. 383)
    - sonst übliche Narkoseführung

Thorakoskopie

Indikation

- diagnostische und therapeutische Eingriffe an der Pleura und peripheren Lungenanteilen

Technik

In Seitenlage wird eine Minithorakotomie mit stumpfer Durchtrennung der Pleura zum Einführen des Thorakoskopes angelegt. Die Höhe des Interkostalraumes und der Position in der Sagittalebene ist vom Lokalbefund abhängig.

Komplikationen

- Verletzung von Gefäßen (Aa. intercostales)
- Verletzung thorakaler (Zwerchfell, Perikard, Herz) und abdomineller (Leber, Milz) Organe
- akute respiratorische Insuffizienz durch den angelegten Pneumothorax
- Hautemphysem

Anästhesie

- Abhängig von Allgemeinzustand und geplantem Eingriff Bett auf Intensivstation vorsehen!
- in der Regel Lokalanästhesie mit stand by, ggf. vorsichtige Analgosedierung (Piritramid/Midazolam)
- oder ITN mit Doppellumentubus oder einseitig endobronchiale Intubation mit endoskopischer Lagekontrolle
- respiratorisch extrem eingeschränkte Patienten, meist gutes Tolerieren der Seitenlage und des offenen Pneumothorax, da die untersuchte Seite häufig krankheitsbedingt keinen wesentlichen Anteil an der Gesamtfunktion hat
- vor Talkumpleurodese 20 ml Bupivacain 0,25%ig intrapleural

Gastroskopie

Indikation

- palliative Eingriffe bei Ösophagus- oder Magen-NPL (PEG-Anlage, Ösophagustubus)

Technik

Keine Besonderheiten gegenüber diagnostischer Gastroskopie, jedoch mehrfaches Einführen und Zurückziehen des Gerätes eventuell mit Bougierung, perkutane Punktion des Magens.

Komplikationen
- Tumorblutungen
- Perforationen und Verletzungen von Ösophagus/Magen
- ösophago-tracheale Fistelbildung mit Aspiration (Blut, Schleim, Mageninhalt)
- Kompression von Trachea/Bronchus
- Tubusdislokation

Anästhesie
- ITN mit Crush-Intubation (s. S. 211)
  - bei tracheo-ösophagealer Fistel Tubus über Fistel vorschieben, Lekkage bei AMV ausgleichen
  - Tubusdislokation bei Einführen und Rückzug des Endoskops, Tumorblutung, Tubusverlegung durch Tumormaterial

4 Weitere Eingriffe

Wada-Test

Indikation
- differenzierte Epilepsiediagnostik

Technik
transfemorale Angiographie und Sondierung einer A. carotis interna, Injektion eines Barbiturats zur kurzzeitigen funktionellen Suppression einer Hirnhemisphäre, Neurologen beobachten das Verhalten des Patienten

Komplikationen
- Kontrastmittelallergie
- Embolie
- zentrale Atemdepression
- extreme Verhaltensänderung des Patienten

Anästhesie
- primär stand by mit besonderem Schwerpunkt auf Atemüberwachung
- bei zentraler Atemdepression und -insuffizienz Maskenbeatmung bzw. Intubation

Monitoring
- EKG
- nichtinvasiver Blutdruck
- Pulsoximetrie

Knochenmarkspende

Indikationen
- auto- oder heterologe Spende bei malignen Knochenmarkserkrankungen

Technik
Mehrfache Punktion des dorsalen Beckenkammes und Aspiration von insgesamt 1000 ml Knochenmark

Komplikationen
- Blutung

Anästhesie
- Bauchlage
- übliche ITN
- meist ein EK/FFP Eigenblut vorhanden, nach 4 Std. Retransfusion von ca 300 ml EK aus dem aufgearbeiteten Knochenmark
- autologe Spenden von Leukämie-Patienten: beachte Blutbild, Gerinnungsstörungen und Organfunktionseinschränkungen nach Chemotherapie

Notizen:

Notizen:

Notizen:

Kapitel 32

Anästhesie bei Kindern

1 Anatomie und Physiologie

Die größten Unterschiede hinsichtlich Anatomie, Physiologie und Pharmakologie bestehen zwischen Neugeborenem/Säugling und Erwachsenem. Ältere Kinder entsprechen in ihren anatomischen, physiologischen und pharmakologischen Kenngrößen kleinen Erwachsenen.

Anatomie

Körperproportionen
- großer Kopf → kleine Kinder liegen bereits in Schnüffelposition
- große Körperoberfläche → hoher Wärmeverlust

obere Atemwege
- große Zunge → mögliche Intubationsprobleme
- subglottische Enge → ungeblockte Tuben bis Größe 6,0 (Alter ca. 8–10 Jahre)
- Kehlkopfstand, Epiglottis → Forregerspatel im Säuglingsalter u. U. günstiger
- höher stehender Kehlkopf → Gefahr der Kompression von außen und damit obere Atemwegsverlegung bei Maskenbeatmung, zum Teil schwierigere direkte Laryngoskopie

subkutanes Fettgewebe
- vermehrt beim älteren Säugling → schwierigere venöse Punktion (gründliches Suchen: Kopf, V.jug.ext., V.saphena magna u.a.)

Physiologie

Atmung

- Spontanatmung via Tubus immer assistieren (Ausnahme: CPAP) (hoher Atemwegswiderstand und damit Gefahr der Erschöpfung)
- im Neugeborenen- und Säuglingsalter liegen FRC und Closing Volume nahe beieinander
  → PEEP + 3–5 cm H_2O vorteilhaft bei kontrollierter Beatmung
- im Neugeborenen- und Säuglingsalter deutlich höherer Grundumsatz und kleines FRC/V_A-Verhältnis (1:5 im Gegensatz Erwachsener 1:1,5)
  → bereits kurzer Atemstillstand führt sehr schnell zu Hypoxämie
- schlechte Gesamtcompliance
  → führt bei großer Geräte-/Schlauchcompliance zu Hypoventilation
  → höherer Atemwegsdruck bei Beatmung vor allem bei Neugeborenen
- physiologische Unreife des Atemzentrums in der Neugeborenenphase
  → Hypoxämie wird frühzeitig mit Hypoventilation beantwortet
  → periodische Atmung physiologisch
  → Apnoegefährdung insbesondere bei ehemaligen Frühgeborenen bis zur 50. postkonzeptionellen Woche
- physiologische Nasenatmung
  → stärkere Beeinträchtigung der Ventilation bei partieller Obstruktion durch Schleimhautschwellung, Magensonde etc., deshalb vasokonstringierende, abschwellende Maßnahmen (z.B. Ellatun® 1/2 Nasentropfen) vor nasopharyngealen Manövern

Kardiovaskuläres System

- in der Neugeborenenphase initial lediglich funktionelle Umstellung von fetalen zu extrauterinen Kreislaufverhältnissen
  → Hypoxie, Hyperkapnie, Azidose, Hypothermie können zu erneuter fetaler Zirkulation führen (Rechts-Links-Shunt auf Vorhof-/Duktusebene)
- Herzzeitvolumen ist frequenzabhängig
  → Bradykardie führt immer zum Abfall des HZV
- Unreifes autonomes Nervensystem mit vermindertem Sympathikotonus
  → Bradykardieneigung
  → vernachlässigbare Reaktion auf die rückenmarksnahe Applikation von Lokalanästhetika

Niere und Flüssigkeitshaushalt

Die Niere des reifen Neugeborenen besitzt bei Geburt die gleiche Anzahl an Nephronen wie die Niere des Erwachsenen. Harnstoff-Clearance und glomeruläre Filtrationsrate (bezogen auf die Körperoberfläche) erreichen nach 1–2 Lebensmonaten bzw. nach 12–18 Monaten Erwachsenenwerte. Die Abweichungen der renalen Funktionsgrößen liegen während des postpartalen Reifungsprozeßes weniger im qualitativen als vielmehr im quantitativen Bereich. Die noch nicht vollständig gereifte Niere des jungen Säuglings hat bei höherem Flüssigkeitsumsatz eine geringere Kompensationsbreite, d.h. die Fähigkeit konzentrierten oder verdünnten Harn auszuscheiden ist begrenzt.

Der relative Wasseranteil am Gesamtkörpergewicht beträgt beim reifen Neugeborenen ca. 80 %. Davon entfällt die Hälfte auf den extrazellulären Raum. Im Alter von ca. 18 Monaten beträgt der relative Wasseranteil noch 60 %, der extrazelluläre Flüssigkeitsanteil sinkt auf ein Drittel.

Der Flüssigkeitsbedarf von Kindern ist mit 100–150 ml/kg/d aus folgenden Gründen höher als beim Erwachsenen
- bis zu 3fach gesteigerter Energieumsatz (es gilt: je 100 kcal werden 100 ml H_2O benötigt)
- die Perspiratio insensibilis ist mit 2–3 ml/kg/h ca. dreimal so hoch wie beim Erwachsenen und kann z.B. bei erhöhter Temperatur auf Grund des großen Quotienten Körperoberfläche/Körpervolumen um bis zu 200 % gesteigert sein
- die Niere des jungen Säuglings kann den Urin nur bis auf 600–700 mOsm/kg konzentrieren (die reife Niere konzentriert bis 1200–1400 mOsm/kg)

▶ *Merke:*
Für Kinder ist eine exakte Flüssigkeitsbilanzierung notwendig (Infusomat/Perfusor)

Wärmehaushalt

Aufgrund der eingeschränkten Kompensationsmechanismen des Wärmehaushalts von Kindern muß immer an den Wärmeerhalt und die dazu erforderlichen Maßnahmen (Saaltemperatur, zudecken, Heizmatte, Mütze, Feuchtigkeit vermeiden, Zugluft vermeiden, Atemluftbefeuchtung/-erwärmung, Infusionswärmer) gedacht werden.

Tab. 32.1 Physiologische Kenngrößen im Kindesalter

	Neugeborene	Säuglinge	Kleinkinder	Schulkinder
spontane Atemfrequenz (min^{-1})	40–60	30–50	20–30	12–20
Beatmungsfrequenz (min^{-1})	bis 60	20–30	14–20	10–14
Atemzugvolumen $(ml \cdot kg^{-1})$	8–10	8–10	8–10	8–10
Resistance $(cmH_2O \cdot l^{-1} \cdot s^{-1})$	40	20–30	20	1–2
Compliance $(ml \cdot cmH_2O^{-1})$	5	10–20	20–40	100
Hämatokritwert (%)	45–58	31–42	37–42	38–45
Blutdruck Sys/Dias (mmHg)	40–50/75–85	55–70/90–105	55–70/90–105	60–80/90–125
Herzfrequenz (min^{-1})	120–160	120–140	< 120	90
Blutvolumen (ml/kg)	80–90	75–80	70–75	65–70

Der mittlere arterielle Blutdruck sollte beim reifen Neugeborenen nicht unter 50 mmHg, beim Frühgeborenen nicht unter 30 mmHg liegen.

2 Prämedikationsvisite

Voruntersuchungen

Neben den üblichen anamnestischen Gesichtspunkten sind bei Kindern einige Besonderheiten zu beachten
- bei Säuglingen Geburtsverlauf und Geburtstermin beachten (Frühgeborenes?, wievielte Schwangerschaftswoche?, Geburtsgewicht, Apnoeanamnese?, zu Hause Apnoemonitor?)

- besondere Berücksichtigung von Infekten der oberen Luftwege, Pseudo-krupp-Attacken, Kinderkrankheiten und Schutzimpfungen
- gründliche klinische Untersuchung sowie gründliche Familienanamnese (insbesondere Muskelerkrankungen)
- bei produktivem Husten, deutlich gerötetem Rachenring oder eitriger Rhinitis keine elektiven Eingriffe, im Zweifelsfall Rücksprache mit zuständigem Oberarzt
- **Abstand zu Impfungen** bei Wahleingriffen einhalten
  - **3 Tage bei Totimpfstoffen**
  Diphtherie, Tetanus, Influenza, Polio, Pneumokokken, Pertussis, Hepatitis, Tollwut, FSME und Cholera
  - **14 Tage bei Lebendimpfstoffen**
  Masern, Mumps, Röteln, Polio, Varizellen, BCG, Gelbfieber und Typhus
- **Inkubationszeiten** bei Kontakt mit ansteckenden Erkrankungen (z.B. häusliches Umfeld, Kindergarten, Schule) abwarten
  - Influenza 3 Tage
  - Scharlach 7 Tage
  - Masern 12 Tage
  - Pertussis bis 20 Tage
  - Röteln 21 Tage
  - Windpocken 28 Tage
- keine klinisch-chemische Routineuntersuchung (auch nicht beim Neugeborenen), laborchemische Analytik und apparative Diagnostik nach Anamnese, Untersuchungsbefund und zu erwartendem Eingriff ! (s. Tab. 32.2, S. 522)

Tab. 32.2 Voruntersuchungen im Rahmen der Prämedikation von Kindern

Patientengruppe	kleines Blutbild	Gerinnung	Elektrolyte	BZ	BGA	apparative Diagnostik
gesunde Kinder zu kleinen Eingriffen z.B. Orchidopexie, Herniotomie, Circumcision, Tonsillektomie, etc.	nein	nein	nein	nein	nein	nein
Pylorusstenose	ja	nein	ja	ja	ja	nein
AP-Rückverlagerung (z.B. nach NEC)	ja	nein	ja	ja	nein	nein
dringliche OP bei Neugeborenen	ja	ja	ja	ja	ja	Rö-Thorax Echo
Herzkatheterkinder	ja	nein	ja	nein	ja	Rö-Thorax Echo Ruhe-SpO$_2$
Frühgeborene zur Duktusligatur	ja	ja	ja	ja	ja	Rö-Thorax Schädel-Sono
Frühgeborene mit NEC	ja	ja	ja	ja	ja	Rö-Thorax Schädel-Sonographie
Kinder zur Herz-OP	ja	ja	ja	ja	(ja)	Rö-Thorax Echo Ruhe-SpO

Medikamentöse Prämedikation

Kinder unter 6 Monaten
- keine Prämedikation

Kinder über 6 Monate und bis zu einem Körpergewicht von 28 kg
- Midazolam (Dormicum®) in Saftform (1 ml Saft = 2,0 mg Midazolam) in einer Dosierung von 0,5 mg/kg, mindestens 20 Minuten vor der Operation. (Therapeutisches Zeitfenster sehr klein → gute Organisation!). Maximal 7 ml Dormicumsaft!

Faustregel für die Dosierung: Körpergewicht : 4 = Saftmenge in ml !
Schulkinder/Jugendliche > 28 kg
- morgens Dikaliumclorazepat (Tranxilium®) p.o. (10 mg)
Kleinkinder, wenn der orale Zugangsweg nicht möglich ist
- rektale Prämedikation mit 0,5–1,0 mg/kg Midazolam
- nasale Prämedikation mit 0,2 mg/kg Midazolam (5 mg/ml in Tuberkulinspritze)

- Besondere Sorgfalt bzw. frühzeitiges Monitoring ist bei Kindern mit
  erhöhtem Hirndruck und zyanotischen Vitien angebracht, d.h. in diesen
  Fällen Prämedikation in der Regel nur, wenn das Kind anschließend
  lückenlos überwacht werden kann.
- Die präoperative Nahrungs- und Flüssigkeitskarenz bei Wahleingriffen
  beträgt für
  - Säuglinge und Kleinkinder bis 3 Jahre
    - 2 h für klare Flüssigkeit z.B. Tee
    - 4 h für Milch (inkl. Muttermilch) und andere Flüssigkeiten
  - ältere Kinder
    - 6 h Nahrungs- und Flüssigkeitskarenz

3 Narkosevorbereitung

- Temperatur des Operationssaales **rechtzeitig** anheben
  - für Früh- und Neugeborene 28–30 °C
  - für Säuglinge 26 °C
  - für Kleinkinder 24 °C
- für Säuglinge und Kleinkinder:
  Wärmematte vorbereiten, unnötiges Aufdecken vermeiden, schonende
  Hautdesinfektion, Schutz vor Feuchtigkeit durch Abdecken mit großer
  OP-Folie
- Alle für die Narkose erforderlichen Medikamente werden in gleicher
  Verdünnung wie für Erwachsene aufgezogen. Zur genauen Dosierung
  gegebenenfalls 1-ml-Spritzen verwenden
  **Ausnahme: Pancuronium wird bei Neugeborenen/Säuglingen so aufge-
  zogen, daß 1 ml = 1 mg entspricht.**
- Venenverweilkanüle 24 G bzw. 22 G
- 10 ml Spritze NaCl 0,9% mit Dreiwegehahn und kurzer Verlängerung
  vorbereiten

- Infusionen und Infusomat bzw. Perfusor vorbereiten (Perfusor bei Kindern < 3 kg)
- Intubationszubehör bereitlegen:
  - Rendell-Baker-Masken verschiedener Größe, ggf. Rundmaske bei Früh- /Neugeborenen
  - Laryngoskop: Foregger-Spatel + MacIntosh-Spatel der Größe 0 für Neugeborene und kleinere Säuglinge, MacIntosh-Spatel Größe 1 für Säuglinge und Kleinkinder, MacIntosh-Spatel Größe 2 ab Schulkindalter
- Führungsstab, Magillzange und Guedel-Tubus müssen bereitliegen
- Neben dem Tubus in der altersentsprechenden Größe sollte immer ein Tubus der Größe darunter und darüber bereitliegen.

4 Narkosedurchführung

Monitoring

Obligates Monitoring
- präkordiales Stethoskop, Ösophagusstethoskop
- Pulsoximetrie, EKG
- oszillatorische Blutdruckmessung (bei Kindern < 3 Jahre MAP dokumentieren)
- Temperaturmessung (rektal oder ösophageal)
- endtidales CO_2-Monitoring
  Bei Nebenstromverfahren den Absaugflow auf 200 ml/min einstellen, da bei niedrigeren Absaugraten ein falsch tiefer endtidaler und falsch hoher inspiratorischer CO_2-Wert bestimmt wird!

Fakultatives Monitoring
- arterielle Blutdruckmessung
- Relaxometrie (TOF dokumentieren)
- zentralvenöser Druck
- Blutgasanalysen, BZ, kleines Blutbild, Elektrolyte, Gerinnung
- Urinproduktion

Narkoseeinleitung

Die Narkoseeinleitung bei Kindern sollte effizient und in einer ruhigen Umgebung stattfinden. Die Zahl der anwesenden Personen sollte auf ein Minimum beschränkt bleiben. Zu keinem Zeitpunkt der anästhesiologischen Versorgung darf das Kind auf dem OP-Tisch liegen, ohne daß ein Helfer beim Kind ist.

Intravenöse Einleitung
- sicherste Einleitungsform und obligat bei allen Risikopatienten
- Venenpunktion mit Plastikverweilkanüle (z.B. Insyte®) oder in Ausnahmefällen mit Butterfly®-Stahlkanülen. Sichere Fixierung, nur mit Verlängerung arbeiten.
- Einleitung mit Thiopental (Trapanal®) 5–7 mg/kg oder Ketamin (Ketanest®) 2–3 mg/kg (kleine Säuglinge brauchen in der Regel mehr d.h. sie brauchen Dosen, die an der oberen Grenze des angegebenen Dosisbereiches liegen)
- Einleitung mit Propofol (Disoprivan®) bei Kindern > 3 Jahre möglich, aber u.U. begleitet von Spontanmotorik. Besserbar durch Zugabe von Ketamin (aber teuer und oft nicht die einzige Alternative): 1,5–2,5 mg/kg Propofol + 1 mg/kg Ketamin. Zur Vermeidung des Injektionsschmerzes sollte zu 20 ml Propofol 1 ml Lidocain 2 % aufgezogen werden.
- Ist als Narkoseverfahren eine Kombination aus Maskennarkose und Regionalanästhesie geplant, so ist die Ketamineinleitung vorzuziehen (Analgesie beim Anlegen der Regionalanästhesie).
- Ketamin ist immer dann das Einleitungshypnotikum der Wahl, wenn der systemische Blutdruck nicht abfallen darf!

Tab 32.3 Tubusgrößen in der Kinderanästhesie

Alter	Gewicht	Tubusgröße (Char) Außendurchmesser	Tubusgröße (mm) Innendurchmesser
Frühgeborenes	1500 g	12 Char	2,5
Frühgeborenes	> 1500 g - 3000 g	14 Char	3,0
Neugeborene und Säuglinge bis 6 Monate	3–7 kg	14–16 Char	3,0–3,5
Säuglinge älter als 6 Monate	7–12 kg	16–18 Char	3,5–4,0
1–2 Jahre	12–15 kg	18–20 Char	4,0–4,5

Berechnung der Tubusgröße ab 2. Lebensjahr:

Tubusgröße in Charriere = 18 + Alter
Tubusinnendurchmesser in mm = Alter/4 + 4
Als Anhalt für die Tubusgröße kann auch der Durchmesser des kleinen Fingernagels genommen werden
Bis Tubusgröße 6,0 bzw. 26 Char d.h. bis 8. -10. Lebensjahr ohne Cuff !

Rektale Einleitung
- Alternative bei sehr ängstlichen Kindern
- Keine Alternative bei Kindern mit respiratorischer Beeinträchtigung!
- Die Gabe von Methohexital (Brevimytal®) 25–30 mg/kg rektal (max. 500 mg) ist als Narkoseeinleitung zu werten und erfordert ein lückenloses Monitoring. Die Einschlafzeit beträgt ca. 5–15 min.
- Kind in Seitenlage, gleitfähigen Katheter verwenden (z.B. blaue Kindermagensonde) mit Lidocaingel versehen und Inhalt zügig applizieren, Sonde mit Luft freispülen, nach Applikation den Anus verschlossen halten.

Intramuskuläre Einleitung
- alternatives Einleitungsverfahren, wenn ein Kind sehr agitiert ist und die venösen Verhältnisse schwierig erscheinen
- Ketamin (Ketanest®-Ampulle mit 50 mg/ml verwenden) 5 mg/kg + 20 µg/kg Atropin i.m. applizieren. Steriles Vorgehen, Kind auf dem Arm des Helfers

- Manipulationen, z.B. Zugang legen, erst wenn das Kind sicher eingeschlafen ist

Inhalationseinleitung
- Die Inhalationseinleitung ist eine Einleitungsform, die viel Geduld, Zeit, Ruhe und einen guten Kontakt zum Kind erfordert.
- **Keine Inhalationseinleitung ohne zweiten Anästhesisten!**
- Alternative bei gesunden, kooperativen Kindern. Die Kinder sollten bereits im Rahmen der Prämedikation mit der Maske vertraut gemacht werden
- **Kein Alternativverfahren, wenn bereits multiple Venenpunktionen fehlgeschlagen sind !**
- Gabe von Lachgas/Sauerstoff (Verhältnis 1:1) über die Maske mit hohem Frischgasflow (= 10 l/min), anfangs ohne daß die Haut des Kindes berührt wird. Dann Zugabe eines volatilen Anästhetikums (bei uns Enfluran (Ethrane®)) und schrittweise Erhöhung in 0,5-Vol.%-Schritten bis etwa 3,5 Vol.%. Die Kinder sollten nach Möglichkeit nur assistiert spontanatmend ihre Narkose selbst vertiefen, erst mit zurückgehendem Atemantrieb schrittweise Übernahme der Atmung bis hin zur kontrollierten Beatmung. Nach Erreichen des Toleranzstadiums (Pupillen eng, zentral fixiert, Bauchmuskulatur entspannt) Reduktion von Enfluran auf 1,5–2,0 Vol.%
- Manipulationen wie Legen einer Temperatursonde, Untersuchung durch den Chirurgen, Legen eines intravenösen Zugangs erst, wenn das Kind in tiefer Narkose ist (Geduld!)
- **In jedem Fall erfolgt vor weiteren Maßnahmen das Legen eines venösen Zugangs!**
- Intubation in alleiniger, tiefer Inhalationsanästhesie kommt nur in absoluten Ausnahmefällen in Frage (nur mit OA-Präsenz)!

Intubation

Absolute Indikation zur Intubation
- nicht nüchterne Patienten
- Säuglinge < 6 Monate
- Eingriffe im Mund-Nasen-Rachen-Bereich, intrathorakale und intraabdominale Eingriffe
- spezielle Lagerungen (z.B. Bauch, Seitenlagerung, sitzende Position)

- Eingriffe mit einer erwarteten Dauer > 45 Minuten
- Narkosen zu diagnostischen Maßnahmen, die einen Atemstillstand erforderlich machen oder mit oraler Kontrastmittelzufuhr durchgeführt werden (CT-Abdomen, CT-gesteuerte Punktionen).

Technik der Intubation
- Monitoring vor Intubation: **Pulsoximeter, präkordiales Stethoskop und EKG**
- Vor Intubation muß der Patient mit einer $FiO_2 = 1{,}0$ beatmet werden, d.h. insbesondere bei Inhalationseinleitungen muß vor der geplanten Intubation für mindestens 2 Minuten das Lachgas abgedreht werden.
- Je kleiner das Kind, umso kleiner ist seine Apnoetoleranz. Vor einem zweiten Intubationsversuch ausreichend lange mit der Maske beatmen! Rechtzeitig Hilfe anfordern lassen. Kein dritter Intubationsversuch ohne Anwesenheit eines Erfahrenen.
- Die Intubation erfolgt nach intravenöser Relaxierung:
  bei Eingriffen mit einer zu erwartenden Dauer von > 30 Minuten erfolgt die Relaxierung mit 0,1 mg/kg Vecuronium (Norcuron®) i.v.
  Bei nicht nüchternen Patienten, Notfallsituationen oder sehr kurzen Eingriffen, die eine Intubation erforderlich machen, erfolgt die Relaxation mit Succinylcholin 1,5–2 mg/kg i.v.
- **Bei Gabe von Succinylcholin im Kindesalter ist die vorherige, zeitgerechte Gabe von Atropin 10–20 µg/kg i.v. obligat (Verminderung des Herzfrequenzabfalls!)**
- **Bei anamnestisch bekannter oder bei V.a. Myopathie wegen der Gefahr der malignen Hyperthermie bzw. einer Rhabdomyolyse kein Succinylcholin und kein volatiles Inhalationsanästhetikum verwenden.**
  In diesem Fall triggerfreie Narkose (s. Kap. 10.4), zur Intubation Relaxierung mit Vecuronium (Norcuron®) in einer Dosierung von 0,1 mg/kg iv. oder Atracurium (Tracrium®) in einer Dosierung von 0,5–0,6 mg/kg und Hinzuziehung eines erfahrenen Kollegen!
- Kopf zur Intubation in Schnüffelstellung bringen, nicht überstrecken. Bei Neugeborenen/Säuglingen keine Erhöhung des Kopfes erforderlich (Kopf ist groß).
- schonende Kehlkopfeinstellung, bei Verwendung eines geraden Spatels Epiglottis „aufladen", Tubus ohne Kraftaufwand so weit einführen, daß die schwarze Markierung auf der Tubusspitze gerade in der Stimmritze verschwindet.

- Der Tubus hat einen korrekten Durchmesser, wenn bei einem Beatmungsdruck von 15–20 cm H_2O eine Leckage vorhanden ist.
- sorgfältige auskultatorische Kontrolle vor und nach Fixierung des Tubus, immer auch über dem Magen auskultieren
- Die sicherste Lagekontrolle ist neben der laryngoskopischen Sicht (!!!) das endtidale CO_2-Monitoring !

Narkoseführung

Narkosebeatmung

- Beatmung mit Kreissystem und mit Kinderschlauchset für alle Altersstufen, Erwachsenenschläuche ab 30 kg.
- Mit Cicero bzw. Cato (Dräger) ist die Beatmung selbst von kleinsten Kindern ohne Umrüstung unter Verwendung der Kinderschläuche problemlos möglich. Bei Kindern < 10 kg und längeren OP's Befeuchter verwenden (z.B. Fisher & Paykel)!
- bei Beatmung mit Ventilog oder Spiromat 656 (Dräger) beachten:
  - abgegebenes Hubvolumen von Frischgasflow, Atemfrequenz und Beatmungsdruck abhängig
  - Frischgasflow muß 3 l/min betragen
  - ab 5 kg ist eine maschinelle Beatmung möglich, wenn ein kleiner Atembalg eingesetzt wird
  - ab 15 kg kann ein normaler Atembalg eingesetzt werden
- Bei maschineller Beatmung Einstellen der Beatmung überwiegend nach Atemfrequenz und Beatmungsdruck (altersentsprechende Frequenz, der Beatmungsdruck sollte zwischen 15 und 20 cm H_2O liegen). Immer Kontrolle durch endtidales CO_2-Monitoring. Thoraxexkursionen beurteilen!

Inhalationsanästhesie (Maske bzw. Intubationsnarkose)

- Die Mehrzahl aller Kindernarkosen wird als Inhalationsanästhesie (Enfluran) unter Zugabe eines O_2/N_2O-Frischgasgemisches mit einer FiO_2 von 0,3 durchgeführt.
- Bei Eingriffen an der unteren Extremität, im Urogenitalbereich und bei diagnostischen Herzkathetern hat sich eine Kombination aus Allgemeinanästhesie und Regionalanästhesie (Sakralanästhesie, Peniswurzelblock oder Ilioinguinalis-/Iliohypogastrikusblockade) bewährt.

- Für kurze Eingriffe (Leistenhernie, Phimose) ist in der Regel keine Relaxierung erforderlich. Kontrollierte oder assistierte manuelle Beatmung. **Auch bei erhaltener Spontanatmung immer assistiert beatmen.**
- Für längere oder größere abdominelle Eingriffe erfolgt die Relaxierung mit nicht depolarisierenden Relaxanzien (Relaxometrie!)

Opioid-/Benzodiazepinnarkose

- für längere Eingriffe oder Risikokinder (z.B. Frühgeborene, Disposition zur malignen Hyperthermie, kongenitale Vitien) geeignet
- Die Möglichkeit zur Nachbeatmung sollte vorhanden sein. Insbesondere bei Säuglingen kann eine verlängerte opiat-/benzodiazepinbedingte Atemdepression eintreten.
- Einleitung mit Thiopental/Ketamin (s.o.). Fortführung der Narkose mit Benzodiazepin (Midazolam 50–100 µg/kg), Opiat (Fentanyl 5–10 µg/kg initial, anfangs alle 20 – 30 Minuten 2–3 µg/kg repetieren) und Zugabe eines O_2/N_2O-Frischgasgemisches mit einer FiO_2 0,3.
- Relaxation mit Vecuronium oder Pancuronium (Relaxometrie!)
- sehr sorgfältige postoperative Überwachung erforderlich (ggf. Apnoemonitor und Pulsoximeter auch auf Station!)

Analgosedierung in Spontanatmung

- für kurze chirurgische oder diagnostische Eingriffen, z.B. Bestrahlung, Isotopennephrogramm, Schädel-CT (nicht bei erhöhtem Hirndruck), Herzkatheter (in Kombination mit Sakralanästhesie)
- Vorgabe von Atropin 10–20 µg/kg
- Einleitung mit Midazolam (Dormicum®) 100 µg/kg und Ketamin (Ketanest®) 1–2 mg/kg, Repetition nach Bedarf
- gute Alternative bei Kindern über 3 Jahre: Propofolperfusor (Disoprivan®, Dosierung 6–10 mg/kg/h) ggf. mit Bolusgaben Ketamin (Ketanest®)
- Spontanatmung, ggf. mit Sauerstoffdusche via Maske
- Monitoring wie bei Narkose

Narkoseausleitung

- Reduktion der Narkotika entsprechend dem Operationsverlauf. Lachgas bleibt bis zur letzten Hautnaht. Die letzte Opiatgabe sollte mindestens 30–45 min vor OP-Ende liegen, sofern nicht nachbeatmet werden soll.

- Wird die Extubation angestrebt, so muß ein Relaxanz-/Opiatüberhang sicher ausgeschlossen bzw. antagonisiert sein.
- vor Extubation venösen Zugang überprüfen
- Sauerstoffatmung für 2 min
- Extubation wegen des besseren Aspirationsschutzes in der Regel erst bei vorhandenen Kehlkopfreflexen (alternativ in tiefer Narkose und Ausleitung über Maske)
- Extubation mit Überdruck von ca. 20 cm H_2O (schafft O_2-Reserve in der Lunge, verhindert Atelektasen und zwingt die Kinder zur Exspiration, damit fast nie Laryngospasmus)
- Die sicherste, wenn auch nicht die eleganteste Methode der Ausleitung ist die Extubation des vollständig wachen Kindes!
- **endotracheales Absaugen nur bei Indikation, Extubation nie mit Sog!**
- bei suffizienter Spontanatmung Übergabe des Kindes an den Aufwachraum
- Monitoring mit dem präkordialen Stethoskop bis zur Abgabe des Kindes im Aufwachraum
- Pulsoximetersensor, Blutdruckmanschette und Temperatursonde bleiben am Kind.

Regionalanästhesie

- Die Regionalanästhesie ist in der Regel bis ins Jugendalter nicht als alleiniges Narkoseverfahren geeignet (Ausnahme ist die Spinalanästhesie beim Frühgeborenen bis zur 50. postkonzeptionellen Woche). Dennoch sollten die Vorteile der Regionalanästhesie als supplementierendes Verfahren auch in der Kinderanästhesie genutzt werden (postoperative Analgesie, flachere Allgemeinanästhesie möglich → schnelleres „recovery").
- An entsprechende Aufklärung im Rahmen der Prämedikation denken!
- Es gelten die gleichen Kontraindikationen wie im Erwachsenenalter!

Sakralanästhesie

- Sinnvoll bei Leistenhernien/ Hydrozelen-OP, Orchidolyse/Orchidopexie, diagnostischen oder interventionellen Herzkathetern, Phimosen, Eingriffen an der unteren Extremität, AP-Rückverlagerung bei kleinen Säuglingen u.a. nur bei einem Körpergewicht bis 25 kg.
- zur Anwendung kommt Bupivacain 0,2–0,25 % ohne Adrenalin

- lumbosakrale Ausbreitung erwünscht (z.B. Phimose): 0,5–0,75 ml/kg
- thorakolumbale Ausbreitung (z.B. Leistenhernie): 1,0 ml/kg
- mittlere thorakale Ausbreitung (z.B. Retentio testis): 1,25 ml/kg Bupivacain 0,2 %
- Punktion unter sterilen Kautelen, d.h. sorgfältige Hautentfettung (Windelträger) mit Alkohol, Hautdesinfektion mit üblichem Hautdesinfektionsmittel.
- Das Lokalanästhetikum wird grundsätzlich in 10 ml Spritzen (zweiteilig) aufgezogen, um immer den gleichen Stempeldruck zu gewährleisten.
- Zur Punktion wird eine Nadel mit Mandrin verwendet (Yale®-Kanüle 22 G).
- Die Punktion erfolgt in Seitenlage, im Hüft-/Kniegelenk um 90° gebeugt. Tasten der cornua sacralia. Punktiert wird 2–3 mm kaudal der Verbindungslinie beider Cornua in der Mittellinie. Die Rima ani ist in Seitenlage meist nicht in der Mittellinie! Die Nadel wird im Winkel von 30–60° durch das Lig. sacrococcygeum in den Hiatus sacralis eingeführt. Der Schliff sollte nach ventral gerichtet sein, um eine periostale Verletzung bzw. eine subperiostale Lage möglichst unwahrscheinlich zu machen. Die Nadel darf höchstens 2–3 mm in den Hiatus eingeführt werden, da sonst erhöhte Gefahr der subarachnoidalen Lage bei Säuglingen bzw. erhöhte Gefahr von Gefäßverletzungen besteht. Knochenkontakt vermeiden (Verletzung des Periosts mit Blutung möglich).
- mittels Aspiration in zwei Ebenen (Nadel um 90 ° drehen) eine intravasale/intrathekale Lage ausschließen
- nach negativer Aspiration Applikation des LA
- Wirkungseintritt frühestens nach ca. 15 Minuten zu erwarten, eine ausgeprägte Sympathikolyse ist bis zum 5. – 6. Lebensjahr wenig wahrscheinlich

Spinalanästhesie
- Die Inzidenz der postoperativen Apnoe ist bei ehemaligen Frühgeborenen (bis ca. 50. postkonzeptionelle Woche) nach Spinalanästhesie deutlich geringer als nach Allgemeinanästhesie.
- Indikation bei Frühgeborenen bzw. ehemaligen Frühgeborenen bis zur 50. postkonzeptionellen Woche zur Operation einer Leistenhernie. Bei der relativ kurzen Wirkdauer der Spinalanästhesie (max. 45 Minuten) sind längere Operationen (z.B. beidseitige Herniotomie) in der Regel nicht möglich

- Die Punktionsstelle (L_4/L_5 oder L_5/S_1) wird mit Lokalanästhetikum-Creme (EMLA®) mindestens 60 Minuten vor der Punktion vorbehandelt.
- Zur Anwendung kommt Bupivacain 0,5% in einer Dosierung von 1,0–1,2 mg/kg. LA in eine Tuberkulinspritze aufziehen. Konusvolumen beachten.
- **Die Punktion erfolgt im Operationssaal, wenn sowohl Operateure als auch die OP-Schwestern fertig gewaschen sind.**
- Die Punktion erfolgt in der Regel am sitzenden Kind (auf dem Arm eines Helfers!).
- Zur Punktion wird eine kurze (1–2" lang) 22 G oder 25 G Spinalnadel verwendet.
- Nach Aspiration von klarem Liquor wird das LA verabreicht. Die Nadel wird erst nach 15 Sekunden zurückgezogen. Der Erfolg ist nach 1–2 Minuten an der motorischen Blockade erkenntlich.
- Lagerung des Kindes. Ggf. Schnuller mit Glucose getränkt anbieten. Sauerstoffdusche via Maske entsprechend SpO_2-Werten.
- Eine ausgeprägte Sympathikolyse ist selbst bei hoher thorakaler Ausbreitung nicht sehr wahrscheinlich. Bei hoher Spinalanästhesie d.h. Ausbreitung in hohe zervikale Bereiche kann wie beim Erwachsenen eine Atemdepression die Folge sein.

Peniswurzelblock

- Ein gut sitzender Peniswurzelblock mit Bupivacain 0,25% gewährleistet eine ca. 6–8-stündige Schmerzfreiheit.
- Blockade der dorsalen Penisnerven links und rechts der Mittellinie an der Penisbasis. Durchstoßen der Buck'schen Faszie und nach negativer Aspiration jeweils 1–2 ml Bupivacain 0,25–0,5% pro Seite (selbstverständlich adrenalinfrei!).
- Blockade präoperativ durchführen.
- Gefahr der Verletzung der dorsal verlaufenden Penisgefäße.
- anästhesiert sind die distalen 2/3 des Penis

Ilioinguinalis/Iliohypogastricusblockade

- Indikation bei Leistenhernien-/Hydrozelen-/Retentio-Operationen
- vor allem bei Kindern mit einem Körpergewicht von > 25 kg als Alternative zur Sakralblockade für die postoperative Schmerztherapie anzusehen
- Blockade sollte vom Operateur nach Nervenidentifikation unter Sicht erfolgen

– Bupivacain 0,5 % ca. 0,1 ml/kg pro Nerv ist ausreichend
– keine Analgesie des Peritoneums

5 Flüssigkeitssubstitution und Volumenersatz

Perioperative Flüssigkeitssubstitution

Die intraoperative und postoperative parenterale Flüssigkeitszufuhr soll gewährleisten, daß nüchternheitsbedingte Flüssigkeits- und Elektrolytdefizite und operative Verluste ausgeglichen werden und der Basisbedarf sichergestellt ist. Somit ist die zu applizierende Flüssigkeitsmenge nach Dauer der Nüchternheit, Art der Operation (peripherer Eingriff oder intraabdominelle/intrathorakale Operation) sowie Alter des Kindes unterschiedlich. Vorbestehende Defizite, wie z.B. beim Ileus oder der Pylorusstenose, müssen präoperativ ausgeglichen sein.

Die Zufuhr der Flüssigkeit im Rahmen der perioperativen Flüssigkeitstherapie erfolgt mit Hilfe von Infusionspumpen bzw. Perfusoren.

Flüssigkeitsdefizite durch präoperative Nüchternheit

Durch die präoperative Nahrungs- und Flüssigkeitskarenz besteht bei allen Kindern ein Flüssigkeitsdefizit. Dieses Defizit berechnet sich aus dem Gewicht des Kindes und der Zeitspanne der präoperativen Flüssigkeitskarenz (Nüchternheitszeit × Basisbedarf).

Der Ausgleich dieses Defizits erfolgt entsprechend folgendem Schema
– 1. intraoperative Stunde 50 % des Defizits
– 2. intraoperative Stunde 25 % des Defizits
– 3. intraoperative Stunde 25 % des Defizits

Bei kürzeren Eingriffen kann der Ausgleich auch durch die Anwendung des Schemas nach Berry erfolgen:
– < 3 Jahre in der 1. Stunde 25 ml/kg, dann Basisbedarf + Zusatzbedarf
– > 3 Jahre in der 1. Stunde 15 ml/kg, dann Basisbedarf + Zusatzbedarf

Die Deckung des Nüchternheitsdefizits erfolgt mit der gleichen Standardinfusionslösung, mit der auch der Zusatzbedarf (Perspiratio etc.) gedeckt wird.

Intraoperative Flüssigkeitstherapie

– Dosierung der intraoperativen Flüssigkeitszufuhr:
Nüchternheitsdefizitausgleich + Basisbedarf + Zusatzbedarf
Der Zusatzbedarf richtet sich nach Art des Eingriffs (Extremitäten vs.

eröffnete Körperhöhle) d.h. bei kleinen Traumen + 2 ml/kg/h, bei mittleren Traumen + 4 ml/kg/h und bei großen Traumata wie beispielsweise Neuroblastom-Op + 6 ml/kg/h.
- Bis zum 1. Lebensjahr und bei kleineren Eingriffen (Leistenhernie, AT/TE) wird Pädiafusin OP® als Standardinfusionslösung verwandt.
- Bei größeren Eingriffen im Säuglingsalter erfolgt die Basisbedarfdeckung mit Pädiafusin OP®, der Zusatzbedarf wird mit Ringerlaktatlösung ersetzt.
- Bei Kindern > 1 Jahr erfolgt der gesamte intraoperative Flüssigkeitsersatz mit Ringerlaktatlösung.

Prä-/Postoperative Flüssigkeitstherapie
- Basisbedarf für die ersten 10 kg → 4 ml/kg/h
  für die nächsten 10 kg → 2 ml/kg/h
  für jedes kg über 20 kg → 1 ml/kg/h
  d.h. ein 28 kg schwerer Patient erhielte als Basisinfusion 68 ml/h
- prä-/postoperative Standardinfusionslösung:
  - ≤ 2 Jahre: z.B. Pädiafusin I®
  (5% Glukose, 35 mmol/l NaCl, 18 mmol/l KCl)
  - > 2 Jahre: z.B. Pädiafusin II®
  (5% Glukose, 70 mmol/l NaCl, 18 mmol/l KCl)
- postoperative Infusionstherapie bei kurzen Eingriffen ohne verlängerte Nüchternheitszeit unter Verwendung der intraoperativen Infusionslösung.

Volumenersatz

Kolloide
- Bei Kindern finden sowohl natürliche (Humanalbumin 5%) als auch künstliche Kolloide (z.B. HAES steril® 6%) als Volumenersatzmittel Verwendung. Bei Neugeborenen und Säuglingen verwenden wir zur Zeit nur Humanalbumin 5% als Volumenersatz. Kleinere Volumenverluste können auch mittels Ringerlaktatlösung ausgeglichen werden.
- Die Dosierung richtet sich nach gemessenem oder geschätztem Volumenverlust bzw. nach Parametern wie Blutdruck (syst. RR, MAD), Kapillarfüllungszeit, ZVD und Urinproduktion.

- initiale Dosierung mit 10 ml/kg als Bolus bei Verwendung von Kolloiden bzw. 30 ml/kg bei Verwendung von Ringerlaktatlösung
- Bei Kindern > 1 Jahr können künstliche Kolloide angewandt werden.

Blutbestandteile
- Die Therapie mit Blutbestandteilen richtet sich bei Kindern im wesentlichen nach den gleichen Richtlinien wie beim Erwachsenen. Der Einsatz von Blutbestandteilen birgt immer das Risiko einer transfusionsbedingten Infektion in sich.
- Der für Neugeborene und Frühgeborene minimal tolerable Hämatokrit liegt in der Regel bei ca. 40 %, bei Säuglingen und älteren Kindern liegt die Grenze bei ca. 25 %. Wird davon ausgegangen, daß Kinder postoperativ weiter in nennenswertem Umfang Blut verlieren, so wird im Falle einer Transfusion ein Hämatokrit von ca. 45 % angestrebt, solange dies unter Verwendung einer einzigen Konserve erzielbar ist (Transfusionsrisiko bleibt annähernd gleich).
- Kinder mit schwerwiegenden Begleiterkrankungen haben höhere minimale Hk-Werte (zyanotische Vitien, Apnoekinder)
- Bis zum 1. Lebensjahr werden alle Blutprodukte als CMV-negative, bestrahlte Blutprodukte angefordert.
- Bei Kindern mit einem Körpergewicht < 2 kg werden Satellitenkonserven bestellt (Vorteil: Mehrere kleine Konserven von **einem** Spender).
- Dosierungen:
  - Erythrozytenkonzentrat 10 ml/kg als Bolus führt zu Hk-Anstieg von 3–4 %
  - FFP 10 ml/kg als Bolus
  - Thrombozytenkonzentrat 10 ml/kg als Bolus führt zu einem Anstieg von 25000/µl
- FFP und Thrombozyten werden nach den gleichen Kriterien wie beim Erwachsenen transfundiert.
- Vor jeder größeren Operation sollte aus dem Körpergewicht und dem minimal akzeptablen Hämatokrit derjenige Blutverlust berechnet werden, ab dem transfundiert werden muß:
  Maximal tolerierbarer Blutverlust =
  Blutvolumen × (Hk – Hkmin.)/([Hk + Hkmin]/2)
- Wurde die Hälfte des maximal tolerierbaren Blutverlustes bereits verloren, sollte die erste Laborkontrolle erfolgen.
- Bei Säuglingen und Kleinkindern erfolgt die Applikation von Volumen und Blutprodukten mittels Spritzen (Dosierungskontrolle!)

6 Postoperative Nachsorge

- postoperativ stabile Seitenlage, unteren Arm aber nicht nach hinten durchziehen, Kopfkissen zum Abstützen des Rückens benutzen
- bei Säuglingen Bett vorwärmen
- ausreichende Sicherung der Infusion
- Übergabe an die Station, wenn das Kind gezielt reagiert
- postoperative Infusionstherapie bei kurzen Eingriffen ohne verlängerte Nüchternheitszeit unter Verwendung der intraoperativen Infusionslösung. Dosierung entsprechend des Basisbedarfs s. prä-/postoperative Flüssigkeitstherapie.
- Analgesie: häufig peripher wirksame Analgetika (z.B. Paracetamol) bzw. vorhandene Regionalanästhesie ausreichend (s. S. 714).
- **Bei stärkeren Schmerzen dürfen auch Kindern Opiate nicht vorenthalten werden! Dipidolor® 50–100 µg/kg iv.**
- Postoperative Nüchternzeiten so kurz wie möglich halten. Sofern der chirurgische Eingriff es erlaubt, dürfen Kinder sofort postoperativ trinken.
- Ehemalige Frühgeborene müssen bis zur 50. postkonzeptionellen Woche in jedem Fall mindestens 24 h stationär (mit Apnoemonitor und Pulsoximeter) überwacht werden.

7 Operationen in der Frühgeborenenphase

Nekrotisierende Enterokolitis (NEC)

Ätiologie, Pathogenese und Klinik
- Akute Erkrankung des Magen- Darm- Traktes beim Frühgeborenen, seltener beim Neugeborenen, mit oft foudroyantem Verlauf
- Eine wesentliche pathogenetische Bedeutung kommt der Darmischämie, der bakteriellen Besiedelung sowie der Nahrung zu.
- Betroffen können das Jejunum, das Ileum oder das gesamte Colon sein.
- Die Erkrankung kann blande bis foudroyant verlaufen. Die Klinik ist geprägt von einem ausladenden, schmerzhaften und geröteten Abdomen, galligem Magensaft, blutigen Stühlen
- bei foudroyanten Verläufen Zeichen des septischen Schocks

- Radiologisch finden sich im Vollbild der Erkrankung eine Pneumatosis intestinalis sowie bei einem Teil der Patienten Gasbläschen im Pfortaderbereich.

Indikationen
- Darmperforation
- Verschlechterung des Patienten unter konservativer Therapie (d.h. nach Stopp der oralen Nahrungszufuhr, Magenablaufsonde, Volumen- und Flüssigkeitssubstitution, Ziehen von Nabelkathetern)
- positive Parazentese (z.B. > 40 % Granulozyten)

Technik
Das Ziel der chirurgischen Therapie besteht in der Entfernung irreversibel geschädigter Darmanteile. Nach medianer Laparotomie Mobilisation und Inspektion des gesamten Darmes. Je nach Befund Resektion der betroffenen Darmabschnitte, ggf. Übernähung einzelner Perforationen. Entlastung des Darmes durch Anlage eines oder auch mehrerer Anus praeter.

Komplikationen
- Blutung (Cave: Leber)
- Hypotension, Hypovolämie
- Folgen der septischen Erkrankung
  - Verbrauchskoagulopathie
  - Hypoglykämie

Anästhesie
Lagerung
- peinliches Vermeiden von Druckstellen (z.B. durch Leitungen, Kabel etc.) durch Abpolstern
- Schutz der Augen und sicherer Lidschluß

Monitoring/Zugänge
- Pulsoximetrie
- EKG, ösophageales Stethoskop
- Temperatur
- oszillatorische Blutdruckmessung
- bei schlechtem Zustand des Kindes arterielle Kanüle
  - invasive Blutdruckmessung
  - ggf. arterielle Blutgaskontrolle
- intermittierend Gerinnungskontrollen
- eine periphere Venenverweilkanüle

- ein zentraler Katheter ist vorteilhaft (Blutabnahme)
- über einen Zugang sollten auch längerfristig Blutabnahmen möglich sein

Narkoseführung
- O_2/Air-Gemisch und Beatmung mit erwärmtem und angefeuchtetem Atemgas (z.B. Babylog 8000 mit Befeuchter z.B. Aquamod)
- bei Kindern, die durch eine retrolentale Fibroplasie gefährdet sind, SpO_2 maximal 95%
- Fentanyl 10–25 µg/kg und Dormicum 50–100 µg/kg, vor allem bei septischen Patienten vorsichtig titrieren (Cave: Druckabfall bei Hypovolämie und vorausgegangener Fentanylgabe)
- Pancuronium 0,1 mg/kg
- abhängig vom Alter des Kindes sollten mittlere arterielle RR Werte von > 35 mmHg angestrebt werden
- Volumengabe initial 10 ml/kg z.B. HA 5%. Bei sehr kranken Kindern ist häufig sofort mit der Substitution von FFP und Erykonzentraten zu beginnen. Cave: Hk-Wert nicht > 50% (Rheologie!).

Postoperative Besonderheiten
- Nachbeatmung obligat

Ductus botalli persistens

Ätiologie, Pathogenese und Klinik
- Die höchste Inzidenz weisen Frühgeborene < 1500 g auf (35%).
- weitere Faktoren für eine erhöhte Inzidenz sind ein respiratory dysstress syndrome (RDS), eine primäre pulmonale Hypertension sowie die Furosemidapplikation.
- große Blutdruckamplitude bei niedrigen diastolischen Druck, Tachykardie, Tachypnoe, ggf. Ödeme
- der hämodynamisch relevante Ductus führt zu pulmonaler Verschlechterung (Links- Rechts- Shunt) mit steigendem Beatmungsbedarf, zu Minderperfusion der Organsysteme (Magen-Darm-Trakt [NEC], Nieren, Zerebrum) sowie zu einer Herzinsuffizienz (erhöhtes Herzzeitvolumen bei Links- Rechts- Shunt)
- radiologisch Zeichen der pulmonalen Hyperämie sowie Herzvergrößerung
- echokardiographisch imponiert ein LA/Ao Quotient von > 1,5

- Bei bidirektionalem Shunt sind die SpO$_2$-Werte am rechten Arm, d.h. präduktal, höher als postduktal.

Indikationen

- hämodynamisch relevanter Links-Rechts-Shunt (Lungenüberflutung, Herzinsuffizienz, pathologische zerebrale Hämodynamik)
  - Operationen entweder direkt primär oder
  - nach frustranem konservativem Versuch (Flüssigkeitsrestriktion, Diuretika, Indometacintherapie)

Technik

Linksseitige postero-laterale Thorakotomie (4./5. ICR). Unter Wegdrücken der Lunge Darstellung und Präparation des Duktus. Umfahren des Duktus und Legen von zwei Ligaturen. Nach Ligatur Duktusdurchtrennung, ggf. Einlegen einer Thoraxdrainage, Thoraxverschluß.

Komplikationen

- Duktuseinriß mit Blutung (Duktus ist aus embryonalem, wenig festem Gewebe)
- irrtümlicher Verschluß der linken Pulmonalarterie (selten)
- postoperativ
  - Pneumothorax, Chylothorax
  - Blutungen
  - Rekurrens- oder Phrenicusparese

Anästhesie

Lagerung

- Rechts-Seitenlagerung, linker Arm frei beweglich
- die linke Thoraxzirkumferenz muß frei bleiben (beachten beim Kleben der EKG-Elektroden)
- Neutralelektrode (besser ist die bipolare Elektrokoagulation) sicher trocken, am besten im Bereich des rechten Gesäßes anbringen
- Thorax mittels kleiner Lagerungstücher „aufklappen"
- Druckstellen vermeiden, Beine müssen gut gepolstert sein

Monitoring/Zugänge

- Pulsoximetrie (1 × rechter Arm, 1 × untere Extremität)
- EKG, ösophageales Stethoskop
- Temperatur
- oszillatorische Blutdruckmessung
- bei schlechtem Zustand des Kindes arterielle Kanüle
  - invasive Blutdruckmessung

- ggf. arterielle Blutgaskontrolle
- eine periphere Venenverweilkanüle
- ein liegender Silastikkatheter ist vorteilhaft (ggf. Katecholamintherapie)

Narkoseführung

- O_2/Air-Gemisch, Beatmung mit erwärmtem und angefeuchtetem Atemgas (z.B. Babylog 8000 mit Befeuchter z.B. Aquamod)
- bei Kindern, die durch eine retrolentale Fibroplasie gefährdet sind, SpO_2 zwischen 85 % – 95 % (Cave: funktionelle Einlungenventilation in der Phase der Ductuspräparation erfordert beinahe immer eine FiO_2 von 1,0)
- Fentanyl 10–25 µg/kg, bei hypovolämischen Patienten vorsichtig titrieren
- Dormicum 50–100 µg/kg (Cave: Druckabfall bei Hypovolämie und vorausgegangener Fentanylgabe)
- Pancuronium 0,1 mg/kg

Besonderheiten/Probleme

- Kinder, die eine Duktusligatur benötigen, sind neben Kindern mit NEC die kleinsten von der Anästhesie zu betreuenden Patienten (Körpergewicht z.T. deutlich unter 1000 g !)
- Hypovolämie, Hypokaliämie, Hyponatriämie sowie eine Niereninsuffizienz sind häufig die Folge eines konservativen Therapieversuches.
- Zur Erhöhung der renalen Perfusion kann Dopamin in einer Dosierung von 3–5 µg/kg/min sinnvoll sein.
- Präoperativ müssen Flüssigkeits-/Volumendefizite ausgeglichen sein. Der Hämatokrit muß > 40 % liegen.
- Intraoperativ ist bei einem gut vorbereiteten Patienten selten eine Volumentherapie mit Blut bzw. HA 5 % erforderlich.
- Intraoperativ führt die Verdrängung der Lunge und der Spateldruck zu Sättigungsabfällen bzw. Hypotensionen. Hier ist eine gute Zusammenarbeit von Operateur und Anästhesist notwendig.
- Beim Verschluß des Duktus kommt es zu einem Anstieg des diastolischen Druckes und damit zur Verkleinerung der Druckamplitude (höherer Systemwiderstand). Gleichzeitig kann sich eine Funktionseinschränkung des linken Ventrikels einstellen (ggf. positiv inotrope Medikation z.B. Suprareninperfusor ab 0,01 µg/kg/min).
Stellt sich keine Änderung der Hämodynamik ein und verschwindet das Herzgeräusch nicht, so muß an einen irrtümlichen Verschluß der linken Pulmonalarterie gedacht werden.

Postoperative Besonderheiten
- Röntgenthorax (Pneu?)
- bei Herzinsuffizienz ggf. Katecholamintherapie
- Nachbeatmung obligat

8 Operationen in der Neugeborenenphase

Kongenitale Zwerchfellhernie

Ätiologie, Pathogenese und Klinik
- Die Inzidenz der kongenitalen Zwerchfellhernie beträgt ca. 1–2 : 5000
- Der Krankheitsverlauf bei kongenitalen Zwerchfellhernie wird entscheidend vom Ausmaß der ipsi- und kontralateralen Lungenhypoplasie bestimmt. Schwangerschaftsdauer und Therapiemöglichkeiten der pulmonalen Hypertension sind weitere prognostische Faktoren.
- ca. 25 % der Patienten haben zusätzlich einen Herzfehler
- Die Klinik wird bestimmt durch ein eingefallenes Abdomen, ein einseitig abgeschwächtes Atemgeräusch und eine sehr unterschiedlich ausgeprägte respiratorische Insuffizienz.
- Falls pränatal nicht bekannt (häufig Oligohydramnion, Ultraschall), ist die Klinik und das Röntgenthoraxbild beweisend.
- Die Mortalität beträgt heute immer noch ca. 50 %.
- Auch der Verschluß der zu 90 % linksseitigen, meist posterolateral (Bochdalek'sche Hernie) gelegenen Zwerchfellhernie ändert nichts an der limitierenden pulmonalen Erkrankung (Verminderung der Alveolenzahl und Rarifizierung des Gefäßbettes)

Indikationen
- Keine Notfalloperation, Ausnahme: massiver mediastinaler Shift (meist Folge von Maskenbeatmung oder schlechter gastraler Ableitung) mit kardialer Füllungsbehinderung
- Operationszeitpunkt nach einer ca. 24 – stündigen Stabilisierungsphase (postoperativ häufig reversible pulmonale Hypertension), ggf. Verlegung zur Stabilisierung an ein ECMO-Zentrum
- Patienten die unter konventioneller Beatmungsform hyperkapnisch sind und für > 6 Stunden eine $AaDO_2$ > 600 mm kg aufweisen, haben eine schlechte Prognose.
- präoperativ sollte der $PaCO_2$ < 40 mmHg und der PaO_2 > 70 mmHg betragen.

Technik

Laparotomie (wegen der Hernie offene Verbindung in den Thorax!), selten transthorakaler oder thorakoabdominaler Zugang, Reposition intrathorakal verlagerter Abdominalorgane (Leber, Darm, Magen, Milz), Inspektion der Lunge (Größe?, Entfaltung?), Verschluß der Hernie durch Annäherung ihrer Ränder, bei großem Defekt plastische Deckung mit Dura oder alloplastischem Material, Einlegen einer Thoraxdrainage

Komplikationen

- bei der Reposition der thorakal verlagerten Organe iatrogene Verletzungen möglich (Leberhämatom, -einriß, Milz- und Darmverletzungen)

Anästhesie

Neugeborenenversorgung im Kreißsaal (s. S. 443)
- Maskenbeatmung unbedingt vermeiden
- primäre Intubation durch einen Erfahrenen
- dicke Magenablaufsonde legen

Lagerung
- Rückenlagerung mit kleinem Lagerungspolster unter dem Epigastrium
- modifizierte Seitenlagerung bei transthorakalem Zugang

Monitoring/Zugänge
- Pulsoximetrie ($1 \times$ rechter Arm, $1 \times$ untere Extremität)
- EKG, ösophageales Stethoskop
- Temperatur
- oszillatorische Blutdruckmessung
- bei schlechtem Zustand des Kindes arterielle Kanüle
    - invasive Blutdruckmessung
    - Blutabnahmen, ggf. arterielle Blutgaskontrolle
- $PetCO_2$-Messung
- eine periphere Venenverweilkanüle
- ein zentraler Katheter ist vorteilhaft

Narkoseführung
- O_2/Air-Gemisch, Beatmung mit erwärmtem und angefeuchtetem Atemgas (z.B. Babylog 8000 mit Aquamod oder Cicero mit Fisher & Paykel-Befeuchter)
- Beatmung mit möglichst niedrigen Spitzendrücken (max. 30 mbar) und PEEP $<$ 4 mbar, solange damit eine ausreichende Oxygenation und Ventilation erzielt werden kann.
- $PaCO_2$-Werte zwischen 30–35 mmHg anstreben

- Fentanyl 10–25 µg/kg vorsichtig titrieren, Dormicum 50–100 µg/kg (Cave: Druckabfall bei Hypovolämie und vorausgegangener Fentanylgabe)
- Pancuronium 0,1 mg/kg

Besonderheiten/Probleme

- Eine Verschlechterung der respiratorischen Situation ist häufig Folge einer mangelnden Magenentlastung via Magensonde oder sogar Folge einer bei diesem Krankheitsbild zu vermeidenden Maskenbeatmung.
- Eine Zunahme des pulmonalvaskulären Widerstandes durch Hypoxie, Azidose, Hyperkapnie sowie eine Hypothermie kann zu einem deletären Rechts-Links-Shunt führen.
- Bei Verschlechterung des mittleren arteriellen Druckes Volumengabe und zur Steigerung des systemischen Widerstandes ggf. Arterenol über Perfusor.
- Der Verschluß des Zwerchfelldefektes führt zu einer Verschlechterung der Atemmechanik (Gesamtcompliance sinkt) und damit zu einer Erhöhung des Beatmungsbedarfes.
- Cave: Pneumothorax der Gegenseite
- bei Reposition Mediastinalverschiebungen möglich
- intra- und postoperativ kann eine pulmonale Hypertension hämodynamische Probleme bereiten; Therapie schwierig, Senkung des pulmonalen Drucks meist mit (unterschiedlich starker) Senkung des arteriellen Systemdrucks verbunden, es gibt keine befriedigende Standardtherapie, bislang mit unterschiedlichem Erfolg eingesetzt wurden z.B. Prostacycline (z.B. Flolan®) i.v. und per inhalationem, Tolazolin (Priscol®) i.v. oder Stickstoffmonoxid (NO) per inhalationem.

Postoperative Besonderheiten

- obligatorische Nachbeatmung
- postoperative pulmonale Hypertension nicht selten (reversibel). Therapie s.o.

Bauchdeckenverschlußdefekte
(Omphalocele, Gastroschisis)

Ätiologie, Pathogenese und Klinik
- Inzidenz Gastroschisis 1–2 : 30000, Omphalocele 1 : 6000

- Die Gastroschisis ist im Unterschied zur Omphalocele seltener mit anderen Mißbildungen assoziiert. Bei einer Omphalocele sollte eine Echokardiographie Klarheit über eine kardiale Zusatzmißbildung (z.B. VSD) erbringen.
- An das Auftreten einer Omphalocele im Rahmen eines Beckwith-Wiedemann-Syndroms (Gigantismus, Makroglossie, Hypoglykämie) denken.
- Beide Mißbildungen sind nach einer initialen Stabilisierungsphase auf einer Intensivstation dringlich zu operieren (Infektgefahr, Wasser- und Eiweißverlust mit der Gefahr des hypovolämischen Schocks).

Technik

Zuerst Rückverlagerung der Eingeweide, evtl. nur nach Erweiterung des Defektes möglich. Manuelle Dehnung der Bauchdecken, wenn möglich direkter Bauchdeckenverschluß. Bei großen Defekten oder primär unmöglicher Reposition zweizeitiger Verschluß. In der ersten Sitzung Vernähung der Wundränder mit einer Folie, die unter verschiedenen mechanischen Maßnahmen (z.B. Zug von oben) zur Verkleinerung des Defektes und zur Dehnung der Bauchhaut beitragen soll. Nach mehreren Tagen und der Erholung des Darmes mit Rückgang des Wandödems zweite OP mit definitivem Verschluß.

Komplikationen

- iatrogene Verletzung parenchymatöser Organe (Blutungsgefahr)
- großflächige Verletzung der Leber bei Ablösung des Omphalocelensakkes

Anästhesie

Lagerung

- Rückenlagerung
- Unterpolsterung der prolabierten Darmanteile, so daß keine Zug-/Scherkräfte auftreten, die zu einer Verschlechterung der Perfusion führen könnten.

Monitoring/Zugänge

- Pulsoximetrie
- EKG, ösophageales Stethoskop
- Temperatur
- oszillatorische Blutdruckmessung
- bei schlechtem Zustand des Kindes arterielle Kanüle
    - invasive Blutdruckmessung
    - Blutabnahmen, intermittierend arterielle Blutgaskontrolle

- Temperaturmessung
- PetCO$_2$-Messung
- eine periphere Venenverweilkanüle
- ein zentraler Katheter ist vorteilhaft (beim primären Bauchdeckenverschluß sollte der ZVD nicht über 5 mm Hg steigen)
- Harnableitung

Narkoseführung

- O$_2$/Air-Gemisch, Beatmung mit erwärmtem und angefeuchtetem Atemgas (z.B. Babylog 8000 mit Aquamod oder Cicero mit Fisher&Paykel-Befeuchter)
- Fentanyl 10–25 µg/kg/h vorsichtig titrieren, Dormicum 50–100 µg/kg (Cave: Druckabfall bei Hypovolämie und vorausgegangener Fentanylgabe)
- Pancuronium 0,1 mg/kg
- Bei sehr kleinen Omphalocelen können auch volatile Anästhetika eingesetzt werden.

Besonderheiten/Probleme

- Ein primär durchgeführter Bauchdeckenverschluß kann zu einer erheblichen Beeinträchtigung der Ventilation (hohe inspiratorische Beatmungsdrücke bei sinkender Gesamtcompliance) und der Herz-Kreislauf-Funktion führen (Abnahme des venösen Rückstroms, Abnahme des Herzzeitvolumens). Beim primären Verschluß der Bauchdecken braucht es daher Geduld und eine gute Kooperation zwischen Chirurg und Anästhesist.
- Beide Mißbildungen führen zu erheblichen Flüssigkeitsverlusten in den dritten Raum und erfordern eine Flüssigkeitssubstitution von mindestens 10 ml/kg/h. Darüber hinaus sind Volumengaben z.B. HA 5% erforderlich.

Postoperative Besonderheiten

- Meist ist eine Nachbeatmung für mehrere Stunden, wenn nicht Tage (große Omphalocele und primärer Verschluß) notwendig.
- erheblicher Beatmungsbedarf bei hohem intraabdominellem Druck
- gestörte Splanchnicusperfusion

Ösophagusatresie

Ätiologie, Pathogenese und Klinik
- Inzidenz 1 : 4000
- Bei der häufigsten Form der Ösophagusatresie besteht eine Fistel zwischen Trachea und distalem Ösophagusanteil (Typ Vogt IIIb). Diese Fistel stellt das Hauptproblem für den Anästhesisten dar und wird in der Regel erst bei der Beatmung des Kindes manifest.
- Ein Passagehindernis beim Versuch des Magenabsaugens und die Röntgenaufnahme führen zur Diagnose.
- Die Ösophagusatresie ist in 40 % aller Fälle mit weiteren Mißbildungen kombiniert (z.B. VATER-Assoziation, Zwerchfellhernie, Herzfehler).

Technik
Die Operation erfolgt mittels rechtsseitiger Thorakotomie (Ausnahme: Vorliegen eines rechtsseitigen Aortenbogens). Das Vorgehen ist extrapleural und hat eine primäre Anastomose der Ösophagusenden zum Ziel. Bei kurzer Distanz gelingt diese Anastomosierung nach Mobilisierung der Ösophagusenden unter mehr oder weniger Spannungen meistens primär. Bei sehr großer Distanz zwischen den beiden Ösophagusenden und bestehender Fistel wird unter Umständen lediglich ein Fistelverschluß durchgeführt und ein Gastrostoma angelegt.

Komplikationen
- Als Folge des Eingriffs können ein Pneumothorax, Chylothorax, Blutungen, eine Rekurrens- oder Phrenicusparese auftreten.

Anästhesie
Lagerung
- Linksseitenlagerung, rechter Arm frei beweglich, Thorax mit Lagerungstüchern unterpolstern und aufklappen.
- Die gesamte rechte Thoraxzirkumferenz muß frei bleiben (beim Kleben der EKG- Elektroden beachten)
- Druckstellen vermeiden, zwischen den Beinen polstern

Monitoring/Zugänge
Die Invasivität des Monitorings richtet sich hauptsächlich nach den Begleitfehlbildungen
- Pulsoximetrie
- EKG, linksaxilläres Stethoskop
- oszillatorische (bei schlechten Kindern invasive) Blutdruckmessung

- Temperaturmessung
- PetCO$_2$-Messung
- Blutgasanalysen
- eine periphere Venenverweilkanüle
- ein zentraler Katheter ist vorteilhaft (wenn kein zentraler Katheter, dann 2. peripherer Zugang)
- ggf. ein arterieller Zugang (Blutabnahme, invasives Druckmonitoring)

Narkoseführung
- Oberkörperhochlagerung (zur Prophylaxe der Magensaftaspiration)
- Sonde mit Dauersog im proximalen Ösophagus (zur Prophylaxe einer Speichelaspiration)
- Das primär nicht intubierte Kind sollte mit Atropin, Trapanal und Norcuron in Anwesenheit des Kinderchirurgen eingeleitet werden.
- sofortige exakte Lagekontrolle des Tubus
    - Tubus sollte distal der Fistel, d.h. sehr dicht über der Carina liegen
    - wenn möglich fiberoptische Kontrolle
    - sonst Tubus endobronchial weit vorschieben und unter Auskultation zurückziehen, bis Ventilation beidseitig ist
- O$_2$/Air-Gemisch, Beatmung mit erwärmtem und angefeuchtetem Atemgas (z.B. Babylog 8000 mit Aquamod oder Cicero mit Fisher&Paykel-Befeuchter)
- PEEP sollte erst nach Fistelverschluß eingesetzt werden
- Fentanyl 10–25 µg/kg/h vorsichtig titrieren
- Dormicum 50–100 µg/kg (Cave: Druckabfall bei Hypovolämie und vorausgegangener Fentanylgabe)
- Pancuronium 0,1 mg/kg

Besonderheiten/Probleme
- Aspiration von Magensaft und Speichel/Schleim über die Fistel
- Magenüberblähung durch Maskenbeatmung
- Fehllage des Tubus in der Fistel
    - extreme Magenüberblähung
    - wenn nicht rechtzeitig bemerkt, alle Komplikationen einer Fehlintubation

Postoperative Besonderheiten
- meist postoperative Nachbeatmung für einen Tag, oft länger (Anastomose unter Spannung genäht)
- Aspirationsgefährdung, weiter Entlastung über eine sicher liegende Ablaufsonde

- ggf. H$_2$-Blocker
- im späteren postoperativen Verlauf langfristige Bougierungsbehandlung

Pylorusstenose

Ätiologie, Pathogenese und Klinik
- Die Inzidenz beträgt für Knaben ca. 1 : 200, Knaben sind etwa 4 mal häufiger betroffen als Mädchen.
- Die Ursache der Hypertrophie im Bereich der zirkulären Pylorusmuskulatur ist unklar.
- Die Diagnose wird durch strahlartiges Erbrechen, das typischerweise nach einem freien Intervall von ca. 1 bis 3 Wochen postpartal erstmalig auftritt, und u.U. durch die Palpation eines „Pylorustumors" im rechten Mittelbauch gestellt, ggf. auch durch Ultraschalluntersuchung gesichert.
- Das Erbrechen kann bei diesen Säuglingen eine schwere Dehydratation mit ausgeprägter hypochlorämischer und hypokaliämischer metabolischer Alkalose verursachen.

Indikation
- Bis auf sehr leichte Fälle erfordert eine Pylorusstenose generell ein operatives Vorgehen
- Die Pyloromyotomie ist kein Notfalleingriff! Vor der Operation muß das Kind rehydriert und der Wasser-, Elektrolyt- und Säuren-Basen-Haushalt ausgeglichen werden (Zeitbedarf in der Regel > 24 Stunden)

Technik
Laparotomie, Darstellung des Pylorus, stumpfe Präparation und Spaltung der hypertrophen Pylorusmuskulatur (Pyloromyotomie nach Weber-Ramstedt), die Schleimhaut bleibt intakt (keine Lumeneröffnung!).

Komplikationen
- Verletzung der Magen- oder Duodenalschleimhaut

Anästhesie
Lagerung
- normale Rückenlagerung

Monitoring/Zugänge
- Pulsoximetrie
- EKG, präkordiales Stethoskop
- oszillatorische Blutdruckmessung

- Temperaturmessung
- PetCO$_2$-Messung
- eine periphere Venenverweilkanüle

Narkoseführung
- vor Narkoseeinleitung Absaugen des Magens in Kopftief- und Seitenlage des Kindes. Anschließend Entfernung der Magensonde zur Narkoseeinleitung.
- ausreichend lange Präoxygenierung
- Crusheinleitung (rapid sequence induction, s. S. 211) mit Atropin, Trapanal und Succinylcholin
- Die Aufrechterhaltung der Narkose erfolgt mit einem N$_2$O/O$_2$-Gemisch unter Verwendung eines volatilen Anästhetikums.
- Zur postoperativen Analgesie sowie zur intraoperativen Supplementierung der Narkose kann eine Sakralanästhesie angelegt werden (hohe Volumina oder Katheter, der nach Applikation wieder entfernt wird).
- Ohne Sakralanästhesie ist eine Supplementierung mit Fentanyl 2–3 µg/kg zum Schnitt angezeigt sowie die Applikation eines Paracetamolsuppositoriums 125 mg nach Einleitung angebracht.
- Nach der Einleitung wird eine nasogastrale Sonde eingelegt. Hierüber erfolgt nach der Muskelspaltung mittels insufflierter Luft eine Leckageprobe (Schleimhautverletzung?). Die Magensonde bleibt postoperativ liegen.

Besonderheiten/Probleme
- Verletzung der Magenschleimhaut → Antibiotikatherapie, längere postoperative Nüchternheit.
- Kinder mit Pylorusstenose sind trotz liegender Magensonde als nicht nüchtern zu betrachten → Crush-Einleitung (s. S. 211)

Postoperative Besonderheiten
- üblicherweise rascher Nahrungsaufbau möglich, d.h. die Kinder bekommen bereits 6 Stunden postoperativ Glukose-Elektrolyt-Lösung zu trinken
- bei intraoperativer Schleimhautverletzung mehrtägige parenterale Ernährung

9 Operationen im Säuglings- und Kleinkindalter

Leistenhernie, Hydrozele

Ätiologie, Pathogenese und Klinik
- Inzidenz der kindlichen Leistenhernie 1 bis 3%
- Ein offener Processus vaginalis peritonei führt zur indirekten Leistenhernie.
- 80–90% dieser Hernien finden sich bei Knaben
- Die indirekte Leistenhernie fällt durch eine meist reponible Schwellung im Bereich des äußeren Leistenrings auf.
- Häufigster Eingriff in dieser Altersgruppe.

Technik
Zugang über einen Leistenschnitt. Nach Abpräparation der Samenstranggebilde Resektion des Processus vaginalis, Verstärkung der Leistenregion durch Fixation des M.obliquous internaus an das Leistenband durch 1–2 Nähte, Wundverschluß. In seltenen Fällen ist eine Resektion inkarzerierter Darmteile oder Organe (z.B. Ovar) notwendig.

Komplikationen
- Verletzung von Arterie oder Vene femoralis

Anästhesie
Lagerung
- normale Rückenlagerung
- leichtes Anheben des Beckens durch Unterpolsterung mit Tüchern

Monitoring/Zugänge
- Pulsoximetrie
- EKG, präkordiales Stethoskop
- oszillatorische Blutdruckmessung
- PetCO$_2$
- Temperaturmessung
- periphere Venenverweilkanüle

Narkoseführung
- Die Operation erfolgt in Maskennarkose oder Larynxmaskennarkose.
- Bewährt hat sich eine Kombination aus Vollnarkose und Sakralanästhesie (s. S. 531).
- Bei größeren Kinder (> 25 kg) ist eine Sakralanästhesie nicht mehr angezeigt, da die notwendige thorakale Ausbreitung nicht mehr sicher

erreicht wird. Hier ist die Kombination mit einer Ilioinguinalis/Iliohypogastrikusblockade angebracht.
- Ehemalige Frühgeborene stellen eine besondere Patientengruppe dar. Diese werden häufig im Rahmen ihres stationären Aufenthaltes in der Kinderklinik bzw. der Neonatologie operiert. Bei einseitigen Leistenhernien bietet sich bei dieser Patientengruppe die Spinalanästhesie (s. S. 532) als Narkoseverfahren der Wahl an.

Besonderheiten/Probleme
- Die Inkarzeration ist das größte chirurgische Problem der Leistenhernie. Sie tritt am häufigsten im Neugeborenen- bzw. Säuglingsalter auf.

Postoperative Besonderheiten
- ambulantes Vorgehen angezeigt

Kryptorchismus

Ätiologie, Pathogenese und Klinik
- einer oder beide Hoden sind nach dem ersten Lebensjahr nicht oder unvollständig deszendiert.
- meist ist eine Hormonbehandlung vor einer Operation angezeigt.

Indikation
- unvollständiger Descensus testis nach konservativer Therapie
- OP jenseits des 1. Lebensjahres

Technik
Zugang über Leistenschnitt. Darstellung des Hodens, oft erst nach ausgedehnter Mobilisierung des Peritoneums erfolgreich. Hochreichende Freilegung und Darstellung der Samenstranggefäße bis zu ihrem Abgang in Höhe der Nierengefäße. Fixation des mobilisierten Hoden im Skrotalfach. Eingriff oft mit OP einer Leistenhernie kombiniert.

Komplikationen
- Verletzung von Arteria und Vena femoralis
- retroperitoneales Hämatom

Anästhesie
Lagerung
- normale Rückenlagerung
- leichte Erhöhung des Beckenbereiches durch Unterpolsterung mit Tüchern

Monitoring/Zugänge
- Pulsoximetrie
- EKG, präkordiales Stethoskop
- oszillatorische Blutdruckmessung
- PetCO$_2$
- Temperaturmessung
- periphere Venenverweilkanüle

Narkoseführung
- Vollnarkose (ITN oder Larynxmaske) kombiniert mit einer Sakralanästhesie.
- Bei Kindern, die für eine Sakralanästhesie zu groß (> 25 kg) sind, sollte
  eine Ilioinguinalis/Iliohypogastrikusblockade und die Supplementierung mit 2 -3 µg/kg Fentanyl erfolgen.
- Die Gabe von Paracetamol-Suppositorien 25 mg/kg zur Einleitung ist bei
  diesen Kindern für die postoperative Schmerztherapie von zusätzlichem
  Nutzen.

Besonderheiten/Probleme
- bei sehr weit nach oben retinierten Hoden ausgedehnte operative Mobilisierung des Samenstranges nach kranial notwendig, starker Schmerzreiz!

Postoperative Besonderheiten
- Diese Kinder bleiben aus chirurgischer Indikation für eine Nacht stationär.

Nabelhernie/Paraumbilikalhernie

Ätiologie, Pathogenese und Klinik
- Die Nabelhernie tritt als Folge eines unzureichenden narbigen Ver-
  schlusses an der Durchtrittsstelle der Nabelschnur auf. Der operative
  Verschluß erfolgt in der Regel falls überhaupt erforderlich nach dem 4.
  Lebensjahr (hohe Spontanverschlußrate).
- Die Paraumbilikalhernie (oberhalb des Nabels) muß in aller Regel ope-
  rativ verschlossen werden, da ein Spontanverschluß sehr selten auftritt.

Indikation
- Inkarzeration
- persistierende Hernie nach dem Säuglingsalter

Technik
Paraumbilikaler Hautschnitt. Verschluß der Fasziendoppelung, dabei meist Peritonealeröffnung. Meist zusätzliche Reizung durch Zug am vorgefallenen Netz.

Komplikationen
- postoperativ Rezidiv

Anästhesie
Lagerung
- normale Rückenlage
- leichte Erhöhung des Beckenbereiches durch Unterpolsterung mit Tüchern

Monitoring/Zugänge
- Pulsoximetrie
- EKG, präkordiales Stethoskop
- oszillatorische Blutdruckmessung
- PetCO$_2$
- Temperaturmessung
- periphere Venenverweilkanüle

Narkoseführung
- Vollnarkose (ITN) kombiniert mit Sakralanästhesie (hohes Volumen d.h. mindestens 1,25 ml/kg Bupivacain 0,2 %)

Postoperative Besonderheiten
- in der Regel ambulanter Eingriff

Phimose

Indikation
- rezidivierende Ballanitis absolute Indikation

Technik
Resektion des äußeren und inneren Blattes

Komplikationen
- Blutungen
- ödematöse Schwellung
- Verletzungen der Urethra

Anästhesie

Lagerung
- normale Rückenlagerung

Monitoring/Zugänge
- Pulsoximetrie
- EKG, präkordiales Stethoskop
- oszillatorische Blutdruckmessung
- PetCO$_2$
- Temperaturmessung
- periphere Venenverweilkanüle

Narkoseführung
- Maskennarkose oder Larynxmaske kombiniert mit Sakralanästhesie oder Peniswurzelblock.
- Die Regionalanästhesie sollte in jedem Fall präoperativ angelegt werden. (Supplementierung der Vollnarkose).

Postoperative Besonderheiten
- in der Regel ambulanter Eingriff

Hickman-Katheter, Broviak-Katheter oder Port-a-cath-Implantation
Ätiologie, Pathogenese und Klinik

- Kinder, bei denen ein solcher Katheter indiziert ist, haben meist eine gravierende Grunderkrankung (Leukämie, Thalassämie etc.) und sind oft in einem reduzierten Allgemeinzustand.

Indikationen
- langdauernde Chemotherapie
- häufiger Transfusionsbedarf

Technik
Chirurgische Freilegung des Gefäßes durch Hautschnitt am Hals oder über der Klavikula (meist rechts), Anschlingen des Gefäßes und Venotomie. Einführen des Katheters meist unter Röntgenkontrolle. Untertunnelung der Haut, so daß das Katheterende einige Zentimeter von der Punktionsstelle durch die Haut geführt werden kann.

Komplikationen
- Blutung durch Einriß/ Abriß des Gefäßes

Anästhesie

Lagerung
- Rückenlage
- Kopf und Schulter lagern wie zur Punktion der V. jugularis interna bzw. der V.subclavia

Monitoring/Zugänge
- Pulsoximetrie
- EKG (Kleben der EKG-Elektroden auf dem Rücken)
- präkordiales Stethoskop
- oszillatorische Blutdruckmessung
- $PetCO_2$
- Temperaturmessung
- periphere Venenverweilkanüle

Narkoseführung
- Eine Intubationsnarkose unter Verwendung volatiler Anästhetika und Opiatsupplementierung ist die Regel.
- Die Beatmung erfolgt mit PEEP (Luftembolieschutz, erleichtert chirurgische Situation)

Probleme/Komplikationen
- Die Kinder sind häufig anämisch, thrombozytopenisch oder neigen zu Infekten
- Bei chronisch anämischen Kindern muß präoperativ keine EK-Substitution erfolgen, wenn die Kinder klinisch unauffällig sind.
- Vor Implantation von Kathetern muß die Thrombozytenzahl > 50000 Giga/l liegen, andernfalls Thrombozytensubstitution.
- Bei schwierigen operativen Verhältnissen können klinisch relevante Blutungen auftreten (Blut muß generell gekreuzt bereitgestellt sein).
- Cave: Luftembolie
- Cave: zu Beginn einer Chemotherapie bei Leukämiekindern darf kein höher Glukokortikoidbolus gegeben werden, da die Gefahr einer akuten Zytolyse mit konsekutiver Niereninsuffizienz droht.
- heftiger Schmerzreiz durch Hauttunnelung gegen Ende der OP

Wilmstumor, Neuroblastom

Ätiologie, Pathogenese und Klinik

- Zwei leider sehr häufige Tumoren bei Kindern, die z. T. bereits im Säuglingsalter (Wilmstumor) klinisch apparent werden.
- Das Ziel der chirurgischen Therapie ist die radikale Entfernung des Tumors.

Indikation

- Tumorentfernung
- Tumorstaging nach vorheriger Chemotherapie und zum Festlegen der weiteren Therapie

Technik

Transabdominale Tumor-Nephrektomie mit Lymphknotendissektion

Komplikationen

- Blutungen
- Harnleiterstumpfinsuffizienz

Anästhesie

Lagerung

Rückenlagerung mit Unterpolsterung in BWS- und LWS-Bereich

Monitoring/Zugänge

- Pulsoximetrie
- EKG, präkordiales Stethoskop
- PetCO$_2$
- oszillatorische Blutdruckmessung, bei großen Tumoren ggf. invasive Blutdruckmessung
- Temperatur
- zentralvenöser Katheter vorteilhaft
- zwei periphere Venenverweilkanülen an der oberen Extremität
- ggf. Harnableitung

Narkoseführung

- Intubationsnarkose mit einem N$_2$O/O$_2$-Gemisch + volatilem Anästhetikum
- Supplementierung mit Fentanyl 2–3 µg/kg.

Besonderheiten/Komplikationen

- Die topographische Beziehung zur unteren Hohlvene kann bei der Operation rechtsseitig gelegener Tumoren u.U. größere Blutverluste verursachen.

- Bei beiden Tumoren können die Kinder hypertensiv sein
- Beim Neuroblastom kann die Katecholaminproduktion erhöht sein, dann Blockadetherapie mit Dibenzyran®.
- Auf eine ausreichende Blutbereitstellung ist zu achten.

Postoperative Besonderheiten
- bei operativem Vorgehen in der Nähe des Zwerchfells ggf. postoperativ Thoraxröntgenbild
- Die Kinder können in der Regel postoperativ extubiert werden.

10 Ambulante Kindernarkose

- Voruntersuchung wie bei stationären Eingriffen Tage bis Wochen vorher.
- Kinder der Risikogruppe I und II; Kinder höherer Risikogruppen kommen dann in Betracht, wenn ihre chronischen Erkrankungen gut behandelt und eingestellt sind. In diesem Fall vorher Rücksprache mit zuständigem Oberarzt!
- Ehemalige Frühgeborene älter als 50. postkonzeptionelle Woche ohne persistierende und behandlungsbedürftige Apnoesymptomatik können ambulant versorgt werden.
- Eine Pseudocroup-Anamnese ist keine Kontraindikation für eine ambulante Narkose.
- nur bei zuverlässigen Eltern
- nur bei kleinen chirurgischen oder diagnostischen Eingriffen mit geringem perioperativem Risiko
- Präoperative Nüchternzeiten genau mit den Eltern besprechen und am OP-Morgen kontrollieren und dokumentieren. Die Kinder sollten nicht zu kurz, Säuglinge vor allem nicht zu lange nüchtern sein (ggf. zu einer Nachtmahlzeit wecken!).
- präoperativ Infektfreiheit kontrollieren
- postoperative Überwachung über 4 h mit einstündlicher Temperaturkontrolle
- Entlassung erst nach Untersuchung durch den Anästhesisten; Befunde dokumentieren. Das Kind sollte nicht über 38,5 °C haben, muß ausreichend getrunken und spontan Wasser gelassen haben.
- Eltern müssen wissen, an wen sie sich bei Komplikationen wenden sollen.

PRÄMEDIKATIONSMEDIKAMENTE

Chloralhydrat: 25–60 mg/kg po/pr
1 Chloralhydrat-Rektiole® (= 600 mg) pro 10kg
Chlorprothixen: Truxal®, Taractan®
2 mg/kg po (max. 60 mg)
Diazepam: Valium® 0,15 mg/kg po
0,1–0,3 mg/kg pr
Midazolam: Dormicum® 0,4–0,8 mg/kg po/pr
Sirup 1 ml = 2 mg (d.h. kgKG/4 = ml Saft)
Phenobarbital: Luminaletten® (15 mg)
5 mg/kg po

NARKOSEEINLEITUNG

Diazepam: Valium® 0,1–0,2 mg/kg iv
Etomidate: Etomidat-Lipuro® 0,15–0,2 mg/kg iv
Ketamin: Ketanest® 1–2 mg/kg iv
2–5 mg/kg im
Methohexital: Brevimytal® 1–2 mg/kg iv
25–30 mg/kg pr (max. 500 mg, 100 mg/ml)
Midazolam: Dormicum 0,1–0,2 mg/kg iv
Propofol: Disoprivan® ab 3 Jahre
1,5–2,5 mg/kg iv
Thiopental: Trapanal® 3–5–7 mg/kg iv

NARKOSEMEDIKAMENTE

Inhalationsanästhetika: Enfluran, Isofluran

Opioide:
- Alfentanil (Rapifen®) balancierte Narkose:
  25–75 µg/kg, 0,25–1 µg/kg/min
- Fentanyl: NLA: 5–10 µg/kg iv balancierte
  Narkose: 1–2–5 µg/kg iv
- Morphin balanciert: 0,05–0,1 mg/kg iv
- Sufentanil: balanciert: 0,5–1 µg/kg iv,
  0,4–1 µg/kg/h iv
- Propofol: Disoprivan® ab 3 Jahren initial
  2,5 mg/kg, dann 5–10 mg/kg/h, reduzierend

MUSKELRELAXANZIEN

Atracurium: Tracrium® 0,3–0,6 mg/kg iv
Pancuronium: 0,08–0,1 mg/kg iv
Succinylcholin: (mit Atropin 10 µg/kg!)
1–2 mg/kg iv, 2–4 mg/kg im
Vecuronium: Norcuron® 0,05–0,08–0,1 mg/kg iv
(Initialdosen, Folgedosen 1/3–1/5 der Initialdosis)

ANTICHOLINERGICA

Atropin: 10–20 µg/kg iv/im (min. 0,1 mg)
Glycopyrroniumbromid: Robinul®
10 µg/kg iv/im

ANTAGONISTEN

!! ggf. Indikation zur Nachbeatmung !!
Naloxon: Narcanti® titrierend
1–5–10 µg/kg iv
Neostigmin: Prostigmin® 40–60 µg/kg iv
mit 20 µg/kg Atropin !
Pyridostigmin: Mestinon® 0,1 mg/kg iv
mit 20 µg/kg Atropin !
Serumcholinesterase: 2 mg/kg iv bessere
Alternative ist Nachbeatmung !

POSTOPERATIVE ANALGETIKA

Codein: in Talvosilen®
0,5–1 mg/kg po/pr 6 stdl.
Diclofenac: Voltaren® 0,5–1 mg/kg
po/pr, 8–12 stdl. Supp: 50 mg,
Supp Kdr: 25 mg, Supp Kleinkdr: 12,5 mg
Drg. 25mg, 50mg
Morphin: 0,05 mg/kg iv, 0,1 mg/kg im,
4–6 stdl.
Paracetamol: 10–20 mg/kg po,
10–25 mg/kg pr, 6 stdl.
Pethidin: Dolantin® 0,25–0,5 mg/kg iv
bei Kältezittern
Piritramid: Dipidolor® 0,05–0,1 mg/kg iv
0,1–0,15 mg/kg im, 6 stdl.

ANTIEMETIKA

Dimenhydrinat: Vomex A® 0,5–1 mg/kg iv
über 2 min; 1 mg/kg po (Sirup:3,3 mg/ml)
Kinder Supp. 40mg: 6–25 kg
Kinder Supp. forte 70mg: >25 kg
Supp. 150mg: >14 Jahre
Droperidol: DHB® 25–50 µg/kg iv
Metoclopramid: Paspertin® 0,1mg/kg po/iv
!! extrapyramidalmotorische Störungen !!
[Antidot: Biperiden(Akineton®): < 6 J. 1-2mg,
< 10 J. 2-3mg, >10 J. 2,5–5mg]
Ondansetron:Zofran® (*) über 4 Jahre
0,15mg/kg iv (15min)
Promethazin: Atosil® 0,1–0,5 mg/kg
po/pr/im/iv;
Tropfen: 20 mg/ml; Sirup: 1 mg/ml

NOTFALL- und REANIMATIONSMEDIKAMENTE

Applikationswege: iv, im Notfall:
intraossär = io, über den Tubus = it
Adrenalin: Suprarenin® zur Reanimation:
10–20–30 µg/kg iv, io, it nur verdünnt
Atropin: 10–20 µg/kg iv, it, io
Natrium-Bicarbonat: 1 mval/kg iv, io
verdünnt auf 0,5 mval/ml
Calcium-Chlorid 10 %: 1,36 mval Ca^{++}/ml
0,1–0,3 ml/kg iv, io max. 10 ml/Dosis
Calcium-Gluconat 10 %: 0,45 mval Ca^{++}/ml
0,1–0,5–1 ml/kg iv, io max. 10 ml/Dosis
Glukose: 0,5–1 g/kg iv, (io)
= 1–2 ml/kg Glukose 50 %
Insulin: Ketoazidose: Altinsulin
0,1 U/kg iv + 0,1 U/kg/h solange
BZ > 300 mg/100 ml
Hyperkaliämie: 0,15 U Altinsulin/kg iv
+ 0,5 g/kg Glukose iv
Lidocain: 1 mg/kg iv, it, io
Methylprednisolon: Urbason® 1–2–5 mg/kg iv
Defibrillation: 2–4 J/kg extern
Kardioversion: 0,5–1–4 J/kg extern

KARDIAKA (iv)

Adrenalin: Suprarenin® Bolus 0,1 µg/kg iv
0,05–0,5 µg/kg/min
Amrinon: Wincoram® (*) 0,75 mg/kg iv
(20min), dann 5–10 µg/kg/min
Atropin: 10–20 µg/kg iv
Digoxin: initial 20 µg/kg, nach 8 und 16
Stunden: 10 µg/kg, dann 2x5 µg/kg/d
Dobutamin: Dobutrex® 2–10 µg/kg/min
Dopamin: 2–15 µg/kg/min
Orciprenalin: (Alupent®): Bolus 0,1 µg/kg iv
0,05–1,5 µg/kg/min
Lidocain: 1 mg/kg iv, 20–40 µg/kg/min
Nitroglycerin: 0,5–10 µg/kg/min
Nitroprussid-Natrium: nipruss®
0,5–8 µg/kg/min, ggf. mit Na^+-Thiosulfat
mischen (Gew.verhältnis 1:10)
Noradrenalin: Arterenol®
Bolus 0,05 µg/kg iv, 0,05–0,5 µg/kg/min
Phenylephrin: Neosynephrin®
Bolus 1–10 µg/kg iv, 0,1–5 µg/kg/min
Propranolol: Dociton® 0,01–0,25 mg/kg iv
Verapamil: Isoptin® 0,05–0,1 mg/kg iv 1–5 µg/kg/min

ANTIKONVULSIVA

!! Cave Atemdepression !!

Diazepam: Valium® 0,1–0,3 mg/kg iv
Phenobarbital: Luminal® 10 mg/kg iv,
max.x4, dann 3–5 mg/kg/d in 2–3 Dosen
Spiegelkontrolle ! (10–20 µg/ml)
Phenytoin: Epanutin®, Phenhydan®
5–10 mg/kg iv, ggf.x2, dann 5 mg/kg/d
in 2 Dosen, Spiegelkontrolle ! (10–20 µg/
ml) Thiopental: Trapanal® 1–2–3 mg/kg iv

ATEMWEGE

Tubusgröße: mm Innendurchmesser (ID)
- 1 Jahr: 4
- 2 Jahre: 4,5
- danach: 4 + Alter/4
- in Charrière: (18 + Alter)
- Umrechnung: (Charrière-2)/4
- bis 6,0 = 26 Ch 8–10 Jahre:
  ungeblockte Tuben
Aminophyllin: 5(-10) mg/kg iv über
20 min, 0,5–0,8 mg/kg/h,
Spiegelkontrolle ! (10–20 µg/ml)
racemisches Epinephrin: Mikronephrin®
0,25–0,5 ml in 2,5 ml NaCl 0,9 %
vernebeln
Salbutamol: (Sultanol® Inhalationslösung)
1–2 Tropfen/Lebensjahr (max. 8 Tropfen)
in 3 ml physiol. NaCl-Lsg. inhalieren

MALIGNE HYPERTHERMIE

Diagnose:
Tachykardie, $EtCO_2$-Anstieg, SpO_2-
Abfall, Hyperthermie, Hypoxie/Zyanose,
Rigidität, metabolische/respiratorische
Azidose, Hyperkaliämie, CK-Anstieg
Maßnahmen: 100 % O_2, Hyperventilation,
Inhalationsanästhetika aus, NLA, OP
abbrechen, Narkosegerät wechseln,
Flüssigkeit, physikalische Kühlung,
Blasenkatheter, forcierte Diurese
Dantrolene: 2,5 mg/kg iv, dann 1 mg/kg iv
alle 5–10 min
Prophylaxe: triggerfreie Narkose (NLA):
kein Succinylcholin, keine Inhalations-
anästhetika. Vaporfreies Narkosegerät.
Dantrolene bereithalten.
postop. Intensivüberwachung.

INTRAVENÖSE ANTIBIOTIKA

Dosierungen gelten nicht für Neugeborene/
Säuglinge!

Augmentan® (Amoxicillin/Clavulansäure)
3 × 20 mg/kg max. 6,6 g/d
Bactrim® (Trimethoprim/Sulfamethoxazol
1:5)
TMP 2 × 5 mg/kg max.480 mg/d
Baypen® (Mezlocillin)
3 × 75 mg/kg max. 24 g/d
Binotal® (Ampicillin)
3 × 50 mg/kg max. 15 g/d
Certomycin® (Netilmicin)
3 × 2,5 mg/kg
Claforan® (Cefotaxim)
3 × 30 mg/kg max. 12 g/d
Clamoxyl® (Amoxicillin)
3 × 30 mg/kg max. 6g/d
Clont® (Metronidazol)
2 × 7,5 mg/kg max. 4 g/d
Erythromycin
2 × 10 mg/kg max. 8 g/d
Gramaxin® (Cephazolin)
3 × 20 mg/kg max. 6 g/d
Penicillin G 4 × 50000 IE/kg
max. 40 Mio IE/d
Pipril® (Piperacillin)
3 × 50 mg/kg max.24 g/d
Rocephin® (Ceftriaxon)
1 × 50 mg/kg max.4 g/d
Sobelin® (Clindamycin)
3 × 10 mg/kg max.4,8 g/d
Spizef® (Cefotiam)
3 × 20 mg/kg max.6 g/d
Staphylex® (Flucloxacillin)
3 × 20 mg/kg max. 8 g/d
Targocid® (Teicoplanin) initial 10 mg/kg
x3 im Abstand von 12 Stunden, dann
6–10 mg/kg/d, 1 ED, max.400 mg/d
Vancomycin 3 × 10 mg/kg max.2 g/d
Zienam® (Imipenem-Cilastatin)
3 × 20 mg/kg/d max. 4g/d
Zinacef® (Cefuroxim)
3 × 25 mg/kg max. 6 g/d

ENDOKARDITIS-PROPHYLAXE

(in Klammern: Medikament bei Penicillinaller-
gie)

Standard-Endokarditis-Prophylaxe

- angeborene Herzfehler (außer ASD II°)
  auch nach Korrektur (außer VSD-Direkt-
  verschluß, Duktusligatur)
- Mitralklappenprolaps mit Insuffizienz
- erworbene Klappenvitien
- hypertroph.-obstruktive Cardiomyopathie
- 6 Monate nach ASD-/VSD-Verschluß/Duk-
  tus-Ligatur

Einmalgabe 30–60 min vor dem Eingriff:
Mund-/Rachenraum/Atemwege: Penicillin po/
iv (ggf. Clindamycin po/iv)
Verdauungstrakt/Harnwege: Amoxicillin po/iv/
Ampicillin iv (ggf.Vancomycin iv)
Haut: Flucloxacillin po/iv (ggf. Clindamycin iv)

Endokarditis-Prophylaxe bei hohem Risiko

- Z.n.Klappenersatz/Conduit-Implantation
- systemisch-pulmonale Shunts
- Endokarditis-Anamnese

intravenöse Gabe 30 min vor dem Eingriff
einmalige Wiederholung nach 8 h:
Mund-/Rachenraum/Atemwege: Penicillin
(Clindamycin) + Gentamicin
Verdauungstrakt/Harnwege: Amoxicillin/
Ampicillin(Vancomycin) + Gentamicin
Haut: Flucloxacillin (Clindamycin) +
Gentamicin

Dosierungen zur Endokarditisprophylaxe; Ein-
zeldosis (maximale Einzeldosis in Klammern)
Amoxicillin: (Clamoxyl®) 50 mg/kg (3g)
Ampicillin: (Binotal®) 50 mg/kg (2g)
Clindamycin: (Sobelin®) 15 mg/kg (600mg)
Erythromycin: 20 mg/kg (1g)
Flucloxacillin: (Staphylex®) 50 mg/kg (2g)
Gentamicin: (Refobacin®) 2 mg/kg (80mg)
(ersatzweise: Netilmicin: (Certomycin®) 2,5
mg/kg)
Penicillin 50 000 IE/kg (2 Mega)
Vancomycin 20 mg/kg (1g)

FLÜSSIGKEITSHAUSHALT

Basisbedarf
für die ersten 10 kg Körpergewicht:
- 4 ml/kg/h = 100 ml/kg/d
für die nächsten 10 kg zusätzlich
- 2 ml/kg/h = 50 ml/kg/d
für jedes kg über 20 kg zusätzlich - 1 ml/kg/h
z.B. 28 kg = 40+20+8 = 68 ml/h
prä-/postoperative Standardinfusion: z.B.
< 2 Jahre: Pädiafusin I®,
> 2 Jahre: Pädiafusin II®
(5% Glucose, 18 mval/l Kalium, Natrium =
35 (Päd I®) bzw. 70 (Päd II®)mval/l)
intraoperativer Bedarf
- Basisbedarf (ca. 4 ml/kg/h) +
- Zusatzbedarf 2-4-6 ml/kg/h je nach Art des Eingriffs (Extremitäten vs. eröffnete Körperhöhle)
- während der 1. Stunde ggf. zusätzlich Ersatz des präoperativen Defizits von 15-25 ml/kg
- Intraoperative Standardinfusion
  Kinder > 1 Jahr: Ringer-Laktat
  Kinder < 1 Jahr: z.B.Pädiafusin OP®

VOLUMENERSATZ/BLUTPRODUKTE

- Volumenmangel: 10 ml/kg bei Kolloiden bzw.
  30 ml/kg Bolus bei Kristalloiden (Humanalbumin 5%, HAES 6%, Ringer-Laktat), wiederholen
  nach Bedarf
- Erythrozytenkonzentrat:
  10 ml/kg → Hämatokrit-Anstieg um 3-4%
  ml Erythrozytenkonzentrat = geschätztes
  Blutvolumen × [Hk(Soll)-Hk(Ist)]/Hk(EK)
- Thrombozytenkonzentrat: 10 ml/kg Thrombozyten oder 0,1 Einheit/kg → Thrombozytenanstieg um 25000/µl

STANDARDMONITORING BEI KINDERN

- präkordiales/Ösophagusstethoskop
- Pulsoximeter
- EKG
- Blutdruck oszillometrisch (Dinamap®), MAP
- Temperatur
- PetCO$_2$
- Kapillarfüllungszeit
- Beatmungsparameter
- ZVD, art. Blutdruck, BGA, BZ, Elektrolyt, Gerinnung

SAKRALANÄSTHESIE

Bupivacain 0,25% 1 ml/kg bis 20 kg,
20-30 kg Bupivacain 0,20% 1ml/kg
bei Phimosen reichen 0,5-0,75 ml/kg

PARENTERALE ERNÄHRUNG

Tagesbedarf:
- Kalorien: 60-100 kcal/kg/d
- Glukose: 5-15 g/kg/d
- Aminosäuren: 1-3 g/kg/d
- Fett: 1-3 g/kg/d
- Na$^+$: 3-5 mval/kg/d
- K$^+$: 2-3 mval/kg/d
- Ca^{++}: 0,1-1 mmol/kg/d (Ca-Gluconat:
  50 - 500 mg/kg/d)
- Mg^{++}: 0,1-0,7 mmol/kg/d
- Phosphat: 0,5-2 mmol/kg/d
- fettlösliche Vitamine:
  2-11 Jahre: Vitintra® Infant 4 ml/d
  > 11 Jahre: Vitintra® Adult 10 ml/d
- wasserlösliche Vitamine:
  Soluvit® 0,5 ml/kg/d, max.10 ml/d
- Spurenelemente: Addel® 5-10 ml/d
  !! Cave: Fruktose-Intoleranz !!
- Heparin 0,5-1 U/ml bei ZVK
ab 2. postoperativem Tag parenterale Ernährung über mehrere Tage aufbauen. (BZ,
Elektrolyte, Triglyzeride, Protein: Kontrollen)

VERSCHIEDENE MEDIKAMENTE

Diuretika:
- Furosemid (Lasix®): 1 mg/kg iv
- Mannit: 0,2-0,5 g/kg iv
  bei Hirndruckkrisen 1,0-1,5 g/kg
Steroide:
- Hydrocortison:
  NNR Insuffizienz: 2-5 mg/d iv
- Methylprednisolon: Urbason®
  1-2-5 mg/kg iv
- Dexamethason: Fortecortin®
  Hirnödem: 1,5 mg/kg iv, dann
  1,5 mg/kg/d in 4-6 Einzeldosen
Heparin:
- Vollheparinisierung: 300-500 U/kg/d
  oder 50 U/kg Bolus + 10-25 U/kg/h

Gastrointestinum
- Cimetidin (Tagamet®): 5–10 mg/kg iv/po
  alle 6 Std.
- Ranitidin (Sostril®, Zantic®)
  iv 1–3 mg/kg/d in 3–4 Einzeldosen
  po 2–4 mg/kg/d in 2 Einzeldosen
- Takus 1 Amp.=40µg in 500 ml NaCl 0,9%
  2 ng/kg/min über 3 Stunden iv
- Neostigmin (Prostigmin®) 10 µg/kg iv
  über 1 Stunde bei Darmatonie + Atropin
- Cisaprid (Propulsin®) 3–4×tgl. 0,2 mg/kg = 0,2 ml/kg (max. 5 ml) po.

32

Notizen:

Notizen:

Notizen:

Kapitel 33

Anästhesie in der Neurochirurgie

1 Allgemeine Vorbemerkungen

Pathophysiologie

Akute Veränderungen der zerebralen Durchblutung werden in erster Linie vom $PaCO_2$ beeinflußt (pH im intrazerebralen Interstitium). Ein Anstieg des $PaCO_2$ führt zur zerebralen Vasodilatation und damit zur Zunahme der Gehirndurchblutung und evtl. zum intrakraniellen Druckanstieg. Eine Hypokapnie verengt die zerebralen Gefäße und vermindert damit den Blutfluß. Der PaO_2 hat nur einen geringen Einfluß auf die Gehirndurchblutung, erst bei einem PaO_2 unter 60 mm Hg nimmt die Durchblutung hypoxiebedingt zu, während sehr hohe PaO_2-Werte die zerebrale Durchblutung gering reduzieren. Der arterielle Mitteldruck zwischen 60 und 150 mm Hg (Normotoniker) beeinflußt die Hirndurchblutung kaum (Autoregulation). Dies gilt jedoch nur für das ungeschädigte Gehirn. Nach einer Schädigung ist die Autoregulation aufgehoben, und die Hirndurchblutung folgt passiv dem arteriellen Druck. Während der Narkosebeatmung ist das Atemminutenvolumen so einzustellen, daß der $PaCO_2$ 35–40 mm Hg beträgt. Bei zu starker Hyperventilation kann es, bedingt durch die extreme Vasokonstriktion, zu einer regionalen zerebralen Minderversorgung kommen.

Zunahme des intrakraniellen Volumens und intrakranieller Druckanstieg auch durch:
- Behinderung des venösen Rückflusses bei Kopf-Tief-Lagerung
- große Katheter in der Vena jugularis interna
- Husten, Pressen oder Exzitation
- schmerzhafte Stimulation (ungenügende Narkosetiefe!)
- Temperaturanstieg

> ▶ *Merke*:
> Ausschlaggebend für die Gehirndurchblutung ist der zerebrale Perfusionsdruck, **der 60 mm Hg nicht unterschreiten darf:**
> cerebral perfusion pressure (CPP) =
> mean arterial pressure (MAP) – intra cranial pressure (ICP)

Patientengut

Neurochirurgische Eingriffe werden in allen Altersstufen vorgenommen, wobei im Erwachsenenalter Tumore, Traumen und zerebrale Aneurysmen überwiegen. Im Kindesalter werden vor allem Operationen zur Ableitung eines Hydrozephalus sowie zur Entfernung von Neoplasien in der hinteren Schädelgrube durchgeführt. Häufig stehen die Patienten präoperativ unter antiepileptischer Therapie; diese ist bei der Prämedikation zu berücksichtigen. Besteht präoperativ ein erhöhter intrakranieller Druck, werden meistens Steroide in niedriger Dosierung verabreicht. Zusätzlich kann eine externe Liquordrainage angelegt sein.

Präoperatives Vorgehen

Information über
- neurologischen Status
- Hirndruckzeichen
- Dauermedikation (Steroide!)

Prämedikation mit
- Benzodiazepinen oder Barbituraten

> ▶ *CAVE:*
> Morphinabkömmlinge bei Verdacht auf erhöhten intrakraniellen Druck oder Raumforderungen in der hinteren Schädelgrube: CO_2-Anstieg durch Atemdepression!

Intraoperatives Vorgehen

Anästhesie

▶ *Merke:*
Alle Inhalationsanästhetika erhöhen den intrakraniellen Druck, die meisten intravenösen Anästhetika senken den intrakraniellen Druck.

Das Narkoseverfahren der Wahl ist die Neuroleptanästhesie (NLA) oder die totale intravenöse Anästhesie (TIVA) (s. S. 277 u. 278). Einleitung mit Etomidat (Etomidat Lipuro®) oder bei erhöhtem Hirndruck mit Thiopental (Trapanal®). Spiraltubus verwenden und auf sichere Verbindung zwischen Tubus und Narkoseschläuchen achten. Bei Verdacht auf erhöhten intrakraniellen Druck bis zur Eröffnung des Schädels Beatmung mit einem Sauerstoff/Luft-Gemisch. Nach Eröffnung des Schädels kann Isofluran zugesetzt werden. Isofluran wird durch Senkung des zerebralen Sauerstoffverbrauchs eine „zerebro-protektive" Wirkung zugeschrieben. Eine leichte Hypothermie (34–35 °C) ist erwünscht, weil dadurch der zerebrale Sauerstoffverbrauch vermindert wird. Vorsicht jedoch bei Temperaturabfall unter 34 °C, da die Rheologie verschlechtert wird und häufiger postoperatives Shivering auftritt.

Monitoring
- EKG
- blutige Blutdruckmessung
  - Nulleichung des Systems in Höhe des Circulus arteriosus Willisii!
- endexspiratorische CO_2-Messung
- Blutgasanalysen in kürzeren Abständen (15–30 min)
- Urinausscheidung
- großlumige periphervenöse Zugänge
- zentraler Venenkatheter
- präkordiale Ultraschallsonde
- Neuromonitoring (EEG, erozierte Potentiale)

Postoperatives Vorgehen

- in der Regel Nachbeatmung
- Lagerung des Patienten mit angehobenem Oberkörper (15–30 °)

- Der neurologische Status ist in regelmäßigen Abständen zu überprüfen (frühzeitiges Erkennen einer intrakraniellen Nachblutung).

2 Durchführung der Narkose bei speziellen Eingriffen

Supratentorielle Eingriffe

Indikation
- Meningeome, Gliome

Technik
Der Eingriff wird meist in Rückenlage durchgeführt oder bei temporaler Lokalisation mit schräg gedrehtem Kopf. Nach Anlegen von Bohrlöchern wird das Operationsfeld durch Entfernen eines Knochendeckels dargestellt. Je nach Lokalisation müssen größere Teile des Gehirns mit manuellen oder automatischen Retraktoren (Ödemgefahr!) zurückgehalten werden.

Komplikationen
- Bei Eingriffen an der Schädelbasis können durch die lokale Manipulation kardiale Rhythmusstörungen sowie Kreislaufdepressionen ausgelöst werden.
- intraoperative Hirnschwellung

Anästhesie
- Neuroleptanästhesie oder TIVA
- Wärmematte und Temperaturmessung, da die Gefahr der Auskühlung bei langer Operationsdauer besteht
- Hirnödemprophylaxe
  - Mannit 15 % (Osmofundin 15N®) 1–2 ml/kg KG
  - Hyperventilation (PaCO$_2$: 32–35 mm Hg; Cave: zerebrale Minderperfusion!) in Absprache mit dem Operateur
- Unbedingt mit dem Neurochirurg kommunizieren – bei Komplikationen gegebenenfalls kurzfristige Unterbrechung der Operation nötig

Postoperatives Vorgehen
- Extubation nach Operationsende oder Nachbeatmung je nach Größe des Eingriffes

Eingriffe in der hinteren Schädelgrube

Indikation
- Tumore, Mißbildungen des Liquorsystems

Technik
Der Eingriff in der hinteren Schädelgrube wird meist in sitzender Position oder in Seitenlage durchgeführt. Bei sitzender Position muß der Kopf des Patienten in einem stereotaktischen Rahmen fixiert werden. Das sehr kleine Operationsfeld sowie die räumliche Nähe zu den vegetativen Zentren und Hirnnerven erfordern häufig den Einsatz mikrochirurgischer Techniken (Operationsmikroskopie).

Komplikationen
- Luftembolie durch Eindringen von Luft in das venöse Gefäßsystem während der Weichteil- bzw. Knochenpräparation
- vegetative Irritationen
- infratentorielle Drucksteigerungen bei Nachblutungen

Anästhesie
- Neuroleptanästhesie oder TIVA
- Das Aufrichten des Patienten in die sitzende Position führt bei ungenügender Volumenfüllung zu Blutdruckabfällen; deshalb Volumengabe vor und nach Narkoseeinleitung und stufenweises Aufrichten!
- Prophylaxe und Therapie der Luftembolie
  - Volumengabe bis ZVD > 10 mm Hg
  - PEEP-Beatmung (10–15 cm H_2O) zur Erhöhung des intrakraniellen Venendrucks
  - kein Lachgas → Gefahr der Gasexpansion
  - zentralvenöser Katheter im rechten Vorhof zum Absaugen von Luft (bei OP-Ende zurückziehen!)
  - Zusatzmonitoring: Kapnographie oder präkordiale Dopplersonographie

▶ *Merke:*
Bei Luftembolie sofort Links-Seitenlage, Beatmung mit 100 % O_2, Luft durch den zentralvenösen Katheter absaugen.

Postoperatives Vorgehen
- postoperative volumenkontrollierte Nachbeatmung ist obligat
- Blutdruckspitzen müssen unbedingt vermieden werden (Urapidil (Ebrantil®) 12,5–25 mg i.v.)

Eingriffe am zerebralen Gefäßsystem (Aneurysma und Angiome)

Indikation
- nach Subarachnoidalblutungen
- prophylaktisch bei Gefäßmißbildungen

Technik
Vorgehen wie bei Schädelbasistumoren. Definitive Versorgung durch Clippen des Aneurysmahalses. Anschließend Entfernung alter Blutkoagel aus den basalen Zisternen durch Spülung.
Alternativ: Neuroradiologisch induzierte Thrombosierung des Aneurysmas über einen perkutanen femoral-arteriellen Zugang mit Sondierung des Aneurysmas und Einbringen von thrombogenem Material.

Komplikationen
- Nach Subarachnoidalblutung muß mit dem Auftreten von Vasospasmen gerechnet werden, die zerebrale Ischämien induzieren können (Schweregradeinteilung mit dem Hunt-Hess-Schema I – V).
- Insbesondere während der Aneurysmapräparation Gefahr der Ruptur mit massiver Blutung

Anästhesie
- Neuroleptanästhesie oder TIVA
- evtl. kontrollierte Hypotension (s. S. 247)
- zwei großkalibrige Venenzugänge (2,0 mm)
- Nimodipin (Nimotop®) bei Vasospasmen

Transsphenoidale Resektion der Hypophyse

Indikation
- Hypophysentumore

Technik
Nasale oder labiale Inzision, stereotaktischer Bohrkanal bis zur Hypophyse. Weiteres Vorgehen durch Operationsmikroskop.

Komplikationen

- intra- oder postoperativer Diabetes insipidus
- SIADH (Syndrom der inadäquaten Sekretion des ADH)
- endokrine Ausfälle

Anästhesie
Prämedikation
- besonders achten auf
  - vorbestehenden Diabetes mellitus
  - Diabetes insipidus
  - Hypophysenunter/überfunktion
  - NNR-Insuffizienz
  - M. Cushing
  - Akromegalie bei eosinophilem Adenom (Cave: schwierige Intubation)

Narkoseeinführung
- NLA, TIVA oder Inhalationsanästhesie
- gute Tubusfixierung unerläßlich, Rachentamponade.
- Akromegalie: langer Spatel, evtl. fiberoptische Intubation

Eingriffe am Rückenmark
(Bandscheiben-OP, Wirbelsäulentrauma)

Indikation
- Bandscheibenvorfall
- Spinaltumor
- Wirbelsäuleninstabiliät durch metastasierendes Karzinom
- Wirbelsäulentrauma

Technik
Die Operation selbst wird meist unter dem Operationsmikroskop durchgeführt und hat das Ziel, den betroffenen Discus intervertebralis zu resiezieren. Um die Blutungen zu minimieren, wird der Oberkörper oft zusätzlich abgesenkt.

Lagerung. Nach Narkoseeinleitung in Rückenlage erfolgt die Lagerung zur Operation, die vier häufigsten Varianten sind
- Knie-Ellenbogen-Lage (Häschenstellung)
- einfache Bauchlage

- Bauchlage mit gesenkten unteren Extremitäten
- Bauchlage mit Brustkorb- und Beckenunterstützung
Die Lagerung erfordert die koordinierte Tätigkeit von mehreren Personen. Dabei mussen der Kopf-Hals-Bereich sowie die Schultergelenke besonders sorgfältig gelagert werden. Bei Lagerung des Kopfes in einer Kopfschale müssen Augen und Ohren vor Druck geschützt werden. Die Arme werden angewinkelt nach vorne gelegt, um eine Überstreckung des Plexus brachialis zu vermeiden. Die großen Gefäße am Hals, in der Achselhöhle, im Bauchraum und inguinal müssen vor Druck geschützt sein, sonst kommt es zur venösen Staublutung im Operationsgebiet.
Ein zervikaler Bandscheibenvorfall wird in Rückenlage operiert.
Eine traumatische Wirbelsäulenschädigung wird je nach Lokalisation entweder von dorsal und/oder über einen ventralen Zugang stabilisiert.

Komplikationen
- Gefahr der Luftembolie bei angehobenem Oberkörper

Anästhesie
- Intubationsnarkose, jedes Anästhesieverfahren geeignet
- Die Steroidgabe wird mit dem Operateur abgesprochen (s. S. 639)
- bei akutem Trauma postoperative Extubation abhängig von Begleitverletzungen

3 Akutes Schädel-Hirn Trauma (SHT)

Narkose beim akuten Schädel-Hirn-Trauma

- Beatmung mit Luft/Sauerstoff-Gemisch
- Barbituratperfusor (Richtwert: 3–5 mg/kg/h Thiopental [Trapanal®]) und ausreichende Analgetikagabe
- Propofol-Perfusor (Disoprivan®) (s. S. 278), cave: Blutdruckabfall
- leichte Oberkörperhochlagerung (15–30 °) bei stabilem Kreislauf
- Sonde zur Messung des intrakraniellen Druckes am OP-Ende
- Kapnometrie

▶ *Cave:*
Bei Entlastung des Hämatoms plötzlicher Blutdruckabfall!

Vorgehen beim Polytrauma mit Schädel-Hirn-Trauma

- Die Versorgung solcher Patienten sollte möglichst unter Kontrolle des intrakraniellen Druckes durchgeführt werden. Die intrakranielle Druckmessung soll möglichst früh (noch im „Schockraum") installiert werden.

Indikationen zur intrakraniellen Druckmessung
- Glasgow-Coma-Scale ≤ 7 am Unfallort
- Zustand nach Kraniotomie wegen Epiduralhämatom, Subduralhämatom oder größeren Impressionsfrakturen
- vor Operationen bei initialer Bewußtlosigkeit und erschwerter neurologischer Beurteilbarkeit – es sei denn, daß aus vitaler Indikation keine Zeit für eine Sondenplazierung bleibt
- Hirndruckzeichen im Computer-Tomogramm (verstrichene Ventrikel, hypodense Areale, aufgehobene basale Zisternen; oftmals erst im Kontroll-CT sichtbar!)

Maßnahmen zur Senkung eines erhöhten intrakraniellen Druckes
- Bolusgabe: 2 mg/kg Thiopental (Trapanal®) oder 0,1–0,2 mg/kg Etomidat (Etomidat Lipuro®)
- TRIS-Puffer 1 mmol/kg über 10 min, dann 0,25 mg/kg/h
  Perfusor: 120 mmol/40 ml, unverdünnt
- Mannit 15% (Osmofundin 15 N®) 2 ml/kg in 5 min

Notizen:

Notizen:

Notizen:

Kapitel 34

Anästhesie bei Niereninsuffizienz

1 Allgemeine Vorbemerkungen

Pathophysiologie

Bis zu einer Reduktion funktionierender Nephrone um 60% treten keine klinischen oder laborchemischen Symptome der Niereninsuffizienz in Erscheinung, bei weiterem Untergang von Nephronen kommt es zur sogenannten kompensierten Niereninsuffizienz. Die Urämie tritt bei einem Verlust von > 95% funktionaler Nephrone auf und muß durch regelmäßige Dialyse therapiert werden, um ein Überleben zu gewährleisten.

Symptome/Komplikationen

als Folgen des Ausfalls von Partialfunktionen der Nieren
- Hypervolämie (Hypertension, Herzinsuffizienz, Ödeme)
- Arteriosklerose (koronare Herzkrankheit, AVK)
- Perikarditis (Perikarderguß)
- fluid lung, Lungenödem
- Pleuritis (Pleuraerguß)
- Hyperkaliämie
- Hypokalzämie
- metabolische Azidose (Verstärkung einer Hyperkaliämie)
- Thrombozytenfunktionsstörung
- Anämie (Hk > 18% akzeptabel)
- Hypoproteinämie (Plasmaeiweißbindung!)
- periphere und vegetative Neuropathie (Dysregulation des Vasomotorentonus, Rhythmusstörungen)

- Gastritis, Übelkeit, Erbrechen
- verminderte Infektresistenz
- hohe Hepatitisinzidenz bei Dialysepatienten

2 Präoperatives Vorgehen

- Differenzierung in kompensierte (stabiles Kreatinin unter Diuretikatherapie) und dekompensierte Niereninsuffizienz (Dialysepatient, Restausscheidung? Dialyseintervalle?)
- Fahndung nach den genannten Problemen, insbesondere nach einem Pleura- oder Perikarderguß
- präoperative Transfusion nur bei Hk < 18 %
- letzte Dialyse sollte maximal 24 h vor dem Eingriff erfolgen (Bilanz?)
- präoperativ aktuelles Labor (Serumelektrolyte, kleines Blutbild, Gerinnung), Kalium muß am Tage des Eingriffs im Normbereich (< 5,5 mmol/l) liegen
- medikamentöse Prämedikation wie üblich, Dosisreduktion (Allgemeinzustand! Gefahr der Kumulation bei repetitiver Gabe)

3 Intraoperatives Vorgehen

Anästhesie

- insgesamt haben Regional- und Inhalationsanästhesie Vorteile gegenüber reinen intravenösen Narkosetechniken
- für Inhalationsanästhesie bei kompensierter Niereninsuffizienz Isofluran (Forene®) günstiger als Enfluran (Ethrane®), da dieses durch Freisetzung von F-Ionen zur Nierenfunktionsstörung führen kann.
- erhöhtes Aspirationsrisiko bei urämischer Gastritis, Crushintubation (s. S. 211)
- Plexusanästhesie für Shunt-Anlagen geeignet, allerdings verkürzte Wirkdauer und erhöhte Versagerquote beim Urämiker
- sorgfältige Lagerung des Shunt-Armes (Polsterung)
- Shunt-Arm nicht für Punktionen verwenden

- arterielle Kanülierung an den oberen Extremitäten nur bei kardiopulmonalen Hochrisikopatienten

Relaxierung
- Succinylcholin führt zu einem Kaliumanstieg von ca. 0,5 mmol/l und ist
daher bei Kalium > 5,0 mmol/l kontraindiziert
- Pancuronium (80% renale Ausscheidung) wenig geeignet
- Vecuronium (Norcuron®) (25% renale Ausscheidung, aber Metabolit
3-OH Vecuronium 60% renale Ausscheidung, Kumulationsgefahr)
- Atracurium (Tracrium®) (Hoffmann-Elimination, keine renale Ausscheidung)
- grundsätzlich neuromuskuläres Monitoring zur Überwachung der Relaxierung, die Wirkdauer der Cholinesterase-Hemmstoffe (Neostigmin
[Prostigmin®], Pyridostigmin [Mestinon®]) wird durch die Niereninsuffizienz in gleichem Maße wie die der Relaxanzien verlängert, so daß
eine Antagonisierung gefahrlos möglich ist

Nierenfunktion/Infusionen
- grundsätzlich alle Verfahren der Allgemeinanästhesie führen zu einer
Verminderung des renalen Blutflusses und der glomerulären Filtrationsrate
- bei Eingriffen an Aorta, Gallenwegen, Harnwegen und Trauma besonders hohes Risiko eines ANV, Dauerkatheter legen; Ausscheidung
0,5–1,0 ml/kg × h anstreben
- bei perioperativer Oligurie: Volumenloading (ZVD ca. 10 mm Hg),
Dopamin 3 µg/kg × min, Mannit 25 g Bolus, Lasix 20 mg Bolus (in dieser Reihenfolge)
- bei Patienten im Transplantationsprogramm Filtererythrozytenkonzen-
trate verwenden
- Berechnung des Flüssigkeitsbedarfes pro Tag (Erwachsener): 1000 ml +
Restausscheidung (NaCl 0,9% oder Ringer-Laktat je nach Kalium)

4 Postoperatives Vorgehen

- im Rahmen der postoperativen Analgesie Vermeidung von Zyklooxige-
nase-Hemmern
- Vorsicht vor Opiat-Kumulation bei repetitiver Gabe

Notizen:

Notizen:

Notizen:

Kapitel 35

Anästhesie in der Röntgendiagnostik

1 Allgemeine Vorbemerkungen

Gefahren ergeben sich durch folgende Besonderheiten
- Arbeitsplatz außerhalb des OP-Bereiches
    - keine weitere anästhesiologische Hilfe in unmittelbarer Nähe
    - Fach- oder Oberarzt muß bei Bedarf gesondert angefordert werden
    - ungewohnte Umgebung
- in der Mehrzahl der Fälle Patienten mit erhöhtem Anästhesierisiko
- zu den diagnostischen Eingriffen gehört die Applikation von Kontrastmittel, also eines potenten Allergens
- aufnahmetechnisch bedingte Bewegung des Röntgentisches bringt die
  Gefahr einer Diskonnektion mit sich

> ▶ *Merke:*
> Für das selbstständige Arbeiten an einem Arbeitsplatz außerhalb des
> OP – Bereiches ist eine umfassende Arbeitsplatzeinweisung Vorausset-
> zung, so daß man auch mit diesem Arbeitsplatz vertraut ist.

2 Stand-by bei Kontrastmittel-Allergie

Sinn des Stand-by ist die rechtzeitige Diagnosestellung und Beherrschung
möglicher schwerer Akutreaktionen bei der Kontrastmittelgabe.

Präoperatives Vorgehen

- es gelten die allgemeinen Nüchternheitsgrenzen
- 30 Minuten vor Beginn der Untersuchung
  - 200 mg Methylprednisolon (Urbason®) i.v.
  - Kurzinfusion in 100 ml NaCl 0,9 % über 15 min von
    - 0,1 mg/kg Dimetindenmaleat (Fenistil®) und
    - 5 mg/kg Cimetidin (Tagamet®)

Durchführung

- Narkosegerät, -set und Notfallkoffer müssen griffbereit und überprüft sein
- Monitorüberwachung, Blutdruckkontrolle und Protokollführung wie üblich
- Beobachtung des Patienten bezüglich Hautreaktionen
- verbaler Kontakt mit dem Patienten, um etwaige Mißempfindungen als Vorboten einer allergischen Reaktion rechtzeitig feststellen zu können
- Ein Überwachungszeitraum von 15 Minuten nach der Kontrastmittel-Applikation ist zu gewährleisten. Die weitere Überwachung des Patienten ist Aufgabe dessen, der das Kontrastmittel appliziert hat.

3 Besonderheiten der Narkose bei NMR-Untersuchungen (nuclear magnetic resonance)

Narkoseindikation

NMR-Untersuchungen können, da sie schmerzfrei sind, bei der Mehrzahl der Patienten im wachen Zustand durchgeführt werden. Ausnahmen stellen Säuglinge und Kleinkinder dar, die zur Ruhigstellung sediert oder aus Sicherheitsgründen nur in Narkose untersucht werden können. Außerdem muß in Einzelfällen mit intubierten und beatmeten Intensivpatienten gerechnet werden, wenn etwa zur Beurteilung von Prozessen im Bereich des Hirnstamms konventionelle CT-Untersuchungen aufgrund ihres eingeschränkten Auflösungsvermögens unzureichend sind.

Die Zeitdauer der Untersuchung muß im Einzelfall mit dem Radiologen abgesprochen werden. Grundsätzlich ist von einer Mindestdauer von 30 min auszugehen.

Besondere Probleme

Bei Narkosetätigkeit im Bereich von NMR-Geräten mit hoher magnetischer Feldstärke (> 1,5 Tesla) ist die patientennahe Installation und das Betreiben von Narkosebeatmungsgeräten sowie der notwendigen Monitore wegen Funktionsstörungen der betriebenen Geräte sowie wegen Einflüssen der elektrischen oder magnetischen Geräte auf die Funktion des NMR-Tomographen problematisch. Außerdem könnten magnetische Gegenstände in unmittelbarer Nähe des Kernspintomographen durch maximale Beschleunigung eine verheerende Wirkung auf Patient oder den Tomographen entfalten.

Narkose- und Monitoringgeräte müssen daher während der Untersuchung außerhalb des Untersuchungsraumes untergebracht sein. Aufgrund von Funktion und räumlicher Anordnung der Untersuchungsapparatur bestehen während der Untersuchung nur sehr eingeschränkte Zugangsmöglichkeiten zum Patienten. Die Geräte- und Überwachungsfunktionen müssen auch bei den erforderlichen langen Zu- und Ableitungsdistanzen (> 8 m) gewährleistet werden.

Bei überlangen Atemschläuchen müssen zur Applikation eines adäquaten Atemminutenvolumens die kompressiblen Gasvolumina berücksichtigt werden. Schläuche und Leitungen müssen schlingenfrei und sicher verlegt werden, um einerseits eine „Antennenwirkung" im Magnetfeld, andererseits „Fallstricke" zu vermeiden.

Einflüsse des Magnetfelds hoher Feldstärke auf die patientennahen Sensorfunktionen sind zu berücksichtigen. EKG-Ableitungen können verfälscht werden, zur Pulsoximetrie sind spezielle O_2-Sensoren notwendig. Das Atemminutenvolumen muß mittels Kapnometrie im Nebenstrom-Verfahren überwacht werden.

Die Funktion des Kernspintomographen erfordert eine niedrige Betriebstemperatur von weniger als 20 °C im Untersuchungsraum. Die Untersuchung ist nicht schmerzhaft, doch kann der hohe Geräuschpegel Weckreaktionen hervorrufen. Entsprechend muß eine ausreichende Narkosetiefe angestrebt werden.

Narkoseführung

- sichere Beatmungsmöglichkeit von Säuglingen und respiratorisch insuffizienten Intensivpatienten (Intubationsnarkose: Fixierung von Tubus und Atemschläuchen)
- Standardmonitoring
- Beatmungsparameter, EKG, Blutdruck (nicht invasiv, invasiv), Pulsoximetrie und Kapnometrie
- Narkoseführung mit Inhalationsnarkotika oder kurzwirksamen und damit steuerbaren i.v – Narkotika (Ketamin (Ketanest®), Midazolam (Dormicum®) bei Kindern oder Propofol (Disoprivan®) bei Erwachsenen)
- Vermeidung von Lagerungsschäden und Auskühlen durch Wattepolsterung und Einhüllen mit Tüchern

4 Postoperatives Vorgehen

Nach einer angiographischen oder sonstigen radiologischen Untersuchung wird ein Patient in folgenden Fällen in den Aufwachraum verlegt
- nach jeder Anästhesie
- nach jedem allergischen Zwischenfall

Notizen:

Notizen:

Kapitel 36

Anästhesie in der Thoraxchirurgie

1 Anästhesie

Präoperatives Vorgehen

Vor einer Lobektomie, Pneumonektomie und vor Zweihöhleneingriffen (z.B. abdominothorakale Ösophagusresektion) müssen vorliegen
- große Lungenfunktion, BGA
- ggf. zusätzlich
  - Belastungs-EKG
  - Ventilations-/Perfusionsszintigraphie
  - Rechtsherzkatheter (mit Belastung)
  - BGA unter Belastung

Bei jeder pulmonalen Beeinträchtigung ist zu prüfen, ob diese durch therapeutische Maßnahmen verbessert werden kann (eventuell in Rücksprache mit dem Pneumologen). Der Effekt therapeutischer Maßnahmen, z.B. Gabe von Bronchodilatatoren, ist zu objektivieren (BGA, Spirometrie).

> ▶ *Merke:*
> Als grobe Leitlinie kann gelten, daß eine Pneumonektomie nur bei einer FEV_1 über 2 l und eine Lobektomie nur bei einer FEV_1 über 1 l durchgeführt werden kann.

Die postoperative Lungenfunktion kann mittels Lungenfunktion und Perfusionsszintigrafie anhand folgender Formel abgeschätzt werden:

FEV_1 postoperativ = FEV_1 präoperativ × Perfusion der Restlunge (%) / 100

Diese Formel berücksichtigt lediglich die durch den Verlust an Lungengewebe bedingte Lungenfunktionseinschränkung. Nicht berücksichtigt ist der Anteil der Lungenfunktionsminderung, der in der unmittelbar postoperativen Phase durch die Thorakotomie bedingt ist.

Intraoperatives Vorgehen

Monitoring
- arterielle Kanülierung (Druckmessung, BGA)
- Pulsoximetrie, Kapnometrie
- rektale Temperaturmessung
- zentraler Venenkatheter: bei allen Eingriffen, die größer als eine Lobektomie sind, oder wenn der Patient entsprechende Vorerkrankungen aufweist

Narkoseeinleitung
- fakultativ 0,5 mg Atropin i.v. unter Beachtung von Kontraindikationen (Hemmung der in Seitenlage verstärkten Salivation)
- Fentanyl 0,1–0,3 mg
- ggf. Dormicum bis 5 mg
- Etomidat (Etomidat Lipuro®) 0,1–0,3 mg/kg KG
- Relaxierung mit z.B. Vecuronium (Norcuron®) unter Verzicht auf Succinylcholin, wenn keine Intubationsschwierigkeiten zu erwarten sind.

Anästhesieführung
- 0,5–1,0 MAC Enfluran (Ethrane®) bzw. Isofluran (Forene®) und repetitive Fentanylgaben
- Relaxierung mit Vecuronium (Norcuron®)
- insbesondere bei Risikopatienten ist Isofluran (Forene®) dem Enfluran (Ethrane®) vorzuziehen, da die Schwelle zur Auslösung einer Arrhythmie höher liegt und unter Isofluran eine größere kardiovaskuläre Stabilität erreicht wird.
- alternatives Anästhesieverfahren: thorakale PDA mit Inhalationsanästhesie; die PDA sollte jedoch besonders vorsichtig aufgespritzt bzw. bei ausgeprägtem Blutdruckabfall evtl. erst postoperativ zur Schmerztherapie benutzt werden

Lagerung
Die Seitenlage hat einen ungünstigen Einfluß auf das Atmungs- und Kreislaufsystem des Patienten. Durch eine Verminderung des venösen Rückstromes mit Reduktion des HZV kann es zu einem Blutdruckabfall kom-

men. Die untenliegende Lunge wird vermehrt perfundiert bei gleichzeitiger Hypoventilation; hieraus resultieren Ventilations-Perfusions-Störungen. Ferner besteht eine mechanische Behinderung der Thoraxbewegung und damit der Lungenausdehnung. Chirurgische Manipulationen können diese ungünstigen Einflüsse verstärken.

Gefahr auch durch Lagerungsschäden. Obenliegender Arm: Plexusüberdehnung, Druckläsion des Nervus ulnaris (nicht über 90° abduzieren!). Untenliegender Arm: Gefahr der Plexusläsion und Kompression der A. axillaris, Druckschäden des N. ulnaris.

Flüssigkeits- und Volumenersatz

Eine Überinfusion sollte wegen des erhöhten Risikos eines Lungenödems unbedingt vermieden werden. Speziell bei einer Pneumonektomie sollte die Flüssigkeits- und Volumenzufuhr eher restriktiv gehandhabt werden, da diese Patienten für ein postoperatives interstitielles Lungenödem besonders prädisponiert sind. Aus diesem Grunde bedarf eine Kombinationsnarkose mit thorakaler Periduralanästhesie der besonderen Erfahrung (Gefahr der Volumenüberladung, ungünstige Effekte von Vasopressoren auf die pulmonale Hämodynamik) und sollte nur von einem in der Thoraxchirurgie sehr erfahrenen Anästhesisten durchgeführt werden.

Beatmung

Lachgas-Sauerstoff 1:1, Modifikation nach BGA und SpO_2
Atemzeitverhältnis Inspiration:Exspiration 1:2 initial, event. situationsadäquate Modifikation
PEEP +5 cmH$_2$O bei Zweilungenbeatmung und Seitenlage

▶ *Merke:*
Die Beatmung ist der jeweiligen operativen Situation anzupassen. Dabei bietet die manuelle Beatmung in vielen Situationen Vorteile.

Bei allen Lungenresektionen sollte kurz vor Eröffnung der Pleura manuell beatmet und für Pleuraöffnung eine kurze Apnoephase eingehalten werden, um Verletzungen der Lunge zu vermeiden (Rücksprache mit Operateur).

Ebenso ist bei allen Lungenresektionen nach chirurgischer Versorgung des Bronchus zu überprüfen, ob sich alle belassenen Lungenteile leicht und vollständig belüften lassen. Dieses Blähen der Lunge dient auch der Beseitigung etwaiger Atelektasen und erfolgt durch manuelle Beatmung unter Sicht nach Legen der interkostalen Nähte, kurz vor endgültigem Thoraxverschluß.

Die Dichtigkeit von Bronchusnähten wird mit der sogenannten Wasserprobe geprüft. Dazu wird angewärmte Kochsalzlösung in den Thorax gegeben, so daß der Bronchialstumpf in der Kochsalzlösung untergetaucht ist. Die Lunge wird mit einem Überdruck von 30–40 cm H_2O gebläht, entweichende Luftblasen zeigen eine noch bestehende Undichtigkeit der Stumpfnaht.

Hypoxisch-pulmonale Vasokonstriktion

Ein Abfall des $PaCO_2$ hemmt die hypoxisch-pulmonale Vasokonstriktion in der nichtabhängigen Lunge durch einen Abfall des Gefäßwiderstandes in der Lunge. Eine Hypokapnie ist unbedingt zu vermeiden!

Vasodilatatoren und Vasopressoren nur bei strenger Indikation (Gefahr einer Beeinträchtigung der hypoxisch-pulmonalen Vasokonstriktion).

Inhalationsanästhetika in höherer Konzentration haben den gleichen Effekt. Dadurch Zunahme des intrapulmonalen Rechts-Links-Shunts.

Postoperative Versorgung

Nach jeder Thorakotomie wird die Pleurahöhle drainiert (meist für zwei bis drei Tage, bei länger bestehender bronchialer Leckage, Exsudation oder Blutung eventuell chirurgische Revision). Auf die Drainagen wird ein Sog von 14–18 cmH_2O gelegt (Ausnahme Pneumektomie).

Der durch die Resektion entstandene Restraum wird durch ein Höhertreten des Zwerchfells und durch kompensatorische Überblähung der benachbarten Lungenabschnitte ausgefüllt. Nach Pneumektomien füllt sich der Raum mit Exsudat, das sich nach Monaten zu einem Fibrothorax organisiert.

Nach jeder Thorakotomie ist eine Röntgenaufnahme anzufertigen. Das Ausmaß der Lungenentfaltung, die Lage des Mediastinums, der Zwerchfellkuppeln, des zentralen Venenkatheters und der Thoraxdrainagen sind zu beurteilen. Bei Gefahr für Bronchusstumpfnähte sollte möglichst auf eine Nachbeatmung verzichtet werden. Regelmäßige BGA-Kontrollen, intensive Atemtherapie, ausreichende Analgesie.

> ▶ *Merke:*
> Für den Transport dürfen Thoraxdrainagen bei kontrolliert beatmeten Patienten nicht abgeklemmt werden (Gefahr des Pneumothorax). Bei extubierten oder spontan atmenden Patienten müssen die Drainagen abgeklemmt werden, wenn während des Transportes keine Saugung angeschlossen ist.
> Bei Pneumonektomien prinzipiell keinen Sog anlegen, ggf. sogar Abklemmen der Drainage (Rücksprache mit Operateur).

2 Ein-Lungen-Beatmung (Doppellumentubus)

Indikationen

Resektionen der Lunge erfordern fast immer das Stillegen der operierten Lunge, aber auch bei vielen anderen intrathorakalen Eingriffen verbessert das Kollabieren einer nicht beatmeten Lungenseite die Sicht- und Arbeitsbedingungen für den Operateur. Als weiterer Vorteil ist die Blockung des endobronchial liegenden Tubusteiles anzuführen, die einen Übertritt von Blut und u.U. infektiösem Sekret in die unten liegende, gesunde Seite verhindert.

Die Intubation erfolgt mit einem Doppellumentubus (DLT), wobei der linksbronchiale Typ bei den meisten Indikationen ausreicht.

Obligate Indikationen
- drohende Aspiration in die gesunde Lunge (Lungenblutungen, Bronchiektasen, Abszesse, stenosierende Bronchustumore)
- große unilaterale Zysten
- Trachea-, Bronchusrupturen
- große bronchopleurale Fisteln

Zur Erleichterung des operativen Vorgehens bei
- thorakalem Aortenaneurysma
- Pneumonektomie
- Lobektomie eines Oberlappens
- Lungenresektion mittels medianer Sternotomie
- Lobektomie eines Mittellappens oder Unterlappens
- Ösophagusresektion
- Thorakoskopie

- Eingriffe an der thorakalen Wirbelsäule
- Dekortikation

Technik der Intubation

Tuben
- Frauen Ch. 35 oder 37
- Männer Ch. 37 oder 39
- linksseitige endobronchiale Kunststofftuben mit Niederdruckcuffs vom Typ Robertshaw

Intubation
- normale Laryngoskopie
- Passieren der Stimmritze mit nach vorn zeigender endobronchialer Spitze.
- Nach Passieren der Stimmritze Entfernen des Führungsstabs und Drehen des Tubus um 90° nach links, so daß die Tubusspitze jetzt zur linken Tracheawand zeigt und beim weiteren Vorschieben in den linken Hauptbronchus gleitet.
- Vorschieben des Tubus, bis ein federnder Widerstand spürbar wird, Blocken des trachealen Ballons, Beatmung beider Lungen und Überprüfung der Belüftung beider Lungen durch Auskultation unter Beachtung des präoperativen Lungenbefundes.

▶ *Merke:*
Vor Narkoseeinleitung Auskultationsbefund unter Spontanatmung erheben!

Kontrolle der richtigen Tubuslage

- Nach Dekonnektion des rechten Lumens Beatmung der linken Lunge. Blockung des linksendobronchialen Ballons, bis über das geöffnete rechtsseitige Lumen keine Luft mehr entweicht.
- Wechselseitiges Abklemmen von rechtem und linkem Tubuslumen und sorgfaltige Überprüfung durch Auskultation, daß die abgeklemmte Lunge nicht, die beatmete Seite gut belüftet wird.
- Dieses Manöver muß nach allen Umlagerungen sorgfältig wiederholt werden.

> ▶ *Merke:*
> Die richtige Tubuslage muß zweifelsfrei sein!

In allen Fällen sollte die Tubuslage mit dem flexiblen Bronchoskop (z.B. Olympus LF 1 oder LF 2) überprüft werden, sofern eine Fiberoptik zur Verfügung steht!

- Bei Endoskopie durch das rechte Lumen (beim linksschwingenden Tubus) muß die Carina deutlich zu sehen sein, der Cuff des linken Lumens soll eindeutig unterhalb der Carina, ohne Herniation über diese hinaus liegen.
- Bei Endoskopie durch das linke Lumen muß das distale Ende des Hauptbronchus mit der Aufteilung in den Ober- und Unterlappen zweifelsfrei identifiziert werden.

> ▶ *Merke:*
> Der Gebrauch der fiberoptischen Bronchoskopie steigert die Sicherheit der Ein-Lungen-Beatmung mit DLT beträchtlich.

Komplikationen

- Verlegung oder Ventilstenose der endobronchialen Tubusspitze durch Verrutschen des Tubus (Lagerungsmaßnahmen) oder durch Lachgasdiffusion in den endobronchialen Cuff

Erstmaßnahmen *bei plötzlichem Anstieg des Beatmungsdruckes*
- 100 % O_2
- manuelle Beatmung
- Auskultation, Ursache abklären!
- wenn möglich fiberoptische Kontrolle der Tubuslage

Im Notfall
- endobronchialen Cuff entblocken
- Übergang auf Zwei-Lungen-Beatmung

Monitoring

- Pulsoximetrie obligat
- wenn möglich Kapnometrie
- häufige BGA-Kontrollen
- kontinuierliche Überwachung der Cuffdrucke (Endotest-Geräte überwachen)

Beatmungsmanagement

Beim Übergang auf Ein-Lungen-Beatmung zunächst FiO_2 von 1,0 einstellen, nach BGA-Kontrolle unter Monitoring der SpO_2 eventuell vorsichtige Reduktion. Auch bei guten Sauerstoffsättigungswerten sollte die FiO_2 keinesfalls unter 0,5 gesenkt werden, da eine hohe FiO_2 den Blutfluß in der abhängigen Lunge erhöht und dadurch in der nichtabhängigen Lunge vermindert; negative Effekte wie Absorptionsatelektase oder Sauerstofftoxizität sind dagegen nicht zu befürchten. Beginn der Ein-Lungen-Ventilation mit einem Atemzugvolumen von ca. 10 ml/kg KG unter Beobachtung des Beatmungsdruckes. Bei Spitzendrucken über 35 cm H_2O Reduktion des Atemzugvolumens. Anpassung der Atemfrequenz, so daß der $PaCO_2$ ungefähr 40 mm Hg beträgt (BGA-Kontrolle).

Bei linksseitiger Pneumonektomie wird unmittelbar vor Abklemmen des linksseitigen Hauptbronchus der linksseitige endobronchiale Tubus so weit zurückgezogen, bis die Spitze oberhalb der Bifurkation liegt. Danach wird über beide Lumina die rechte Lunge weiter beatmet.

Vor dem Verschluß des Thorax müssen kollabierte Lungenanteile – am besten durch manuelle Überdruckbeatmung – wieder voll entfaltet werden.

▶ *Merke:*
Bei der Ein-Lungen-Beatmung besteht immer die Gefahr der Hypoxämie. Postoperative Komplikationen scheinen in Abhängigkeit von der Zeitdauer der Ein-Lungen-Beatmung häufiger aufzutreten. Daher sollte die Ein-Lungen-Beatmung immer nur so kurz wie möglich durchgeführt werden.

Möglichkeiten zur besseren Oxygenierung während Ein-Lungen-Ventilation
- Beatmung der unten liegenden Lunge mit einem PEEP von 5 cm H_2O
- O_2-Insufflation und kontinuierliches Blähen der oben liegenden Lunge mit Überdruck (CPAP 5–10 cm H_2O).

3 Lungenresektionen

Allgemeine Vorbemerkungen

Die häufigsten Indikationen zur Lungenresektion sind maligne Tumore (Bronchialkarzinom > 95 % aller Lungentumoren). Von den seltenen benignen Lungentumoren sind die Bronchialadenome am häufigsten (50–70 %), die als Karzinoid und Zylindrom auftreten. Weitere seltene benigne Tumoren sind Papillome, Polypen, Hamartome oder Chondrome. Ebenfalls selten sind Angiome der Lungengefäße. Immer häufiger kommen jedoch Lungenmetastasen anderer Primärtumore, wie Mamma-, Prostata- oder Hodenkarzinome sowie des Hypernephroms zur Resektion.

Nicht tumorbedingte Indikationen zur Lungenresektion sind Brochiektasen, Lungenabszesse, lufthaltige Zysten bzw. Bullae sowie eine chronische bronchopleurale Fistel mit rezidivierendem Pneumothorax.

Komplikationen
Intraoperative Komplikationen
- bei Operationen mit starker Blutung, bei infektiösem Sekret
  - Gefahr der Aspiration in unten liegende Lunge bei nicht korrekt liegendem Tubus, unzureichender Cuff- Blockung oder bei Entblockung des bronchialen Cuff vor adäquater Absaugung
- bei Zysten
  - Gefahr der Zystenruptur mit Pneumothorax durch Überdruckbeatmung und Lachgasdiffusion

bedrohliche Frühkomplikationen, Indikation zur sofortigen Rethorakotomie
- Lösung der Ligatur eines Pulmonalgefäßes (massive Blutung)
- Ausriß des Bronchusstumpfes mit Fistel (Pneumothorax trotz gut funktionierender Thoraxdrainage)

- Herniation des Herzens bei Pneumonektomie mit Eröffnung und Teilresektion des Perikards (Rhythmusstörung, RR-Abfall, V.-cava-superior-Syndrom)

allgemeine Komplikationen nach Lungeneingriffen
- Nachblutung
- Bronchusstumpfinsuffizienz
- Atelektasenbildung (respiratorische Insuffizienz)

Spätkomplikationen
- z.B. chronische Bronchusfisteln (mit oder ohne Empyem)

atypische Lungenresektion, Keilresektion

Indikationen
- periphere Prozesse
- Metastasen
- Fisteln

Technik
Entfernung des betroffenen Parenchyms durch Absteppung der Resektionsgrenzen mit einer Matratzennaht oder mit dem Clipnähapparat. Die Resektion erfolgt ohne Einhaltung anatomischer Grenzen (daher atypische Resektion). Meist wird ein keilförmiges Parenchymstück entnommen (daher Keilresektion).

Komplikationen
- kleiner Eingriff, keine spezifischen Komplikationen

Anästhesie
- relativ kurzer Eingriff (Opiat- und Relaxantienauswahl und -dosierung beachten)
- Doppellumentubus mit Ein-Lungen-Ventilation

Monitoring
- EKG
- arterielle Kanüle
- Pulsoximetrie, Kapnometrie
- postoperativ Röntgenthorax

Segmentresektion

Indikation
- meist nur bei gutartigen Prozessen oder als palliative Resektion
- Bronchiektasien

Technik
Resektion entlang der Segmentgrenzen (im Gegensatz zur atypischen Resektion). Schnittführung erfolgt entlang der Segmentvene. Um die Segmentgrenzen leichter zu erkennen, wird der Segmentbronchus eventuell vorher freigelegt und abgeklemmt. Die entstehende Atelektase erleichtert die Identifizierung des Segments.

Komplikationen
- Wie die atypische Resektion ein relativ kleiner Eingriff, der an der Lunge kaum Funktionseinschränkungen hinterläßt

Anästhesie
- kürzerer Eingriff mit Doppellumentubus und Ein-Lungen-Ventilation
Monitoring
  - EKG
  - arterielle Kanüle
  - Pulsoximetrie, Kapnometrie
  - postoperativ Röntgenthorax

Lobektomie

Indikation
- i.d.R. Tumore, die sich auf einen Lungenlappen beschränken

Technik
Vom Lappenhilus aus zunächst Präparation der Vene, dann Arterie und zuletzt des Lappenbronchus. Meist wird in der gleichen Reihenfolge ligiert. Bronchialverschluß erfolgt entweder von Hand oder mittels Clipnähapparat. Eventuell Deckung der Naht mit gestieltem Pleuralappen. Dichtigkeitstest des Stumpfes.

Komplikationen
- Nachblutung
- Bronchialstumpfinsuffizienz

Anästhesie
- Doppellumentubus und Ein-Lungen-Ventilation
- bei hohem Shunt eventuell eher opiatbetonte Anästhesie (geringere Hemmung der hypoxisch-pulmonalen Vasokonstriktion)
- CPAP der nicht beatmeten Lunge

Monitoring
- EKG
- arterielle Kanüle
- Pulsoximetrie, Kapnometrie
- Temperatur
- postoperativ Röntgenthorax
- eventuell zentraler Venenkatheter und Blasenkatheter

Manschettenresektion

Indikation
- Tumor reicht bis an das Ostium des Lappenbronchus

Technik
Resektion des Lappens mit einer Manschette aus dem Haupt- bzw. Zwischenlappenbronchus. Dann End-zu-End-Anastomose des verbleibenden Lappen- oder Intermediärbronchus mit dem Hauptbronchus. Vorteil: vermeidet Pneumektomie, damit parenchymsparend und funktionserhaltend.

Komplikationen
- Nachblutung
- Anastomoseninsuffizienz

Anästhesie und Monitoring
- wie bei Lobektomie
- zusätzlich immer mit zentralem Venenkatheter

Pneumektomie

Indikationen
- Tumoren, die Lappengrenzen überschreiten, Befall der regionären Lymphknoten und des Hauptbronchus
- Sekundäre Zerstörung der Lungen bei Tuberkulose, Bronchiektasie

Technik

Präparation des Haupthilus, Ligatur des oberen und unteren Pulmonalvenenstamms sowie der Pulmonalarterie an der Basis. Nach Thoraxverschluß kein Sog auf Pleuradrainagen, da Serothorax erwünscht.

Komplikationen

- Blutung, Stumpfinsuffizienz,
- respiratorische Insuffizenz
- Lungenödem
- Rechtsherzversagen
- *Cave:* nach Unterbinden der Pulmonalarterie muß das gesamte HZV durch die gesunde Lunge fließen. Dies kann von Vorteil sein, da das Shuntvolumen unter Ein-Lungen-Beatmung entfällt (eventuell nach Pulmonalisclamping SpO_2 Anstieg). Bei Patienten mit Rechtsherzbelastung kann es, abhängig von der noch vorhandenen rechtsventrikulären Funktionsreserve, durch den Anstieg des pulmonalen Widerstands zur kardialen Dekompensation kommen. Deshalb Vorsicht mit überschießender Volumengabe.

Anästhesie

- wie für Lobektomie

Monitoring
  - EKG
  - arterielle Kanüle
  - zentraler Venenkatheter
  - Pulsoximetrie, Kapnometrie
  - Temperatur
  - Blasenkatheter
  - postoperativ Röntgenthorax

Trachea-Manschetten-Pneumektomie

Indikation

- weit proximal sitzende Hauptbronchuskarzinome

Technik

Resektion der trachealen Carina mit einer Lungenhälfte. Anastomose des kontralateralen Bronchus mit der Trachea

Komplikationen

- wie Pneumektomie
- zusätzlich Mediastinalemphysem (Mediastinitis)

Anästhesie
- wie Lobektomie oder Pneumektomie
- bei linksseitiger Pneumektomie rechtsbronchialer Doppellumentubus
- alternative Beatmungsmöglichkeit Jet-Ventilation

Monitoring
- wie Pneumektomie

4 Endoskopische Eingriffe

Thorakoskopie

Die Thorakoskopie ist ein zur Diagnostik angewandtes Verfahren bei pleuralen und/oder parenchymatösen intrathorakalen Prozessen. Die Übergänge zur thorakoskopischen Lungenresektion sind fließend, je nach Größe des entnommenen Parenchymanteils. Mittels Clipnähapparaten sind Keilresektionen von Metastasen/Tumoren oder bronchopleuralen Fisteln möglich. Bei der thorakoskopischen Sympathektomie wird der thorakale Grenzstrang durchtrennt.

Indikationen
- unklare pleurale Prozesse und rezidivierende Pleuraergüsse
- periphere parenchymatöse Herde
- chronisch rezidivierender Pneumothorax.
- Eine thorakoskopische Sympathektomie wird z.B. bei Patienten mit AVK der oberen Extremität durchgeführt.

Technik
Das Thorakoskop wird über eine Inzision der Haut in Höhe der sechsten Rippe in den Pleuraspalt eingeführt (Insufflation mit Druck ist unnötig und gefährlich). Dabei Gefahr von Parenchymverletzungen. In jedem Fall darf nicht beatmet werden, der Tubus muß kurzfristig dekonnektiert sein.

Cave: bei pleuralen Verwachsungen trotz Tubusdekonnektion Verletzungsrisiko. Je nach geplantem Ausmaß des Eingriffs (diagnostisch/operativ) müssen weitere Trokare für Instrumente (meist drei Zugänge), dann allerdings unter thorakoskopischer Sichtkontrolle, eingeführt werden.

Komplikationen
- Lungenverletzungen mit Blutung und Fistel, Atelektasen, Pneumothorax

Bei rein diagnostischen Eingriffen sind Komplikationen selten, so daß post-operativ keine Thoraxdrainage gelegt werden muß. Eventuell bleibt ein Mantelpneu zurück, der schnell resorbiert wird. Jedoch sollte die Lunge unbedingt vor Entfernen des Thorakoskopes soweit möglich unter Sicht belüftet und gebläht werden. Besteht Unsicherheit über die korrekte Entfaltung der zuvor abgehängten Lunge, empfiehlt es sich, weiterbestehende Atelektasen noch vor Extubation des Patienten durch einen Röntgenthorax auszuschließen. Mit Zunahme der operativen Agressivität steigt auch die Komplikationshäufigkeit. Die Anlage einer Thoraxdrainage ist dann in jedem Fall nötig und sinnvoll.

Anästhesie
- Doppellumentubus und Ein-Lungen-Beatmung
- Narkose wie für kurzen Eingriff üblich

Monitoring
- EKG
- NiBP (Arterie bei Risikopatienten oder Zweifeln an der Begrenztheit des Eingriffs)
- Pulsoximeter, Kapnometrie
- postoperativ Röntgenthorax

Mediastinoskopie

Indikation
- Diagnostik von Lungentumoren vor einer eventuellen Thorakotomie zur Tumorresektion.

Mediastinaltumoren, wie z.B. Thymome, die im Bereich des vorderen Mediastinums lokalisiert sind, werden durch die Mediastinoskopie nicht erreicht. Zur Beurteilung der Region vor den großen Gefäßen wird die anteriore Mediastinotomie durchgeführt (Zugang über eine parasternale Inzision im zweiten Zwischenraum). Das Verfahren ist wesentlich risiko- und komplikationsärmer als die Mediastinoskopie.

Kontraindikationen
- vorangegangene Mediastinoskopie
  - durch Narbenbildung veränderte Anatomie – Gefahr einer Verletzung von Gefäßen oder der Trachea!

Relative Kontraindikationen
- zerebrovaskuläre Insuffizienz
- ausgeprägte Verlagerung der Trachea
- thorakales Aortenaneurysma

Technik

Nach suprasternaler Inzision wird ein Tunnel durch die prätracheale Faszie gebildet. Stumpfe Präparation mit dem Mediastinoskop entlang der vorderen rechten Tracheawand führt ins Mediastinum. Das Mediastinoskop wird hinter dem Aortenbogen in die Region über der trachealen Karina vorgeschoben. Hier erfolgt direkte Inspektion und Biopsie der trachealen und peribronchialen Lymphknoten.

Komplikationen

Gefäßkompression (am häufigsten auf A. brachiocephalica mit Flußminderung in der rechten A. carotis und A. subclavia), Arrhythmie durch Druck auf die Aorta (bes. Bradyarrhythmie), Blutung, Pneumothorax, Schädigung des Nervus recurrens.

Anästhesie
- eventuell Spiraltubus vorteilhaft (Trachealverlagerung?)
- Lidocain i.v. 1 mg/kg zur Reflexdämpfung
- mindestens ein großlumiger venöser Zugang

Ausreichende Narkosetiefe und Relaxation sind wichtig, da Husten unter der Operation zur Verletzung der großen intrathorakalen Gefäße und/oder der Trachea führen kann.

Monitoring
- EKG
- Pulsoximeter und NiBP am linken Arm ! (event. zweiter NiBP oder arterielle Druckmessung oder Pulsoximeterplethysmographie am rechten Arm: frühes Erkennen einer Gefäßkompression bei Risikopatienten)
- Kapnometrie

5 Eingriffe an Pleura und Thoraxwand

Gutartige Tumoren der Pleura (Lipome, Hämangiome, Fibrome) sind äußerst selten. Malignome = Pleuramesotheliome können in lokaler Form (gestielt od. breitbasig, etwas bessere Prognose) oder als flächenhaftes Mesotheliom mit meist hämorrhagischem Begleiterguß und sehr schlechter Prognose auftreten. Im Frühstadium der Erkrankung wird radikal reseziert, d.h. je nach Tumorausdehnung von der partiellen Pleurektomie eventuell mit Thoraxwandresektion bis hin zur erweiterten Pleuropneumektomie (Mitnahme von befallenem Perikard, Diaphragma, Rippen und Interkostalmuskulatur). Meist wird man jedoch nur noch palliative Pleurektomien durchführen können.

Sekundäre Pleuratumoren sind im Vergleich zu Pleuramesotheliomen häufig. Als Primärtumoren findet man meist Bronchial- oder Mammakarzinome, weniger häufig z.B. Magen- und Ovarialtumore. Auch bei den sekundären Pleuratumoren wird, wenn überhaupt, nur palliativ vorgegangen werden, d.h. Entlastung eines Ergusses und Tumorreduktion.

Pleuraempyeme entstehen am häufigsten (> 80 %) nach Infektionen der Lunge (spezifische Infektionen, Staphylokokken-, Pneumokokken-, Infarktpneumonien). Die Indikation zur Dekortikation stellt sich nach zwei bis drei Wochen erfolgloser konservativer Therapie.
Cave: oft hoher intraoperativer Blutverlust.

Anästhesie und Monitoring
- Wie für Lobektomie oder Pneumektomie
- Es muß mit höheren Blutverlusten gerechnet werden.
- Nach ausgedehnter Rippenresektion kann es zu instabilem Thorax und paradoxer Atmung kommen. Versuch mit stabilisierenden Verbänden.

Notizen:

Notizen:

Notizen:

Kapitel 37

Anästhesie zur Tracheotomie

1 Allgemeine Vorbemerkungen

Die Tracheotomie als Eingriff an den großen Atemwegen erfordert ein differenziertes Monitoring der respiratorischen Funktion und erhöhte Wachsamkeit gegenüber jederzeit möglichen und auch häufig auftretenden Komplikationen.

2 Notfalltracheotomie/-koniotomie

Indikation

- Soforteingriff beim akut ateminsuffizienten Patienten, bei dem eine Beatmung und eine Intubation nicht gelingt (s. S. 231)
    - schweres Mittelgesichtstrauma
    - akute Blutungen aus Tumoren im HNO- Bereich
    - akute Ateminsuffizienz bei progredientem Tumorleiden im HNO-Bereich

Anästhesie

- primär stehen Maßnahmen der kardiopulmonalen Reanimation im Vordergrund
    - Narkose daher meist nicht notwendig

3 Dringliche Tracheotomie

Indikation

- bei respiratorisch grenzwertig kompensierten oder bereits dekompensierten Patienten
- Ursache häufig anatomische Besonderheiten und Intubationshindernisse
    - Tumore im HNO- Bereich mit Raumforderung
    - Zustand nach Radiatio oder Neck dissection
    - Tracheomalazie
    - ausgedehnte Mittelgesichtsfrakturen

Anästhesie

- in Lokalanästhesie und stand-by oder
- in Allgemeinanästhesie, grundsätzlich ist jedes Narkoseverfahren unter Berücksichtigung der Begleiterkrankungen möglich.
- dünnen Tubus verwenden
- unter Umständen fiberoptische Intubation
- nach Tracheotomie Narkoseausleitung und Spontanatmung über die Trachealkanüle

4 Elektive Tracheotomie

Am häufigsten wird die elektive Tracheotomie beim Intensivpatienten bzw. beim pulmonalen Problempatienten durchgeführt, seltener auch bei schwierigen Intubationsbedingungen (s. S. 232).

Indikationen

- meist langzeitbeatmete Intensivpatienten (Dauer der Beatmungs-/Weaningphase nicht absehbar, voraussichtlich länger als 7 Tage) zunehmende oder drohende Behinderung der Spontanatmung bei
    - Kehlkopf- oder Stimmbandläsionen

- Tumore im Bereich der oberen Atemwege und benachbarter Strukturen
- Rekurrensläsion beidseits

Technik

plastische Tracheotomie: zwischen dem 2. – 4. Trachealring wird ein kaudal gestielter U-förmiger Tracheallappen mit der Cutis vernäht und somit der Trachealkanülenkanal epithelialisiert.
dilatative Tracheotomie: zwischen Ringknorpel und 1. Trachealring wird perkutan ein Führungsdraht tracheal eingelegt und das Stoma mittels Dilatatoren auf die erforderliche Weite bougiert.

Komplikationen

- Gefäß- und Nervenverletzungen
  - Blutungen, Blutaspiration, Hämatothorax
  - N. phrenicus- und N. recurrens-Parese
- fehlerhafte Einlage der Trachealkanüle paratracheal oder bronchial
- Via falsa
- Hohlorganverletzungen von Ösophagus und Pleura
- Trachealabriß mit den Folgen eines Hautemphysems, Fistelbildungen, Mediastinitis, kollaren Empyems oder Pneumothorax sind beschrieben

Präoperatives Vorgehen

Die Voraussetzungen zur elektiven Tracheotomie bezüglich Herz-Kreislauf-Beatmungssituation, Stoffwechsel und Blutgerinnung orientieren sich an den Vorgaben für dringliche Eingriffe beim Intensivpatienten.

Zu dem hohen Risiko des Eingriffs an den oberen Atemwegen summiert sich das des pulmonalen Risikopatienten, oft durch andere intensivmedizinische Komplikationen noch potenziert. Hinzu kommt häufig eine pulmonale Verschlechterung, die bis zu 24 h nach einer Tracheotomie anhalten kann.

Intraoperatives Vorgehen

- Narkoseverfahren der Wahl ist eine Midazolam/Fentanyl/Pancuronium-Narkose, die je nach Beatmungssituation mit Lachgas supplementiert werden kann.
- Bei stark beeinträchtigter respiratorischer Funktion muß ein Intensivbeatmungsgerät eingesetzt werden (Servo, Cicero, Cato), um den Beatmungsmodus aufrecht zu erhalten.
- Das intraoperative Monitoring sollte dem auf der Intensivstation entsprechen.
- Nach gründlichstem Absaugen des Oro-/Hypopharynx und der Magensonde wird der Tubus maximal weit in die Trachea vorgeschoben (bds. auskultieren!), damit der Chirurg beim Eröffnen der Trachea nicht den Cuff verletzt.
- Wenige Minuten vor Inzision der Trachea wird auf reine Sauerstoffbeatmung übergegangen.
- Zum Zeitpunkt der queren Inzision der Trachea kann man den Cuff für wenige Augenblicke maximal entblocken, bis der Chirurg freie Sicht in die Trachea und auf den Tubus/Cuff hat.
- Nach Fertigstellen der plastischen Tracheotomie wird der Tubus unter Sicht bis kurz oberhalb des Stomas zurückgezogen und der Chirurg legt eine möglichst dicklumige (ID > 9 mm) Trachealkanüle ein (Vorteile: bessere Bronchialtoilette, kleinere Resistance)
- Anschluß an das Beatmungsgerät, Auskultation, Befestigung der Trachealkanüle. Entfernen des oro-/nasotrachealen Tubus erst nach gesicherter und problemloser Beatmung über die neue Trachealkanüle.

Komplikationen

- Verletzung des Cuffs
  - Unter kontinuierlichem Nachblocken ist eine suffiziente Beatmung noch möglich, so daß der Chirurg eilig die Epithelialisierung durchführen kann.
  - Ist eine suffiziente Beatmung nicht mehr möglich, muß der Chirurg eine zunächst dünne Trachealkanüle einlegen, die nach chirurgischer Epithelialisierung gegen die endgültige Größe ausgetauscht wird.
- Brand- und Explosionsgefahr

Postoperatives Vorgehen

- meist Indikation zur postoperativen Nachbeatmung
- obligat ein Thorax-Röntgenbild, um Frühkomplikationen wie Pneumothorax und Emphysem zu erkennen sowie zur Lagekontrolle der Trachealkanüle.
- Kontrolle auf Nachblutung äußerlich und tracheal

Notizen:

Notizen:

Notizen:

Kapitel 38

Anästhesie in der Transplantationschirurgie

1 Organspende

Als Organspender für die (Allo)Transplantation kommen grundsätzlich Hirntote, für eine Nierentransplantation auch verwandte Spender (selten) in Frage.

Hirntoddiagnostik

Komaursache
- primäre Hirnschädigung, z.B. SHT, intrazerebrale Blutung
- sekundäre Hirnschädigung: z.B. Zustand nach Hypoxie, Reanimation

Ausschluß anderer Ursachen
- Intoxikation, Hypothermie, Relaxierung, endokrines/metabolisches Koma u.ä.

klinische Diagnostik
- Koma und Ausfall von Hirnstammreflexen (spinale Reflexe können noch vorhanden sein)
- Apnoetest

ergänzende Diagnostik
- Null-Linien-EEG über 30 min
- zerebraler Zirkulationsstillstand
  - Aortenbogen-DSA (immer arteriell!!)
  - Dopplersonographie durch transkranielle Beschallung der Hirnbasisarterien und Untersuchung der extrakraniellen hirnversorgenden Arterien:
  - Pendelfluß in den intrakraniellen Aa. cerebri mediae et carotides internae und den extrakraniellen Aa. carotides internae et vertebrales *oder*

- Verschwinden von Signalen dieser Arterien, die vorher nachweisbar
  waren
- erloschene evozierte Potentiale

Wartezeiten: nur klinische Diagnostik:
  primärer Hirnschaden – 12 h
  sekundärer Hirnschaden – 72 h (Erwachsene)
klinische Diagnostik **und** ergänzende Untersuchungen: keine Wartezeit

Vorgehen

- klinische Untersuchung durch Neurologen und Intensivmediziner
- Ausschluß anderer Ursachen
    - Relaxierung!!
    - Barbiturattherapie: Spiegelbestimmung im Notfallabor!!
- entweder Angiographie oder transkranieller Doppler (TCD)
- Ausfüllen des Hirntodkriterienprotokolls
- Ausfüllen der Todesbescheinigung
- Freigabe der Leiche durch die Staatsanwaltschaft (falls nicht natürlicher
  Tod)
- **erst jetzt Kontaktaufnahme mit Angehörigen** und dem Transplanta-
  tionsteam!!!
- bei von auswärts übernommenen Organspendern muß die Todesbescheinigung, das schriftliche Einverständnis der Angehörigen und evtl.
  der Freigabevermerk der Staatsanwaltschaft vor Explantation vorliegen

Behandlung des Spenders

Der hirntote Organspender ist durch folgende pathophysiologischen Ver-
änderungen gekennzeichnet, die zur *optimalen Organerhaltung* adäquat
therapiert werden müssen
- Hypotension (Diabetes insipidus, Blutung)
- Hypoxämie (neurogenes Lungenödem, Aspirationspneumonie, Hyper-
  volämie)
- Arrhythmien (Einklemmung, Hypoxämie, Hypothermie, Kontusion)
- Hypothermie (Regulation)

Therapie

Beatmung

- IPPV, PaO_2 ca. 100 mm Hg, $PaCO_2$ ca. 40 mm Hg

Kreislauf

- Infusionstherapie mit Thomaejonin OP®, bei Hypernatriämie HG 5 %
  (cave: BZ sollte < 180 mg % betragen!!)
- Volumenersatz mit Humanalbumin 5 % (kein HAES verwenden, erhöhte
  Rate von Transplantatfehlfunktionen!!)
- bei Hk < 24 % Erythrozytenkonzentrate
- routinemäßig Dopamin 2–4 µg/kg / min, bei Hypotension bis
  10 µg/kg / min, MAP ca. 70 mm Hg
- cave: Noradrenalin (Arterenol®)

Diurese

- Stundenportionen 1–2 ml/kg / h
- bei Polyurie Gefahr der Hypernatriämie und – osmolalität mit negativen
  Einflüssen auf die Transplantatfunktion, dann
  - 8 µg Desmopressin (Minirin®, 4 µg/1 ml) + 50 ml NaCl 0,9 %, Bolus
    6 ml, anschließend Infusion 2 ml/h

Labor

- Hk, Elektrolyte, BZ, BGA 2stündlich

Technik der Multiorganentnahme

- mediane Sterno-und Laparotomie
- Darstellung von Herz, Leber, Pankreas und Nieren samt Gefäßversor-
  gung sowie der Aorta und der Vena cava sup. und inf. in ganzer Länge
- Perfusionskanülen in Aorta ascendens, Aorta abdominalis distal der A.
  mesenterica inferior (Ligatur der Aorta abdominalis distal der Kanüle),
  Vena mesenterica inferior (V. portae)
- Heparin 30.000 IE i.v.
- Clamping der Aorta ascendens distal der Kanüle und der Aorta abdomi-
  nalis auf Zwerchfellhöhe
- Perfusion der drei Perfusionssysteme (koronar; V. portae; Leber, Pan-
  kreas, Nieren)
- Absetzen der V. cava sup. und inf. vom Herzen
- Ende der Ventilation, Ende der anästhesiologischen Aufgabe

- Oberflächenkühlung der Organe mit Eiswasser
- Entnahme der Organe mit Gefäß- (und Ureteren-) Stielen
- Verschluß der Körperhöhlen

Anästhesie zur Spendernephrektomie/Multiorganentnahme

Monitoring
- EKG
- invasive Druckmessung, ZVK
- 1 großkalibrige Venenverweilkanäle
- Dauerkatheter
- Temperatursonde
- Pulsoximetrie

Vorgehen
- die obengenannten Maßnahmen zur Stabilisierung der Homöostase werden fortgeführt
- zur Unterdrückung spinaler Reflexe sind häufig Inhalationsanästhetika (Isoflurane [Forene®]) und/oder Opiate und Muskelrelaxanzien notwendig
- vor Entblutung/Clamping Gabe von 30.000 I.E. Heparin
- nach Entblutung/Kreislaufstillstand wird die Beatmung abgestellt, die Aufgabe der Anästhesie ist beendet

2 Nierentransplantation

Prämedikation und Vorbereitungen

Die tolerable, kalte Ischämiezeit für Kadavernieren beträgt ca. 48 h, wobei mit der Ausnützung dieses Zeitrahmens die Frequenz initialer Transplantatversager zunimmt. Eine 6-stündige präoperative Nüchternzeit wird mindestens abgewartet. Die Implantation der Transplantatniere erfolgt in eine Fossa iliaca (extraperitonealer Eingriff).

folgende Punkte sind bei der Prämedikation zu berücksichtigen:
- Hämodialyse innerhalb der letzten 24 h vor dem Eingriff
- Labor: Hk > 21%, K < 5,5 mmol/l

- Gerinnungsbeeinflussung durch Heparin
- Volumenmangel?
- Perikard- oder Pleuraerguß?
- koronare Herzkrankheit (evtl. stumm beim Diabetiker)?
- medikamentöse Prämedikation mit Dikaliumclorazepat (Tranxilium®) 20 mg p.o.
- Bereitstellung von 2 Filter-Erythrozytenkonzentraten

Operative Technik der Nierentransplantation

- extraperitonealer Eingriff
- Freilegung einer Fossa iliaca
- Anschluß der Nierengefäße an A. und V. iliaca externa
- Implantation des Ureters mit Antirefluxplastik in die Harnblase
- Wundverschluß

Anästhesie

Monitoring
- EKG, nichtinvasiver Blutdruck (invasiver Blutdruck nur bei Herzinsuffizienz >NYHA 2, koronarer Herzkrankheit, absoluter Arrhythmie, malignem Hypertonus oder pulmonaler Insuffizienz)
- 2-lumiger ZVK (V. jugularis interna auf der Gegenseite des Shuntarmes!)
- 1 großräumige Venenverweilkanüle, Dauerkatheter, Magensonde, Temperatur, Pulsoximetrie, Relaxometrie

Narkose
- Crushintubation (auch bei „nüchternem" Patienten, außer bei kardiovaskulären Hochrisiko-Patienten, da wegen der nachfolgenden immunsuppressiven Therapie eine Aspiration besonders fatal wäre) (s. S. 211)
  - Etomidat (Etomidat Lipuro®) 0,3 mg/kg
  - Fentanyl 0,1–0,2 mg
  - Succinylcholin 1,5 mg/kg
  - Atracurium (Tracrium®) 0,4 mg/kg

- oder Vecuronium (Norcuron®) 0,1 mg/kg (cave: Metabolit 3-OH Vecuronium hat intrinsische Aktivität und wird überwiegend renal ausgeschieden, bei Repetition Kumulationsgefahr!!)
- Isoflurane (Forene®) (cave: Enflurane [Ethrane®], nephrotoxische F-Ionen)
- Volumenersatz mit Humanalbumin 5 % und Filter-Erythrozytenkonzentraten
- Extubation (nach Antagonisierung der Relaxierung) anstreben, Überwachung auf der Wach- oder Intensivstation

Spezifische Therapie

- Shunt-Arm polstern (dort keine Punktionen), beide Arme auslagern
- Zufuhr von Kristalloiden (in der Regel Ringer-Laktat, bei Hyperkaliämie NaCl 0,9 %) und Kolloid (HA 5 %, kein HAES!!) bis zu einem ZVD von + 10 mm Hg
- Dopamin 2–4 µg/kg × min i.v. (evtl. höher, MAP sollte ca. < 80 mmHg sein)
- Ciclosporin A (Sandimmun®) 2 mg/kg in 50 ml G5, 2 ml/h i.v. über ZVK
- Methylprednisolon (Urbason®) 250 mg Bolus i.v. (ist dem Prednisolon überlegen!) (s. Tab. 9.1, s. S. 162)
- Azathioprin (Imurek®) 2 mg/kg i.v. (als Kurzinfusion in 100 ml NaCl 0,9 %; sehr venenreizend!)
- Imipenem (Zienam®):
  < 50 kg KG 500 mg i.v.
  > 50–75 kg KG 1000 mg i.v.
  > 75 kg KG 1500 mg i.v.
- vor Freigabe der Perfusion
  - Furosemid (Lasix®) 250 mg Bolus
  - Mannit 15 % (Osmofundin 15 N®) 125 ml rasch i.v.
  - 1,0 g Aspisol® i.v.
- nach Freigabe der Perfusion
  - Lasix®-Perfusor 500 mg/50 ml mit 1 ml/h
- Nachbilanz: Urinportion der vergangenen Stunde + 40 ml Thomaejonin OP® bzw. andere Kristalloide je nach Kaliumwert und Ausscheidung

3 Nieren- und Pankreassimultantransplantation

Indikation

In der Regel juvenile Diabetiker mit Spätsyndrom. Meist ausgeprägte Veränderungen des Kardiovaskularsystems auch schon bei jungen Patienten (KHK, Hypertonus, AVK). Die Implantation der Niere erfolgt in eine, die des Pankreas in die andere Fossa iliaca; die Ableitung des Pankreassekretes erfolgt in die Blase. Der Eingriff ähnelt, bis auf die längere Dauer und der Tatsache, daß das Pankreas nach Gefäßanschluß zunächst bluten kann, der Nierenimplantation.

Operative Technik der Pankreastransplantation

- immer Simultantransplantation Niere und Pankreas
- transperitonealer Eingriff rechts und extraperitonealer Eingriff links
- Mobilisation des re. Hemicolon zur Darstellung der Iliacalgefäße
- Anschluß der Blutversorgung (A. mesenterica superior, A. lienalis, V. portae) an A. und V. iliaca
- Implantation des dem Pankreas adhärenten Duodenums in die Blase (Ableitung des Pankreassekretes)
- Wundverschluß

Spezifische Therapie

- Bereitstellung von 4 Filter-Erythrozytenkonzentraten
- Shunt-Arm polstern
- Zufuhr von Kristalloiden (in der Regel Ringer-Laktat, bei Hyperkaliämie NaCl 0,9 %) und Kolloiden (HA 5 %) bis zu einem ZVD von + 10 mm Hg
- Dopamin 2–4 µg/kg / min i.v.
- Ciclosporin A (Sandimmun®) 2 mg/kg in 50 ml G5, 2 ml/h i.v. über ZVK
- Methylprednisolon (Urbason®) je 1 × 250 mg Bolus bei Freigabe der Perfusion von Pankreas und Niere
- Azathioprin (Imurek®) 2 mg/kg i.v. (als Kurzinfusion in 100 ml NaCl 0,9 %! sehr venenreizend)

- Imipenem (Zienam®):

  < 50 kg KG 500 mg i.v.

  > 50–75 kg KG 1000 mg i.v.

  > 75 kg KG 1500 mg i.v.
- vor Freigabe der Perfusion
  - Furosemid (Lasix®) 250 mg Bolus
  - Mannit 20 % (Thomaemannit®) 125 ml rasch i.v.
- nach Freigabe der Perfusion
  - Lasix®-Perfusor 500 mg/50 ml mit 1 ml/h
- Nachbilanz: Urinportion der vergangenen Stunde + 40 ml Thomaejonin OP® bzw. andere Kristalloide je nach Kaliumwert und Auscheidung
- Actrapid 40 IE/40 ml; Blutzucker-Zielwert: 150–200 mg%; bei Freigabe der Pankreasperfusion Perfusor abstellen, da häufig gravierender BZ-Abfall

Notizen:

Notizen:

Kapitel 39

Anästhesie in der Unfallchirurgie

1 Allgemeine Vorbemerkungen

Patientengut

Es sind Patienten aller Altersgruppen vertreten, wobei neben den Patienten der Unfallchirurgie auch bei elektiven Eingriffen der Orthopädie extrem junge Patienten (z.B. für orthopädische Korrekturoperationen) oder extrem alte, polymorbide Patienten (z.B. Schenkelhalsfrakturen) zu versorgen sind.

Bluttransfusionen

Neben den unten im Einzelnen aufgeführten Eingriffen muß bei vielen anderen Operationen mit einem hohen Blutverlust gerechnet werden (Tumorchirurgie, Korrekturen einer Skoliose, Patienten mit einer Osteitis, TEP-Wechsel u.a.). Da viele Eingriffe planbar sind, ist dieser Bereich die Domäne der Eigenblutspende, wobei die Planung dazu in Absprache mit den operativen Kollegen bereits bei der Prämedikation beginnen muß. Intra- und postoperativ sollten alle fremdblutsparenden Maßnahmen angewendet werden (s. S. 92).

Anästhesieverfahren

Allgemeinanästhesie
- meist als Intubationsnarkose mit volatilen Anästhetika oder als balanzierte Anästhesie mit guter Relaxierung

- um die Inzidenz postoperativer Übelkeit zu verringern, Narkoseeinleitung mit Propofol (Disoprivan®) 2–2,5 mg/kg KG
- indiziert bei allen großen Tumoroperationen und Wirbelsäuleneingriffen
- bei Seiten- oder Bauchlagerung Verfahren der Wahl
- notwendig, wenn dem wachen Patienten mit Regionalanästhesie die geplante Lagerung und/oder die voraussichtliche OP- Dauer nicht zugemutet werden kann

Spinalanästhesie
- geeignet für viele Eingriffe an der unteren Extremität
- bietet im Vergleich zur Periduralanästhesie eine bessere Blockade dicker Nervenstränge mit ausgeprägterer Relaxation der Muskulatur, was für viele Eingriffe erwünscht ist.
- nachteilig ist die zeitliche Wirkungsbegrenzung

Periduralanästhesie
- ist der Spinalanästhesie ebenbürtig, wenn auf eine ausgeprägte Muskelerschlaffung verzichtet werden kann
- Operationen im Versorgungsbereich der Nervenwurzeln L5 und S1 sollten nicht in Periduralanästhesie durchgeführt werden, da die relativ dikken Nervenwurzeln manchmal nur unzureichend geblockt werden

Doppeltechnik
- kombiniert eine initiale Spinalanästhesie mit der gleichzeitigen Anlage eines Periduralkatheters (s. S. 296 u. 673)
- verbindet damit die oben genannten Vorteile der Spinalanästhesie mit der Möglichkeit einer fast unbegrenzten zeitlichen Anästhesieausdehnung sowie der postoperativen Schmerztherapie

Periphere Nervenblockaden
- für Eingriffe an der oberen und unteren Extremität

2 Eingriffe an der unteren Extremität

Hüftendoprothese (TEP, HEP)

Indikation
- Coxarthrose
- Hüftkopf- und Schenkelhalsfrakturen besonders bei älteren Patienten

Technik

Nach Absetzen des zu ersetzenden proximalen Femuranteils wird durch Fräsen ein passendes Bett in der Markhöhle geschaffen. Ein mehrfaches Anpassen der Prothesenteile in situ mit kurzzeitiger Reposition der Hüfte kann notwendig sein. Die endgültige Verankerung geschieht bei der zementierten Endoprothese durch das Einbetten in Knochenzement (Pallacos), bei nicht zementierten Implantaten (CLS-TEP = cementless TEP) durch eine besondere Oberflächenstruktur. Beim Ersatz der Hüftpfanne geht man in gleicher Weise vor.

Die prothetische Versorgung von Hüftkopf und Pfanne wird als Totalendoprothese (TEP), der alleinige Hüftkopfersatz als Hemiendoprothese (HEP) bezeichnet.

Komplikationen

Embolisation

Bei der Implantation von Hüftprothesen kann es zur Embolisation von Markrauminhalt (Fett, Knochenmarkzellen, Koagel) und Luft in die Lunge kommen. Die schwerwiegendsten Reaktionen (Kreislaufdepression bis zum Kreislaufstillstand, respiratorische Insuffizienz) treten direkt bei der Prothesenimplantation auf. Ein Entlüftungsloch im Schaftbereich kann die Embolisation abschwächen, aber nicht völlig verhindern.

Systemische Reaktion auf Knochenzement

Das Einbringen von Knochenzement in die Markhöhle kann zu Blutdruckabfall und Tachykardie führen. Als Ursache werden thermische und toxische Reaktionen sowie eine Histaminfreisetzung diskutiert.

Blutverlust

Die relativ großzügige Eröffnung des Markraumes bei der zementfreien TEP und vor allem bei Langschaftprothesen, welche häufig zur Versorgung pathologischer Frakturen eingesetzt werden, kann zu beachtlichen Blutverlusten führen.

Postoperativ

ist auf Blutungen aus nicht verschlossenen Markraumanteilen zu achten. Es sollte vom Operateur festgelegt sein, welche Drainage mit oder ohne Sog anzuschließen ist.

Anästhesie
- Spinal- oder Allgemeinanästhesie; eine Periduralanästhesie kann wegen der teils unzureichenden Muskelrelaxation nicht uneingeschränkt empfohlen werden.
- Bei der CLS-TEP ist wegen der notwendigen Seitenlagerung generell eine Intubationsnarkose zu empfehlen.
- Bluttransfusionen
  - bei elektivem Eingriff (Coxarthrose) präoperative Eigenblutspende
  - evtl. perioperativ Cell-Saver
  - insgesamt 2–4 EK im OP

Monitoring
- Pulsoximetrie bei jedem Patienten
- endexspiratorische PCO_2-Messung bei Allgemeinanästhesie
- Je nach Umfang und Dauer des zu erwartenden Eingriffs können Monitoring und Ausstattung erheblich variieren. Im Hinblick auf das überwiegend geriatrische Krankengut sollte die Indikation zu invasiven Maßnahmen wie arterieller Blutdruckmessung und zentralvenösem Katheter großzügig gestellt werden.

Knie-TEP

Indikation
- Gonarthrose
- schwierige Fraktur im Kniegelenksbereich bei vorbestehender Arthrose

Technik
Es wird bei uns die LCS-TEP (Low Contact System) implantiert. Zur Implantation wird keine Blutsperre angelegt, was sich positiv auf den postoperativen Analgetikabedarf auswirkt.

Komplikationen
Blutverlust: Neben den bei der Hüft-TEP erwähnten Komplikationen ist auch hier mit einem hohen Blutverlust zu rechnen, der oft erst postoperativ im AWR auftritt.

Anästhesie
- Spinal- oder Allgemeinanästhesie
- Bluttransfusionen
  - bei elektivem Eingriff (Gonarthrose) präoperative Eigenblutspende
  - evtl. perioperativ Cell-Saver
  - insgesamt 2–4 EK im OP

Monitoring
- wie Hüftendoprothese (s. S. 632)

TEP-Wechsel

Indikation
- Lockerung von Implantaten
- Fraktur im Bereich vorhandener Implantate

Technik
Die Entfernung der alten Endoprothese sowie die Anpassung des neuen Implantats kann mit erheblichen technischen Schwierigkeiten und großen Blutverlusten einhergehen. Gelegentlich sind zusätzliche Maßnahmen wie Zerklagen und Schrauben- oder Plattenosteosynthesen im Schaftbereich nötig, z.B. bei geplanter Längsspaltung des proximalen Femurs zur Prothesenentfernung.

Komplikationen
Außer den typischen Komplikationen der Routine-TEP-Implantation sind beim Prothesenwechsel eine deutlich längere Operationsdauer und der fakultativ hohe Blutverlust zu beachten.

Anästhesie
- bevorzugt Allgemeinanästhesie
- empfehlenswert sind Wärmematte und Infusionswärmer
- Bluttransfusionen
    - evtl. perioperativ Cell-Saver
    - insgesamt 4–6 EK im OP

Monitoring
- Blasenkathether
- Temperaturmessung
- bei ASA III- und IV-Patienten
    - arterielle Blutdruckmessung und zentraler Venenkatheter obligat

Winkelplatte, Dynamische Hüftschraube (DHS)

Indikation
- Hüftkopferhaltende Osteosynthese bei Femurfrakturen im Kopf-Hals- oder Trochanterbereich

Technik

Winkelplatte: Nach Reposition der Fraktur und Plazierung von Führungs-drähten wird eine Platte mit U-Profil vom Trochanter major durch den Schenkelhals bis in den Kopf vorgetrieben. Der zweite Schenkel des stumpf abgewinkelten Implantats liegt lateral dem Trochanter-Schaft-Bereich an, wo er durch Schrauben fixiert wird.

dynamische Hüftschraube: Eine groß dimensionierte Schraube faßt mit ihrem Gewinde von lateral durch die Fraktur hindurch den Femurkopf. Der laterale Teil der Schraube liegt gleitend in einem speziellen Lager, wel-ches ähnlich der Winkelplatte seitlich am Trochanter-Schaft-Bereich ver-ankert wird. Dadurch sind kleinere Verschiebungen in der Schraubenachse – z.B. ein geringfügiges Einstauchen der Fraktur – möglich. Axiale Verkip-pungen werden hingegen verhindert.

Bei beiden Verfahren sind oft längerdauernde Repositionsversuche unter Durchleuchtung notwendig. Spezielle Extensionstische sind für die Reposition bei der DHS meist notwendig.

Komplikationen

Bei vielen Extensionstischen ist eine Oberkörperhochlagerung nicht mög-lich.

Cave:

– Kardiale oder respiratorische Dekompensation bei Patienten mit rük-kenmarksnaher Leitungsanästhesie und entsprechenden Vorerkrankun-gen (s.Kap.)
– Unbeabsichtigte Ausbreitung der Regionalanästhesie, wenn die Fixie-rungszeit des Lokalanästhetikums nicht abgewartet wurde.

Anästhesie

– Spinalanästhesie oder
– Allgemeinanästhesie, vor allem, wenn die Lagerung für die zu erwar-tende OP- Zeit dem Patienten nicht zugemutet werden kann
– PDA wegen der schlechteren Relaxierung nur eingeschränkt zu empfeh-len
– 2 EK im OP

Monitoring

– Nach Vorerkrankungen

Marknagelung

Indikation
– Schaftfrakturen langer Röhrenknochen

Technik
Bei der Endernagelung wird ein Bündel von dünnen Nägeln in die Markhöhle eingeschlagen. Die distalen und proximalen Enden der leicht gekrümmten Stäbe stützen sich in den spongiösen Epiphysen ab.

Marknägel (Küntscher-Nagel, AO-Nagel, Gamma-Nagel) sind solide Implantate oder fingerdicke Hohlnägel mit unterschiedlich gestaltetem Querschnitt. Über einen unter Bildwandlerkontrolle vorgeschobenen Führungsdraht wird die Markhöhle aufgebohrt und in das so geschaffene Lumen der Marknagel eingeschlagen. Bei den soliden Nägeln entfällt das Aufbohren.

Durch eine besondere Längsprofilierung des Nagels (Gamma-Nagel) oder durch eine senkrecht zur Nagelachse plazierte Verriegelungsschraube (Verriegelungsnagel) soll axialen Verwindungen beider Frakturenden entgegengewirkt oder die Schenkelhalsregion zusätzlich stabilisiert werden. Die Marknagelung wird immer unter Durchleuchtung und beim Oberschenkel auf dem Extensionstisch durchgeführt.

Komplikationen
Bei Frakturen großer Röhrenknochen besteht grundsätzlich das Risiko einer Fettembolie. Das Einbringen von Implantaten in die Markhöhle vergrößert das Risiko einer Embolisation (vgl. TEP).

Anästhesie
– Spinalanästhesie oder Allgemeinanästhesie
– 2–4 EK im OP

Monitoring
– nach Vorerkrankungen

3 Osteosynthesen im Beckenbereich

Indikationen
– Rupturen von Symphyse und Ileosakralgelenk
– Azetabulumfrakturen und andere meist dislozierte Frakturen
– Viele traumatische Läsionen im Beckenbereich werden konservativ versorgt. Über die Indikation zur operativen Versorgung entscheidet oft die

Funktionalität der betroffenen (z.B. Azetabulum) oder angrenzender Strukturen (z.B. Urethra, Muskelansätze) sowie die Stabilität des Beckenrings.

Technik

Bei den technisch oft sehr schwierigen Eingriffen mit aufwendigen Zugängen kommen vor allem Schrauben- und Plattenosteosynthesen zum Einsatz. Zugangswege und Lagerung variieren stark und sollten rechtzeitig mit dem Operateur abgesprochen werden. Verletzungen von Beckengefäßen, Blase, Urethra, Darm und Nerven sind möglich.

Komplikationen

Hier ist besonders der Blutverlust zu nennen, der auch bei unkomplizierten Eingriffen im Beckenbereich nicht unterschätzt werden darf. Zusätzlich können durch Verletzung von Gefäßen oder stark vaskularisierten Geweben akute Blutungen erheblichen Ausmaßes auftreten.

Besondere Aufmerksamkeit verlangt der präoperative Volumenverlust, der auch bei isolierten Beckenfrakturen lebensbedrohlich sein kann.

Anästhesie

- Allgemeinanästhesie, meist balanzierte Anästhesie oder NLA
- Cave: Ileussymptomatik durch retroperitoneales Hämatom
- 4–8 EK im OP

Monitoring
- arterielle Blutdruckmessung
- zentraler Venenkatheter (evtl. Shaldonkatheter)
- Temperaturmessung, Wärmematte
- Blasenkatheter

4 Wirbelsäulenoperationen

Ventrale Spondylodese (BWS oder LWS)

Indikation
- Frakturen und Tumoren der Wirbelsäule

Technik

Bei der ventralen Spondylodese wird zuerst verletztes oder tumoröses Gewebe ausgeräumt. Die entstandenen knöchernen Defekte werden durch einen kortikospongiösen Knochenspan (Fraktur) oder durch einen Wirbelkörperplatzhalter (Harmskorb aus Titan und Zement beim Tumor) aufgefüllt und ventral durch eine Plattenosteosynthese abgestützt. Die Eingriffe erfolgen in der Regel in Rechtsseitenlage. Die Spongiosaentnahme geschieht meist aus dem hinteren Beckenkamm.

Komplikationen

Hoher Blutverlust, Auskühlung. Bei Eingriffen im BWS-Bereich kann es zur Traumatisierung der Lunge mit entsprechenden respiratorischen Problemen kommen. Durch den Einsatz eines Doppellumentubus mit seitengetrennter Beatmung verbessern sich die Operationsbedingungen. Allerdings sind erhebliche Störungen im Ventilations-Perfusions-Verhältnis möglich.

Anästhesie

- bevorzugt balanzierte Anästhesie oder Neuroleptanästhesie
- Doppellumentubus für Eingriffe an der BWS nach sorgfältigem Abwägen der respiratorischen Situation
- Bluttranfusionen
  - evtl. perioperativ Cell-Saver
  - insgesamt 4–6 EK im OP

Monitoring
- arterielle Blutdruckmessung
- zentraler Venenkatheter, evtl. Shaldonkatheter
- Blasenkatheter
- Temperaturmessung, Wärmematte

Dorsale Spondylodese (BWS oder LWS)

Indikation
- Frakturen der Wirbelsäule

Technik

Bei der dorsalen Spondylodese wird in Bauchlage eine transpedikuläre Stabilisation und Achsenkorrektur durchgeführt. Zusätzlich werden komprimierte Wirbel durch Spongiosa aufgefüllt.

Komplikationen

Hoher Blutverlust. Lagerungsschäden. Die Blutungsneigung wird durch falsche Lagerung mit Kompression abdomineller Venen verstärkt.

Anästhesie
- bevorzugt balanzierte Anästhesie oder Neuroleptanästhesie

- Bluttransfusionen
    - präoperative Eigenblutspende
    - evtl. perioperativ Cell–Saver
    - insgesamt 2–4 EK im OP

Monitoring
- arterielle Blutdruckmessung
- zentraler Venenkatheter
- Blasenkatheter
- Temperaturmessung, Wärmematte

Operationen an der HWS

Indikation
- Frakturen und Tumoren der Wirbelsäule

Technik
Es werden unterschiedliche Schrauben- und Plattenosteosynthesen in Rücken- oder Bauchlage durchgeführt. Eine Auffütterung von Knochendefekten mit Spongiosa aus dem Beckenkamm oder Verblockungen mit kompaktem Knochenmaterial sind möglich. Intraoperatives Durchleuchten in mehreren Ebenen erfordert eine exakte und sichere Lagerung, die unbedingt in Anwesenheit des Operateurs geschehen sollte. Um eine gute a.p.-Darstellung des Dens axis zu gewährleisten, sollte der Mund durch Material geringer Röntgendichte, z.B. feuchte Mullbinden, geöffnet werden. Zur seitlichen Durchleuchtung von HWK 6 und HWK 7 muß oft durch Zug an den Armen der Schultergürtel nach unten bewegt werden. Cave: Permanenter Zug kann zu Plexusläsionen führen.

Komplikationen
Neurologische Schäden durch falsche Lagerung. Bei jeder nicht sicher auszuschließenden Instabilität der Wirbelsäule müssen Lagerungsmaßnahmen besonders sorgfältig und absolut fachgerecht durchgeführt werden. Die Anwesenheit des Operateurs sollte selbstverständlich sein. Besondere Aufmerksamkeit wird den Augen des Patienten geschenkt. Sie müssen durch geeignetes Verkleben vor Druck und Austrocknung sicher sein.
Dislokation oder Defekt von Monitoring oder Ausstattung. Meist gibt es intraoperativ keine Möglichkeit für Korrekturen im Kopf-Hals-Bereich. Besonders Tubus, Beatmungsschläuche und venöse Zugänge im Halsbereich müssen gut gesichert werden. Anfallendes Kondenswasser sollte

durch geeignetes Verlegen der Beatmungsschläuche ablaufen können. Patientennah angebrachte Filter verringern die Kondenswassermenge und verbessern die Klimatisierung der Atemgase.

Anästhesie
- bevorzugt balanzierte Anästhesie oder Neuroleptanästhesie
- Magensonde bei Bauchlagerung
- Abknicken des Beatmungstubus kann durch den Einsatz von Woodbridgetuben verhindert werden
- Bluttransfusionen
    - präoperative Eigenblutspende
    - evtl. perioperativ Cell–Saver
    - insgesamt 2 EK im OP

Monitoring
- arterielle Blutdruckmessung
- zentraler Venenkatheter
- Temperaturmessung, Wärmematte
- Blasenkatheter

▶ *Merke:*
Bei frischen traumatischen Querschnittslähmungen Bolusinjektion von Methylprednisolon 30 mg/kg, anschließend 5.4 mg/kg/h für 24 h! Frakturen der LWS führen oft zu einem retroperitonealem Hämatom mit Hypovolämie und paralytischem Ileus.

5 Handchirurgie

Es kann sich um sehr langdauernde Eingriffe handeln (z.B. Replantationen → Blasenkatheter!), insgesamt ist die richtige Auswahl des Narkoseverfahrens wichtig:

Intubationsnarkose notwendig bei
- Matti-Russe-Plastik (Spongiosaentnahme), Herbertschraube bei Kahnbeinpseudarthrose, Enchondrome und Knochenzysten, Melanomen (Spalthaut oder Verschiebelappen), Nerventransplantaten (Entnahme Unterschenkel), plastischen Eingriffen an Kopf und Rumpf

Intubationsnarkose bevorzugt, Plexus axillaris möglich (Wunsch des Patienten) bei
- Sulcus ulnaris-Syndrom, Neurolysen, sekundäre Nervennaht

Plexus axillaris – Block bei
- Handgelenksdenervierung, Epicondylitis humeri radialis, M. Dupuytren, Tendolysen, sekundäre Beugesehnennaht, Beugesehnentransplantation, Beugesehnenplastik, Gelenkprothesen, Arthrodesen mehrerer Fingergelenke, Synovektomien, Aufhängeplastik Sattelgelenk, Narbenkorrekturen

intravenöse Regionalanästhesie (i.v.-Lokale) bei
- Karpaltunnelsyndrom schnellender Finger, Tendovaginitis stenosans de Quervain, Indicisplastik, Strecksehnenplastik, Fingergelenksarthrodese (einzeln), Bandnaht und Bandplastik (z.B. ulnare Bandruptur Daumen), Osteosynthesen, kleine Tumoren, Ganglien

Notizen:

Notizen:

Kapitel 40

Anästhesie in der Urologie

1 Allgemeine Vorbemerkungen

Die Patienten, die für urologische Operationen anstehen, zeichnen sich durch ein breites Altersspektrum aus: Etwa 10 % sind jünger als 5 Jahre, 30 % sind 60–80 Jahre alt und etwa 7 % sind älter als 80 Jahre, d.h. knapp 50 % der Patienten gehören extremen Lebensaltern an. Aus dieser Altersverteilung ergibt sich, daß viele der urologischen Patienten Begleiterkrankungen mit erheblicher Relevanz für die Narkose und Intensivtherapie mitbringen.

Größere Eingriffe bei Kindern betreffen hauptsächlich Mißbildungen des Urogenitaltraktes, die mit anderen Mißbildungen vergesellschaftet sein können.

Bei alten Patienten stehen neben einer eingeschränkten Nierenfunktion Hypertonie, Herzinsuffizienz, koronare Herzkrankheit, arterielle Verschlußkrankheit, zerebrovaskuläre Insuffizienz, chronische Bronchitis und Diabetes mellitus im Vordergrund. Die Durchführung geplanter, großer Eingriffe bei diesem Patientenkollektiv erfordert minutiöse präoperative Diagnostik und Vorbehandlung, um Komplikationen von seiten betroffener Organsysteme vorzubeugen.

Eine weitere Gruppe von Risikopatienten stellen Querschnittsgelähmte dar, die zu Eingriffen zur Verbesserung der Blasenentleerung kommen.

Zusätzliche Besonderheiten ergeben sich aus dem hohen Prozentsatz endoskopischer Eingriffe in diesem Fachgebiet. Die Notwendigkeit spezieller Lagerungen bedingt verschiedene Komplikationsmöglichkeiten (s. S. 115):

Steinschnittlagerung (TUR-Prostata, -Blase)
– Atemfunktion: Zwerchfellbeweglichkeit, Compliance und Vitalkapazität herabgesetzt

- Herz Kreislauf-System: venöser Rückstrom erhöht. Bei Rückstellung der
  Lagerung: Venöser Rückstrom vermindert: Blutdruckkontrolle
- Lagerungsschäden: Gefahr der Peroneuslähmung
  Modifizierte Steinschnittlage (Zystektomie, Prostatektomie)
- Atemfunktion: Zwerchfellbeweglichkeit, Compliance und Vitalkapazität
  herabgesetzt

Seitliche Taschenmesserlagerung (Nephrektomie) Luftemboliegefahr
Problem der Seitenlage Gefahr der V.cava-kompression (s. S. 119)
Da urologische Eingriffe an Organen wie Nieren, Ureter, Harnblase, Prostata, Urethra, Penis, Skrotum, Hoden und Samenleitern durchgeführt
werden, deren sensorische Innervation aus dem thorakolumbalen oder
sakralen Bereich stammt, bieten sich Regionalanästhesieverfahren für dieses Operationsgebiet ganz speziell an.

Eingriffe an den äußeren Genitalien und im Perianalbereich können
wegen der hohen reflexogenen Sensibilität in diesem Bereich zu uner-
wünschten autonomen Reflexen mit erhöhter Inzidenz von Laryngospasmus und Hypertonie führen. Durch Regionalanästhesieverfahren werden
diese Reflexe komplett blockiert. Bei Allgemeinanästhesien ist eine tiefe
Narkose zur Verhinderung dieser Reaktionen wichtig.

2 Endoskopische Eingriffe

Unter endoskopischen Eingriffen sind solche zu verstehen, bei denen kein
Hautschnitt durchgeführt wird, sondern der Urologe mittels eines opti-
schen Instrumentes Manipulationen an inneren Oberflächen des urogeni-
talen Hohlsystems durchführt.

Neben dem Problem der Spülung mit der Gefahr der Einschwemmung
ist das Hauptproblem für den Anästhesisten, daß er in den intraoperativen
Ablauf in der Regel keinen Einblick hat („black box anesthesia").

Transurethrale Elektroresektion der Prostata (TUR-Prostata)

Indikation

Prostataadenom, Prostatakarzinom (palliativ)

Technik

Der Eingriff wird in Steinschnittlage durchgeführt. Mittels einer elektrischen Schlinge wird der Mittellappen der im Alter hypertrophierenden Prostata Span für Span abgetragen. Die Blutstillung erfolgt durch Koagulation. Man unterscheidet zwischen der sogenannten Hochdruck-TUR und der Niederdruck-TUR.

Hochdruck-TUR

Hierbei wird über das Resektoskop die Spülflüssigkeit appliziert und nur so lange unter Sicht reseziert wie Spülflüssigkeit in die Blase einlaufen kann. Ist die Blase gefüllt, muß das Resektoskop entfernt werden und die Spülflüssigkeit wird über den liegenden Resektionsschaft abgelassen. Wichtig dabei ist, daß nie zuviel Spülflüssigkeit in die Blase appliziert wird, da es dadurch zu einer Drucksteigerung und leichteren Einschwemmung in eröffnete Sinus kommen kann.

Niederdruck-TUR

Die Niederdruck-TUR wird durch 2 besondere Resektionstechniken ermöglicht:

- **Iglesiasschaft:** In den Resektionsschaft ist eine Absaugung integriert, über die der kontinuierliche Spülstrom wieder abläuft. Das Problem bei diesem System ist, daß Resektionsspäne die Absaugungsöffnungen am Resektionsschaft verstopfen können.
- **Niederdruck-TUR mittels Trokarfistel:** Hierbei wird vor Resektion ein suprapubischer Trokar eingebracht, über den während der Resektion die Spülflüssigkeit kontinuierlich abläuft. Der Vorteil dieses Systems besteht darin, daß Druckerhöhungen nur sehr selten vorkommen. Es ermöglicht dem Operateur während der ganzen Resektionszeit unter Spülstrom und guter Sicht zu resezieren. Dies erlaubt pro Zeiteinheit größere Resektionsmengen als bei der Hochdruck-TUR und hält den Spülstrom auf niedrigem Druckniveau konstant, so daß das Einschwemmungsrisiko vermindert wird. Der Blutverlust bei dieser Resektionsform ist jedoch für den Operateur und den Anästhesiologen häufig schwieriger abzuschätzen, da durch den konstanten Spülstrom meistens bei der Resektion gute Sichtverhältnisse vorliegen und gerade die venösen Blutungen häufig unterschätzt werden. Ein weiteres Risiko bei dieser Resektionsform ist der präoperativ ein-

gebrachte suprapubische Trokar. Es besteht dabei die Möglichkeit einer transperitonealen Trokareinlage mit der Entwicklung einer Unterbauchperitonitis.

Komplikationen

TUR-Syndrom (Inzidenz mindestens 2 %)

Da bei dem Eingriff venöse Sinus eröffnet werden können und der Druck der Spüllösung besonders bei der Hochdruck-TUR höher ist als der Venendruck, kann Spüllösung in das Gefäßsystem eingeschwemmt werden. Die Menge der absorbierten Flüssigkeit wird bestimmt durch die Höhe des Behälters der Spülflüssigkeit über dem OP-Tisch (hydrostatischer Druck!) und von der Resektionszeit. Resektionszeiten unter einer Stunde sind daher anzustreben. Die mittlere Absorptionsrate wird mit 20 ml/min angegeben. Die in Deutschland am häufigsten verwendete Spüllösung (Purisole®) besteht aus Sorbit 27,0 g/l und Mannit 5,4 g/l und hat eine Osmolalität von 178 mOsm/l. In den USA wird noch oft Glycin eingesetzt. Eine elektrolytfreie (ionenfreie) Spüllösung ist notwendig zur Verhinderung einer Weiterleitung des Stroms bei der Elektrokoagulation. Aqua dest. würde zur Hämolyse führen. Die Aufnahme der Spüllösung ins Gefäßsystem führt zur Volumenüberladung und, nach Verstoffwechselung des Zuckers, zur Wasserintoxikation (hypotone Hyperhydratation), dem „*TUR-Syndrom*". Der Versuch einer Abschätzung der absorbierten Spülflüssigkeitsmenge mit der Alkoholmethode (Messung der Äthanolkonzentration in der Ausatemluft) hat sich noch nicht durchgesetzt.

Klinische Symptomatik des TUR-Syndroms
- häufiges Gähnen (oft erstes Zeichen)
- periphere Zyanose
- zentralnervös: Zittern, Unruhe, Erregung, Verwirrung, Somnolenz, Koma (Hirnödem)
- Bradykardie, Arrhythmien (Myokardödem)
- Hypertonie
- (vorübergehende Blindheit und Hyperoxalurie durch Hyperglycinämie bei Verwendung von Glycin 1,5 % als Spüllösung möglich)

Labor
- Hyponatriämie
  < 120 mmol/l: Zeichen des TUR-Syndroms (Verwirrtheit, Unruhe)
  < 115 mmol/l: EKG-Veränderungen (VES, Bradykardie)
  < 110 mmol/l: ventrikuläre Tachykardie, Kammerflimmern

- Hypokaliämie
- metabolische Azidose

Therapie
- Abbruch des Eingriffes bei Auftreten der klinischen Symptome
- Furosemid (Lasix® 20–40 mg i.v.), evtl. KCl 7,45 %
- Substitution von NaCl 5,85 % 80–100 mmol in der Infusion, langsame Gabe!! sonst Gefahr der zentralen pontinen Myelinolyse
- bei Shivering: Pethidin (Dolantin®) 25 mg oder Clonidin (Catapresan®) 75–150 µg i.v.

Fruktoseintoleranz
Bei Patienten mit Fruktoseintoleranz (= verminderte Aktivität der Fruktose-1-Phosphataldolase) kommt es bei Belastung mit dem in den Fruktosestoffwechsel einmündenden Sorbit zu einer Anreicherung von Fruktose-1-Phosphat in der Leber (Hemmung der Fruktose 1–6-Biphosphataldolase), und damit zur Hemmung der Glukoneogenese und zur Hypoglykämie. Weiterhin treten auf: akute Leberfunktionsstörungen, Azidose, Bewußtseinsstörungen, Übelkeit, Erbrechen und Bauchschmerzen. Die Applikation sorbithaltiger TUR-Spüllösungen ist bei Patienten mit Fruktoseintoleranz strikt kontraindiziert.

Infektion - septische Einschwemmung
Bei bestehenden Infektionen der ableitenden Harnwege kann es zur septischen Einschwemmung kommen, die klinisch oft schwer vom TUR-Syndrom zu unterscheiden ist.

Blutverlust - hämorrhagischer Schock
(Inzidenz der ausgeprägten Blutung mit erforderlicher intraoperativer Bluttransfusion ca. 2,5 %)
Der Blutverlust kann ca. 7–20 ml/g resezierten Gewebes bzw. 3–5 ml/min Resektionszeit betragen. Durch Eröffnung venöser Sinus kann es zu starken Blutverlusten bis zum hämorrhagischen Schock kommen, wobei der Blutdruckabfall durch die Spinalanästhesie und der Hk-Abfall durch eine gleichzeitige Einschwemmung verstärkt bzw. fehlgedeutet werden kann. Insgesamt ist eine Abschätzung des Blutverlustes schwierig. Neben der visuellen Beachtung der Farbe der ablaufenden Spüllösung Resektionsmenge und -zeit einkalkulieren!

Blasentamponade

Perforation
von prostatischer Kapsel, Blase, Urethra (1 %) (meist extraperitoneal)

Hypothermie
durch Spüllösung!! angewärmte Spülflüssigkeit günstig

Gerinnungsstörung
- Hyperfibrinolyse (Inzidenz < 1%) (durch Freisetzung von Urokinase)
- bei schweren Blutungen nach Sicherung der Diagnose (Quick und PTT pathologisch, Fibrinogen ↓ FDP ↑ Thrombozyten normal)
  - Gabe von Frischplasma
  - Therapie mit Tranexamsäure (Anvitoff® / Ugurol®) 0,5 g langsam i.v., nur extrem selten erforderlich

Anästhesie
Allgemeinanästhesie ist wegen Pressens bei der Ausleitung (verstärkte Blutung) weniger gut geeignet. Umstritten ist, ob bei Regionalanästhesie der Blutverlust geringer ist. Bei Epiduralanästhesie sind die sakralen Segmente oft inkomplett blockiert. In der Literatur besteht allerdings kein Unterschied zwischen Regional- und Allgemeinanästhesie bezüglich Morbidität und Mortalität. In der Regel ist daher die Spinalanästhesie (Bupivacain 0,5% isobar: 3,5 ml; L 3/4) vorteilhaft. Angestrebte Ausbreitungshöhe: Th 9–10 (sensible Blaseninnervation durch Sympathikus aus dem Plexus hypogastricus aus Nervenwurzeln Th 11–12). Allerdings kann die OP auch bei geringerer Ausbreitungshöhe oft noch durchgeführt werden.

Vorteile der Spinalanästhesie
- gute postoperative Analgesie
- frühes Erkennen des TUR-Syndroms und möglicherweise Abschwächung der Flüssigkeitsüberladung durch Zunahme der venösen Kapazität aufgrund der Sympathikusblockade
- Inzidenz an tiefen Venenthrombosen reduziert (durch erhöhten Blutfluß?)
- keine vorübergehende Immunsuppression wie bei Allgemeinanästhesie (vorteilhaft besonders bei Prostata-Karzinom)

Prophylaxe
- zum Ausgleich der nicht abschätzbaren Volumenverluste Gabe von 500–1000 ml HAES 6% (je nach Ausmaß der Resektion)
- nach ca. 20 min Resektionszeit Gabe von 10 mg Furosemid (Lasix®), ggf. alle 10 -20 min wiederholen
- bei Resektion > 30 min: Zusatz von 80–100 mmol NaCl 5,85% (1 mmol/ml) in die Infusion (langsam)

Monitoring
- EKG, NiBP, bei höhergradiger Herzinsuffizienz und/oder KHK: ZVD, IBP. Bei Schrittmacherpatienten: Magnet bereithalten, arterielle Druckmessung

Dokumentation von Resektionszeit und Resektionsmenge (in g).

Ausleitung
Bei Spinalanästhesie mehrfache Blutdruckmessungen beim Übergang von der Steinschnittlage zur flachen Rückenlage (evtl. zuerst ein Bein absenken; nach Blutdruckmessung dann erst zweites Bein absenken und erneute Blutdruckmessung).

Aufwachraum
- Kontrolle von Hk, Na^+, K^+ und Glukose (ebenso noch 1 × ca. 6 h postoperativ).
- Bei starker Blutung Rücksprache mit dem Operateur und evtl. nach Anordnung des Operateurs Zug am DK (250–500 ml-Flasche).
- Vor Verlegung: Kontrolle der Spülung (Ablauf ? Blutung ?)

Transurethrale Laserablation der Prostata (TULAP)

Indikation
- Prostataadenom

Technik
Resektion mittels Laser. Momentan noch in der klinischen Erprobung.
Vorteil: Keine relevante Einschwemmung und kein relevanter Blutverlust. Spülung mit NaCl 0,9 %.
Nachteil: z.T über Monate Miktionsstörungen bzw. Mehrfachbehandlungen notwendig.

Anästhesie
- wie bei TUR-Prostata: Vorzug Spinalanästhesie (Bupivacain 0,5 % isobar: 3,5 ml; L 3/4)

Transurethrale Elektroresektion der Blase (TUR-B)

Indikation
Benigne und maligne Blasentumoren

Technik

Resektionstechniken (in Steinschnittlage):

a. Hochdruck-TUR, wie bei der Prostata

b. Niederdruck-TUR mit dem Iglesiasinstrument.Eine Niederdruck-TUR mittels Trokarfistel ist bei allen Blasentumoreingriffen kontraindiziert.

Komplikationen

Blasenperforation

Abhängig von der Lage der Tumoren besteht die Gefahr einer Blasenperforation. Insbesondere bei Tumoren an den Seitenwänden kann durch die Elektroresektion eine Obturatoriusstimulation hervorgerufen werden. Bei ausgelöstem Obturatoriusreflex besteht daher die Gefahr einer Blasenperforation durch heftige Patientenbewegungen. Deshalb empfiehlt sich vor Anästhesieeinleitung eine Rücksprache mit dem Operateur, inwieweit eine Obturatoriusreizung aufgrund der Lokalisation des Tumors zu erwarten ist.

Die Bedeutung einer Blasenperforation ist von der Lokalisation der Perforationsstelle abhängig. Perforationen im Blasenbodenbereich oder an der Seitenwand sind weniger problematisch, da hier meist nur in das perivesikale Fettgewebe reseziert wird. Bei tief infiltrierenden Tumoren geschieht dies durch den Operateur häufig gezielt. Bei einer Perforation in die freie Bauchhöhle, was besonders bei Tumoren im Bereich des Blasendaches und der oberen Blasenhinterwand vorkommen kann, kommt es durch die Spülflüssigkeit zu einer Unterbauchperitonitis. Kleine Perforationen können, wenn sie rechtzeitig entdeckt werden, alleine durch Katheterdrainage ohne Spülflüssigkeit und Verbesserung der Ausscheidungssituation durch Gabe von Furosemid (Lasix®) behandelt werden.

Größere Perforationen in die freie Bauchhöhle erfordern eine kurzfristige Laparotomie und operative Drainage. Ist eine Perforation dem Operateur nicht bewußt geworden, und es bestehen nach der Operation heftige Unterbauchschmerzen bei dem Patienten, so ist zunächst zu klären, ob es sich um „normale Blasenkrämpfe" oder eine beginnende Unterbauchperitonitis handelt.

Diagnostik

Sonographie (freie Flüssigkeit im Abdomen) und Zystogramm (unter Auffüllung der Blase mit KM ist nahezu in jedem Falle eine Perforation zu erkennen und deren Lokalisation festzulegen).

Gefahr der Einschwemmung, des Blutverlustes und der Blasentamponade deutlich geringer als bei TUR-Prostata

Anästhesie
Vorzug Spinalanästhesie (Lidocain (Xylocain®) 2%: 4–5 ml; L 3/4). Angestrebte Ausbreitungshöhe Th 9–10 (vgl. TUR-P) (allerdings kann die OP auch bei geringerer Ausbreitungshöhe oft noch durchgeführt werden).
Zusätzliche Obturatoriusblockade
- Blockade des N. obturatorius mit 3 in 1-Block (s.Kap.19.7.2) bei Lokalisation des Tumors an der Blasenseitenwand. Nur einseitige Durchführung sinnvoll, da sonst die Höchstmenge Lokalanästhetika überschritten wird

Technik
- Punktion der Gefäßnervenscheide unter dem Leistenband (Stimuplex®-Nadel) und Lageoptimierung mit Nervenstimulator (bis Patellabewegung maximal).
- Mepivacain (Meaverin®) 1%: ungefähr 5 mg/kg, im allgemeinen 40 ml
Monitoring
- EKG, NiBP
Aufwachraum
- vor Verlegung Kontrolle der Spülung (Ablauf? Blutung?)

Ureterorenoskopie (URS) (Harnleiterspiegelung)

Indikation
Steine und Tumoren in Harnleiter und Nierenbecken

Technik
Mittels eines semirigiden Endoskopes wird durch Harnröhre und Blase in Harnleiter und Nierenbecken eingegangen; dort Entfernung von Steinen/ Tumoren mittels Instrumenten oder Laser. Entscheidend für das intraoperative Trauma ist die Dicke des verwendeten Endoskopes.
Unterscheide:
Sog. Miniskope (Durchmesser 6–8 Charr.): Extrem schonende Harnleiterspiegelung, da meist keine Bougierung des Harnleiters (i.e. des Ostiums) erforderlich. Nachteil: Qualität der Optik und Größe des Arbeitskanales geringer. Mit den Miniskopen ist jedoch heute eine in den meisten Fällen atraumatische erfolgreiche URS möglich.

Dickere Endoskope meist nur noch zur Behandlung von Stenosen oder Tumoren des Harnleiters erforderlich, wenn ein größerer Arbeitskanal z.B. zum Einsatz einer Elektroschlinge erforderlich ist.

Komplikationen

Harnleiterperforation

Größe des Defektes entscheidend für die Bedeutung dieser *Komplikation:* *Kleine Perforationen* heilen unter Schienung mit einem Pigtail-Katheter meist problemlos aus. Ist die Harnableitung über einen Pigtail-Katheter nicht möglich, muß eine perkutane Nephrostomie angelegt werden, d.h. der Patient muß von Rückenlage in Bauchlage gedreht werden.

Große Harnleiterdefekte: Austritt von Spülflüssigkeit in den Retroperitonealraum; Gefahr einer sekundären Harnleiterstenose.

Harnleiterabrisse mit einem vollständigen Kontinuitätsverlust des Harnleiters machen eine umgehende Harnleiterfreilegung und operative Versorgung erforderlich.

Das Risiko von Komplikationen bei der Ureterorenoskopie ist abhängig von der Lokalisation der Struktur (Stein, Tumor).

▶ **Faustregel:**
Je höher der Stein (Tumor) im Harnleiter desto komplikationsträchtiger ist der Eingriff. Ist der Patient zur Harnleiterspiegelung mit einer perkutanen Nephrostomie versorgt, ist unbedingt darauf zu achten, daß diese während des Eingriffes geöffnet bleibt, da dadurch Druckerhöhungen im renalen System vermieden werden.

Anästhesie

- bevorzugt Doppeltechnik (L2/L3) (s. S. 296 u. 674)
- alternativ Spinalanästhesie (Bupivacain 0,5 %: 3,5 ml; L2/L3), lumbale Epiduralanästhesie (L2/L3) oder Allgemeinanästhesie.

  Durch Applikation von Lokalanästhetika durch das Ureteroskop läßt sich in manchen Fällen eine gute zusätzliche Analgesie erreichen. Bei Spinalanästhesie treten häufiger Schmerzsensationen dadurch auf, daß durch den Spülstrom des Instrumentes eine Harnstauung erzeugt wird, die von den Patienten meist als typischer Druckschmerz in der Flanke beschrieben wird. Wenn möglich sollte der Operateur versuchen, zwischenzeitlich das Nierenbecken durch Absaugen von Flüssigkeit zu entlasten.

Bei alleiniger lumbaler PDA werden oft die sakralen Segmente, von denen aus die Harnröhre innerviert wird, nicht ausreichend geblockt. Daher wird das Einführen des Zystoskops und Manipulationen als schmerzhaft empfunden. Durch Kombination einer Spinal- mit einer Periduralanästhesie (= Doppeltechnik, s. S. 296 u. 674) läßt sich die beste Schmerzausschaltung erreichen. Ist nach der URS eine ESWL erforderlich, wird der Katheter belassen (Dokumentation!)

Monitoring
- EKG, NiBP

Perkutane Nephrolitholapaxie (PNL)

Indikation
- Nierensteine

Technik
Das Nierenbecken wird in Bauchlage transkutan punktiert, ein Draht eingeführt, über den zunehmend größer werdende Röhren vorgeschoben werden, bis ein Pyeloskop eingeführt werden kann. Unter Sicht wird der Stein mittels einer Ultraschall-Sonde zerkleinert und herausgespült.

Komplikationen
Einschwemmung von Spülflüssigkeit
Die Spüllösung ist im Gegensatz zu den Eingriffen mit der elektrischen Schlinge NaCl 0,9 %. Die Einschwemmung dieser Lösung führt deshalb „nur" zur Hypervolämie, nicht aber zur Wasserintoxikation und zum Hirnödem. Einschwemmungen finden besonders durch Löcher im Nierenbekken mit Übertritt der Spüllösung ins Retroperitoneum statt; es kann zur Füllung des Retroperitoneums mit vielen Litern Spüllösung und Verdrängung des Zwerchfells nach kranial (respiratorische Insuffizienz) kommen.

Hydrothorax
durch Übertritt von Flüssigkeit in den Pleuraraum (mit und ohne gleichzeitige Pleuraverletzung s.u.).

Pleuraverletzung mit Gefahr des
- Pneumothorax
- Hydrothorax
- Hämatothorax

Septische Einschwemmung
(Steinnieren meist infiziert!)

Weitere Komplikationen
- Vena-cava-Kompressionssyndrom in Bauchlage bei Verwendung der Bauchrolle
- Luftembolie
- Peritonealverletzung, Darmverletzung
- Hypothermie (durch Spüllösung!)
- Blutung

Anästhesie

In der Regel Allgemeinanästhesie. Wegen der erforderlichen Bauchlage: evtl. Woodbridge-Tubus. Bei Re-Eingriffen (sog. second look) auch thorakale Epiduralanästhesie (Th 10/11).

Monitoring
- EKG, Pulsoximetrie, Kapnometrie, blutige Druckmessung, bei kardialen Risikopatienten auch ZVD. Bei Re-Eingriffen und liegender PCN evtl. nur EKG, NiBP

Postoperative Besonderheiten
- im AWR oder auf der Intensivstation: Hk, Serum-K^+,-Na^+, BGA, BZ, evtl. Gerinnungsstatus, Rö-Thorax-Kontrolle

Blasenhalsschlitzung nach Turner Warwick

Indikation. Leichtere Grade der Miktionsstörung bei Prostataadenom
Anästhesie
- bevorzugt Spinalanästhesie (Lidocain (Xylocain®) 2 %: 4–5 ml; L 3/4)
Monitoring
- EKG, NiBP

Urethrastents (z.B. Wallstent)

Indikation
Obstruktive Miktionsstörung bei Männern durch rezidivierende Urethrastrikturen. Der Stent dient zum Offenhalten der Harnröhre. Eingesetzt werden kann ein urethraler Harnröhrenstent nur in der sog. bulbären

Harnröhre, d.h. dem Harnröhrenabschnitt distal des externen Sphinkters im perinealen Verlauf der Harnröhre.

Spezielle Indikation. Obere neuromotorische Läsion bei Querschnittspatienten

Das typische Problem der oberen neuromotorischen Läsion bei Querschnittspatienten ist die intravesikale Drucksteigerung, die letztendlich zu einer Blasenwandhyperplasie und als Spätfolge zu einem Refluxgeschehen mit konsekutiver Niereninsuffizienz führen kann. Läßt sich durch konservative Behandlungsmaßnahmen (Anticholinergika und steriler Einmalkatheterismus) keine ausreichende Drucksenkung in der Harnblase erzielen, muß das Behandlungskonzept umgestellt und eine Durchlaufharninkontinenz erreicht werden. Dies geschieht entweder durch Sphinkterotomie, d.h. Durchtrennung des internen (Blasenhals) und externen Sphinkters oder durch Einlage eines selbstexpandierenden Stents, der im Bereich des externen und, falls erforderlich, auch internen Sphinkters plaziert wird.

Technik

Unter endoskopischer Sicht wird zunächst die Harnröhrenstriktur geschlitzt und dann in den Bereich der Narbe ein zylinderförmiges Drahtnetzgeflecht eingebracht. Dieses dehnt sich, nachdem es aus dem Führungsschaft freigesetzt wird, diametral aus. Während eines Zeitraumes von 3–6 Monaten wird diese Prothese von Urothel überwachsen.

Anästhesie

bevorzugt Spinalanästhesie (Lidocain (Xylocain®) 2%: 4–5 ml; L 3/4)

Monitoring

– EKG, NiBP

Prostatische Stents (z.B. Fabianspirale, Gottfried Stent)

Indikation

Obstruktives Prostataadenom oder -karzinom bei Hochrisikopatienten, an denen ein größerer operativer Eingriff mit einer entsprechenden Anästhesie nicht durchführbar ist.

Technik

Zur Verfügung stehen die sog. Fabianspirale bzw. prostatische selbstexpandierende Stents. Prostatische Stents werden im Regelfall unter endoskopischer Kontrolle mit einem Urethrozystoskop plaziert.

Komplikationen

Harnröhrenperforation

- Antibiotikagabe und Katheterdrainage, vorzugsweise durch suprapubische Ableitung
- Blutungen eher selten
- Septische Komplikationen bei infiziertem Urin oder Prostatitis. Deshalb in jedem Fall vor derartigen Eingriffen Urinkontrolle und ggf. antibiotische Behandlung eines Harnwegsinfektes.

Anästhesie

Dieser Eingriff stellt eine chirurgisch minimal invasive Maßnahme dar. Aus diesem Grund sollte auch von anästhesiologischer Seite auf eine Vollnarkose verzichtet werden. Verfahren der Wahl ist eine niedrig dosierte Spinalanästhesie (Lidocain (Xylocain®) 2 %: 3 ml; L 3/4). Bestehen Kontraindikationen gegen eine Spinalanästhesie, wird der Eingriff in Schleimhautanästhesie (z.B. Instillagel®) durchgeführt. Darüber hinaus besteht die Möglichkeit, Lokalanästhetikum über das Zystoskop zu instillieren. Bei ASA III- und IV-Patienten kann ein Stand by sinnvoll sein.

3 Eingriffe mit Hautschnitt

Zystektomie und Ileumneoblase

Indikation

Blasenkarzinom

(Da aus Radikalitätsgründen bei der Frau die Urethra mit entfernt werden muß, kommt die „Neoblasen-OP" mit der für diese OP typischen Anastomose zwischen Ileum und Urethra für die Frau nicht in Betracht!)

Technik

Lagerung des Patienten in modifizierter Steinschnittlage. Mediane Laparotomie, Zysto-Prostato-Vesikulektomie; dabei erheblicher Blutverlust bei Durchtrennung des pelvinen Venenplexus. Anschließend Ausschaltung einer etwa 50 cm langen Ileumschlinge (End-zu-End-Anastomose des restlichen Ileums), die w-förmig arrangiert und längs aufgeschnitten wird. Seit-zu-Seit-Vernähung des aufgeschnittenen Darmes, so daß eine Platte entsteht, aus der die Neoblase geformt wird. In dieser Phase nochmals nennenswerter Blutverlust aus der aufgeschnittenen Darmwand. Anastomose der Neoblase mit dem Harnröhrenstumpf und Implantation der Ureteren. OP-Dauer: ca. 4–7 h!

Komplikationen
- Blutung
- Lagerungsschäden

Anästhesie

Allgemeinanästhesie (NLA).

Zusätzlich thorakale Epiduralanästhesie (Th 9/10, **10/11** oder 11/12) insbesondere zur postoperativen Schmerztherapie. Die PDA wird intraoperativ wegen möglicher gravierender Blutdruckabfälle (besonders im Zusammenhang mit akuten Blutverlusten) nur in Ausnahmefällen eingesetzt. Für die alleinige postoperative Morphingabe in den PDK würde eine lumbale PDA ausreichend sein; falls jedoch Morphin nicht zu einer suffizienten Analgesie führt, kann Bupivacain über den thorakalen PDK verabreicht werden, ohne daß es wie bei einer lumbalen PDA zu einer ausgeprägten motorischen Blockade kommt.

Wegen des hohen Risikos einer Lungenembolie (Risikofaktoren: Tumorerkrankung, Eingriff im Becken mit Manipulationen an den großen Venen, Steinschnittlage; Inzidenz US-Thrombose 40–80%, Beckenvenenthrombose 10–20%, tödliche Lungenembolie 1–5%) erhalten die Patienten nach Narkoseeinleitung und Legen aller Zugänge (insbesondere der PDA!) 5000 IE Heparin subkutan injiziert. Zur Prophylaxe einer möglichen Eventerationsreaktion kann bei kardiopulmonalen Risikopatienten außerdem 75 mg Diclofenac (Voltaren®) i.m. (intakte Blutgerinnung, keine Nierenfunktionsstörung!) verabreicht werden. Bei einem Hk > 37% und Fehlen etwaiger Kontraindikation kann eine akute normovolämische Hämodilution mit HAES 6% durchgeführt werden (1 l, Blutentnahme am besten über Venenzugang in der Ellenbeuge) (s. S. 95), dazu vorgewärmte Infusionslösungen verwenden. Um ein Abfallen der Körpertemperatur zu vermeiden, Patienten möglichst auf der Wärmematte lagern und Infusionen über Blutwärmer laufen lassen bzw. angewärmte Infusionen verwenden.

Monitoring/Zugänge
- EKG, arterielle Blutdruckmessung, ZVD (Bilumen), Pulsoximetrie, Kapnometrie, Magensonde, 2 × Venenzugang 2,0 mm.

  Ab Zystoprostatektomie bis kurz vor OP-Ende ist die Urinausscheidung nicht meßbar (der Urin läuft ins Abdomen)

Postoperative Besonderheiten
- in aller Regel Nachbeatmung
- postoperative Analgesie über PDA
  Morphin 0,05 mg/kg in 10 ml NaCl 0,9 % ca. alle 8–12 h

Postoperative Komplikationen
- Anastomoseninsuffizienz, Schlingenabszeß, Ileus
- Hyperchlorämische Azidose durch Resorption von NH_4Cl aus dem Urin
- Pulmonale Komplikationen (Pneumonie)

Zystektomie und Ileumkonduit

Indikation
Blasen-Karzinom bei der Frau, palliative Zystektomie beim Mann

Anästhesie
siehe „Zystektomie und Ileumneoblase"

Radikale Prostatektomie

Indikation
Prostatakarzinom

Technik
Primär extraperitonealer Eingriff ($\rightarrow$ geringe Gefahr der Eventerationsreaktion), starke Blutung bei Durchtrennung des venösen Plexus prostaticus, Anastomose zwischen Blasenhals und Harnröhrenstumpf.

Komplikationen
- Blutung
- Lagerungsschäden
- Luftembolie (durch Kopftieflage und relative Hochlage des Beckens negativer Druckgradient zwischen prostatischen Venen und Herz möglich)

Anästhesie
- Bevorzugt Kombination thorakale PDA/Inhalationsanästhesie (s. S. 311)
- alternativ Allgemeinanästhesie (NLA)
  Wegen des hohen Risikos einer Lungenembolie erhalten die Patienten nach Narkoseeinleitung und Legen aller Zugänge 5000 IE Heparin subkutan injiziert.

Monitoring/Zugänge
- EKG, arterielle Blutdruckmessung, ZVD, Pulsoximetrie, Kapnometrie, Magensonde, 2 × Venenzugang 2,0 mm. Während weiter Teile der OP ist die Urinproduktion nicht überwachbar.

Postoperative Besonderheiten
- Extubation am OP-Ende bei ASA I- und II-Patienten und mäßigem Blutverlust oft möglich
- bei ASA III-Patienten und/oder großem Blutverlust oft Nachbeatmung erforderlich
- postoperative Analgesie über PDA: Morphin 0,05 mg/kg in 10 ml NaCl 0,9 % ca. alle 8–12 h

Suprapubische Prostatektomie (nach Freyer/Millin)

Indikation
Benignes Prostataadenom von einer geschätzten Größe (meist > 80 g), die eine TUR-P zu nebenwirkungsreich hinsichtlich Einschwemmung und Blutung erscheinen läßt.

Technik
Pfannenstielschnitt (Freier: transvesikaler Zugang; Millin: retropubischer Zugang); stumpfe Lösung der Prostata samt prostatischer Harnröhre aus der chirurgischen Kapsel, dabei oft erhebliche Blutung. Vor allem beim Freyer kann es daher zu einer Einschwemmungsreaktion kommen (Exprimation von Keimen, Freisetzung von Mediatoren?). Keine Harnröhrenanastomose wie bei der radikalen Prostatektomie: Urothel aus der Blase kleidet die chirurgische Kapsel der Prostata bis zur penilen Harnröhre aus.

Anästhesie
Bevorzugt Doppeltechnik (L2/L3) (s. S. 296 u. 674) (beste postoperative Analgesie) mit oberer Grenze bis Th 6, alternativ Vollnarkose (Inhalationsanästhesie)

Monitoring/Zugänge
- EKG, NiBP, (arterielle Blutdruckmessung, ZVD), 1 × Venenzugang 2,0 mm.

Postoperative Besonderheiten
im AWR und nach 6–8 h Laborkontrolle: Hk, K^+, Na^+, BZ (evtl. Quick, PTT).

Tumornephrektomie

Indikation
Nierentumoren, meist Hypernephrom

Technik
Ist der Tumor besonders groß oder sind Vena-cava-Thromben vorhanden,
so erfolgt präoperativ die Embolisation der Nierenarterie mit einem
Kunstharz durch einen von der A. femoralis aus vorgeschobenen Katheter.
Bei dem Eingriff wird die Niere nach Ligatur des Nierenstieles und des
Ureters samt Fettgewebskapsel und Nebenniere entfernt. Muß ein durch
die Nierenvene in die Vena cava reichender Tumorzapfen mit entfernt
werden, so kann es zu ausgeprägten Blutungen kommen. Bei bis in den
rechten Vorhof reichenden Tumorzapfen evtl. kardiopulmonaler Bypass
zur Verhinderung einer Tumorembolie erforderlich.

Komplikationen
- Pleuraeröffnung, u. U. unbemerkt, postoperativ Pneumothorax möglich
- Peritonealeröffnung
- Blutung (V. cava !!)
- Volumenüberladung
- Kreislaufversagen durch komplette Okklusion der V. cava
- Lungenembolie
- down-lung-Syndrom (Dystelektasen, Atelektasen im Bereich der unten-
  liegenden Lunge), Pneumonie
- Lagerungsschäden

Prämedikation
Funktion der gesunden Niere? Funktion der Tumorniere? Kavathrombus?
(EK-Bereitstellung)

Anästhesie
Kombination thorakale PDA (Th 10/11)/Inhalationsanästhesie, alternativ
NLA bzw. balanzierte Anästhesie

Intraoperativ Beatmung mit PEEP + 5 cm H_2O, ggf. I:E 1:1 (Atelektasen-
prophylaxe), FiO_2 nach SaO_2. Steht kein Pulsoximeter zur Verfügung FiO_2 0,5.

Wegen des hohen Risikos einer Lungenembolie erhalten die Patienten
nach Narkoseeinleitung und Legen aller Zugänge 5000 IE Heparin subkutan injiziert.

Monitoring/Zugänge
- EKG, IBP, ZVD, Pulsoximetrie, Kapnometrie, Temperatursonde, Magensonde, zusätzlich 1 × Venenzugang 2,0 mm.

  Cave: Die Flüssigkeits- und Volumentherapie muß so genau wie möglich dosiert werden (Berücksichtigung des ZVD problematisch wegen Seitenlage), da eine Flüssigkeits- und Volumenüberladung von der Restniere (eingeschränkte Funktion ?) manchmal intra- und auch postoperativ in den ersten Tagen schlecht kompensiert wird (Gefahr des Lungenödems !). Ist die zu entfernende Niere funktionslos, ist diese Gefahr gering. Bei Manipulationen an der Nebenniere sind Kreislaufreaktionen möglich.

Besonderheiten/Probleme
Nierenlagerung (seitliche Taschenmesserlagerung), dadurch Ungleichgewicht von Ventilation und Perfusion der Lungen (FiO$_2$ 50% bzw. nach SaO$_2$/ evtl. PEEP von + 5 cm H$_2$O) und Versacken von Blut in die tiefliegenden Körperteile sowie eventuell Kavakompression durch den Ballon.

Postoperative Besonderheiten
- Extubation am OP-Ende bei ASA I- und II-Patienten und geringem Blutverlust meist möglich
- Nachbeatmung bei ASA III-Patienten und/oder großem Blutverlust oft erforderlich
- Die Indikation zur Nachbeatmung wird außerdem von der intraoperativ erforderlichen FiO$_2$ in Seitenlage (Pulsoximetrie / BGA) und der Körpertemperatur (Cave: Extubation bei rektaler Temperatur unter 34.5–35° C insbesondere bei KHK) abhängig gemacht (außerdem ist der Auskultationsbefund der untenliegenden Lunge nach dem Umlagern zu beachten). Bei dieser OP ist daher postoperativ immer ein Rö-Thorax erforderlich (Pneumothorax? Atelektase?).
- *postoperative Analgesie* über PDA: Morphin 0,05 mg/kg in 10 ml NaCl 0,9% ca. alle 8–12 h (s. S. 320)

Radikale Lymphadenektomie (RLA)

Indikation
Hodentumoren, außer Seminom.

Technik
Radikale Entfernung der parailiakalen und -aortalen Lymphknoten durch mediane Laparotomie in Rückenlage.

Prämedikation

Anamnese: Abklärung, ob eine Chemotherapie mit Bleomycin (Bleomycinum Mack®) durchgeführt wurde (s. S. 140)! Die Patienten sind zum Teil präoperativ zur Tumorreduktion einer Polychemotherapie unterzogen worden. Dabei wird das Zytostatikum Bleomycin verwendet, welches eine Lungenfibrose induzieren kann. Die Häufigkeit von Lungenschäden ist bei Bleomycingesamtdosen < 300 mg gering und nimmt mit höheren Dosen und dem Alter der Patienten sowie bei hoher Dosis/Zeiteinheit zu. Dosen > 450–500 mg sind mit erhöhter Toxizität verbunden. Niereninsuffizienz und Kombinationstherapie mit Cyclophosphamid oder Cis-Platin können die Toxizität erhöhen. Insgesamt kommt es in 11 –30 % der mit Bleomycin behandelten Patienten zur Lungenfibrose, deren Mortalität operationsunabhängig zwischen 2–10 % liegt. Fälle von ARDS nach Bleomycintherapie im Rahmen von Anästhesie und Operation sind beschrieben. In Tierversuchen wurde die Potenzierung von bleomycinbedingten Lungenschäden durch Hyperoxie gezeigt. Deshalb bei diesen Patienten besonderen Wert auf klinische Untersuchung und weiterführende Diagnostik legen:

- klinische Zeichen einer Lungenfibrose erfragen: Dyspnoe, Tachypnoe?
- BGA
- Spiroergometrie (Restriktion bei Lungenfibrose)
- Rö-Thorax (Lungenmetastasen?)
- CO-Diffusionstest (umstritten)

Anästhesie

Allgemeinanästhesie (Inhalationsanästhesie) plus thorakale Epiduralanästhesie (intraoperativ ungefähr 10 ml Bupivacain 0,25 %/h). Zur Prophylaxe einer möglichen Eventerationsreaktion bei kardiopulmonalen Risikopatienten außerdem 75 mg Diclofenac (Voltaren®) i.m. (intakte Blutgerinnung, normale Nierenfunktion!) verabreichen. Bei Z.n. Bleomycintherapie: FiO_2 intra- und postoperativ so niedrig wie möglich, um ausreichenden PaO_2 (z.B. 70 mm Hg) zu erreichen (Pulsoximetrie!). Vor der Intubation sollte der Patient allerdings mit 100 % O_2 präoxygeniert werden. Restriktive Flüssigkeitszufuhr (4 ml/kg/h Kristalloid). Regelmäßige ZVD-Messung intraoperativ (Verlauf!) und postoperativ.

Monitoring/Zugänge
- EKG, arterielle Blutdruckmessung, ZVD, Pulsoximetrie, Kapnometrie, Temperatursonde, Magensonde, 1 × Venenzugang 2,0 mm.

Postoperative Besonderheiten
- weiterhin restriktive Flüssigkeitszufuhr, Bilanzierung. Ziel: Ausgeglichene oder leicht negative Bilanz. Urinproduktion mindestens 1 ml/kg/h, ggf. Diuretika. Regelmäßige Atemtherapie.
- postoperative Analgesie über PDA: Morphin 0,05 mg/kg in 10 ml NaCl 0,9% ca. alle 8–12 h oder Bupipavain 0,25 % über Spritzenpumpe (s. Kap. 20.7)

Operation nach Schröder-Essed

Indikation
Penisdeviation bei der Erektion (meist bei jüngeren Patienten)

Technik
Raffung der Tunica albuginea des Penis

Anästhesie
Allgemeinanästhesie (ITN) oder *Spinal-* bzw. *Periduralanästhesie* (Spinalanästhesie mit Bupivacain 0,5% isobar: 3,5 ml; L 3/4)
Monitoring
- EKG, NiPB, Pulsoximetrie

Penisvenenligatur

Indikation
Erektionsstörung. Ziel: Blutanreicherung im Penis (das Ziel ist auch, einen SKAT-Non-Responder (= Schwellkörperautoinjektionstherapie mit Alpha-Agonisten) in einen SKAT-Responder umzuwandeln.

Technik
Ligatur der Penisvenen

Anästhesie
Spinalanästhesie (Lidocain (Xylocain®) 2%: 4 ml; L 3/4) oder Allgemeinanästhesie (ITN)
Monitoring
- EKG, NiPB, Pulsoximetrie

Scotch-Sphinkter-Implantation

Indikation
Harninkontinenz bei funktionellem Versagen des Schließmuskels. Meist nach transurethralen Resektionen.

Technik
Einlage einer aufblasbaren Schlinge um die bulbäre Harnröhre, wobei über ein Reservoir (meist im Hodensack) diese aufblasbare Schlinge gefüllt und abgelassen werden kann. Zugang über Pfannenstielschnitt oder medianen Unterbauchschnitt.

Komplikationen
Infektion des eingebrachten Fremdmateriales. Dann meist operative Entfernung notwendig.

Anästhesie
Allgemeinanästhesie oder *PDA* (evtl. Doppeltechnik)

Monitoring
- EKG, NiBP, Pulsoximetrie.

Harnröhrenplastik

Indikation
- Kongenitale Hypospadien, d.h. Fehlmündungen der Harnröhre entweder im Skrotum, im Penis oder an der Glans.
- Harnröhrenfistel, meist nach vorangegangenen plastischen Eingriffen an der Harnröhre.
- Ausgedehnte Harnröhrenstrikturen, die bereits mehrfach durch andere Operationstechniken (Sachse-Urethrotomie, Stent-Einlage) vergeblich behandelt wurden.

Technik
Es muß zwischen sog. ein- und zweizeitigen Eingriffen unterschieden werden, wobei bei einzeitigen Eingriffen eine primäre Harnröhrenrekonstruktion durchgeführt wird. Bei zweizeitigen Eingriffen wird oft zunächst in der ersten Sitzung ein Meshgraft-Transplantat implantiert, nachdem zuvor die Harnröhre im narbigen Bereich gespalten wurde. Dann, erst nach ca. 6 Monaten, Verschluß der Harnröhre unter Verwendung des dann eingewachsenen Hauttransplantates mit Wiederherstellung der Harnröhrenkontinuität.

Komplikation

Bildung von Harnröhrenfisteln

Anästhesie

bevorzugt Allgemeinanästhesie wegen der relativ langen OP-Dauer; evtl.
PDA (evtl. Doppeltechnik, s. S. 296 u. 674)

Orchiektomie (nach Riba)

Indikation

Prostata-Karzinom. Ziel: Verhinderung der Wirkung der wachstumsför-
dernden Androgene auf das Prostata-Karzinom.

Technik

Beidseitige subkapsuläre = plastische Orchiektomie (die Hodenhüllen werden belassen).

Anästhesie

bevorzugt Spinalanästhesie (Bupivacain 0,5% isobar: 3,5 ml; L 2/3) angestrebte Ausbreitungshöhe: Mindestens Th 8–10, besser bis Th 5, da im
Gegensatz zur Innervation der Skrotalhaut (Th 12 – L 2 / S 1–4) die Hoden-
innervation z.T. durch renale sympathische Fasern (Embryologie des
Hodens!) erfolgt und besonders beim Zug am Hoden bei zu niedriger Ausbreitungshöhe der Anästhesie Schmerzen auftreten.

4 Kinderurologische Eingriffe

Die häufigsten Eingriffe sind Zirkumzision, Orchidopexie sowie Korrek-
tur-Operationen bei Mißbildungen des Urogenitalsystems.

Bei großen, langdauernden Eingriffen bei Kleinkindern, Säuglingen
oder Neugeborenen muß präoperativ ggf. ein Intensivplatz für die postoperative Phase sichergestellt sein.

Zirkumzision

Indikation

Phimose

Anästhesie

Allgemeinanästhesie (Maskennarkose, Larynxmaske oder ITN möglich; die speziellen Gegebenheiten wie zu erwartende OP-Dauer u.a. bestimmen die Wahl des Verfahrens) kombiniert mit Sakralanästhesie oder Peniswurzelblockade. Die Urologen sollten gebeten werden, die Peniswurzelblockade (Bupivacain 0,5 % 0,1 ml/kg pro Seite) schon zu Beginn der OP durchzuführen, damit am OP-Ende schon eine Wirkung erwartet werden kann. Wird keine zusätzliche Blockade durchgeführt, kann durch frühzeitige Gabe eines peripheren Analgetikums (z.B. Paracetamol supp.) nach Narkoseeinleitung postoperativ eine bessere Analgesie erreicht werden. Weiterhin kann durch Aufsprühen von Lidocain (Xylocain®)-Spray eine Schleimhautanästhesie erreicht werden.

Monitoring
- EKG, NiBP, präkordiales Stethoskop, SpO_2, $PetCo_2$, Temperatur

Orchidopexie

Indikation
Therapierefraktärer Hodenhochstand (trotz HCG-Therapie)

Anästhesie
Allgemeinanästhesie (ITN) in Kombination mit Sakralanästhesie

Monitoring
- EKG, NiBP, präkordiales Stethoskop, SpO_2, $PetCo_2$, Temperatur

Antirefluxplastik

Indikation
Vesikourethraler Reflux

Technik
Beim extravesikalen Verfahren wird das Originalostium des Ureters belassen. Der intramurale Ureter wird nach Freipräparation in eine von Detrusormuskulatur freie Rinne von außen auf die Blasenschleimhaut gelegt. Das intravesikale Verfahren bedeutet eine Neueinpflanzung des Harnleiters nach völliger Trennung des vesikoureteralen Übergangs unter Bildung eines submukösen Tunnels. OP-Dauer: ca. 2 Stunden

Anästhesie

Allgemeinanästhesie (ITN) in Kombination mit Sakralanästhesie (s. Kap. 32.4.6)

Monitoring
- EKG, NiBP, präkordiales Stethoskop, SpO_2, $PetCo_2$, Temperatur

Nierenbeckenplastik

Indikation

Abflußstörung am Übergang vom Nierenbecken zum Harnleiter (häufig bei Hufeisenniere).

Technik

Der Ureter wird gespalten und am tiefsten Punkt mit dem eröffneten Nierenbecken durch Naht wieder vereinigt. OP-Dauer: ca. 2- 4 Stunden

Anästhesie

Allgemeinanästhesie (ITN) in Kombination mit Sakralanästhesie

Monitoring
- EKG, NiBP, präkordiales Stethoskop, 2 periphere Zugänge, SpO_2, $PetCo_2$, Temperatur

5 Weitere spezielle Eingriffe

Pigtailkatheter-Einlage

Indikation

Behandlung einer Harnabflußstörung durch Ureterkompression (meist tumorbedingt) oder durch Ureterobstruktion (meist steinbedingt).

Technik

Identifikation der Harnleitermündung in der Blase durch ein Urethrozystoskop. Zunächst Vorlegen eines Führungsdrahtes durch das Harnleiterostium in den Harnleiter bis zur Niere. Dann über den vorgelegten Draht Vorschieben eines sogenannten Pigtailkatheters, der sich sowohl in der Niere wie in der Blase aufkringelt.

Komplikationen

Harnleiterperforation. Kann der Pigtailkatheter nicht plaziert werden, ist eine perkutane Nephrostomie erforderlich.

Anästhesie

Bei Männern meist Regionalanästhesie (Spinalanästhesie bis Th 8) erforderlich.

Bei Frauen in Lokalanästhesie: Mepivacain (Meaverin® 1%)-Instillation : Ca. 20–40 ml in die Harnblase.

Perkutane Nephrostomie (PCN)

Indikation

Symptomatische Harnabflußstörung bei Ureterkompression oder Obstruktion, meist steinbedingt.

Technik

Unter Ultraschallkontrolle Punktion des dilatierten Nierenhohlraumsystems und Einbringen eines Führungsdrahtes über die liegende Punktionskanüle. Dann, über den liegenden Führungsdraht, Einlage eines Nephrostomiekatheters.

Komplikationen

- oft postrenales Nierenversagen durch Harnstau → Cave: Hyperkaliämie.
- septische Einschwemmung
  dies ist gerade bei infizierten Harnstauungsnieren, die die hauptsächliche Indikation zur perkutanen Nephrostomie darstellen, nicht selten. Behandlung mit Antibiotika.
- Blutung: Bei perkutaner Nephrostomie können im Extremfall lebensbedrohliche renale Blutungen entstehen (selten).

Anästhesie

Im Regelfall durch Lokalanästhesie (ca. 10–15 ml Mepivacain (Meaverin®) 1%ig) im Stichkanal.

Bei Hyperkaliämie wird oft ein Stand by angefordert!

Therapie der Hyperkaliämie im Notfall

- Kalzium 1 g i.v. und mehr
- Natriumbikarbonat 100 mval i.v.
- Postoperativ oft Polyurie (evtl. Nachbilanzierung und K^+-Kontrollen)

percutaneous ureteral stent placement (PUSP)

Indikation
Harnstauungsniere bei Z.n. Neoblase bzw. Konduit oder bei großem Blasentumor, wenn retrograder Zugang über die Harnröhre für die Pitaileinlage nicht in Frage kommt, da das Auffinden der Ureterostien in diesen Fällen extrem schwer ist.

Technik
Antegrade Pigtaileinlage über einen PCN-Zugang

Anästhesie
Meist ohne Anästhesie möglich; häufiger Stand by erforderlich.

Viele weitere kleinere Eingriffe werden in Allgemein- oder Regionalanästhesie durchgeführt, die jedoch keine spezifischen Besonderheiten aufweisen.

Extrakorporale Stoßwellenlithotripsie (ESWL)

Indikation
Nieren- und Harnleitersteine

Kontraindikationen für die ESWL
- Schwangerschaft
- abdominell plazierte Schrittmacher
- unbehandelte Blutgerinnungsstörungen

Technik
Bei der ESWL werden Steine in Niere und Harnleiter nach Lokalisation mittels Röntgen oder Sonographie durch Beschuß mit fokusierten Stoßwellen (meist 1500–3000 Schuß) zerstört (Fokusierung durch Ellipsoid oder reflektierende Spiegel). Zur besseren Übertragung der Stoßwellen liegt der Patient bei Lithotriptoren der ersten Generationen in einem Wasserbad. Die Stoßwellen werden EKG-getriggert außerhalb der vulnerablen Phase der Herzaktion abgegeben.

Komplikationen
- schmerzhafte Flankenhämatome
- Nierenkontusion mit Hämaturie (auf gute Diurese achten!)

- Magen-, Darmblutungen
- Infektion mit Fieber nach ESWL bei vorbestehendem Harnwegsinfekt oder infiziertem Stein
- Lungenkontusion (Kinder besonders gefährdet)
- therapiebedürftige Extrasystolen und Arrhythmien trotz EKG-Triggerung (Lidocain i.v.)
- vagale Reaktion mit Sinusbradykardie wegen Schmerzen (Atropin i.v.)

Anästhesie

- in 90 % aller Behandlungen nur Analgosedierung ohne Beteiligung der Anästhesie Promethazin (Atosil®) 25 mg und Piritramid (Dipidolor®) 10–15 mg i. m.
- in 10 % der Behandlungen muß wegen zu großer Schmerzhaftigkeit eine thorakale PDA gelegt werden je nach Steinlokalisation: Punktionshöhe Th 8 bis L 1, Lidocain (Xylocain) 2 %: 10–15 ml. Verkleben und Fixieren des PDK nicht auf der Seite der Steinlokalisation, sondern gegenüber wegen möglicher Ineffizienz der ESWL durch Absorption der Schockwellen. Bei Versagen am nächsten Tag: Bupivacain 0,5 % isobar: 10–15 ml (angestrebte Ausbreitungshöhe mindestens bis Th 6)
- Allgemeinanästhesie selten. Nachteil: extra lange Beatmungsschläuche und Monitorkabel erforderlich; Gefahr von Lagerungsschäden; bei Auftreten von schweren Komplikationen (Reanimation etc.) zuerst „Bergung" des Patienten aus der Wanne notwendig!
- Stand by bei Patienten der ASA Risikogruppe III und höher
  Treten während des Stand by starke Schmerzen auf, die auch durch maximal 7,5 mg Piritramid (Dipidolor®) i. v. nicht zu beherrschen sind, wird das Verfahren abgebrochen, der Patient für eine PDA prämediziert. Für höher dosierte i. v. Analgesie oder eine „notfallmäßige PDA" gibt es keine Indikation.

Monitoring
- EKG, NiBP

Besonderheiten und Probleme

Die bei Lithotryptoren der frühen Generationen erforderliche Immersion des Patienten im Wasserbad führt zur Abnahme der funktionellen Residualkapazität, Abnahme der Vitalkapazität und Zunahme der Atemarbeit sowie zur Zunahme des Schlag- und Herzzeitvolumens aufgrund des verstärkten venösen Rückstroms (Preload). Durch die Preloadzunahme kann es zu einer Verschlechterung einer bestehenden Herzinsuffizienz und bei koronarkranken Patienten zur Auslösung eines Angina pectoris-Anfalls kommen.

Patienten mit permanentem Schrittmacher stellen eine „relative Kontraindikation" für die ESWL dar, da durch elektrische Interferenzen der Schrittmacher inhibiert, umprogrammiert oder sogar beschädigt werden kann. Unter besonderen Kautelen können jedoch auch diese Patienten einer ESWL unterzogen werden:

- Der Schrittmacher sollte nicht direkt in der „Schußlinie" liegen.
- Ein Schrittmachermagnet und die Möglichkeit einer Reprogrammierung vor Ort (Kardiologe!) sollte vorhanden sein.
- Ein Medikamentenset (Adrenalin [Suprarenin®], Orciprenalin [Alupent®], Noradrenalin [Arterenol®]) sollte bereitliegen.

7 Notfalleingriffe

Urologische Notfälle ohne möglichen Aufschub

- Urosepsis
- Blasentamponade
- akutes Skrotum
- Priapismus
- Paraphimose
- Urogenitaltrauma wie
  - Nierenruptur
  - Blasenruptur
  - Harnleiterruptur
  - Staubsaugerverletzung am Penis
  - Stich- oder Pfählungsverletzung an Penis und Skrotum

Urologische Notfälle mit möglichem Aufschub

- Penisfraktur
- Hodenruptur

8 Eingriffe bei Querschnittsgelähmten

Hier sind, je nach Höhe der Rückenmarksläsion, Einschränkungen der pulmonalen, aber auch der kardialen Funktion (im Sinne einer Inaktivitätsatrophie) zu erwarten; ein besonderes Problem stellt die autonome Hyperreflexie bei diesen Patienten dar.

Autonome Hyperreflexie (= autonome Dysreflexie = „Massenreflex"). Hierbei handelt es sich um ein akutes Syndrom, das durch Stimuli wie z.B. Blasendehnung, Stimulation der Haut, aber auch durch endoskopische (Zystoskopie etc.) und chirurgische Eingriffe unterhalb der Höhe der Rückenmarksläsion – trotz des vorherrschenden Sensibilitätsverlustes in diesem Bereich – ausgelöst wird; dabei führen besonders Stimuli in mehr kaudalen Gebieten (speziell anogenital S 2–4) zu den stärksten Reaktionen.

Das Syndrom ist charakterisiert durch eine massive sympathische Stimulation unterhalb der Querschnittsläsion und durch eine parasympathische Reaktion oberhalb der Läsion. Die Reaktion wird über afferente sympathische Fasern vermittelt, die auf segmentaler Ebene mit efferenten autonomen Fasern Reflexverbindungen besitzen. Die normalerweise ablaufende Inhibiton dieser segmentalen Reflexe durch suprasegmentale Zentren in Hirnstamm, Hypothalamus, Kleinhirn und Hemisphären kann wegen der vorliegenden Rückenmarksläsion nicht greifen.

Die stärkste Ausprägung der autonomen Hyperreflexie findet sich bei Läsionen oberhalb von Th 5, da die entscheidenden sympathischen Efferenzen zwischen Th 5 und L 2 das Rückenmark verlassen. Bei Läsionen unterhalb Th 10 besteht geringe Gefahr.

Symptome
Plötzliche paroxysmale Hypertonie durch massive periphere Vasokonstriktion mit reflektorischer Bradykardie. Mögliche Folgen: Zerebrale Verwirrtheit, Krampfanfälle, hypertone Enzephalopathie, zerebrale Blutungen, Lungenödem, Linksherzversagen, Tod.

Therapie der autonomen Hyperreflexie
Antihypertensivum 1. Wahl: Nifedipin.

Anästhesie
Ziel ist die Verhinderung der Auslösung der autonomen Hyperreflexie. Eine gewisse Prophylaxe ist durch Gabe von Nifedipin (Adalat®) möglich. Vorzug: Spinalanästhesie (effektivste Art, die sensorischen Afferenzen zu blockieren).

Insbesondere auch bei hohem Querschnitt wegen der geringen pulmonalen Beeinträchtigung für kleinere Eingriffe günstig. Ist eine Spinalanästhesie geplant, muß der präoperative neurologische Status dokumentiert sein.

Nachweis der korrekten Durchführung sowie der Wirkung der Spinalanästhesie: nochmalige Aspiration von Liquor nach Injektion des Lokalanästhetikums, Blutdruckreaktion.

Erfassung der Ausbreitungshöhe indirekt durch Bestimmung der segmentalen Höhe der Relaxation zuvor spastischer Muskeln.

Nachteile der Regionalanästhesie
- Erfolg und Ausbreitungshöhe der Anästhesie schwierig zu verifizieren. Oft technische Probleme wegen Kyphoskoliose, Z.n. Laminektomie und anderen Voroperationen an der Wirbelsäule.
- Durchführung im Sitzen wegen der mangelnden Haltungskontrolle oft schwierig

Nachteile der Allgemeinanästhesie
- Gefahr der zu flachen Narkose mit folgender hypertoner Krise
- Gefahr der zu tiefen Narkose mit folgender Hypotension (wegen der fehlenden sympathischen Gegenregulation)
- Succinylcholin wegen Gefahr der Auslösung einer Hyperkaliämie kontraindiziert
- Aspirationsgefahr wegen der Atonie des Magen-Darmtraktes; daher bei erforderlicher Allgemeinanästhesie Crushintubation empfohlen (s. Kap. 12)
Weitere Gefahren bei Patienten mit Querschnitt:
- Begrenzte kardiale Reserve; mangelnde kardiale Kompensation bei Flüssigkeits- oder Volumenüberladung
- Drucknekrosen der Haut

Postoperative Besonderheiten
Wegen der Gefahr der Sekretretention (Atelektase, Pneumonie) Atemtherapie!

40

9 Besonderheiten der Anästhesieverfahren in der Urologie

Spinalanästhesie

Bei der TUR-Blase ist wegen der kurzen OP-Dauer für die Spinalanästhesie besonders Lidocain (Xylocain® 2%; 4–5 ml; isobar) wegen dessen kurzer Wirkungsdauer günstig.

Wegen der längeren OP-Zeit für die TUR-Prostata sollte hierfür nur Bupivacain (0,5%; 3,5 ml) isobar eingesetzt werden.

Standardnadel ist die 24 G Sprotte-Nadel. Bupivacain 0,5% isobar ist bezüglich seiner Ausbreitungshöhe individuell schlecht steuerbar. Meist ist die Injektion des Lokalanästhetikums in Höhe L 3/4 bei den transurethralen Eingriffen für eine suffiziente Ausbreitung der Anästhesie ausreichend. Entschließt man sich für die Höhe L 2/3 (z.B. URS etc.), dann ist das Vorhalten von Akrinor® und eine noch konsequentere wiederholte Austestung zwingend, da bei Injektion isobaren Bupivacains in dieser Höhe sehr häufig Ausbreitungen der Anästhesie in Bereiche von Th 4 und höher auftreten können.

Beim geringsten Anhalt für einen Blutdruckabfall sollte diesem sofort primär durch Akrinor® und sekundär durch Volumengabe begegnet werden.

Bei ausreichendem Blutdruck kann eine Intubation auch bei relativ hoch aufsteigender Spinalanästhesie meist vermieden werden.

Speziell nach kurzen Eingriffen in Spinalanästhesie muß der Blutdruck nach der Umlagerung von Steinschnittlage in flache Rückenlage mehrfach kontrolliert werden. Insbesondere muß der Patient auf dem schlecht überwachten Transport in den Aufwachraum genau beobachtet werden. Sofort nach Ankunft im Aufwachraum wird die Ausbreitungshöhe dokumentiert und Blutdruck und Herzfrequenz kontrolliert!

Eine 24-stündige Bettruhe zur Prophylaxe des postspinalen Kopfschmerzes hat sich nicht als effektiv erwiesen. Daher können Patienten nach Spinalanästhesie aufstehen, wenn die Spinalanästhesie komplett abgeklungen ist, das erste Aufstehen sollte unter Hilfe und Kontrolle einer Pflegekraft erfolgen. Tritt allerdings ein postspinaler Kopfschmerz auf, ist Bettruhe neben den anderen Maßnahmen angezeigt (s. S. 307).

Doppeltechnik

Die Kombination Periduralanästhesie / Spinalanästhesie vereinigt die Vorzüge der Spinalanästhesie (schneller Wirkungseintritt, zuverlässige Wirkung, gute Blockierung der sakralen Segmente), mit denen der Katheter-PDA (Möglichkeit des Nachspritzens ohne zeitliches Limit) (s. S. 296).

Vorgehen

Auf Höhe L 3/L 4 bzw. L 2/L 3 wird in üblicher Weise der Periduralraum mit der Tuohy-Nadel aufgesucht. Durch diese Nadel wird dann die Spinalnadel vorgeschoben (Widerstand beim Verlassen der Tuohy-Nadel). Tropft Liquor ab, wird in üblicher Weise und Dosierung das Lokalanästhetikum subarachnoidal appliziert. Die Sprotte-Nadel wird entfernt und der Periduralkatheter zügig durch die Tuohy-Nadel eingeführt und verklebt. Der Patient muß möglichst schnell in die Horizontale gebracht werden, da sonst deutliche Kreislaufreaktionen durch die Spinalanästhesie zu erwarten sind. Außerdem können sich die Patienten bei zunehmender Wirkung der Spinalanästhesie nicht mehr im Sitzen halten (immer ein Helfer vor dem Patienten!). Der PDA-Katheter sollte erst nach definitiver Ausbreitung der Spinalanästhesie bedient werden. Vor dem ersten Anspritzen Aspiration (subdurale Lage des Katheters möglich!), dann Spritzen einer „Testdosis" von 2 ml Lidocain (Xylocain®) 2%. Kommt es darauf zu einer Kreislaufreaktion und weiterer Ausbreitung der Anästhesie, muß von einer subduralen Lage ausgegangen werden. Kommt es zu keiner Veränderung, dann ist ein Aufspritzen der PDA in 5 ml-Dosen Lidocain (Xylocain®) 2% oder Bupivacain 0,5% isobar möglich. Wird der Periduralkatheter postoperativ belassen, ist bei erneuter Verwendung besondere Vorsicht geboten.

Kombination thorakale PDA / Vollnarkose

Nach Möglichkeit wird die thorakale PDA bereits am Vortag im Aufwachraum gelegt. Bevorzugt sollte für alle hier in Frage kommenden Eingriffe auf Höhe Th 10/11 punktiert werden. Die Testdosis beträgt Xylocain® 2%: 3 ml. Dann werden weitere 5 ml Xylocain® 2% gespritzt und die danach getestete Ausbreitung dokumentiert (s. S. 317).

Am nächsten Tag wird erneut eine Testdosis gespritzt, dann die PDA mit 5 + 5 ml Bupivacain 0,25% aufgespritzt. Nach Ausbreitung der PDA wird die Vollnarkose eingeleitet (Inhalationsanästhesie, vorsichtige Dosierung). Im allgemeinen ist zur Aufrechterhaltung der Narkose eine inspiratorische Konzentration von z.B. Ethrane 0,4% ausreichend. Etwa alle 60 min werden 10 ml Bupivacain 0,25% nachgespritzt.

Um den durch die Sympathikolyse verursachten Blutdruckabfall zu kompensieren, sollte ungefähr 1 l HAES 6% infundiert werden. Läßt sich dadurch keine stabile Kreislaufsituation erreichen, kann Dopamin in einer Dosierung von etwa 3 µg/kg/min zugeführt werden. Soll der Patient extubiert werden, keine weitere intraoperative Gabe von Fentanyl. Nach Extubation wird 0,05 mg/kg Morphin in 10 ml NaCl 0,9% in den PDK gegeben. Dieses Narkoseverfahren erfordert vor allem bei großem Volumenverlust besondere Aufmerksamkeit, bietet allerdings optimalen Komfort für den Patienten.

Sakralanästhesie (= Kaudalanästhesie)

Für die allermeisten urologischen Eingriffe bei Kindern ist die Sakralanästhesie das Verfahren der Wahl zur intra- und postoperativen Analgesie. Sie wird nach Einleitung der Vollnarkose durchgeführt. Intraoperativ ist eine reduzierte inspiratorische Konzentration des volatilen Anästhetikums ausreichend

Single shot-Technik
Bei kurzen Eingriffen unterhalb des Nabels.
Dosierung: Bupivacain 0,25% 1 ml/kg, höchstens 20 ml.
Bei Körpergewicht über 25 kg: Bupivacain 0,166% 1 ml/kg (Bupivacain 0,25%/NaCl 0,9%, 2:1) oder Bupivacain 0,20% 1 ml/kg, höchstens 20 ml.

Katheter-Technik
Länger dauernde Eingriffe, Niereneingriffe.
Unter streng aseptischen Kautelen wird ein Katheter im sakralen Epiduralraum plaziert (Contiplex®-Set). Vorteil: Nachspritzen bei längeren Eingriffen möglich. Da in Vollnarkose die Ausbreitung der Sakralanästhesie nicht auszutesten ist, darf nur bei klinischen Zeichen des Nachlassens der Regionalanästhesie die Hälfte der Anfangsdosis nachgespritzt werden (Gefahr der Kumulation bei wiederholtem Top up!).

Postoperative Nachsorge

Einzelheiten sind bei den jeweiligen Eingriffen aufgeführt. Nach allen größeren Eingriffen und ausgeprägtem Blutverlust und/oder Hypothermie ist zumindest bei kardialen Risikopatienten die Indikation zur postoperativen Nachbeatmung großzügig zu stellen.

Eine Entlassung aus dem AWR nach Rückenmarksanästhesie ist von seiten der Spinal- oder Periduralanästhesie möglich, sobald der Block eindeutig rückläufig ist (Regression des Blocks Minimum 2 Dermatome (sicherer 4 Dermatome) und Sensibilitätsgrenze unterhalb Th 10) und der Patient hämodynamisch und pulmonal stabil ist.

Die von verschiedenen Kathetern geförderten Urinmengen sind exakt und gesondert zu erfassen; wegen der Gefahr der Verlegung mit Koageln muß die Urinproduktion ausreichend sein. Nach transurethralen Prostataresektionen und meist auch nach TUR-Blase muß auf einen kontinuierlichen Fluß der Blasenspüllösung geachtet werden. Einlauf und Auslauf sind exakt zu protokollieren (Erfassung von Urinmenge und Blutverlust). Die Urinproduktion wird durch Abzug der eingelaufenen Spülmenge von der über die Katheter abgelaufenen Flüssigkeit berechnet. Je nach Ausmaß der Blutung wird die Spülung schneller (stärkere Blutung) oder langsamer (keine oder geringe Blutung) gestellt. Da die Spülmenge häufig über einen längeren Zeitabschnitt als eine Stunde läuft (oft über 2–4 h), kann die Urinproduktion meist nicht pro Stunde gemessen werden, sondern ist oft erst nach Stunden, wenn der Spülbeutel leer ist, evident!

Außerdem muß regelmäßig die Blase palpiert werden (cave: Blasentamponade).

40

▶ *Beachte:*
Bei Verdacht auf Blasentamponade ist sofort der Urologe zu benachrichtigen.

Blutung, Sistieren der Förderung von Urin oder Spülflüssigkeit aus der Harnableitung (perkutan wie auch transurethral) müssen ebenfalls sofort dem Urologen mitgeteilt werden.

Notizen:

Notizen:

Notizen:

Kapitel 41

Anästhesie in der Zahn-, Mund- und Kieferchirurgie

1 Allgemeine Vorbemerkungen

Besonderheiten im Umgang mit dem Tubus

Das Operationsgebiet und das Arbeitsgebiet des Anästhesisten überlappen sich. Während der Operation ist der Kopf dem Anästhesisten nicht zugänglich und nicht immer sichtbar. Bei einigen Eingriffen werden die Beatmungsschläuche über das Gesicht abgeleitet.
Diese Besonderheiten erforderen grundsätzlich zusätzliche Maßnahmen im Umgang mit dem Tubus und den Schläuchen
- Neben einer entsprechenden Polsterung des Gesichtes kommt der sorgfältigen und verläßlichen Tubusverklebung wesentliche Bedeutung zu.
- Meist wird zwischen Tubus und Y-Stück ein flexibler Spiralschlauch eingebaut.
- Bei den meisten Eingriffen ist die nasotracheale Intubation wünschenswert.
- Eine kontinuierliche Überwachung der Tubuslage ist notwendig bei allen intraoralen Eingriffen.
- Nicht selten wird daher primär tracheotomiert (vor allem Tumorpatienten und bei Verletzungen)

Die intermaxilläre Fixierung

Bei Frakturen oder Osteotomien des Unterkiefers werden zur Stabilisierung und Sicherung des operativen Ergebnisses an Ober- und Unterkiefer häufig Drahtbogen-Kunststoffschienen eingebracht, die in Okklusionsstellung mit Drahtligaturen, gelegentlich auch mit Gummizügen, aneinander fixiert werden. Eine Mundöffnung ist dann nicht möglich!

Komplikationen
Bei intermaxillär verdrahteten Kiefern führt Regurgitation von Mageninhalt sofort zu einer Vitalbedrohung, der nur durch notfallmäßiges Durchtrennen der Drahtligaturen mittels einer Drahtschere wirksam begegnet werden kann.

Narkoseausleitung bei Patienten mit intermaxillärer Fixierung
- Standby des Operateurs!!!
- Vor Extubation Magen absaugen.
- Extubation erst, wenn der Patient vollständig wach ist und die Schutzreflexe funktionieren.
- Eine Drahtschere muß griffbereit sein und im Aufwachraum und auf der Station beim Patienten bleiben.

Narkoseeinleitung bei Patienten mit intermaxillärer Fixierung
- Präoperative Nüchternheit besonders wichtig
- Fiberoptische nasale Wachintubation Verfahren der Wahl (s. S. 243)
- Wachintubation mit blind- nasalem Vorschieben des Tubus unter Verfolgen des Atemgeräusches am Tubus (nur für den Erfahrenen!)
- Drahtschere griffbereit!
- Standby des Operateur!

Die kraniofaziale Aufhängung

Ist der Oberkiefer aufgrund eines Traumas oder einer Osteotomie im Rahmen eines kieferorthopädisch-chirurgischen Eingriffes mobil, kann neben einer Miniplattenosteosynthese eine Drahtaufhängung am Jochbein (zygomatikomaxilläre Aufhängung) oder am Stirnbein (frontomaxilläre Aufhängung) erfolgen. Der Draht wird mittels einer Ahle von intraoral unter der Haut bis zu der gewünschten Lokalisation geführt.
Bei Patienten mit Aufhängung im Prinzip keine Einschränkungen für Narkoseein- oder – ausleitung (Besonderheiten der Primärversorgung s. Kap.)

Besonderheiten
- besonders vorsichtiges Einsetzen des Laryngoskopes
- zusätzlicher Zeitbedarf nach Ende der eigentlichen Osteosynthese

Die Drahtumschlingung des Unterkiefers

Zur Fixierung einer Unterkieferplatte auf dem zahnlosen Unterkiefer wer-
den von extraoral mittels einer Ahle Drähte eingebracht, mit denen die
Platte am Unterkiefer fixiert wird. Im Prinzip keine Einschränkungen für
Narkoseein- oder -ausleitung.

Besonderheiten
- besonders vorsichtiges Einsetzen des Laryngoskopes

Die Bellocq Tamponade

Indikation
- anhaltende Blutungen aus der Arteria maxillaris und ihren benachbarten Ästen
- in Verbindung mit einer vorderen Nasentamponade überbrückende
  Maßnahme

Technik
Die Bellocq-Tamponade ist ein den Epipharynx ausfüllender Tupfer, über
dem vier Fäden verknotet sind. Durch die Nasenöffnungen werden zwei
dünne Absaugkatheter eingeführt, bis die Enden an der Rachenhinterwand
sichtbar werden. Beide Enden werden durch den Mund nach außen gezogen. Je einer von zwei Fäden am Tupfer wird an einem Katheterende fest-
gebunden. Beide Fäden werden dann über die Katheter durch die Nase
zurückgezogen, und der Tupfer manuell hinter dem Gaumensegel bis zu
den Choanen geführt. Anschließend werden beide Fäden nach Polsterung
des Nasensteges mit Gaze dort miteinander verknotet. Die verbleibenden
zwei Fäden am Tupfer werden als Sicherung festgehalten, durch den Mund
abgeleitet und mit Pflasterstreifen an der Wange fixiert. Die Bellocq-Tamponade kann durch zwei 12–16Ch-Blasenkatheter modifiziert werden, die
dorsal der Choanen geblockt und über dem Nasensteg verknotet werden.

Anästhesie
- Narkoseeinleitung zur Anlage der Tamponade bei Blutung abhängig von
  Blutungsstärke und Zustand des Patienten
    - Vorgehen wie bei nicht nüchternem Patienten (s. S. 211)
    - fiberoptische Wachintubation (s. S. 241)
    - Wachintubation mit Laryngoskopie (s. S. 233)
- Magensonde

Besonderheiten
- zur Einlage der Bellocq-Tamponade in jedem Fall Sicht auf die Rachenhinterwand notwendig
- ständige Überwachung der Tubuslage unbedingt erforderlich

Besonderheiten bei ambulanten Eingriffen

Eingriffe
Ambulant werden kleinere Operationen durchgeführt, die maximal 60–90
Minuten dauern sollten. Keinesfalls sollten ambulante Narkosen bei Risi-
kopatienten durchgeführt werden.

Patientengut
Patienten, die zur ambulanten zahnärztlichen Versorgung eine Narkose
benötigen, rekrutieren sich aus einem speziellen Krankengut. Es handelt
sich meistens um geistig und körperlich behinderte Patienten oder um
behandlungsunwillige Kinder, bei denen eine Zahn- und oft eine komplette Gebißsanierung notwendig, aber nur in Narkose möglich ist. Bei solchen Patienten ist eine ambulante Versorgung anzustreben, da eine ver-
traute Umgebung postoperativ von Vorteil ist.

Anästhesie
Bis auf die NLA sind bei ambulanten Eingriffen alle Standardanästhesie-
verfahren geeignet, Modifikationen zielen auf eine Verkürzung der Auf-
wachphase.
Grundsätzlich als Intubationsnarkose
- die klassische Inhalationsanästhesie mit Einleitungshypnotikum, N_2O/
  O_2, Inhalationsanästhetikum sowie mit oder ohne Opiat zur Intubation
- die i.v.-Anästhesie mit Propofol (Disoprivan®) N_2O/O_2 und Alfentanil
  (Rapifen®) als Bolus- oder Perfusortechnik
- Bezüglich der Narkoseführung und der Entlassung nach Hause gelten
  die Grundsätze der ambulanten Versorgung (s. S. 346, 716).
- Neben einer Allgemeinanästhesie kann auch ein anästhesiologisches
  stand-by erwünscht sein (z.B. bei kardialen Risikopatienten oder Poly-
  allergikern).

Postoperative Versorgung
- Je nach zugrunde liegender Erkrankung und der geplanten OP sollte
  bereits präoperativ die Möglichkeit einer längeren postoperativen Überwachung oder gar einer stationären Weiterversorgung gewährleistet sein.

- Ambulante Patienten können frühestens zwei Stunden nach OP-Ende nach Hause entlassen werden. Bei geringstem Zweifel an der „Straßenfähigkeit" des Patienten sollte eine längere Überwachung erfolgen (ggf. stationäre Überwachung für eine Nacht).
- Die Entlassung muß mit Uhrzeit und Unterschrift dokumentiert werden.

Besonderheiten bei der Prämedikation

- besonders sorgfältig auf etwaige Risiken achten
    - Intubationsprobleme (Mundöffnung, Verdrahtungen) (s. Kap. 8.2.2)
    - Medikamentenanamnese (neurologische oder psychiatrische Grunderkrankung!)
    - Disposition zur malignen Hyperthermie (s. Kap.10)
- bei geistig Behinderten rechtswirksame Aufklärung mit dem Betreuer
- grundsätzlich über nasale Intubation aufklären
- normalerweise keine medikamentöse Prämedikation bei ambulanten Patienten
- nur bei unruhigen, zur Kooperation nicht fähigen Patienten präoperativ oral Dormicum 5–10 mg
- bei Kindern Dormicumsaft 0,4–0,5 mg/kg Körpergewicht 15- 20 min vor OP
- ansonsten Prämedikation und Vorbereitungen nach üblichen Kriterien (s.Kap.)
- ggf. Intensivbett bereithalten (die Operation eines großen Tumors oder komplexe kieferorthopädisch-chirurgische Eingriffe können eine postoperative Intensivtherapie erforderlich machen)
- vor kieferorthopädisch-chirurgischen Eingriffen Eigenblutspende sinnvoll

Gerinnung und Zahnextraktion

- Eine Zahnextraktion kann prinzipiell auch bei Patienten mit Quick-Werten zwischen 25–30% unter Berücksichtigung und Ausschöpfung lokaler Maßnahmen durchgeführt werden.
- Eine vorbestehende Marcumartherapie sollte in allen Fällen unmittelbar nach dem Zahneingriff weiter fortgeführt werden (s. Kap. 10).

- Bei Patienten mit künstlichem Herz sowie Patienten mit arteriellen Thrombosen oder Embolien sollte auch bei einem Quick von 25–30 % aus Sicherheitsgründen am OP-Tag zusätzlich eine subkutane Applikation von 5 000 IE Heparin vor dem Eingriff und 5 000 IE acht Stunden postoperativ erfolgen, um in der Phase des Einschwemmens von thromboplastischen Materials aus der Wundfläche das erhöhte Thromboserisiko zu reduzieren.
- Eine Indikation für eine stationäre Überwachung dieser Patienten besteht in der Regel nicht. Besondere Bedingungen gelten für größere zahnchirurgische oder kieferchirurgische Eingriffe, bei denen vom Operateur eine bessere Gerinnung gefordert wird und daher eine Umstellung von Markumar auf Heparin notwendig ist (s. Kap. 2.10).

2 Intraorale Eingriffe

Anästhesie

Narkoseführung
Grundsätzlich als Intubationsnarkose
- nasale Intubation mit Super-Safety-Tubus
- Tubus- und Schlauchführung in Rücksprache mit Operateur
- Narkoseeinleitung mit Einleitungshypnotikum mit oder ohne Opiat zur Intubation
- Inhalationsanästhesie mit N_2O/O_2 oder
- intravenöse Anästhesie mit Propofol (Disoprivan®), N_2O/O_2 und Alfentanil (Rapifen®) als Bolus- oder Perfusortechnik
- Extubation erst bei ausreichenden Schutzreflexen !

Monitoring
- EKG
- nichtinvasiver Blutdruck
- SaO_2, $PetCO_2$

Besonderheiten
- der Kopf wird vollkommen abgedeckt und überstreckt
- auf gute Fixierung und Polsterung von Tubus und Schläuchen achten
- u.U. Verlängerung der Schläuche zwischen Y-Stück und Tubus hilfreich
- häufig Einlage einer Rachentamponade

- Im Pharynx zurückgebliebene Blutkoagel o.a.(z.B. Aufbißtupfer, Zahn-
  splitter) können nach Extubation die Atemwege bolusähnlich verschlie-
  ßen.
- Nachblutungen im Mundbodenbereich können nach Extubation rasch
  zu einer Verlegung der Atemwege führen.
- fast ausschließlich nasale Intubation (Rücksprache mit Operateur)

Operative Probleme

Bei einer Reihe intraoraler Eingriffe sind operative Probleme möglich, die
zu einer nicht unerheblichen Verlängerung der Operation führen können

Eröffnen der Kieferhöhle
- Die Mund-Kieferhöhlen-Verbindung muß durch einen Mukoperiostlappen, der durch eine besondere Nahttechnik an der Gaumenschleimhaut
  fixiert wird, verschlossen werden.

Radix in antro
- Die Suche nach einem in die Kieferhöhle dislozierten Wurzelrest kann
  sehr zeitaufwendig sein, und eine breite Eröffnung der Kieferhöhle mit
  anschließend erforderlicher plastischer Defektdeckung nach sich ziehen.

Wurzelrest im Mandibularkanal
- Ein in den knöchernen Kanal des N. alveolaris inferior dislozierter Wurzelrest kann eine aufwendige Suche nach umfangreicher Osteotomie
  erfordern.

Unterkieferfraktur
- Wird die Fraktur des Unterkiefers intraoperativ bemerkt, ist mit einer
  sofortigen Frakturversorgung zu rechnen. Dies kann durch Einbinden
  von Drahtbogen-Kunststoff-Schienen und/oder durch Plattenosteosynthese mit anschließender intermaxillärer Fixation erfolgen. Häufig wird
  die Fraktur allerdings erst auf der postoperativ angefertigten Röntgenaufnahme entdeckt.

Zahnsanierungen

Eine Zahnsanierung in Vollnarkose wird bei behandlungsunwilligen Kindern und geistig behinderten Patienten durchgeführt.
- Je nach Zustand des Gebisses kann der Eingriff mehrere Stunden benötigen.
- Zur Extubation sollten die Schutzreflexe ausreichend sein.
- Die Rachentamponade muß vorher entfernt werden.
- Postoperative Betreuung sicherstellen

Zahnextraktion/Wurzelrestentfernung

Indikationen
- Nicht erhaltungswürdige tief kariöse Zähne
- Platzbedarf bei kieferorthopädischer Behandlung
- geplante Bestrahlung im Kieferbereich bei nicht vorhandener Pflege-Compliance und/oder Karies
- Wurzelreste

Technik
Entfernung mit Hilfe von Hebel und Zange, gegebenenfalls nach Schleimhautschnitt und Osteotomie mit der Fräse, immer mit Rachentamponade!

Komplikationen
- Eröffnen der Kieferhöhle
- Radix in antro
- Wurzelrest im Mandibularkanal
- Unterkieferfraktur

Operative Weisheitszahnentfernung/Weisheitszahnextraktion

Indikationen
- Retinierte, teilretinierte oder zerstörte Weisheitszähne
- Platzbedarf bei kieferorthopädischer Behandlung
- fehlende Antagonisten
- prothetische Versorgung mit herausnehmbarem Zahnersatz geplant

- Transplantation eines Weisheitszahnkeimes in eine Extraktionsalveole (i.d.R. anstelle des zerstörten Sechsjahrmolaren)

Technik

Immer mit Rachentamponade! Extraktion mit Hebel und Zange bei durchgebrochenem Zahn, Osteotomie mit Fräse nach Schleimhautschnitt und Präparation bei retinierten und teilretinierten Zähnen. Nach Adaptation des Mukoperiostes wird meist ein Gazestreifen in die Osteotomiehöhle eingelegt.

Am Oberkiefer üblicherweise nur wenige Minuten dauernder Eingriff, am Unterkiefer deutlich höherer Zeitbedarf. Bei enger Lagebeziehung eines unteren Weisheitszahnes zum Alveolarkanal muß der Zahn eventuell aufwendig zerteilt werden, um den Nerven bei der Entfernung nicht zu beschädigen. Das Röntgenbild kann dem Anästhesisten bereits einen Hinweis auf diesbezügliche Schwierigkeiten liefern.

Erfolgt dieser Eingriff in Narkose, fast immer Entfernung aller vier Weisheitszähne!

▶ *Merke:*
Weisheitszähne können prinzipiell auch in Lokalanästhesie extrahiert werden. Kein unnötiges Risiko eingehen, ggf. Rücksprache mit Operateur.

Komplikationen (s. Kap. 41.2.2)
- Dens in antro
- Unterkieferfraktur
- Blutung

Anästhesie
- s. Kap. 41.2.1
- Bei Extraktion des dritten Zahnes manuelle Beatmung beginnen
- Beim Schnitt zur Extraktion des vierten Zahnes idealerweise Beginn der Spontanatmung, rechtzeitige Reduktion des volatilen Anästhetikums
- Extubation bei vorhandenen Schutzreflexen.

Besonderheiten

Bei der operativen Weisheitszahnentfernung bei ambulanten Patienten wird 30 Minuten vor dem Eingriff der i.v.-Zugang gelegt und Solu-Decortin 250 mg i.v. gespritzt. Gleichzeitig erhält der Patient, falls keine Kontraindikationen bestehen, 100 mg Voltaren Supp.

Wurzelspitzenresektion

Indikationen
- Durch konventionelle Wurzelbehandlung nicht zu versorgende Erkrankung des Wurzelkanales eines Zahnes.

Technik
Freilegung der Wurzelspitze mit einer Fräse nach Inzision des Mukoperiostes, Abtrennen der Wurzelspitze, ante- oder retrograde Füllung des Wurzelkanals mit einem Füllmaterial. Naht des Mukoperiostes

Anästhesie
- s. Kap. 41.2.1
- keine anästhesiologischen Besonderheiten

Zystenentfernung

Indikationen
- Odontogene und nicht-odontogene Zysten der Kiefer

Technik
Zystektomie: Entfernung der gesamten Zyste mit ihrem Inhalt, gelegentlich Fensterung zur Nasenhaupthöhle oder zur Kieferhöhle, bei Kieferhöhlenfensterung Ableitung einer Tamponade über eine Verbindung zur entsprechenden Nasenhaupthöhle
Zystostomie: bei sehr großen Zysten Fensterung der Zyste zur Mundhöhle und Einpassen eines herausnehmbaren Obturators, der in einer bis zu einigen Monaten dauernden Phase schrittweise abgeschliffen wird, so daß der Zystenhohlraum durch Knochenwachstum verschlossen werden kann
Eventuell wird zur Ruhigstellung des Unterkiefers zur Frakturprophylaxe eine intermaxilläre Fixation durchgeführt

Komplikationen (s. Kap. 42.2.2)
- Unterkieferfraktur
- Blutung im Bereich der Nase und der Kieferhöhle

Anästhesie
- s. Kap. 41.1.2
- keine anästhesiologischen Besonderheiten

Chirurgische Behandlung odontogener Kieferhöhlenerkrankungen

Indikationen
- Kieferhöhlenempyem, Kieferhöhlenzyste
- Mund-Kieferhöhlen-Verbindung

Technik
Zystektomie, Empyemausräumung, Fensterung der Kieferhöhle zur Nasenhaupthöhle hin, Nasenfenster.

Eine Mund-Kieferhöhlen-Verbindung ohne entzündliche Erkrankung der Kieferhöhle wird in der Regel durch einen Mukoperiostlappen verschlossen.

Anästhesie
- s. Kap. 41.1.2
- keine anästhesiologischen Besonderheiten

3 Kombiniert extra- und intraorale Eingriffe

Anästhesie

Narkoseführung
- Alle Standardverfahren der Intubationsnarkose sind geeignet.
- Fast immer wird vom Operateur eine nasotracheale Intubation gewünscht (Rücksprache mit den Operateuren der beteiligten Fachdisziplinen).

Monitoring
- EKG
- nichtinvasiver Blutdruck
- Pulsoximetrie
- PetCO$_2$

bei langem Eingriff oder erhöhtem Blutverlust (Trauma, Tumorchirurgie)
   - zentraler Venenkatheter
   - arterielle Kanüle
   - Temperaturmessung
   - Wärmematte
   - Magensonde
   - ggf. Dauerkatheter

- mindestens zwei dicklumige periphervenöse Kanülen

Bei Schädel-Hirn-Trauma ICP-Messung

Besonderheiten

Präoperativ
- Bei Tumorpatienten oder Patienten mit Logenabszessen besteht oft eine ausgeprägte Kieferklemme, im Extremfall ist eine Öffnung des Mundes nicht möglich. Fiberoptische Wachintubation oral oder nasal (s. Kap.).
- In manchen Fällen (Tumorchirurgie) wird aus operationstaktischen Gründen die Operation mit der Tracheotomie des (intubierten und narkotisierten) Patienten begonnen. Ist die konventionelle oder fiberoptische Intubation stark erschwert und risikoreich oder ganz unmöglich, kann auch eine primäre Tracheotomie in Lokalanästhesie notwendig werden.
- Bei Operationen am Hals (Tumorchirurgie) sollte der zentralvenöse Katheter über die U. Subclavia gelegt werden. Eine präoperative Röntgenkontrolle ist sinnvoll.

Postoperativ
- Bei manchen Eingriffen (Tumorchirurgie, kieferorthopädische Chirurgie) ist eine längere Intubation notwendig, entsprechende Nachbeatmung einplanen
- Aufgrund der postoperativen Ödemneigung im Bereich des Operationsgebietes ist in vielen Fällen die Extubation am OP-Ende nicht ratsam.
- Nachblutungen im Mundbodenbereich können nach Extubation rasch zu einer Verlegung der Atemwege führen.
- Die Indikation zur Reintubation ist großzügig zu stellen. Eventuell kann eine Koniotomie erforderlich werden.

Traumatologische Kiefer- und Gesichtschirurgie

Indikationen
- Mittelgesichts- und/oder Unterkieferverletzungen

Symptomatik
- Druckschmerzhafte Schwellung, Okklusionsstörungen, abnorme Beweglichkeit der Kieferknochen
- schmerzbedingt eingeschränkte Mundöffnung (Kieferklemme)
- oft optisch eindrucksvolle Verletzungen (Blutungen)

Techniken

Platten- oder Miniplattenosteosynthesen, am Unterkiefer ggf. intermaxilläre Fixierung (s. Kap.), ggf. kraniofaziale Aufhängung des mobilen Oberkiefers (s. Kap.).

Bei zusätzlichen Verletzungen im HNO-ärztlichen Bereich (z.B. Siebbein-, Felsenbein-, Keilbeinfrakturen) oder des neurochirurgischen Bereiches (z.B. Stirnhöhlenhinterwand-, Schädelbasisfrakturen) weiterführende Operation durch die beteiligten Fachdisziplinen!

Besonderheiten

- Jochbeinfrakturen sind die häufigste Form der lateralen Mittelgesichtsfraktur. Sie werden mittels Osteosynthese versorgt.
- Frakturen des Unterkiefers werden häufig mit einer intermaxillären Verdrahtung versorgt (s. Kap. 41.1.2)
- Auf Begleitverletzungen achten (z.B. SHT)

Komplikationen

- Die Trümmerfraktur des Unterkiefers kann durch mangelnde Aufhängung der Zunge zu einer akuten Atemwegsobstruktion führen, die oft nur durch direkte Laryngoskopie behoben werden kann.
- Blutungen
  - Durch die Verletzung selbst kann es bereits zu schweren, kaum beherrschbaren Blutungen kommen (ergänzende Belocq-Tamponade s. Kap.)
  - In seltenen Fällen muß die Blutstillung durch eine Ligatur der A. Carotis externa erfolgen.
- Postoperative Ödementwicklung
  - Bei größeren Verletzungen ist mit der Entwicklung eines Ödems zu rechnen. Dies kann zu einer gravierenden Verlegung der Atemwege führen (primäre Nachbeatmung erwägen, rechtzeitig Indikation zur Intubation stellen!)
- Atemwegsverlegung durch Blutkoagel

Anästhesie

- bei Akutversorgung Crushintubation (s. Kap.)
- Intubation abhängig von Verletzungsmuster und Intubationsmöglichkeit oral oder nasal
- weitere Narkoseführung und Monitoring nach Begleitverletzungen
- rechtzeitig Erythrozytenkonzentrate anfordern
- Magensonde
  - auch bei elektiver Versorgung sind die Patienten häufig nicht nüchtern.

- wenn möglich vom Operateur unter Sicht schieben lassen
- Vor Extubation Magen absaugen.
- Extubation erst, wenn der Patient vollständig wach ist.
- Zur Narkoseausleitung
  - Standby des Operateurs
  - Drahtschere bereithalten

> ▶ *Faustregel*
> Ein Patient mit Verletzung am Kopf und einer unteren Extremität gilt bis zum Beweis des Gegenteils in der dazwischenliegenden Region ebenfalls als verletzt.
> Unter Umständen kann intraoperativ eine Umintubation erforderlich werden.
> Gelegentlich muß der Patient primär tracheotomiert werden.

Kieferorthopädische Chirurgie

Indikationen
- Dysgnathien
  - Progenie (Unterkiefer nach vorne verlagert)(häufigste Form)
  - Retro- oder Mikrogenie (Unterkiefer nach hinten verlagert)
  - Prognathie (Oberkiefer nach vorne verlagert)
  - offener Biß (fehlender Zahnkontakt zwischen einzelnen Ober- und Unterkieferbereichen)
  - tiefer Biß (Kontakt der Ober- oder Unterkieferfrontzähne mit der gegenüberliegenden Kieferschleimhaut beim Zusammenbeißen)

Technik
Sagittale Unterkieferspaltung (z.B. nach Obwegeser-DalPont) mit transkutanem Vorgehen beim Eindrehen der Osteosyntheseschrauben, Segment- oder Blockosteotomien, Osteotomien nach LeFort (u.U. in neurochirurgischer Zusammenarbeit); üblicherweise Miniplattenosteosynthese, teilweise mit kraniofazialer Aufhängung, gegebenenfalls Transplantation von Knochen (in der Regel Beckenkamm)

Komplikationen
- postoperative Schwellung
- Nachblutung

Anästhesie
- s. Kap. 41.3.1
- antiemetische Therapie/Prophylaxe (s.Kap.)
  - antiemetische Nebenwirkung von Propofol (Disoprivan®) ausnutzen
  - Droperidol (Dihydrobenzperidol®), (Paspertin®)

Besonderheiten
- postoperatives Erbrechen gefährdet Operationsergebnis

Präprothetische Chirurgie

Indikationen
- Atrophie von Unter- und/oder Oberkieferalveolarfortsatz und daraus resultierende Prothesenlagerinsuffizienz

Technik
Erhöhung des Alveolarkammes durch Implantate (z.B. aus Titan), absolute Alveolarkammerhöhung durch Hydroxylapatit oder Spongiosa (Becken-kamm), relative Alveolarkammerhöhung durch submuköse Vestibulum-plastik und/oder Mundbodensenkung. Häufig Sicherung des OP-Ergebnis-ses durch osteosynthetisch gesicherte Kunststoffplatte.

Komplikationen
- Nachblutungen im Mundbodenbereich

Anästhesie
- s. Kap. 41.3.1
- keine anästheiologische Besonderheit

Septische Kiefer- und Gesichtschirurgie

Indikationen
- Entzündliche Veränderungen in der Regel ausgehend von zerstörten Zähnen oder Erkrankungen des Zahnhalteapparates und der Mund-schleimhaut
- Intraorale Abszesse, Logenabszesse, Abszesse im Gesichtsbereich

Technik
Abszeßspaltung von intra- oder extraoral, Einlegen von Gummirohren oder -laschen als Drainage, die in täglichen Abständen gewechselt werden müssen. In der Regel ist hierfür keine Narkose erforderlich.

Komplikationen
- Blutung

Anästhesie
- s. Kap. 41.3.1
- intraorales Vorgehen ggf. in stand by (oft Lokalanästhesie)
- extraorales Vorgehen immer Intubationsanästhesie

Tumorchirurgie im Kiefer- und Gesichtsbereich

Indikationen
- Tumoren der Gesichtsregion (z.B. Basaliome, Karzinome, Melanome), der Mundschleimhaut und der Knochen des Viszerokraniums sowie des Unterkiefers

Technik
Wenn Tumor operabel, ist radikales Vorgehen notwendig. Intraoperativ oft Schnellschnitt zur Verifizierung, daß Resektionsgrenzen im Gesunden liegen. Ggf. Nachresektion. Daher bei großen Tumoren Defektdeckung eines entsprechend größeren Areals nötig. Zudem wird in der Regel bei diesen Operationen eine Lymphbahnsanierung in der selben Sitzung durchgeführt, die in Gestalt der Neck-dissection der Operation vorangestellt wird.

Komplikationen
- Blutung
  Teilweise kommt es bei derartigen Eingriffen zu erheblichen Blutungen, die gelegentlich auch die Ligatur des zuführenden arteriellen Gefäßes erfordern. Häufig wird auch bei der Sanierung der Lymphwege radikal operiert. Bei einer Verletzung der ummauerten A. carotis ist daher mit einer massiven Blutung zu rechnen.
- Luftembolie
  Bei Neck-dissection Ligatur großer Venen oberhalb des Herzniveaus (u.a. V.jugularis interna). Unter Umständen werden diese versehentlich eröffnet.
- postoperative Schwellung

Anästhesie
- s. Kap. 41.3.1
- Beatmung mit PEEP

4 Extraorale Eingriffe

Freie und gestielte Transplantate

Indikationen
- Auffüllen von Gewebsdefekten bei Mißbildung, nach Trauma oder Tumor

Technik
Entnahme von Spalthaut (vom Oberschenkel) oder Vollhaut (mit dem Skalpell häufig aus dem Halsbereich oder von retroaurikulär). Das Transplantat wird an den Defekträndern aufgenäht und mit einer darüber eingeknüpften gepolsterten Bleiplatte auf den Defekt aufgepreßt. Zur Deckung größerer Defekte werden Myokutanlappen (z.B. aus dem Bereich des M. latissimus dorsi) verwendet, die mikrochirurgisch anastomosiert werden oder mit ihrer eigenen Gefäßversorgung verschoben werden (z.B.Pectoralis-major-Lappen).

Bei einem Mißverhältnis zwischen der Größe des Defektes und des zur Verfügung stehenden Nachbargewebes kann durch die Implantation eines mit Kochsalzlösung auffüllbaren Silikon-Expanders in die Spenderegion und eine langsame Auffüllung (dauert Wochen) eine Dehnung der Haut erreicht werden, die in einer zweiten Sitzung zur Deckung verwendet wird.

Komplikationen
Sie stellen das Operationsergebnis in Frage und können teilweise bereits während oder am Ende des Eingriffes erkannt werden. Die erforderlichen Maßnahmen verlängern die OP-Dauer unter Umständen erheblich.
- Hämatom (in Einzelfällen wird lokal Heparin appliziert, ein Einfluß auf die systemische Gerinnung ist nicht auszuschließen.)
- Durchblutungsstörung des Lappens
- Pneumothorax (bei Präparation oder Mobilisation eines M. pectoralis major-Lappens)

Anästhesie
- s. Kap. 41.3.1
- ggf. lange Immobilisation des Patienten beachten

Kosmetische Gesichtschirurgie

Indikationen
- In der Regel auf Wunsch des Patienten

Technik
unterminierende Präparation (z.B. Facelift), Unterspritzen mit Füllstoffen (z.B. Kollagen), Implantate (z.B. Silikon, Gore-Tex), Entfernen überschüssigen Gewebes (z.B. Lidlift), Abschleifen (z.B. Rhinophym-Abtragung).

Anästhesie
- s. Kap. 41.3.1
- Zur Aufrechterhaltung eines Muskeltonus wünscht der Operateur häufig, daß auf eine Relaxierung des Patienten verzichtet wird.

Besonderheiten
- meist absolute Wahleingriffe, entsprechende Anforderungen sind an Risikoerfassung, Vorbereitung und Aufklärung zu stellen

5 Eingriffe bei besonderen Krankheitsbildern

Plastische Korrektur von Lippen-Kiefer-Gaumenspalten

Ätiologie/Vorkommen/Pathophysiologie
Lippen-Kiefer-Gaumenspalten sind die häufigsten Fehlbildungen im Kiefer-Gesichtsbereich. Sie kommen überwiegend isoliert, aber auch im Rahmen von Chromosomopathien (z.B. Trisomie 21) und mehrerer klinischer Syndrome (z.B. Pierre-Robin) vor. Die Spaltenhäufigkeit liegt unter 1:500 und scheint steigende Tendenz zu haben. Meist handelt es sich um einseitige Spaltbildung (überwiegend der linken Seite). Eine Therapienotwendigkeit besteht wegen der z.T. erheblichen Funktionsstörungen: beeinträchtigte Atmung, gehäuft Bronchitiden, gestörte Sprachfunktion, gehäuft Otitis media.

Indikationen
- Lippenspalte, Kieferspalte oder Gaumenspalte (oder eine Kombination)

Technik
Ein- oder mehrzeitiger plastischer Verschluß. Lippen- und Kieferverschluß bei einseitiger Spalte im Alter von 4–6 Monaten, bei zweiseitiger Spalte

wird die zweite Seite 6 Wochen später verschlossen. Zur Operation sind guter Ernährungs- und Allgemeinzustand und ein Mindestkörpergewicht von 7 kg Vorraussetzung. Der harte und weiche Gaumen wird im Alter von 2–3 Jahren verschlossen. Die Velopharyngoplastik ist eine sprachverbessernde Operation, die kurz vor der Einschulung im Alter von 5–6 Jahren erfolgt. Nach Abschluß des Wachstums können Sekundäroperationen zur Verbesserung der Lippenform und Nasenkorrekturen notwendig werden.

Anästhesie
- altersentsprechende Intubationsnarkose (s. Kap.)
- In der Regel sind keine Intubationsprobleme zu erwarten, trotzdem präoperativ besondere Aufmerksamkeit
- Berücksichtigung von Begleiterkrankungen
- Operation idealerweise im freien Intervall der häufigen Infektionen

Pierre-Robin-Syndrom

Ätiologie/Vorkommen/Pathophysiologie
Das Pierre-Robin-Syndrom ist eine kombinierte Mißbildung im Mund-Kiefer-Zungenbereich mit Mikrogenie, Glossoptose und hufeisenförmiger Gaumenspalte. Ein fliehendes Kinn stellt die äußerlich auffälligste Veränderung des Krankheitsbildes dar. Sofort nach der Geburt kann es zu Atemstörungen kommen, ausgelöst über eine mechanische Verlegung der Atemwege durch den zu schwachen Unterkiefer und die zurückfallende Zunge (hohe Sterblichkeit durch Aspirationspneumonie). Die Glossoptose kann mit Mikroglossie und breitbasiger Verwachsung des Zungenkörpers und des Mundbodens kombiniert sein. Ein derbes Frenulum linguae zieht die Zungenspitze v-förmig ein. Das Krankheitsbild kann vergesellschaftet sein mit Herzfehlern und anderen Entwicklungsstörungen.

Technik
Glossopexie durch Vernähung der Zungenspitze mit der Unterlippenschleimhaut und Fixation der Zungenmuskulatur am Unterkiefer. Die operative Versorgung der Gaumenspalte erfolgt nach dem üblichen Therapiekonzept.

Anästhesie
- altersentsprechende Intubationsnarkose (s. Kap.)
- Intubationsprobleme häufig

- Zur Intubation das Laryngoskop extrem rechts seitlich einführen und den Larynx von außen nach rechts drücken lassen. Hilfsperson muß durch Abziehen der rechten Wange den Mund des Kindes offen halten.

Besonderheiten

Bei akuter Atemwegsverlegung manuell durch Vorziehen des Unterkiefers und der Zunge verlegte Atemwege freihalten. Bei schweren Verlaufsformen wird eine Unterkieferextension für 4–6 Wochen notwendig.

Notizen:

Notizen:

Postoperative Versorgung

Kapitel 42

Aufwachraum

1 Aufgabe des Aufwachraumes

Die primäre Aufgabe des Aufwachraumes besteht in der Überwachung und Behandlung von frisch operierten Patienten in der unmittelbar postoperativen Periode. In dieser Phase direkt nach Beendigung der Anästhesie können Störungen der vitalen Funktionen (Atmung, Kreislauf, Bewußtsein, Wasser- Elektrolythaushalt u.a.) auftreten, die durch den Eingriff (Nachblutungen, Ischämien u.a.) oder durch die Erkrankung selber oder als Folge des Anästhesieverfahrens (Narkotika- oder Relaxanzüberhang, allergische Reaktionen u.a.) hervorgerufen sein können. Daraus erwächst dem Aufwachraum die Aufgabe der postoperativen zeitlich begrenzten intensivmedizinischen Betreuung und der präoperativen Vorbereitung kritisch Kranker.

2 Aufnahme des Patienten

Bei der postoperativen Übergabe des Patienten aus dem OP in den Aufwachraum müssen als erste und wichtigste Maßnahme die Vitalparameter überprüft und die während des Transportes in den AWR kurzzeitig unterbrochenen Überwachungsmaßnahmen fortgeführt werden :
- Bewußtseinslage
- Spontanatmung, SaO_2
- Blutdruck
- Herzfrequenz

Bei der Übergabe müssen alle relevanten Informationen über den Patienten weitergegeben und Überwachungs- und Behandlungsmaßnahmen nahtlos fortgeführt werden.

Informationstransfer

Grundsätzlich sollte die Übergabe auf die zum momentanen Anlaß relevanten Fakten fokussiert sein. Als relevant sind anzusehen
- die wesentlichen Personalien
- pathologische Ausgangsbedingungen
- präzise Angaben über den durchgeführten Eingriff; es ist z.B. unbefriedigend, wenn ein stundenlanger Eingriff lediglich als „ Kniegelenksarthroskopie" bezeichnet wird und bei der Übergabe keine Angaben zur Diagnose, zum intraoperativen Befund und zum intraoperativen Vorgehen gemacht werden können.
- Angaben zu intraoperativen Besonderheiten und Komplikationen (sowohl anästhesiologische als auch operative)
- Position von Drainagen
- Anweisungen für die kurzfristige (z.B. Respiratoreinstellung bei nachzubeatmenden Patienten) und längerfristige (z.B. Extremitätenlagerung, Drehstabilität nach Wirbelsäuleneingriffen, Fortsetzung der Antibiotikatherapie usw.) Nachbehandlung

Behandlungskontinuität

- bei spontanatmenden Patienten Sauerstoff per Nasensonde mit 2–4 l/min je nach Sättigungswerten (FiO_2 s. Tab. 42.1)
- bei nachzubeatmenden Patienten Konnektion mit dem Beatmungsgerät nach vorheriger Überprüfung auf adäquate Einstellungen
- Installation der Routineüberwachung (EKG, nicht-invasiver Blutdruck, Pulsoximetrie) oder eines erweiterten Monitorings (invasive Druckmessung, Pulmonalarterienkatheter usw.)
- Art, Lage und Verhalten (Inhalt, Förderrate, Fisteln usw.) aller Arten von Drainagen
- Können sich die Mitarbeiter des Aufwachraumes nicht sofort dem Neuzugang widmen, obliegt es dem Übergebenden, selbst für Sauerstoffzufuhr und umgehende Installation des adäquaten Monitorings zu sorgen.

Tab.42.1 Effektive FiO$_2$ bei verschiedenen Applikationsformen in Abhängigkeit vom Sauerstofflow

Applikationsform	Sauerstofflow (l/min)	FiO$_2$
Nasensonde	1	0,24
	2	0,28
	3	0,32
	4	0,36
	5	0,40
	6	0,44
Sauerstoffmaske ohne Reservoir	5–6	0,40
	6–7	0,50
	7–8	0,60
Sauerstoffmaske mit Reservoir	6	0,60
	7	0,70
	8	0,80
	9	0,80
	10	0,80

3 Umfang der Betreuung

Umfang und zeitliche Ausdehnung der anästhesiologischen Betreuung im Aufwachraum orientieren sich eng an der Ausgangslage des Patienten und der Invasivität der geplanten bzw. der vorangegangenen Operation.

Mindestanforderungen

Mindestanforderungen sind die klinische Beurteilung der Vigilanz, das Kreislaufmonitoring anhand von EKG-Ableitung und nicht- invasiver Blutdruckmessung sowie die Sauerstoffapplikation und die Überwachung der respiratorischen Funktion mittels Pulsoximetrie. Liegt diesbezüglich nach peripheren Eingriffen eine stabile Situation vor und ist mit keinem Überhang von Medikamenteneffekten mehr zu rechnen, so spricht nichts gegen eine frühzeitige Weiterverlegung des Patienten. Dieser stabile Zustand sollte in jedem Fall detailliert dokumentiert sein, dazu gehört auch der Lokalbefund (durchgebluteter Verband?, Drainageverluste?).

Erweiterte Maßnahmen

Bereits präoperativ stärker beeinträchtigte Patienten, zeitlich sehr ausgedehnte Eingriffe oder ein hoher Volumenumsatz geben Anlaß für ein umfangreicheres hämodynamisches Monitoring (intraarterielle Druckmessung, ZVK, PAK, Temperaturkontrolle, Urinableitung u.a.)

Unvorhergesehen „blutreiche" Eingriffe oder aber erst im Aufwachraum manifeste Verluste, wie z.B. häufig nach Knie- oder Hüft-TEPs, können eine Erweiterung des Monitoring notwendig machen.

Ausgedehnte Eingriffe verlangen nicht nur wegen einer verzögerten Aufwachphase und einer ausgeprägteren intraoperativen Störung der Homöostase, sondern auch aufgrund eines protrahierten Substitutionsbedarfs mit Volumenersatzmitteln und Blutprodukten einen verlängerten Aufenthalt im Aufwachraum. Begleitumstände wie Narkotika- oder Relaxansüberhang, ausgeprägte Volumenverluste oder eine intraoperative Auskühlung des Patienten können Anlaß für eine kurzfristige postoperative Nachbeatmung sein, von der der Patient nach Elimination der genannten Störungen im Regelfall ohne langwierigen Einsatz assistierter Spontanatmungsformen wieder zu entwöhnen ist.

Röntgen

Perioperativ angelegte zentralvenöse Katheter und Pulmonalarterienkatheter müssen postoperativ immer radiologisch kontrolliert werden. Auch bei einem von anderer Stelle übernommenen, bereits längere Zeit in situ befindlichen ZVK sollte zumindest die intravasale Lage der Katheterspitze durch Überprüfung der Rückläufigkeit gesichert werden.

Labor

Hier geht es keinesfalls darum, ein ausgedehntes „Labor-Screening" zu betreiben, sondern um die gezielte Überwachung potentieller perioperative Störungen. Beispiel: Blutbild und plasmatische Gerinnung nach Operationen mit hohem Volumenumsatz oder gefäßchirurgischen Eingriffen, engmaschiges Blutzuckermonitoring bei Diabetikern, Kaliumkontrollen bei Dialysepatienten oder nach kardiochirurgischen Eingriffen, Blutgasanalysen bei beatmeten oder respiratorisch eingeschränkten Patienten, Kreatinin unmittelbar postoperativ als Ausgangswert nach Nierentransplantationen, CK/CK-MB nach kardiochirurgischen Eingriffen oder bei Verdacht auf perioperativen Herzinfarkt. Ein umfangreicheres Labor-Screening ist demgegenüber meist erst im weiteren Umlauf angezeigt.

Dokumentation

Der betreuende Arzt im Aufwachraum ist nicht nur für eine lückenlose Dokumentation der unter seiner Leitung stattfindenden Überwachungs- und Therapiemaßnahmen verantwortlich, sondern er hat auch die Vollständigkeit der Prämedikations- und Anästhesiedokumentation zu überprüfen. Besonders hinzuweisen ist nochmals auf die adäquate Dokumentation des Verlegungsstatus (s. S. 353).

Bei allen nachbeatmeten Patienten ist darüber hinaus ein an den vitalen Funktionen orientierter Aufnahmestatus zu erheben und zu dokumentieren.

4 Typische postoperative Risiken

Spezifische Gefährdungen der Patienten in der postoperativen Phase werden wesentlich vom durchgeführten Eingriff bestimmt, so daß sich für die einzelnen operativen Fächer typische Schwerpunkte in Überwachungs – und Therapiebedarf ergeben.

Allgemeinchirurgie

Nach intraabdominellen Eingriffen ist zur Erkennung von Nachblutungen besonderes Augenmerk auf die Drainagen und die Bauchdeckenspannung zu richten. Perforationen und Nahtinsuffizienzen zeigen sich kaum in dieser frühen postoperativen Phase. Hingegen kann ein septisch-toxisches Geschehen bereits hier zu erheblichen Problemen führen. Nach Strumaoperationen können Nachblutung, Stridor und/oder Rekurrenslähmung rasch zu dramatischen Situationen führen. Redondrainagen sollten stets unter Sog stehen.

Gefäßchirurgie

Besonderes Augenmerk nach gefäßchirurgischen Eingriffen ist auf Nachblutungen und Ischämien der abhängigen Bezirke zu richten. Nach Karotisoperationen dient hierzu die engmaschige Erhebung eines grobneurologischen Status, ansonsten die Erhebung des Pulsstatus bzw. die dopplersonographische Kontrolle. Nach Karotisoperationen sollte die Drainage unter Sog stehen. Die Weiterführung der Antikoagulation sollte vom intraoperativ betreuenden Kollegen präzise übergeben werden. Quick- und PTT-Bestimmungen gehören zu den regelmäßigen Laborkontrollen nach gefäßchirurgischen Eingriffen.

Thoraxchirurgie

Spezifische Gefahrenmomente für den thorakotomierten Patienten resultieren aus einer unvollständigen Entfaltung der Lunge und einem gestörten Gasaustausch. Daher gehören bei diesen Patienten neben der klinischen Überwachung und dem hämodynamischen Monitoring Blutgasanalysen und mindestens eine Röntgenkontrolle des Thorax zur Routineüberwachung.

Herzchirurgie

Kardiochirurgische Patienten werden nur selten, nach vergleichsweise wenig invasiven Eingriffen ohne Einsatz der Herz-Lungen-Maschine, im Aufwachraum betreut. Meist ist aber auch dann von einer gesteigerten Irritabilität des Kardiovaskularsystems auszugehen. Ein freier Abfluß aller Drainagen ist von besonderer Bedeutung, Laborkontrollen und eine Thoraxaufnahme sind meist indiziert. Nach Implantation einer Schrittmacher-/Defibrillatoreinheit müssen Aktivierung und Einstellparameter der Module bekannt sein. Die bedside-Bereitstellung eines Defibrillators sollte erwogen werden.

Traumatologie

Hier stellt die Überprüfung von Durchblutung, Motorik und Sensibilität der vom OP-Bereich abhängigen Bezirke besondere Anforderungen an die Betreuung im Aufwachraum. Nach prothetischem Gelenkersatz kann es in der Phase zwischen OP-Ende und Eintreffen des Patienten im Aufwachraum zu kritischen Volumenverlusten in die kurz zuvor angeschlossenen Redondrainagen kommen; daher sind bei diesen Patienten während der üblichen Aufnahmeprozedur frühzeitig die Drainageverluste zu beurteilen. Sind dabei bereits hohe Verluste festzustellen, so ist es bei diesen Eingriffen, von individuell begründeten Ausnahmen abgesehen, gerechtfertigt, die Redonflaschen vorübergehend mit einer Filterkanüle zu belüften. Abzuraten ist von einer bloßen Belüftung der Redonflaschen ohne derartiges Kanülensystem, da sich in diesem Fall ein Gegendruck in der Redonflasche aufbauen kann, der die nach wie vor bestehende Nachblutungsbereitschaft verschleiert, und u. U. bei Flaschenwechsel auf Station zu erneuten kritischen Volumenverlusten führt.

Gynäkologie und Urologie

Hier sind schwerpunktmäßig die für die Allgemeinchirurgie getroffenen Feststellungen anzuwenden. Nach urologischen Eingriffen ist außerdem noch auf Lage und Funktion diverser Katheter- und Spülsysteme zu achten.

HNO- und Zahn-Mund-Kieferheilkunde

Aufgrund ihrer Nähe zu den Atemwegen insbesondere in der Tumorchirurgie und Traumatologie stellen diese Fächer spezielle Anforderungen. In- und Extubationsmanöver sind hier mit besonderer Umsicht zu planen, auf Nachblutungen ist speziell zu achten und frühzeitig zu reagieren.

Augenheilkunde

Gefahren resultieren meist aus dem reduzierten Allgemeinzustand der vielfach alten und multimorbiden Patienten.

Endoskopische/diagnostische Eingriffe

Etwaige Gefährdungen lassen sich aus dem Vorgehen bei der betreffenden Maßnahme unschwer ableiten, sofern durch Übergabe oder Mitwirkung hierüber ausreichende Kenntnisse erlangt wurden. Meist beschränkt sich der Überwachungsbedarf aber auf die Resteffekte des Anästhesieverfahrens.

5 Postoperative Schmerztherapie im Aufwachraum

Allgemeine Hinweise

Der perioperativ verantwortliche Anästhesist kann durch die Wahl der Anästhetika und des Anästhesieverfahrens die erste postoperative Schmerzbekämpfung in die Wege leiten und bei der Übergabe Vorschläge unterbreiten. Der weitere Analgesiebedarf in der unmittelbaren postoperativen Phase ergibt sich jedoch erst aus dem weiteren Verlauf im Aufwachraum, so daß ein weiterreichendes Schema zur postoperativen Schmerztherapie auch über die Phase im Aufwachraum hinaus erst nach entsprechender klinischer Verlaufskontrolle erstellt werden kann. Der Aufwachraum ist damit eine Schaltzentrale für eine adäquate postoperative Analgesie.

Nach großen thorakalen oder abdominalen Eingriffen, bei denen eine Kombinationsanästhesie mit Periduralkatheter (s. Kap. 21) durchgeführt wurde oder die zur postoperativen Analgesie einen Periduralkatheter bekommen haben, sollte die Schmerztherapie bereits im Aufwachraum über diesen Katheter erfolgen (s. Kap. 21.7). Art und Dosierung der periduralen Medikamentengabe sind bei der Übergabe präzise anzugeben und zu dokumentieren.

Von individuell begründeten Ausnahmen abgesehen, empfiehlt sich für alle anderen Patienten grundsätzlich die Kombination aus Opioidanalge-

tika und antiphlogistisch-antipyretisch wirksamen Analgetika (sogenannte „peripher wirksame" Analgetika) (s. Kap. 43.1.2 u. 43.2.2)

Erwachsene

Paracetamol
- antiphlogistisch-antipyretisch, gute Verträglichkeit
- Dosierung Erwachsene 1 g supp. 4–6 stdl.
harte Kontraindikationen
- schwere Leber- oder Niereninsuffizienz
- Glukose-6-Phosphat-Dehydrogennase-Mangel
relative Kontraindikationen
- Schwangerschaft, Stillzeit
- Porphyrie
- Nierenfunktionsstörungen
- florides Ulcus ventriculi und/oder duodeni
- Blutbildveränderungen
- manifestes Asthma

Diclofenac (Voltaren®)
- als Suppositorien wegen langer Wirkungsdauer (bis zu 12 h) derzeit
  bevorzugt
- Dosierung Erwachsene 100 mg supp. 2× tgl.
Kontraindikationen
- Schwangerschaft, Stillzeit
- Porphyrie
- Nierenfunktionsstörungen
- florides Ulcus ventriculi und/oder duodeni
- Blutbildveränderungen
- manifestes Asthma

Metamizol (Novalgin®)
- Dosierung Erwachsene 1 g in 100 ml NaCl 0,9 % als Kurzinfusion 4–6
  stdl.
Kontraindikationen siehe Diclofenac

Azetylsalizylsäure (Aspisol®)
- zur postoperativen Analgesie nur bedingt geeignet (s. Kap. 40.2.1)
- Dosierung Erwachsene 1 g in 100 ml NaCl 0,9 % als Kurzinfusion oder
  langsam iv. 4–6 stdl.

Kontraindikationen
- siehe Diclofenac

Opioide
Routine-Opioid ist Piritramid (Dipidolor®)
- Dosierung Bolus zu 0,1 mg/kg i.v., bei Bedarf wiederholen!

Kinder

Bei vielen Eingriffen erhalten die Kinder zusätzlich zur Vollnarkose eine Regionalanästhesie, so daß eine zusätzliche unmittelbar postoperative Schmerztherapie häufig nicht notwendig ist (s. Kap. 32.7). Dennoch dürften für die meisten Kinder die Eindrücke im Aufwachraum eher erschreckend sein, zumal die Anwesenheit eines Elternteils nicht generell gestattet werden kann. Unter der Voraussetzung stabiler Vitalfunktionen dürfen die Kinder daher in der Regel nach dem ersten Erwachen zurück auf Station.

Paracetamol-Suppositorien (Supp. 125mg, Supp. 250 mg)
- Dosierung: 15–25 mg/kg.

Paracetamol + Codein (Talvosilen® supp 125 mg +2,5 mg, 250 mg + 5 µg) ab 1. Lebensjahr
- Dosierung: 15–25 mg/kg.
- Cave: Überdosierung mit Codein !

Piritramid (Dipidolor®): bei starken Schmerzen zusätzlich!
- Dosierung: 0,1 mg/kg i.v.

Diclofenac (Voltaren® supp. 12,5 mg, 25 mg): besonders nach orthopädischen Eingriffen
- Dosierung: 1 mg/kg.

6 Postoperative Verweildauer im Aufwachraum

Die zwei hauptsächlichen Kategorien von Anästhesieverfahren – Lokal-/ Regionalanästhesie versus Vollnarkose – bedingen spezifische Gefährdungen, auf die im Aufwachraum ggf. zu reagieren ist bzw. die die Verweildauer der Patienten im Aufwachraum bestimmen. Etwaige Reaktionen auf Punktion und Applikation von Lokalanästhetika nach Lokal- bzw. Regionalanästhesien treten in aller Regel frühzeitig auf.

Rückenmarksnahe Leitungsanästhesien

Nach rückenmarksnahen Regionalanästhesien kann es noch mit einer erheblichen zeitlichen Verzögerung zu einer aufsteigenden Einbeziehung blockierter Segmente kommen, so daß erst ab etwa 1-stündigem Abstand seit der letzten Applikation von Lokalanästhetika in diesem Bereich mit keiner Zunahme der Ausbreitung mehr gerechnet werden muß. Vor Verlegung aus dem Aufwachraum sollte sich die Sensibilitätsgrenze bereits wieder mindestens zwei Dermatome kaudalwärts verschoben haben und unterhalb Th 10 befinden.

Periphere Leitungsanästhesien

Nach isolierten Plexus- oder Leitungsanästhesien sorgt der zwischenzeitlich stattgefundene Eingriff in aller Regel für einen ausreichenden Abstand zur Injektion des Lokalanästhetikums, so daß der Patient ohne Gefahr für seine Vitalfunktionen aus dem Aufwachraum weiterverlegt werden kann. Allerdings bedingt ein noch wirksamer Block Verletzungsgefahren für den noch unkontrollierten Bereich und kann etwaige, durch die Punktion bedingte Läsionen verschleiern. Bei ambulanten Patienten sollten daher auch periphere Leitungsanästhesien vor Verlassen des Krankenhauses vollständig abgeklungen sein. Einer längeren Überwachung im Aufwachraum bedürfen in jedem Fall Leitungsanästhesien, die, aus welchen Gründen auch immer, mit Sedativa oder Hypnoanalgetika supplementiert wurden.

Allgemeinanästhesien

Aufgrund der beeinträchtigten Vigilanz ist nach Vollnarkosen grundsätzlich von einem verlängerten Überwachungsbedarf im Aufwachraum auszugehen. Hinzu kommen Effekte durch die meist verabreichten Opioidanalgetika und der notwendige Abstand zu der häufig vorausgegangenen Verabreichung von Relaxanzien. Einen Sonderfall stellen dabei Patienten nach Neuroleptanästhesie dar: Hier ist als Faustregel von einer Mindestverweildauer im Aufwachraum von drei Stunden auszugehen. Verabreichte Dosen, begleitende Organinsuffizienzen, weiterer postoperativer Opiatbedarf, biologisches und Lebensalter des Patienten sowie die Qualität der weiteren Überwachung nach Verlegung aus dem Aufwachraum können Abweichungen von diesem Richtwert bedingen.

▶ *Merke:*
Verlegung aus dem AWR
- nach Neuroleptanästhesien oder nach einer balanzierten Anästhesie mit Opiaten frühestens drei Stunden nach der letzten intraoperativen Opiatgabe
- nach Opiatgabe im AWR zur postoperativen Analgesie frühestens 20 min nach letzter Gabe

Ambulante oder stationäre Betreuung

Während sich der stationäre Patient nach Verlegung aus dem Aufwachraum weiterhin in medizinisch versierter Umgebung befindet, an die dann auch begrenzte Überwachungsaufgaben weitergereicht werden können (z.B. weitere Blutzuckerkontrollen oder Kontrolle fördernder Wunddrainagen), kann eine derart sachkundige Umgebung grundsätzlich nicht mehr vorausgesetzt werden, sobald ein ambulanter Patient die Klinik verlassen hat. Aus diesem Grunde werden an ambulante Anästhesien bereits strenge Ausgangskriterien geknüpft (s. S. 346). Diese Auswahl bedingt, daß die meisten Patienten frühzeitig aus der anästhesiologischen Überwachung im Aufwachraum entlassen werden können, jedoch anschließend noch im Überwachungsbereich der Tagesklinik bzw. Ambulanz verbleiben müssen (s. S. 348 u. 353). Jegliche intraoperativen Schwierigkeiten oder postoperativen Besonderheiten (Nachblutung, ungewöhnliche Reaktion auf die verwendeten Anästhetika usw.) sollten relativ großzügig Anlaß zur stationären Aufnahme bieten (s. S. 354). Die Verordnung von Analgetika für diesen Patientenkreis sollte sich, wo immer möglich, auf Substanzen vom Typ der nicht-steroidalen Antiphlogistika/Antipyretika beschränken. Neben der stets erforderlichen sorgfältigen Dokumentation des Verlegungsstatus müssen hier die Hinweise darüber dokumentiert sein, daß der ambulante Patient nach Verlassen der Klinik nicht aktiv am Straßenverkehr teilnimmt, am OP-Tag die erneute Zufuhr sedativ-hypnotischer Substanzen vermeidet und keine gravierenden Rechtsgeschäfte tätigt. Vor der Entlassung aus der Klinik ist eine abschließende anästhesiologische Beurteilung der Patienten anzustreben (s. S. 353).

Notizen:

Notizen:

Kapitel 43

Postoperative Schmerztherapie

1 Allgemeine Vorbemerkungen

Probleme der postoperativen Schmerzbehandlung

Die größte Schwierigkeit der postoperativen Schmerztherapie ist, daß jeder Patient eine individuelle Dosierung verlangt. Die therapeutische Breite der vorhandenen Analgetika ist schmal. Ausreichende Wirkung und gravierende Nebenwirkungen (Atemdepression, Anaphylaxie, Niereninsuffizienz) liegen nahe beieinander. Aus der berechtigten Furcht vor Nebenwirkungen werden die Analgetika häufig unterdosiert gegeben. Die individuelle Schmerzempfindung ist äußerst variabel. Patienten nach Oberbaucheingriffen (die als besonders schmerzhaft gelten) können weniger Schmerzen äußern als andere nach arthroskopischen Meniskektomien. Von Ausnahmen abgesehen gilt die Regel: Ein Patient hat die Schmerzen, die er angibt!

Postoperative Analgesie durch den Anästhesisten

Die postoperative Analgesie beginnt schon bei der Prämedikation und der Wahl des Anästhesieverfahrens. Nach Regionalanästhesien sind postoperative Schmerzen geringer als nach Narkosen. Am schmerzhaftesten ist die unmittelbar postoperative Phase nach reinen Inhalationsanästhesien.

> ▶ *Merke*:
> Eine Regionalanästhesie ist gleichzeitig eine präventive Analgesie. Dies gilt besonders für Eingriffe an Damm, After und Rektum (Hämorrhoidenoperationen etc.) und für Operationen am muskulo-skelettalen System (Knochen- und Gelenkoperationen).

Der die Anästhesie durchführende Anästhesist kann die postoperative Schmerztherapie in die Wege leiten (z.B. durch eine ausreichende Opioidgabe bei Inhalationsanästhesien) oder vorschlagen (auf dem Aufwachraum-Protokoll). Er kann sie aber nicht für die unmittelbar postoperative Phase (geschweige denn für länger) festlegen. Der Aufwachraum ist die wichtigste Schaltstelle der postoperativen Analgesie. Hier erfolgen Erfassung von Schmerzart (kolikartig nach Gallen- und Nierenoperationen, mit Schwellungs- und Entzündungsreaktionen verbunden nach muskulo-skelettalen Eingriffen) und Schmerzstärke (siehe Analgesiemetrie). Auswahl des Medikaments (Opioid, NSAID [nicht-steroidale Antiphlogistika]), Dosierung und Applikation werden vom Arzt im AWR festgelegt und der Erfolg der Therapie kontrolliert. Bei Verlegung aus dem AWR wird die Fortführung der Therapie – anhand des Analgetikabedarfs im AWR – als Vorschlag für die übernehmende Station protokolliert.

Analgesiemetrie

Zur Erfassung der Schmerzstärke hat sich die Verwendung einer „Schmerzskala" bewährt (Abb. 43.1, S. 721). Bei vielen Patienten ist es günstig, Schmerzen in Ruhe und beim Husten zu erfassen. Die Stärke des Hustenstoßes kann ebenfalls erfaßt und protokolliert werden. Der Erfolg einer Schmerztherapie wird anhand der Skala erkannt und protokolliert. Bei jedem Patienten im AWR sollte vor und nach schmerztherapeutischen Maßnahmen jeweils eine Erfassung der Schmerzstärke vorgenommen werden. Dies ist bei vielen Patienten wichtiger als zehn Blutdruckmessungen.

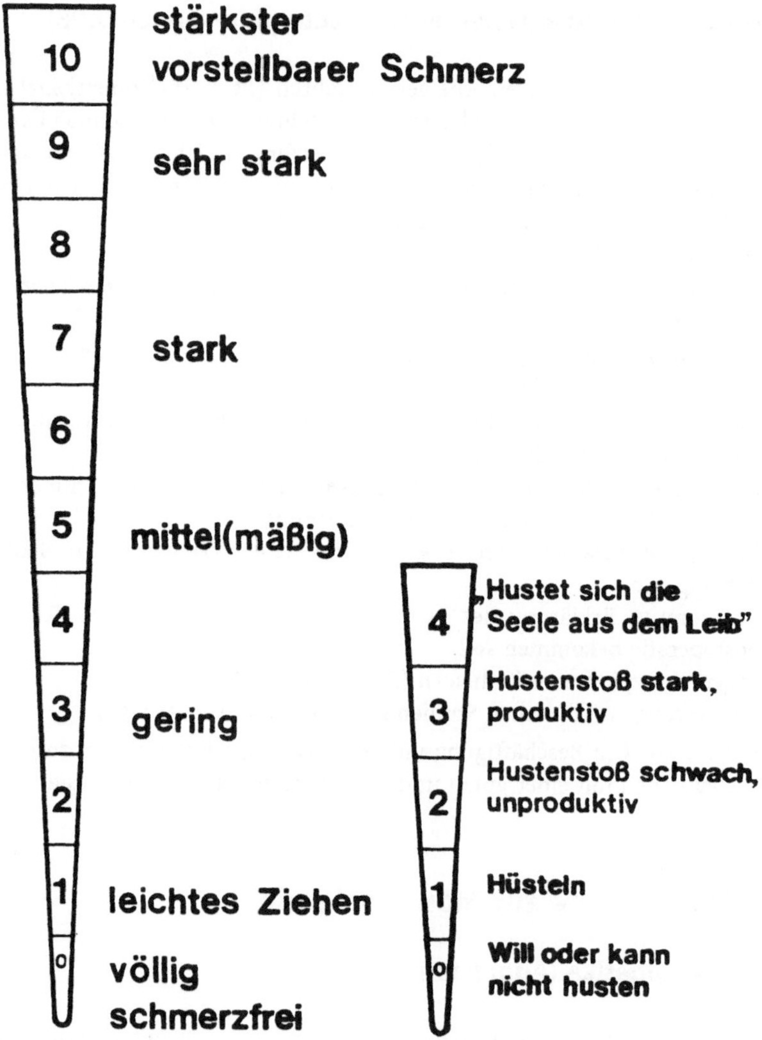

Abb. 43.1 Schmerzskala zur Beschreibung des subjektiven Schmerzes

43

Postoperativer Analgesiedienst – acute-pain-service (APS)

Die meisten postoperativen Analgesieverfahren (PCA, rückenmarksnahe Leitungsanästhesien, Regionalanästhesieverfahren zur Gelenksmobilisation) sind zeit- und personalaufwendig und erfordern daher die Organisation eines postoperativen Analgesiedienstes, der mehrmals täglich bei allen betreuten Patienten eine Analgesievisite durchführt.

Aufgaben des APS
- Erfassung von postoperativen Schmerzen unter dem jeweiligen Therapieregime (Patientenzufriedenheit)
- individuelle Anpassung der Dosierungen an den aktuellen Bedarf
- Überwachung von PCA-Geräten und Perfusoren
- Zubereitungen der benötigten PCA-, Perfusor- und Morphinspritzen (auch für den Nachtdienst)
- Führung eines Betäubungsmittelbuches für die postoperative Schmerztherapie (Morphin, Buprenorphin, Piritramid)
- Prophylaxe, Erfassung und Therapie von Nebenwirkungen (Kreislauf, Atmung, etc.)
- präoperative Erklärung des PCA-Gerätes für einen Patienten, der es postoperativ bekommen soll
- Legen von epiduralen Kathetern (Röntgenkontrolle)
- Mitwirkung an klinischen Studien zur postoperativen Analgesie

Ziel der ärztlichen Beschäftigung mit dem Frischoperierten ist ein zufriedener Patient mit einer guten und nebenwirkungsarmen Analgesie.

2 Medikamente zur Monoanalgesie

Opioidanalgetika (Agonisten)

Morphin. Wirkung: Supraspinale, spinale und fraglich auch periphere Analgesie, Atemdepression, Nausea und Emesis, spastische Obstipation (bei längerer Anwendung), postoperative Hemmung der Darmmotilität (auch bei kurzfristiger Anwendung), Drucksteigerung in den ableitenden Gallen- und Harnwegen, Miktionsstörung, Euphorie, Sedierung, Somnolenz, Hypnose! Kreislaufnebenwirkungen: Hemmung des zentralen Sympathikotonus, Steigerung des Vagotonus, daher Hypotension und Bradykardie möglich

Seltene Nebenwirkungen: Histaminliberation, Juckreiz

Anwendung in der postoperativen Schmerztherapie nur ausnahmsweise z.B. zu Studienzwecken und bei Tumorpatienten, die bereits präoperativ mit Morphin (MST) eingestellt waren

- PCA- Pumpe : Konzentration 2,5 mg/ ml, Bolus 2 mg, lock-out 5 bis 30 min, i.d.R. keine Taildosis

Beim Sterbendem Anwendung als kontinuierliche Infusion

- Perfusor mit Morphin 50 mg/50 ml, initialer Bolus 2,5, 5, 10 mg (je nach dem, ob der Patient spontan atmet oder beatmet wird) Infusionsrate ungefähr 5 mg/Stunde, Einstellung nach individuellem Bedarf.

Weitere Indikationen: Lungenembolie (titrieren!).

Zur postoperativen Schmerztherapie vorwiegend epidural (s. S. 323)

Piritramid (Dipidolor®). Synthetisches Opioid der Methadongruppe. Unterscheidet sich vom Morphin irrelevant im Hinblick auf Analgesie, Atemdepression und hypnotische Wirkung. Als lipophile Substanz kommt die antiemetische Wirkung der Opioide (Emesiskontrollzentrum) stärker zum Vorschein als die emetische (Chemorezeptor-Triggerzone). Nausea und Emesis sind daher weniger häufig. Wie Pethidin und Methadon hat Piritramid spasmolytische Eigenschaften. Daher keine Kontraindikation nach Operationen an den Gallen- und Harnwegen etc.

Applikation: Nur parenteral

Dosierung: Intravenöse Injektion (AWR, Intensiv-, Wachstation): Einzeldosen von ca. 0,05 mg/kg (= ca. 1/2 ml = 3,75 mg) in Abständen von ca. fünf Minuten bis eine befriedigende Analgesie erreicht ist (Titration).

Intravenöse Kurzinfusion: Ca. 0,1 mg/kg Sollgewicht in 100 ml NaCl-Lösung in ca. 15 Minuten infundieren. Je nach Wirkung weitere Dosen als intravenöse Injektionen oder Kurzinfusionen wiederholen (gilt für Intensivüberwachungsstationen).

Intramuskuläre Injektion (nicht verwerflich!) beim nicht zentralisierten Patienten in gutem Allgemeinzustand: ca. 0,2 bis 0,3 mg/kg Sollgewicht tief intragluteal.

Wirkdauer: 3–6 Stunden nach ausreichender intramuskulärer Injektion, nach intravenösem Bolus weniger lange.

> ▶ *Merke:*
> Aus dem titrierten Piritramidverbrauch im AWR kann ein festes Dosierungsschema für die unmittelbar postoperative Phase abgeleitet werden.

Beispiel: Junger Patient (75 kg, 180 cm) nach Leistenbruchoperation. Im AWR benötigt er 3 Boli à 3,75 mg bis eine gute Analgesie erreicht ist. Diese wird vermutlich zwei bis vier Stunden anhalten. Bei Verlegung des Patienten schlägt der Arzt im AWR der Station schriftlich vor, nach 3, 7 und 12 Stunden (gerechnet von der intravenösen Piritramidinjektion) eine Ampulle (15 mg) Piritramid intramuskulär zu injizieren. Falls trotzdem Schmerzen auftreten, kann er ein Suppositorium Diclofenac (Voltaren®) bekommen oder eine Kurzinfusion mit 1g Metamizol (Novalgin®).

Pethidin (Dolantin®). Synthetisches Opioid (Piperidinderivat). Hat spasmolytische Eigenschaften, daher bei kolikartigen Schmerzen indiziert. Bei uns vor allem gegen das postoperative Shivering eingesetzt (25–50 mg i.v.). Es handelt sich dabei nicht um eine Opioidrezeptor-vermittelte Wirkung.

Fentanyl (Fentanyl®), Alfentanil (Rapifen®), Sufentanil (Sufenta®). In der postoperativen Schmerztherapie wegen kurzer Wirkdauer kaum eingesetzt. Günstig bei Patienten zu schmerzhaften Manipulationen (z.B. Verbandwechsel, Punktionen etc.).
Dosierung hierfür: Fentanyl 0,1–0,15 mg Alfentanil 0,5–1,5 mg.

Tramadol (Tramal®). Als feste Kombination mit Metamizol (Novalgin®) (s. S. 729) zur Infusionsanalgesie unter dem Namen „Sprotte-Cocktail" bekannt geworden. Wird bei uns nicht eingesetzt.

Opioidanalgetika (Agonist-Antagonisten)

Diese Opioide haben eine intrinsische Wirkung < 1 (d. h. auch wenn alle Rezeptoren besetzt sind, ist die Postrezeptorwirkung nicht so stark wie unter denselben Bedingungen bei einem Agonisten (Ceiling-Effekt tritt eher ein). Die Hoffnung, eine gute Analgesie bei geringerer Atemdepression zu erreichen, ist dennoch unbegründet.

> ▶ *Merke:*
> Bis heute gilt immer noch: Bei allen Opioiden gehen eine Steigerung der
> Analgesie, der Atemdepression und der Somnolenz parallel!

Buprenorphin (Temgesic®). Halbsynthetisches Opiat aus der Grundsub-
stanz Thebain, besonders hohe Rezeptoraffinität (durch Naloxon ist die
Atemdepression nicht antagonisierbar), lange Wirkdauer.
Dosierung: 0,3 mg (1 ml) mit NaCl-Lösung auf 10 ml verdünnen. Boli von
1 ml (0,03 mg) bis befriedigende Analgesie erreicht ist. Fortführung mit
Dosen von 0,3 mg i.m. (achtstündlich) oder Sublingualtabletten (0,2 mg)
sechsstündlich 1–2 Tabletten. Nach eigenen Erfahrungen ist Buprenorphin
als Monoanalgetikum nach vielen schmerzhaften Operationen nicht ausreichend wirksam und sollte mit einem Nichtopioidanalgetikum (z.B. Diclofenac [Voltaren®], Metamizol [Novalgin®]) kombiniert werden (s.
S. 728).

Nalbuphin (Nubain®). Wird als Agonist-Antagonist zur postoperativen
Analgesie nach Fentanyl-, Alfentanil- und Sufentanilnarkosen empfohlen,
hat sich bei uns jedoch nicht bewährt.
Wirkung: Verdrängt den Agonisten vom Rezeptor, hat geringere intrinsische Wirkung und soll so die Atemdepression antagonisieren und gleichzeitig eine befriedigende Analgesie entfalten.
Dosierung: 10–20 mg als Kurzinfusion (oder titriert in Boli von 2–3 mg)

Pentazocin (Fortral®). Es gilt das gleiche wie für Nalbuphin.
Dosierung: 30 mg als Kurzinfusion oder titriert in Boli von 10 mg.

> ▶ *Merke:*
> Agonist-Antagonisten bieten keinen Schutz vor einer Atemdepression,
> allerdings ist diese bei Überdosierung nicht so massiv wie bei reinen
> Agonisten. Sie wirken durch Bindung an Kappa- und Sigma-Rezeptoren
> dysphorisch. Lungenödeme wurden nach Nalbuphin (Nubain®), pulmo-
> nale Hypertension und Herzinsuffizienz nach Pentazocin (Fortral®)
> beobachtet.
> Eine Atemdepression durch Buprenorphin (Temgesic®) ist mit Naloxon
> (Narcanti®) nicht antagonisierbar.

43

Opioidantagonisten

Naloxon (Narcanti®). wird zur kurzfristigen Antagonisierung opioidbedingter Atemdepression verwendet. Beseitigt ebenfalls einen morphinbedingten Juckreiz.

Dosierung: 0,4 µg (1 ml) mit NaCl-Lösung auf 5 ml aufziehen. Einzeldosen von 40 ®g (0,5 ml) titrieren, bis Atemdepression und Somnolenz nach Anästhesien mit Fentanyl, Alfentanil oder Sufentanil beherrscht sind. Keinesfalls „voll" antagonisieren, da dann der Patient vom Wundschmerz überfallen wird. Dabei wurden Lungenödeme bei kardialen Risikopatienten beobachtet.

Nichtopioidanalgetika

Azetylsalizylsäure. Wegen irreversibler Thrombozytenaggregationshemmung für die perioperative Schmerztherapie nur bedingt geeignet.

Verführerisch: Aspisol® (Lysinazetylat) als intravenöse Applikationsform. Sollte nie vor oder nach rückenmarksnahen Leitungsanästhesien eingesetzt werden. Nach kleineren Operationen (bei denen keine Nachblutungsgefahr besteht) ist ein Versuch mit zwei Ampullen Aspisol® (1 g ASS) als Kurzinfusion (oder langsame Injektion) gerechtfertigt. Wirkung in dieser Dosierung analgetisch und antipyretisch.

Kontraindikationen: Ulcus ventriculi et duodeni, eingeschränkte Nierenfunktion, allergisches Asthma bronchiale.

Paracetamol (Präparate:Ben-u-ron®, Enelfa®, Paracetamol®, verschiedene Hersteller, Sinpro®, Treupel® und viele andere)
Erfreut sich besonders nach Operationen im Kindesalter großer Beliebtheit. Wirkt antipyretisch und mäßig analgetisch. Anwendung als Suppositorien mit 125, 250, 500 und 1000 mg; Dosierung 10–15 mg/kg alle vier Stunden.

Diclofenac (Voltaren®, Diclofenac®-Stada, -Ratiopharm und viele andere)
Starker Zyklooxygenasehemmer, gehört zu den NSAID (Non Steroidal-Anti Inflammatory Drug) und hat analgetische, antipyretische und antiphlogistische Eigenschaften. Sollte immer dann eingesetzt werden, wenn der Wundschmerz mit Ödembildung und Schwellung verbunden ist (z.B. muskulo-skelettale Eingriffe, Tonsillektomie, maxillo-faciale Operationen etc.).

Anwendung und Dosierung: Für Erwachsene Suppositorien zu 100 mg, Ampullen (tief intramuskulär, nicht i.v.) zu 75 mg, Dragées und Retardtabletten (für postoperative Schmerztherapie nur bedingt geeignet).

Die Dosierungsgrenze pro Tag liegt bei 150 bis 200 mg, das bedeutet zwei Suppositorien oder zwei Ampullen pro Tag. Da die Wirkdauer mit zwei bis vier Stunden relativ kurz ist, ist eine ausreichende Schmerztherapie mit Diclofenac allein nur schlecht möglich. Kinder erhalten 1 mg/kg als Suppositorien (besonders nach orthopädischen Operationen besser geeignet als Paracetamol). Es stehen Zäpfchen zu 12,5 und 25 mg zur Verfügung.

> ▶ *Merke:*
> Nach orthopädischen und plastischen Operationen im Kindesalter besser Diclofenac (Voltaren®) als Paracetamol-Zäpfchen geben!

Nicht anwenden bei Ulcus duodeni et ventriculi, eingeschränkter Nierenfunktion, allergischem Asthma bronchiale!

Da NSAID immunsuppressiv wirken, erscheint bei alten Patienten in reduziertem Allgemeinzustand nach Prothesenoperationen (Knie, Hüfte) Metamizol besser als Diclofenac.

Metamizol (Novalgin®, Baralgin®, Novaminsulfon®, verschiedene Hersteller)

Stark analgetisch und antipyretisch, auch spasmolytisch aber kaum antiphlogistisch wirkendes Nichtopioidanalgetikum. Kann auch bei eingeschränkter Nierenfunktion angewendet werden, da in klinisch üblicher Dosierung keine Zyklooxygenasehemmung.

Anwendung und Dosierung

Parenteral: Nach viszeralen (und anderen) Operationen (z.B. endoskopische Cholezystektomie) 1 Ampulle = 2 ml = 1 g in 100 ml NaCl-Lösung als Kurzinfusion (vermeidet akute Kreislaufdepression).

> ▶ *Merke:*
> Metamizol nie „aus der Hand" spritzen. Dosierung: 3–4×1 g/Tag

Metamizol kann auch als Tropfen weitergegeben werden: 20 Tropfen = 1 ml = 0,5 g. Orale Bioverfügbarkeit ca. 100 %.

Bei oraler Gabe und parenteraler Anwendung als Kurzinfusion sind akute Nebenwirkungen selten. Gefürchtet sind vor allem Agranulozytosen (reversibel) und aplastische Anämien (irreversibel). Häufigkeit nach der Boston-Studie ca. 1 Fall auf 6×10^6 Einnahmetage.

3 Kombinationsanalgesie

Allgemeine Hinweise

Es ist günstig, für die postoperative Analgesie mehr als ein Medikament zu benützen. Selbst reine Agonisten der Opioidanalgetika sind nicht geeignet, alle Schmerzen zu behandeln.

So reagieren Patienten, deren Schmerzen mit Ödem und Schwellung verbunden sind, häufig besser auf NSAIDs (z.B. Diclofenac [Voltaren®], Naproxen [Proxen®], Diflunisal [Fluniget®]) als auf Opioide.

Nach Operationen an den Gallen- oder Harnwegen ist die Kombination von spasmolytisch wirkenden Opioiden (z.B. Piritramid [Dipidolor®] oder Pethidin [Dolantin®]) mit Metamizol (Novalgin®) günstig. Auch die Kombination von N-Butylscopolamin (Buscopan®) mit Metamizol (Novalgin®) oder Piritramid (Dipidolor®) kann hier sinnvoll sein.

Nach vielen als nicht so schmerzhaft empfundenen Operationen kommen Patienten mit der Kombination aus NSAID oder Metamizol (Novalgin®) mit einem schwach wirkenden Opioid-Agonisten (z.B. Tramadol [Tramal®], Dihydrocodein [DHC®mundipharma, Remedacen®]) oder einem Agonist-Antagonisten (z.B. Buprenorphin [Temgesic®]) aus.
Im Folgenden einige Vorschläge hierzu.

Sprotte-Cocktail oder Tramal®-Tropf

Diese Mischung ist in unserer Klinik nicht gebräuchlich, in vielen Krankenhäusern aber gängige postoperative Schmerztherapie. In 500 ml Trägerlösung kommen 300–400 mg Tramadol (Tramal®) + 2,5 bis 5 g Metamizol (Novalgin®) (+ fakultativ 2 mg Haloperidol [Haldol®] oder 2,5 mg Droperidol [Dehydrobenzperidol®]). Infusion mit 20 ml/h
Nebenwirkungen: Hitzewallungen, Übelkeit, Erbrechen.

NSAID + Opioidanalgetikum

Nach Operationen mit starkem Wundödem (Tonsillektomie, Operationen am muskuloskelettalen System, Eingriffe im Kiefer-Gesichts-Bereich) ist die Kombination von Diclofenac (Voltaren®), Naproxen (Proxen®) oder Diflunisal (Fluniget®) mit Piritramid (Dipidolor®) sinnvoll.
Basisanalgesie: Zwei Suppositorien à 100 mg Diclofenac (Voltaren®) pro Tag + Bedarfsmenge an Piritramid (Dipidolor®).

Diclofenac (Voltaren®) wird zwar nicht gerne intramuskulär gespritzt, nach Operationen am Damm oder After ist die zweimalige i.m.-Gabe von 1 Ampulle Diclofenac (+ Piritramid [Dipidolor®] nach Bedarf) nicht verwerflich, da Zäpfchen schlecht applizierbar sind.
Alternative: Diclofenac (Voltaren®) oral.
Cave: Anaphylaktische Reaktionen nach i.m.-Gabe beschrieben

Metamizol (Novalgin®) + Opioidanalgetikum

Diese Kombination ist günstig nach Operationen im Oberbauch, am Pankreas, an den Gallenwegen, an der Niere, Blase, den ableitenden Harnwegen. N- Butylscopolamin (Buscopan®) kann zusätzlich gegeben werden.

Beispiel: 1 g Metamizol (Novalgin®) + 20 mg N-Butylscopolamin (1 ml Buscopan®) in 100 ml NaCl-Lösung als Kurzinfusion zwei- bis dreimal täglich + Piritramid (Dipidolor®) nach Bedarf.
Die Kombination von Metamizoltropfen mit Temgesic® Sublingualtabletten erlaubt eine rein orale Schmerztherapie nach weniger schmerzhaften Eingriffen (z.B. endoskopische Chirurgie, ambulante Chirurgie).

NSAID + Metamizol (Novalgin®) + Opioid

Diese „wilde" Kombination ist klinisch nicht untersucht oder erprobt. Sie gilt als Alternative bei Problempatienten mit extrem schwer beherrschbaren postoperativen Schmerzen. Ein erhöhtes Nebenwirkungspotential (Kreislauf) ergibt sich sicher bei kombinierter parenteraler Anwendung von Diclofenac (Volteren®)(i.m.) mit Metamizol (Novalgin®)(i.v.). Anwendung nur kurzfristig unter strenger Überwachung des Patienten im AWR.

4 Patientenkontrollierte Therapieformen

Intravenöse patientenkontrollierte Analgesie (PCA-Pumpe)

PCA-Infusionsgeräte versorgen einen Patienten auf Anforderung mit einem Bolus eines Opioidanalgetikums, dem eine kontinuierliche Infusion folgen kann (tail-dosis).

Für diesen Einsatz bewährt haben sich die Geräte Prominject®-Pumpe der Firma Pharmacia (Sie arbeitet korrekt nur mit 20 ml Injektionsspritzen der Firma Becton und Dickinson) und die Graseby PCA 3300®-Pumpe der Firma Hoyer.

Das Standardanalgetikum ist Piritramid (Dipidolor®).

Prominject®-Pumpe

Vorbereitung der Prominject®-Pumpe

20 ml Becton und Dickinson-Spritze füllen mit fünf Ampullen Piritramid (Dipidolor®)(10 ml = 75 mg) + 10 ml NaCl-Lösung (entsprechend 20 ml Gesamtfüllung). Konzentration: 3,75 mg/ml

Inbetriebnahme der Pumpe

Prominjectpumpe mit Spezialschlüssel auf „on". Warten bis Selbsttest (alle Dioden leuchten nacheinander auf) abgeschlossen. Schlüssel ganz nach rechts drehen „open door", Tür öffnen. Den Arm der Pumpe durch einen der beiden Pfeile in die richtige Stellung bringen (nach oben = schneller Rücklauf, geht auf Druck schnell nach oben, bleibt bei erneutem Druck stehen; schneller Vorlauf: geht nur, solange Finger auf der Taste. Cave: Nie wenn Patient angeschlossen). Spritze einsetzen und Tür schließen. Zwischen Infusionsschlauch und Infusionssystem ein Rückschlagventil anbringen. Am rot-grünen Ventilteil die Infusion (z.B. Ringer-Laktat) anschließen.

Einstellung des Programms

Schlüssel in Stellung „set program". Erste Anfrage „conc" : 3,75 am Display eintippen, „enter" nicht vergessen, „bolus" = 2 (-3 mg), „lock out": im AWR fünf Minuten, auf der Station 15–20 Minuten („lock out" ist die Zeitspanne, in welcher der Mikroprozessor nach einer Anforderung die nächste nicht beantwortet). Eine Einstellung < 5 min wird vom Gerät nicht akzeptiert. Löschen einer Einstellung mit „clear". Als letztes fragt das Programm nach der „tail-dose". Diese ist routinemäßig „0". Eine tail-dose wird vom Schmerzdienst nur dann programmiert, wenn ein

Patient mit Boli von 2 oder 3 mg alle 15–20 min nicht auskommen sollte (tail-dose nie größer als Bolus einstellen). Diese wird von der Pumpe eine Stunde lang (z.B. 3 mg) kontinuierlich abgegeben. Verlangt der Patient z.B. nach 30 min erneut einen Bolus, so beginnt die Dauer der tail-dose neu.

Betriebsbereitschaft

Nach Programmierung Schlüsselstellung auf „on" und Schlüssel abziehen. Pumpe steht jetzt auf „ready" und kann vom Patienten bedient werden. Auf dem Display erscheinen links die gerade angeforderte Dosis (Diode leuchtet nicht, wenn gerade weder Bolus noch tail-dose infundiert wird), die sich drehende „Achse" zeigt an, daß etwas läuft, in der Mitte die seit Erstprogrammierung applizierte Menge, rechts steht die Uhrzeit.

Graseby®-Pumpe

Vorbereitung der Graseby®-Pumpe

- Wir verwenden 50ml Perfusorspritzen der Firma Braun mit folgenden Medikamenten: -Morphin: 50mg ad 50ml (1mg/ml)
- Dipidolor®: 75mg ad 50ml (1,5mg/ml)
  Inbetriebnahme der Pumpe
- Schloß entsperren; Deckel öffnen; Einschalten; Spritze einlegen; Anschluß an den Patienten mit Rückschlagventil

Einstellung des Programms (mit Eingabe)

Cave: Im Gegensatz zur Prominjectpumpe mit Pfeiltasten kontinuierliche Eingabe vom µg- bis in den mg-Bereich. Bandbreite: 1µg/ml bis 99,5mg/ml

- Konzentration wählen wie oben für die Medikamente beschrieben
- Bolusgröße wählen, für beide Medikamente in der Regel 2–3mg
- Applikationsdauer pro Dosis, in der Regel 1 min.
- Sperrzeit, im AWR 0, auf Station 15–30 min.
- Bei Neueinstellung Reset am Ende → Speicher der Pumpe auf 0 gesetzt
- Bei Schritt Sequenzende Deckel schließen, verriegeln, Start drücken
  Damit ist die Pumpe zur PCA vorbereitet

43

Patientenkontrollierte epidurale Analgesie (PCEA)
(s. S. 323)

5 Epidurale Analgesie
(s. S. 320)

Notizen:

Notizen:

Komplikationen und Notfälle

Kapitel 44

Notfallaufnahme

1 Organisatorische Voraussetzungen

- Ein von außen in die Klinik kommender Notfall sollte von der Rettungsleitstelle an einer zentralen Stelle in der Klinik angemeldet werden (z.B. Notfallambulanz oder Intensivstation).
- Von dort muß die innerklinische Alarmierung der zuständigen Ärzte entsprechend einem interdisziplinär vereinbarten Alarmierungsplan erfolgen.
- Dieser Alarmierungsplan sollte als Stufenplan die Alarmierung von Personal und das Vorgehen entsprechend der zu erwartenden Patientenzahl vorgeben, z.B.
    - bei einem Patienten zuständigen Chirurgen, Anästhesisten u.a. Personal benachrichten
    - bei zwei Patienten Bereitstellung eines zweiten Teams
    - Personalrekrutierung beim Massenanfall von Verletzten auch aus primär nicht direkt betroffenen Klinikabteilungen (z.B. der inneren Medizin)
- Die rechtzeitige Anwesenheit eines Facharztes und einer Anästhesiepflegekraft im Notfallaufnahmeraum muß sichergestellt sein.
- Für die Versorgung des Notfallpatienten grundsätzliche interdisziplinäre Absprache treffen, wer (Chirurg, Unfallchirurg, Anästhesist ? etc.) für was (Röntgen- und Ultraschalldiagnostik, Laborabnahmen, Blutbereitstellung, Entscheidung über weiteres Procedere etc.) zuständig ist.

2 Übernahme des Notfallpatienten

- orientierende Untersuchung der Vitalfunktionen des Patienten, evtl. Entscheidung über weiteres Vorgehen in Absprache mit Chirurgie

- vorsichtige Umlagerung des Patienten mit dem unterliegenden Trage-
  tuch oder Schaufeltrage
- Wiederherstellung und Sicherung der Vitalfunktionen
  - Atmung: großzügige Indikation zur Intubation und Beatmung
  - Kreislauf: Infusionstherapie, venöse Zugänge, ggf. arterieller
    Zugang
- während der Erstmaßnahmen Information durch den Notarzt über
  - Unfallhergang
  - Zustand des Patienten am Notfallort
  - bereits durchgeführte Therapie (Maßnahmen, Volumen, Medika-
    mente)

3 Diagnostik und Therapie

Für die weiterführende Diagnostik und Therapie sind in Abhängigkeit von
Ausmaß und Schwere der Verletzungen Prioritäten zu setzen.
Höchste Priorität:
- Schädel-Hirn-Trauma
- Thoraxtrauma
- Abdominaltrauma

Schädel-Hirn-Trauma

- bei Bewußtlosigkeit frühzeitige Intubation und Beatmung
- neurologischen Status erheben
  - wegen noch ausstehendem neurologischem Konsil die weitere The-
    rapie, insbesondere eine Narkoseeinleitung, **nicht hinausschieben**
- Narkoseführung mit Opiaten und Benzodiazepinen, kein Lachgas !!
- zum frühest möglichen Zeitpunkt CCT, um intrakranielle Blutung oder
  ein Hirnödem auszuschließen
- Hirndrucksonde legen bei
  - Glasgow- Coma- Scale < 8 und voraussichtlich längerer Dauer der
    geplanten operativen Versorgung
  - Glasgow- Coma- Scale < 8 und pathologischem CCT
- keine Indikation für ICP- Sonde trotz Glasgow- Coma- Scale < 8, wenn
  das CCT normal ist, der Patient bald auf die Intensivstation verlegt und
  die Analgosedierung zeitlich absehbar beendet werden kann (d.h. neurologische Beurteilung und Verlaufskontrolle sind bald möglich)

- nach 12 Stunden Kontroll -CCT
- kein CCT bei vital bedrohlichen Blutungen (Thorax/Abdomen) und Indikation zur sofortigen Operation, dann vor oder zumindest während der operativen Maßnahmen Hirndrucksonde legen, Operation auf die vitalen Indikationen begrenzen
- Bei Verdacht auf Schädelbasisverletzung keine nasalen Sonden

Thoraxtrauma

- bei potentiell insuffizientem Gasaustausch großzügige Indikation zur Intubation und Beatmung, falls nicht schon am Notfallort erfolgt
- sorgfältige Inspektion, Palpation und Auskultation
- als erste Röntgenaufnahme Röntgenthorax, Prüfung auf Hämato-/ Pneumothorax, Lungenkontusion, Zwerchfellruptur
- bei Hämato-/Pneumothorax sofort, bei ausgedehnter Rippenserienfraktur vor weiteren operativen Maßnahmen Thoraxdrainage dann (Mini-Thorakotomie) legen
- ZVK-Anlage (evtl. Shaldon-Katheter) nur auf verletzter Seite
- Beurteilung der Mediastinalbreite; bei V. a. Aortenruptur (Unfallmechanismus, Dezelerationstrauma) ggf. DSA oder Angiographie
- Myokardverletzungen mit Perikardtamponade ausschließen (hoher ZVD, abgeschwächte Herztöne, Arrhythmie, kleine Pulsamplitude), ggf. Echokardiographie

Abdominelles Trauma

- Hinweis: Prellmarken, Unfallhergang
- akuter Volumenmangel, Abwehrspannung (kein Frühzeichen, bei narkotisiertem Patienten sehr schwer zu beurteilen)
- großlumige intravenöse Zugänge legen, nach Möglichkeit Shaldon-Katheter als ZVK
- Sonographie, seltener Peritoneallavage
- absolute Laparotomieindikationen:
  - Schock mit V.a. intraabdominelle Blutung
  - Milzruptur
  - freie Luft auf der Röntgen-Übersichtsaufnahme des Abdomens
  - Zeichen des akuten Abdomens

44

Wirbelsäulenverletzung

- bei jedem SHT bzw. schweren Polytrauma mit Wirbelsäulenverletzung rechnen
- Immobilisation der Wirbelsäule, d.h. Umlagerung unter Längszug
- HWS-Stabilisierung bei der Intubation, jedoch ist die HWS-Verletzung keine Indikation zur primären fiberoptischen Intubation, Stifneck bei Intubation öffnen!
- Röntgendiagnostik der Wirbelsäule, HWS seitl. bei nicht ansprechbarem Patienten als zweite Röntgenaufnahme, evtl. CT-Schichtung problematischer Bereiche (C1/C2, C7) im Rahmen eines Schädel-CT
- in Absprache mit Unfallchirurgen Beginn mit Methylprednisolon-Therapie (Urbason solubile®) initial 30 mg/kg i.v., Erhaltungsdosis über 23 Stunden mit 5 mg/kg/h

Extremitätenverletzungen

- Blutverlust adäquat einschätzen
- Röntgendiagnostik bei schwerverletzten Patienten auf das Notwendigste beschränken
- Luxationen großer Gelenke möglichst rasch reponieren (z.B. Hüftluxation)
- regelmäßige Pulskontrolle an allen Extremitäten
- bei Beckenfrakturen an Verletzungen der Harnröhre und Blase denken (Blut am Meatus urethrae, Prostatadislokation bei digitaler Palpation), vor der Einlage eines Blasenkatheters retrogrades Urethrogramm erforderlich, Beckenübersichtsaufnahme
- angelegte Anti-Schock-Hose primär belassen und erst nach Stabilisierung des Kreislaufs abschnittweise von proximal nach distal lösen
- frühzeitige antibiotische Therapie erwägen

Vital bedrohliche Blutungen

- sofortige Kreuzblutabnahme, großzügige Anforderung von Erythrozytenkonzentraten

- Transfusion ungekreuzter Erythrozytenkonzentrate Blutgruppe o Rh neg. bei vitaler Indikation (6 Erythrozytenkonzentrate o Rh negativ im Blutkühlschrank OP bereit liegen)

Verbrennungen

- Abschätzen des Ausmaßes und Schweregrades
- großzügige Infusionstherapie
    - primär mit Elektrolyt-Lösung
    - nach % verbrannter Körperoberfläche : 4 ml × kg × % verbrannte KOF in 24 h, davon die Hälfte in den ersten 8 Stunden
    - Orientierung an der Diurese (Urinproduktion 1–1,5 ml/kg pro h)
    - verletzungsbedingten hämodynamisch relevanten Volumenmangel auch mit Kolloiden ausgleichen (Hydroxyäthylstärke)
    - suffiziente Analgesie, großzügige Narkoseindikation
- Absprache mit Chirurgie, ob Weiterbehandlung im Hause möglich oder Verlegung in Verbrennungsklinik sinnvoll (Transportfähigkeit?)

4 Dokumentation

- Unfallhergang, Aufnahmebefund, durchgeführte Untersuchungen, Diagnosen und therapeutische Maßnahmen werden auf einem speziellen Dokumentationsbogen vermerkt. Ebenso Komplikationen und evtl. noch ausstehende diagnostische oder therapeutische Maßnahmen
- übliches Anästhesieprotokoll führen

Notizen:

Notizen:

Notizen:

Kapitel 45

Innerklinische Notfälle

1 Notfälle innnerhalb der Klinik

Zur Meldung von akuten Notfällen sollte auf allen peripheren Stationen und in allen Funktionsbereichen (Röntgen!) eine Notruftelefonnummer ausgehängt und bekannt sein, über die ein Arzt mit Notfallkompetenz gerufen werden kann. Da dies für 24 h am Tag gesichert sein muß, bietet sich die Alarmierung der Intensivstation an, die jederzeit besetzt ist und den in der intensivmedizinischen Notfallversorgung versierten Diensthabenden verständigen kann.

Alternativ ist auch die Alarmierung über die Personensuchanlage (Piepser) zu erwägen.

Grundsätzlich sollte entschieden sein, ob die alarmierten Helfer die Notfallausrüstung (Notfallmedikamente, EKG, Sauerstoff) selber mitbringen, oder ob jede Station eine Basisausrüstung für Notfälle bereithält.

Für die Notfallbehandlung auf einer peripheren Station gelten die unter Komplikationen genannten Behandlungsgrundsätze (s. Kap. 46) und die gleichen Prinzipien wie für Notfälle im Rettungsdienst.

Weitergehende Therapieentscheidungen (Verlegung auf Intensivstation/Wachstation) werden durch den Anästhesisten in Absprache mit den Kollegen der operativen Abteilung getroffen.

2 Innerklinischer Exitus

Stirbt ein Patient in der Notfallaufnahme oder im OP, ist mit dem chirurgischen Diensthabenden verbindlich abzusprechen, wer die notwendigen Formalitäten erledigt. In der Regel ist davon auszugehen, daß dies Aufgabe der operativen Kollegen ist, wenn diese wesentliche diagnostische oder therapeutische Maßnahmen ergriffen haben. Stirbt der Patient, ohne daß operative Maßnahmen ergriffen wurden, fällt diese Aufgabe dem herbeigerufenen Anästhesisten zu.

Folgende Punkte sind dabei zu erledigen
- Feststellung des Todes und eingehende Leichenschau
- schriftliche Darstellung der Anamnese (des Unfallherganges, des Aufnahmebefundes mit eingehender Darstellung aller Verletzungen sowie aller durchgeführten Maßnahmen, des Verlaufs und des Todeszeitpunktes)
- Feststellung der Personalien und Benachrichtigung der Angehörigen (evtl. mit Hilfe der Polizei)
- bei allen nichtnatürlichen Todesfällen (d. h. bei **allen** Unfällen) Benachrichtigung der Staatsanwaltschaft
- bei Arbeitsunfällen (auch Wegeunfälle) Mitteilung mit Angaben der Personalien an die Verwaltung des Krankenhauses zur Benachrichtigung der zuständigen Berufsgenossenschaft
- Ausfüllen der Todesbescheinigung und des Leichenschauscheines
- Mitteilung der Personalien an die Zentralaufnahme des Krankenhauses
- Verfassen des Arztbriefes bzw. Epikrise

3 Evakuierungs- und Katastrophenpläne

Zur Bewältigung eines Massenanfalls von Verletzten oder der Evakuierung von Stationen im Brandfall muß für die Klinik ein spezieller Katastrophen- und Evakuierungsplan vorhanden sein, den jeder Arzt den kennen sollte. Für die einzelnen Fachbereiche sollte der jeweilig zuständige Oberarzt die Organisation übernehmen.

Bei einem Brandfall oder einem Massenanfall von Verletzten (mehr als zehn Schwerverletzte, Alarmstufe 2) sollte ein Krisenstab gebildet werden, der die zentrale Organisation und Leitung der Akutversorgung übernimmt. Er besteht aus dem leitenden Arzt der Chirurgie/Unfallchirurgie, dem leitenden Arzt der Anästhesie, der Leitung des Pflegedienstes und dem Verwaltungsdirektor oder dem jeweiligen Vertreter. Zusätzlich alarmiertes Personal trifft sich an einem festgelegten Ort.

Von einem Oberarzt der Chirurgie und Oberarzt der Anästhesie werden die eintreffenden Patienten an zentraler Stelle gesichtet. Dringlichkeit I bedeutet sofortige Versorgung, vitale Indikation, Dringlichkeit II aufgeschobene Versorgung (dringlicher Eingriff), Dringlichkeit III Leichtverletzte. Je nach Dringlichkeitsstufe werden die Patienten an einen festgelegten Ort gebracht. Die Verwaltung übernimmt die Registrierung der dort eingelieferten Patienten.

Im Brandfall ist durch ruhiges, besonnenes Verhalten einer Panik vorzubeugen. Nach Möglichkeit sollte zunächst horizontal evakuiert werden, Die Evakuierung erfolgt unter Leitung der Feuerwehr. Aufzüge dürfen nicht benützt werden, ausgenommen sogenannte Feuerwehraufzüge unter Regie der Feuerwehr.

Evakuierungswege und Zwillingsstationen, d. h. Stationen, auf die eine andere Station evakuiert wird, sind im Evakuierungsplan festgelegt. Brandschutztüren müssen ständig funktionstüchtig sein, sie dürfen nicht verstellt oder durch Keile funktionsuntüchtig gemacht werden.

Notizen:

Notizen:

Notizen:

Kapitel 46
Reanimation

1 Diagnostik

Klinik

Als erster diagnostischer Schritt erfolgt die klinische Prüfung der Vitalparameter
- Bewußtsein
  Patienten ansprechen, schütteln, Pupillen beurteilen
- Atmung
  Kopf überstrecken, Atemstoß und Thoraxbewegungen nacheinander beurteilen
- Kreislauf
  beidseits mind. 5 Sekunden nach Karotispuls tasten
- parallel Anamnese einholen
  - wer hat was gesehen ?
  - bekannte Grunderkrankungen ?
  - frühere ähnliche Ereignisse mit Bewußtlosigkeit ?

EKG- Analyse

Parallel zur schnellen klinischen Diagnostik wird das EKG vorbereitet, erste Ableitung über Defi- Paddles.

Elektrokardiographisch läßt sich ein Kreislaufstillstand in den meisten Fällen einer der folgenden Formen zuordnen:
- Kammerflimmern, pulslose Kammertachykardie
- Asystolie
- pulslose elektrische Aktivität

2 Basismaßnahmen der kardiopulmonalen Reanimation

Patient bewußtlos – Atemwege freimachen
Keine Spontanatmung – Zwei langsame Beatmungen
Kein Karotispuls tastbar – Kardiopulmonale Reanimation

Tab. 46.1 Ablauf der Beatmung und Herzdruckmassage

Einhelfer-Methode (15:2)	Zweihelfer-Methode (5:1)
Kompressionsfrequenz: 80–100/min (15 in ca. 10 sec) Druck/Entlastung 1:1	Kompressionsfrequenz: 80–100/min (5 in 3–4 sec) Druck/Entlastung 1:1
Kompressions-/Ventilations- verhältnis = 15 Kompressionen/ 2 Ventilationen pro Zyklus	Kompressions-/Ventilations- verhältnis = 5 Kompressionen/ 1 Ventilation pro Zyklus
2 Ventilationen in ca. 5 sec	Ventilation in einer Pause von ca. 2 sec nach jeweils 5 Kompressionen
4 Zyklen mit je 15 Kompressionen und 2 Ventilationen	Mindestens 10 Zyklen mit je 5 Kompressionen und 1 Ventilation

Wenn der Patient endotracheal intubiert ist, erfolgen bei zwei Helfern die Beatmung (Frequenz 12–16/min) und die Thoraxkompression (Frequenz 80–100/min) unabhängig voneinander.

3 Weitergehende Maßnahmen

Defibrillation

Kammerflimmern
Bei Kammerflimmern und pulsloser Kammertachykardie ist die sofortige elektrische Defibrillation indiziert.

Asystolie und pulslose elektrische Aktivität
Die Asystolie sollte in zwei EKG-Ableitungsebenen nachgewiesen werden. Wenn der Rhythmus unklar bleibt und möglicherweise Kammerflimmern vorliegt, sollte zunächst defibrilliert werden.

Richtlinien zur Defibrillation
Für einen ausreichenden Stromfluß durch das Herz und damit für einen Defibrillationserfolg sind die in Tab. 46.2 genannten Voraussetzungen zu beachten.

Tab. 46.2 Vorgehen bei der Defibrillation

Maßnahmen	Effekt
Verwendung ausreichender Mengen Elektrodengel oder Elektrodenpaste	→ Herabsetzung des Hautwiderstandes
Plazierung der Defibrillationselektroden: rechts parasternal unter der Klavikula links in der mittleren Axillarlinie unterhalb der Brustwarze	→ Größtmöglicher Stromfluß durch das Herz
Festes Anpressen der Defibrillationselektroden	→ Bestmögliche Stromübertragung
Kurzer Zeitabstand zwischen den Defibrillationen	→ Erniedrigung des transthorakalen Widerstandes

46

Applikationswege für Medikamente

Bevorzugt punktiert werden sollten großlumige Venen am Unterarm und in der Ellenbeuge, speziell die Injektion über die V. jugularis externa hat sich bewährt. Das Einführen eines zentralvenösen Katheters während der Reanimation wird nicht empfohlen (Unterbrechen der Herzdruckmassage, unzureichende sterile Bedingungen, erhöhte Komplikationsrate). Wenn nach Aufnahme der mechanischen Maßnahmen ein intravenöser Zugang nicht schnell genug angelegt werden kann, können Adrenalin, Lidocain und Atropin in der zwei- bis dreifachen Dosierung nach Verdünnung mit ca. 10 ml physiologischer Kochsalzlösung auch über den Endotrachealtubus tief endobronchial appliziert werden (*cave*: verlängerte Wirkung).

Algorithmus

Die erweiterten Maßnahmen der kardiopulmonalen Reanimation werden entsprechend dem Algorithmus in Tab. 46.3 eingesetzt.
Anmerkungen zu den erweiterten Maßnahmen
- Die frühestmögliche Beatmung mit reinem Sauerstoff kann bei dem vorhandenen Minimalkreislauf das Ausmaß der Hypoxie vermindern
- Der routinemäßige Einsatz von Natriumbikarbonat wird nicht empfohlen. Wenn überhaupt, sollte es erst an der im Algorithmus angegebenen Stelle in einer Dosierung von 1 mmol/kg KG infundiert werden
- Nach jeder Defibrillation wird eine Rhythmuskontrolle durchgeführt. Falls Kammerflimmern wiederholt auftritt, wird zur Defibrillation die Energie gewählt, die zunächst zu einer erfolgreichen Defibrillation führte.

Tab. 46.3 Vorgehen bei der Reanimation Erwachsener

1. **Feststellung des Atem- und Kreislaufstillstandes:**
   Bewußtsein: ansprechen, schütteln
   Atmung: Kopf überstrecken; sehen, hören, fühlen
   Kreislauf: Karotispuls beidseits > 5 tasten

2. **EKG Analyse** (Defi Paddles) (eventuell bis EKG verfügbar zwei Helfer CPR)

   | Kammerflimmern | Asystolie, pulslose |
   | pulslose Kammertachykardie | elektrische Aktivität |

   Defibrillation 200 J   **(EKG Ableitung in einer**
   Defibrillation 200 J   **anderen Achse Flimmern ?)**
   Defibrillation 360 J

3. **Beatmung und Herzdruckmassage**
   venöser Zugang (V. jugularis externa)
   Intubation

4.
   Adrenalin 1 mg i.v., danach 10 Zyklen CPR (= ca. 50 sec)
   Defibrillation 360 J   **(einmal Atropin 3 mg i.v.)**
   Defibrillation 360 J
   Defibrillation 360 J

   weiter Beatmung und Herzdruckmassage

5. **nach dem dritten Zyklus**
   Lidocain 1,5 mg/kg   **Adrenalin 5 mg i.v.**
   (evtl. repetieren bis 3 mg/kg)   (fünfminütlich repetieren)
   evtl. Natriumbikarbonat 1 mmol/kg

- Bei Asystolie als Folge der Defibrillation eines primär flimmernden Herzens ist die Gabe von mehr als 1 mg Adrenalin nicht sinnvoll.
- Kann ein venöser Zugang nicht in 2 min gelegt werden, wird die dreifache Adrenalindosis endotracheal gegeben (3 mg Adrenalin + 7 ml NaCl).
- Zwischen der 3. und 4. Defibrillation sollen nicht mehr als zwei Minuten vergehen.
- Bei pulsloser elektrischer Aktivität denke an: Hypovolämie, Spannungspneu, Lungenembolie, Intoxikation, Hypothermie, Hyperkaliämie, Herzbeuteltamponade.

46

4 Unmittelbare Postreanimationsphase

Nach erfolgreicher Defibrillation kann als prophylaktische Maßnahme gegen Kammerflimmern, aber auch zur Therapie von gehäuften ventrikulären Extrasystolen Lidocain (Xylocain®) gegeben werden.

Lidocain (Xylocain®): Bolus 1,5 mg/kg, danach Infusion 2-4 mg/min
Beim gleichzeitigen Vorliegen einer schweren Herzinsuffizienz bzw. eines Schockzustandes muß sowohl die Bolus- als auch die Infusionsdosis reduziert werden.

Die Indikation zur Blindpufferung nach erfolgreicher Reanimation sollte sehr zurückhaltend gestellt werden, da eine mäßige metabolische Azidose (pH 7,25 bis 7,35) beim Kreislaufversagen durchaus erwünscht ist. Da nach erfolgreicher Reanimation häufig erniedrigte Kaliumwerte im Plasma gemessen werden, kann eine überschießende Azidosekorrektur diese Hypokalämie verstärken und erneut einen Kreislaufstillstand auslösen. Die Hypokalämie beruht vermutlich auf einer Transmineralisation, die über die β_2-Rezeptoren durch die hohen Katecholaminkonzentrationen vermittelt wird.

Daher:
Eine engmaschige Kontrolle der Kaliumwerte in der unmittelbaren Postreanimationsphase! In jedem Fall ist der Patient nach erfolgreicher Reanimation in einer Intensivtherapieeinheit weiter zu überwachen und zu behandeln.

Notizen:

Notizen:

Kapitel 47

Komplikationen in der Anästhesie

1 Dokumentation von Zwischenfällen und Komplikationen

Bei allen Zwischenfällen und Komplikationen ist eine lückenlose Dokumentation von größter Bedeutung. Eine unzureichende Dokumentation kann im Falle einer gerichtlichen Auseinandersetzung zu einer „Beweislastumkehr" und damit zu erheblichen Nachteilen für den Beklagten führen. Obligatorisch sind

- die Dokumentation von Maßnahmen, welche der Vermeidung der entsprechenden Komplikation dienen soll (z.B. die nach der Intubation erfolgte auskultatorische Tubuskontrolle bei später auftretenden Tubusproblemen)
- das zeitgerechte Festhalten von nach dem Auftreten der ersten Anzeichen getroffenen diagnostischen und therapeutischen Maßnahmen
- die zeitgerechte Dokumentation des Patientenzustandes

Bei schweren Komplikationen ist eine solche Dokumentation auf dem Anästhesieprotokoll nur unzureichend möglich, so daß in diesen Fällen eine „Epikrise" angefertigt werden muß. Das alleinige Ankreuzen eines „ZEK" stellt in keinem Fall eine ausreichende Dokumentation einer Anästhesiekomplikation dar, es dient lediglich deren statistischer Erfassung.

2 Akute Hypertonie

Krisenhafter Blutdruckanstieg, häufig beruhend auf einer in Relation zum Stimulus inadäquaten Narkosetiefe. Prädisponiert sind Patienten mit vorbestehender arterieller Hypertonie. Die kardiale Gefährdung besteht in einem gesteigerten myokardialen Sauerstoffbedarf bei gleichzeitig verschlechterter Innenschichtperfusion.

Therapie
- Narkose vertiefen (z.B. Fentanyl 0,1–0,2 mg i.v.)
- Antihypertensiva: Urapidil (Ebrantil®) 10–50 mg i.v. nach Wirkung titrieren.
- Bei Hypertonikern besteht häufig ein latenter intravasaler Volumenmangel, der durch Antihypertensiva demaskiert wird (überschießender Blutdruckabfall). Therapie: Volumensubstitution

3 Akute Hypotension

Die häufigste Ursache einer perioperativ auftretenden arteriellen Hypotonie ist der intravasale Volumenmangel. Auftreten typischerweise bei Narkoseeinleitung und bei Oberkörperhochlagerung vor Beginn der chirurgischen Manipulationen. Entscheidende prophylaktische Maßnahme ist die ausreichende intravenöse Flüssigkeitszufuhr vor Narkoseeinleitung (s. Kap. 18.1)

Therapie
- Die Volumengabe steht, bis auf wenige Ausnahmen (etwa dekompensierte Herzinsuffizienz), an erster Stelle.
- Mittel der Wahl zur medikamentösen Intervention sind kombiniert positiv inotrop/vasopressorisch wirkende Substanzen (z.B. Akrinor® 0,25–0,5 ml als Bolus i.v.)
- Besteht eine Kontraindikation gegenüber Substanzen mit betamimetischer Wirkungskomponente (etwa hochgradig stenosierende Vitien) oder besteht keine ausreichende Wirksamkeit (etwa bei Hypotension im Rahmen des Eventerationssyndroms), kann Noradrenalin in der Dosierung 0,05 µg/kg als Bolus i.v. gegeben werden.
- Vasopressoren sind kontraindiziert in der geburtshilflichen Anästhesie

4 Anaphylaktoide und anaphylaktische Reaktion

Diese Reaktionen sind nach Gabe praktisch aller in der Anästhesie verwendeten Medikamente beobachtet worden. Besondere Vorsicht ist bei Patienten mit entsprechender Disposition (Atopiker) angebracht. Die Frage nach vorangegangenen allergischen Reaktionen ist obligatorischer Bestandteil jedes Prämedikationsgespräches.

Tab. 47.1 Symptomatik und Therapie der anaphylaktischen Reaktion

Schweregrad	Symptomatik	Therapie
o	lokal begrenzte kutane Reaktion	
I	Hautreaktion (Flush, Urtikaria, Exanthem)	ggf. Antihistaminika
II	Blutdruckabfall Tachykardie Arrhythmie Dyspnoe Nausea, Erbrechen	Kortikosteroide Antihistaminika Volumengabe ggf. Vasopressoren
III	Schock Bronchospasmus Ödeme im Bereich der oberen Lufwege	Adrenalin (10–100μg i.v) Volumengabe Kortikosteroide
IV	Kreislaufstillstand Atemstillstand	Kardiopulmonale Reanimation

Symptomatik, Schweregrade und Therapie

Die Therapie richtet sich weitgehend nach dem Schweregrad der allergischen Reaktion (s. Tab. 47.1), als erste Maßnahme sollte jedoch stets die Allergenexposition beendet werden.

- Hauterscheinungen klingen im allgemeinen ohne Therapie ab. Ggf. Gabe von Antihistaminika (z.B. Dimetinden [Fenestil®] 0,1 mg/kg i.v. und Cimetedin [Tagamet®] 5 mg/kg i.v.)
- Bei Reaktionen mit überwiegend pulmonaler Symptomatik: Gabe von Theophyllin (Euphyllin®) und ggf. ß$_2$-Mimetika
- Bei der Gabe von Kortikosteroiden (z.B. Prednisolon [Decortin H®] 1000 mg i.v.) ist von einer zeitliche Latenz von 5 bis 10 min. bis zum Wirkungseintritt auszugehen.
- Bei Kreislaufreaktionen steht die Gabe kolloidaler Volumenersatzmittel an erster Stelle. Zur medikamentösen Intervention ist Adrenalin Mittel der Wahl. Je nach Schweregrad werden intravenöse Einzelboli von 10–100 μg gegeben.
- bei Kreislaufstillstand Reanimationsmaßnahmen (s. S. 751)

5 Aspiration

Eindringen von Magensaft und/oder unverdauten Speiseteilen in den Tracheobronchialbaum mit mechanischer Verlegung und chemischer Schädigung des Bronchoalveolarparenchyms durch sauren Magensaft (Mendelson-Syndrom). Als Folge kommt es zu Surfactantschädigung, Permeabilitätsödem, Atelektasen, Abfall der FRC und Hypoxämie. Spätfolgen: ARDS, Pneumonie, Lungenabszeß. Sonderform: Mekoniumaspiration (s. S. 446).

Risikofaktoren und Prophylaxe (s. S. 211)

Therapie
- Kopftief- und Seitenlage, pharyngeales Absaugen
- endotracheale Intubation und Absaugen
- kontrollierte Beatmung mit PEEP 5–10 (FiO_2 nach O_2-Sättigung)
- gezielte bronchoskopische Absaugung bei Bronchialverlegung durch korpuskuläre Bestandteile
- symptomatische medikamentöse Therapie bei Bronchospasmus (Aminophyllin, β_2-Mimetika)
- keine Bronchiallavage
- keine routinemäßige Gabe von Steroiden
- keine prophylaktische Gabe von Antibiotika; Einsatz nur gezielt, nach Erregernachweis.
- in jedem Fall Nachbeatmung mit PEEP, engmaschige Kontrollen von BGA, Röntgen-Thorax, vorsichtige Volumensubstitution (Permeabilitätsstörung) unter ZVD-Kontrolle, evtl. Diuretika

6 Bronchospasmus

Reflektorische Konstriktion der Bronchiolen bei lokaler Atemwegsirritation (insbesondere bei prädisponierten Patienten und/oder zu flacher Narkose) oder im Rahmen einer allergischen Reaktion.

Symptomatik
- trockene Rasselgeräusche (Giemen)
- Erhöhung des Beatmungsdrucks
- Verlängerung des Exspiriums

> *Merke:*
> Differentialdiagnostisch muß beim intubierten Patienten immer an ein
> Tubusproblem gedacht werden.

Therapie
- Narkose vertiefen (Inhalationsanästhetika)
- FiO_2 nach O_2-Sättigung
- bei persistierender Symptomatik Theophyllin (Euphyllin®)
  - Ladungsdosis 4–6 mg/kg langsam i.v.
  - Erhaltung b.Bed. 0,5–1,0 mg/kg x h über Perfusor
- ß-Sympathomimetika (auch als Aerosol über den Tubus)

7 Hohe Spinalanästhesie

(s. S. 291)

8 Intraarterielle Injektion

Die (versehentliche) intraarterielle Injektion einer Reihe von Medikamenten kann zu ischämischen Gewebsnekrosen bis zum Verlust der betroffenen Extremität führen.

Symptome
- Brennender Schmerz distal der Injektionsstelle
- Blasse, kalte Haut, Akrozyanose
- Verschwinden der peripheren Pulse

Soforttherapie
- Kanüle unbedingt belassen!
- Nachinjektion von 10–20 ml NaCl 0,9 % i.a. (Verdünnung!)
- Therapie des Vasospasmus mit Lidocain 1 % (Xylocain®) 5–10 ml i.a.
  Cave: retrograde Injektion in die zerebrale Zirkulation bei zu hoher
  Injektionsgeschwindigkeit!)
- Steroide (z.B. Beta- oder Dexamethason [Celestan®, Decadron-Phos-
  phat®] 100 mg i.v.)
- Heparin 2500–5000 E. in 5 ml NaCl 0,9 % i.a.

- Vasodilatation (z.B. Dihydroergotoxin [Hydergin®] 0,3 mg i.a.)
- Analgesie

Weitere Maßnahmen
- Sympathikusblockade und Analgesie durch kontinuierliche Blockade des Plexus axillaris (**Cave:** Stellatumblockade bei Heparinisierung)
- Vollheparinisierung (20–40 000 E/die i.v., nach PTT und TZ)
- angiologisches Konsil: Dopplersonographie, Angiographie, intraarterielle oder systemische Lyse
- gefäßchirurgisches Konsil: frühzeitige Indikation zur Thrombektomie und/oder Faszienspaltung (Kompartmentsyndrom)

Prophylaxe
- Punktion der Ellenbeuge (besonders ulnar) nur im Notfall
- Injektion nur in laufende Infusion (Rückstau bei i.a. Kanüle)
- Beachtung aberrierender Gefäßverläufe (Pulsationen?)
- Medikamente verdünnt injizieren (Thiopental (Trapanal®) max. 2,5 %ig)
- sichere Kennzeichnung arterieller Zugänge (Pflaster/Etikett, roter Dreiwegehahn)
- Spülung arterieller Kanülen nur durch Spülsystem (Intraflo)
- Vermeiden bzw. Überkleben von Zuspritzmöglichkeiten

9 Lagerungsschäden

siehe Kapitel 7

10 Laryngospasmus

Reflektorischer Verschluß der Glottis mit partieller oder vollständiger Verlegung des Einröhrensystems („pfeifendes" Atemgeräusch, eventuell Schaukelatmung, fehlende Thoraxexkursion bei Beatmungsversuch, fehlender respiratorischer Luftstrom)

Auslösung
- Sekret, Blut, Erbrochenes in den oberen Luftwegen
- Intubationsversuch bei zu flacher Narkose
- Extubation im Exzitationsstadium
- Oro- oder nasopharyngeale Tuben bei zu flacher Narkose
- Viszerale oder periphere Schmerzreize bei zu flacher Narkose (Maskennarkosen)

Prädisposition

- Erkältungskrankheiten
- Rauchen, chronisch obstruktive Lungenerkrankung
- Kinder sind häufiger betroffen als Erwachsene

Therapie

- Beseitigung des pharyngealen Stimulus!
- Vorziehen des Unterkiefers (Esmarch Handgriff) und Versuch der Überdruckbeatmung mit einer FiO_2 1,0 über fest aufsitzende Maske
- bei anhaltendem Abfall der O_2-Sättigung Relaxierung mit Succinylcholin 0,5–1 mg/kg
  - wenn möglich Maskenbeatmung – sonst Intubation

11 Luftembolie

Eine Luftembolie kann immer dann auftreten, wenn große Venen über Herzniveau eröffnet oder Gase unter Überdruck in der Körper gebracht werden. Hierbei kann es durch Verlegung der pulmonalen Strombahn zum akuten Cor pulmonale und durch paradoxe Embolie in die zerebrale und koronare Zirkulation zu neurologischen Ausfällen und zum Kammerflimmern kommen.

Risikosituationen

- Schädel- oder HWS-OP in sitzender Position (s. S. 571)
- Legen und Diskonnektionen zentraler Venenkatheter

Symptome

- RR-Abfall, Schock, akutes Cor pulmonale
- Arrhythmien
- Zyanose

Monitoring/Diagnose

- präkordiale Dopplersonde (sehr sensitiv)
- endexspiratorische CO_2-Messung (plötzlicher Abfall des CO_2)
- Anstieg von PAP (früh) und ZVD (spät)
- präkordiales Stethoskop: Mühlradgeräusch (Spätsymptom)

Therapie

- Verschluß der Vene bzw. Luftabschluß durch den Operateur
- eventuell Kompression der Vena jugularis
- Kopftief-Linksseitenlage
- Lachgas abstellen, 100 % Sauerstoff

- Absaugen von Luft über einen rechtsatrialen oder Pulmonaliskatheter
- (Thorakotomie, hyperbare Oxigenierung)
- Nach eingetretener Luftembolie sollte eine PEEP-Beatmung unterbleiben, da sie zur Eröffnung des Foramen ovale beitragen kann mit der Gefahr der paradoxen Embolie.

Prophylaxe
- Bei Risikooperationen: Monitoring (Kapnometrie, Doppler) und rechtsatrialer Katheter
- Anheben des ZVD durch Volumengabe, evtl. PEEP
- Kopftieflagerung, eventuell Ventilkanülen bei der Punktion zentraler Venen
- Diskonnektionsgefahr beachten (Luer-Lock!)
  cave: großlumige Venenkatheter (Shaldon, Einführungsbesteck)

12 Lungenembolie

Pathophysiologie
- embolische Verlegung der pulmonalen Strombahn
  - direkter Anstieg von PAP und PVR
  - mediatorinduzierte pulmonale Vasokonstriktion (Freisetzung z.B. von Serotonin)
- Zunahme der alveolären Totraumventilation
- Zunahme des Rechts-Links-Shunt

Symptomatik
- akute Dyspnoe, Tachypnoe (beim wachen Patienten)
- arterielle Hypoxämie, Blutdruckabfall, Tachykardie, Rhythmusstörungen, Azidose
- Bronchospasmus
- Kapnometrie : plötzlicher Abfall des $P_{et}CO_2$ bei unveränderter Ventilation
- EKG : Rechtsdrehung der Herzachse mit inkomplettem bis komplettem RSB, Zeichen der Rechtsherzbelastung (S_I/Q_{III})
- akuter Anstieg der rechtsventrikulären Nachlast, aber:
  - signifikanter PAP- Anstieg erst bei Verlegung von mehr als 50% der Lungenstrombahn!
- bei massiver Embolie Zeichen der Rechtsherzbelastung bis -insuffizienz und folgender Linksherzinsuffizienz

- PAP-Anstieg, ZVD-Anstieg
- RV-Dilatation
- Abnahme der linksventrikulären Vorlast, Abnahme des HZV, Blutdruckabfall, Tachykardie, kardiogener Schock

Diagnostik

Ventilations- Perfusions-szintigraphie
- indiziert bei leichter LE und stabiler Hämodynamik ohne notwendige Kreislauftherapie (Stadium I und II), Vorteil: nicht-invasiv, hohe Sensitivität und Spezifität (80–90 %)

Pulmonalisangiographie (DSA)
- sicherstes diagnostisches Verfahren, Diagnosesicherung bei massiver und fulminanter Embolie (Stadium III und IV), wenn Kreislauf mit Katecholaminen stabilisierbar
- Verzicht auf DSA in Rücksprache mit Chirurg bei sicherer klinischer Diagnose und instabilem Patienten im Einzelfall möglich

Echokardiographie
- nur ergänzende Diagnostik, Dilatation von rechtem Vorhof und Ventrikel nur als Hinweis auf Embolie, Embolusdarstellung selten möglich

Vorgehen

Stadium I (leichte LE)
- Symptome passager (kurzfristig Dyspnoe, Tachykardie, Rhythmusstörungen)
- bei Verdacht Heparin 10.000 IE i.v.
- bei sicherer Diagnose Heparin 30.000 IE/24 h i.v.

Stadium II (submassive LE)
- Symptome persistierend, Blutdruckabfall, BGA: Azidose (ca. 30–50 % Strombahnverlegung)
- bei Verdacht Heparin 10.000 IE i.v.
- Information Kardiochirurg nach Diagnosestellung wegen evtl. OP-Indikation
- sonst Heparin 30.000 IE/24 h oder
  Lyse mit rt-PA : initial 10–20 mg i.v., Perfusor 80 mg/2h

Stadium III (massive LE)
- massive Symptomatik, Kreislauf instabil, katecholaminpflichtig
- bei Verdacht Heparin 10.000 IE i.v.
- sofortige Information Kardiochirurg

- DSA anstreben
- OP oder Lyse mit rt-PA (s.Stadium II)

Stadium IV (fulminante LE)
- fulminanter Verlauf, innerhalb von Minuten kardiogener Schock und CPR
- bei Verdacht Heparin 10.000 IE i.v.
- sofortige Information Kardiochirurg
- sofortige OP oder Lyse mit rt-PA

13 Maligne Hyperthermie

(s. S. 189)

14 Pneumothorax

- Eindringen von Luft in den Pleuraspalt durch Platzen einer Emphysemblase (Spontanpneumothorax) bzw. traumatischer Eröffnung von Pleura parietalis (offener Pneumothorax) oder Pleura visceralis
- Verminderung des ventilierbaren Lungenvolumens, Zunahme der Atemarbeit bzw. des Beatmungsdrucks und Zunahme des Shuntvolumens
- Bei massivem Pneumothorax bzw. Spannungspneumothorax schwere Depression der zentralen Hämodynamik durch Zunahme des intrathorakalen Drucks (Einflußstauung), verminderte Füllung des Herzens, Mediastinalverlagerung mit Herzkompression.

Diagnose
- *Anamnese*
    - Z.n. Punktionsversuch einer zentralen Vene, pleuranahe Operation wie z.B. Nephrektomie, Litholapaxie, Z. n. Thoraxtrauma, Lungenemphysem, Asthma bronchiale
- *Symptomatik*
    - meist einseitiges, abgeschwächtes Atemgeräusch, hypersonorer Klopfschall, Auftreten oder Zunahme eines Hautemphysems, Dyspnoe und Zyanose, bei beatmeten Patienten Zunahme des Beatmungsdruckes
    - beim Spannungspneumothorax zusätzlich: Hypotonie, Tachykardie, Einflußstauung
- *Rö-Thorax !*

Prophylaxe

- Jeder präoperativ diagnostizierte Pneumothorax muß vor einer Anästhesie mit einer Thoraxdrainage entlastet werden
- Bei Thoraxtrauma und Hautemphysem ohne sicheren Pneumothorax-Nachweis präoperativ prophylaktische Anlage einer Thoraxdrainage, da
  - Überdruckbeatmung rasch einen Spannungspneumothorax hervorrufen kann
  - Lachgas Luftansammlungen im Pleuraraum dramatisch vergrößern kann

Therapie

- Anlegen einer Thoraxdrainage unter sterilen Kautelen
  - bei reinem Pneumothorax im 2. - 3. ICR in der Medioklavikularlinie
  - bei Hämatopneumothorax im 5. - 6. ICR mittl.-hintere Axillarlinie (ca. Mamillenhöhe)
- evtl. zunächst Entlastung über großlumige Venenverweilkanüle im 3. ICR MCL, dann Thoraxdrainage

15 Schwierige Intubation

(s. S. 229)

16 Technisch bedingte Ventilationsstörungen

Ursachen
- Diskonnektion von Faltenschläuchen, Tubus, Konnektor
- Herausspringen des O_2-Kupplungssteckers
- Rotameterverstellung
- Abknicken des Tubus, Tubus-Cuff-Hernie, Verlegung des Tubuslumens
- einseitige Intubation einer Lungenseite (meistens rechts, da rechter Hauptbronchus steiler als linker Hauptbronchus verläuft)
- geöffnetes Überdruckventil am Kreissystem

Symptomatik
- Zyanose
- Tachykardie und Blutdruckanstieg (initial)
- Herzrhythmusstörungen
- Bradykardie und Blutdruckabfall

Vermeidung
- Genaue Kontrolle sämtlicher Gerätefunktionen
- Monitoring des Patienten
  - Pulsoximetrie
  - Kapnometrie
- Geräteeigene Warneinrichtungen wie Lachgassperre, Diskonnektions-
  alarm, O_2-Mangel-Alarm prüfen und vor Narkosebeginn in Funktion
  setzen

17 Transfusionszwischenfall (hämolytischer Zwischenfall)

Die häufigste Ursache schwerer Transfusionszwischenfälle ist die ABo-Inkompatibilität bei Verwechslung von Patient und Blutkonserve. Die Symptome des Transfusionszwischenfalls können bei anästhesierten Patienten abgeschwächt auftreten oder überhaupt nicht vorhanden sein.

Symptome beim anästhesierten Patienten
- Schock
- Hämoglobinurie
- Oligo-/Anurie (Nierenversagen)
- Blutungsneigung (Verbrauchskoagulopathie)
- (Temperaturanstieg)

Weitere Symptome am wachen Patienten
- Angst, Übelkeit
- Schmerzen (Kopf, Thorax; typisch: Rücken und Lenden)
- Schüttelfrost
- Dyspnoe, Zyanose, Bronchospasmus
- Urtikaria, Erythem

Sofortdiagnostik
- Sichtprobe von Zitratplasma: Hämolyse?
- Kalium (Gefahr der Hyperkaliämie)
- Thrombozyten, Gerinnungsstatus mit Fibrinogenspaltprodukten
  (Gefahr der Verbrauchskoagulopathie)

Weitere Diagnostik
- Blutbank: Wiederholung der Blutgruppenbestimmung und Kreuzprobe
  von Patientenblut vor und nach Transfusion mit der Blutkonserve, Antikörpersuchtest, (Transfusionsbeutel aufbewahren!)

- Hämolysenachweis: freies Hämoglobin in Urin und Zitratplasma
- Verlaufsparameter: GOT, LDH, Bilirubin, Haptoglobin
- Ausschluß einer bakteriell bedingten Reaktion: Blutkulturen von Patient und Konserve

Therapie
- sofortiger Transfusionsabbruch schon bei Verdacht
- Schocktherapie mit Sympathomimetika, invasives Monitoring
- Therapie/Prophylaxe des Nierenversagens
  - Stundenurinmessung
  - Kreislaufstabilisierung
  - Mannitol (Thomaemannit®), Furosemid (Lasix®)
  - Dopamin in Nierendosis
  - Alkalinisierung des Urins mit Bikarbonat
  - Stundenurinmengen über 100 ml anstreben
- Therapie der Verbrauchskoagulopathie (FFP)
- Steroide hochdosiert: z.B. Methylprednisolon (Urbason®) 1 g i.v.

Sonderfälle und Differentialdiagnose
- septischer Schock bei kontaminierter Blutkonserve
- Späthämolyse: selten bedrohliche Reaktion Stunden bis Tage nach Transfusion; Bilirubinanstieg, Anämie, positiver Antikörpersuchtest
- Hämolyse des Konservenblutes vor Transfusion: mechanische Schädigung, Mikrowellenblutwärmgeräte
- Fieberreaktion: Transfusionsabbruch, symptomatische Maßnahmen
- allergische Reaktion: Urtikaria, Erythem
  Im Zweifelsfall sollte von einer hämolytischen Transfusionsreaktion mit ihren Komplikationen ausgegangen werden!

Prophylaxe
- sorgfältige Identifikation von Patient und Blutkonserve
- Bedside-Test

18 Zahnschäden

Wichtige Voraussetzung für die Beschreibung von Zahnschäden ist die suffiziente Dokumentation des präoperativen Zahnstatus. Besondere Aufmerksamkeit sollte dabei prothesentragenden Zähnen und den möglicherweise bei der Intubation hinderlichen Zähnen geschenkt werden.

- Statuserhebung der Schneide- und Eckzähne (zweiziffrige Numerierung der Zähne)
  - Erste Ziffer gleich Quadrant:
    1 = rechts oben
    2 = links oben
    3 = links unten
    4 = rechts unten
  - Zweite Ziffer gleich Nummer des Zahns von medial nach lateral
  - Einteilung fehlend/locker/beschädigt
- vor Narkoseeinleitung Mundhöhle und Zähne inspizieren, ggf. palpieren
- Gefährdet sind Brücken, Kronen, Einzelzähne, lockere Milchzähne bei Kindern
- sofort nach Feststellung eines Schadens Zahn(fragment) suchen und entfernen

▶ *Merke:*
Ein abgebrochenes Zahnteil oder ein komplett ausgebrochener Zahn, die in der Mundhöhle nicht mehr auffindbar sind, müssen vor der Extubation mittels Röntgenaufnahme lokalisiert werden.

Notizen:

Notizen:

Sachverzeichnis

Fettgedruckte Seitenzahlen verweisen auf die Hauptinformationen

PIEPSERNUMMERN

PIEPSERNUMMERN

TELEFONNUMMERN

TELEFONNUMMERN